꼭 알아야 할
야생 산약초 약재 도감

꼭 알아야 할
야생 산약초 약재 도감

초판인쇄 : 2023년 9월 1일
초판발행 : 2023년 9월 8일

지 은 이 | 김범정
펴 낸 이 | 고명흠
펴 낸 곳 | 푸른행복

출판등록 | 2010년 1월 22일 제312-2010-000007호
주   소 | 서울시 서대문구 세검정로1길 93,
          벽산아파트 상가 A동 304호
전   화 | (02)356-8402 / FAX (02)356-8404
E-MAIL | bhappylove@daum.net
홈페이지 | www.munyei.com

ISBN 979-11-5637-473-2 (13510)

- 저작권법에 의해 보호를 받는 저작물이므로 저작권자의 허락 없이 복제, 복사, 인용,
  무단전재하는 행위는 법으로 금지되어 있습니다.
- 잘못된 책은 구입하신 곳에서 바꾸어 드립니다.

꼭 알아야 할
야생 산약초 약재 도감

김범정 지음

"식물이름의 유래 · 부위별로 식품원료 사용 가능 여부 · 식물의 성분, 약리작용, 용도 · 각 식물의 부위별 사진 상세히 수록"

푸른행복

| 책을 펴내며 |

《동의보감》 내경편(內景篇)의 신형(身形)에는 "연수서(延壽書)에서 사람이란 만물의 영장이다. 수명은 본래 4만3천2백여 일이다. 즉, 120살이다."라고 기재되어 있습니다. 의학과 영양의 발달로 인류는 100세 시대를 넘어 '초고령사회'로 돌입하여, 단순히 오래 살기보다는 건강하게 오래 사는 것이 중요합니다. 또한, 노후를 재밌게 보내야 하는 웰빙(Well-being), 웰니스(Wellness) 시대에 내 건강은 물론 가족과 이웃의 건강도 지키며 살아가야 합니다.

모든 사물에 이름과 쓰임이 있듯이 식물에도 적합한 명칭이 있고 효능을 가지고 있습니다. 식물 이름의 유래를 이해하고, 그 생육특성과 사용방법을 이해함으로써 우리 몸의 질병을 치료하고 건강증진을 도모할 수 있습니다. 현대 의약품 중에는 다수가 천연 약용식물로부터 추출, 합성하여 개발되었고, 건강식품 시장은 점차 커지고 있습니다.

우리나라는 오랜 전통과 임상경험이 축적된 한의학(韓醫學)을 기반으로 몸 전체의 균형을 조화시키고, 체질에 따라 병의 근본을 치료하고자 노력해 왔습니다. 분석적이고 실험적인 서양의학적 치료와 더불어 전통경험을 토대로 약초를 제대로 이해하고 공부하여 건강을 보조함으로써 하늘이 준 타고난 수명인 천수(天數)를 누려 모두가 아프지 않고 건강하게 120세 이상을 누렸으면 하는 바람입니다.

이 책에는 필자가 오랜 기간 공부해 온 본초학(本草學)을 기초로, 다수의 관련 서적을 조사하고 참고하여, 식물명의 유래를 비롯하여 식품원료 사용 가능 여부, 한약명, 생육특성, 성분, 약리작용, 한의학적 효능, 약용법과 더불어 특허자료 등 약초의 유용한 정보를 상세하게 수록하였습니다. 또한 식물원, 약초원 및 약초 재배지를 답사하며 직접 촬영한 생생한 약초 사진들을 함께 담았습니다.

근대 약물학, 약리학의 아버지로 불리는 '파라셀수스(파라켈수스)'는 "모든 약은 독이다. 다만 용량이 문제일 뿐이다."라는 말을 남겼습니다. 즉, 아무리 좋은 약도 무분별하게 사용하면 독이 될 수 있다는 것입니다. 이 책에 수록된 내용을 기반으로 약초에 대한 이해와 알맞은 사용으로 일상생활 건강에 도움이 되길 간절히 기원합니다.

끝으로 제가 이 자리에 오기까지 학문과 인생에 큰 영향을 주신 최호영 교수님, 첫 출간 작업에 응원과 격려를 아낌없이 보내주신 조경남 교수님, 그리고 어려운 출판 여건에도 이 책이 출판되기까지 많은 도움을 주신 푸른행복출판사 모든 분들께 진심 어린 감사의 인사를 드립니다.

저자 씀

차례

책을 펴내며 • 4

가래나무 • 12
가시연꽃 • 16
가시오갈피 • 20
갈대 • 24
감국 • 28
감나무 • 32
강활 • 37
강황 • 40
개다래 • 44
개오동 • 50
갯기름나물 • 54
갯방풍 • 58
고들빼기 • 62
고비 • 65
고삼 • 68
고욤나무 • 72
곰취 • 75
관동화 • 78
관중 • 82
광나무 • 86
괴불나무 • 90
구기자나무 • 93
구릿대 • 99
구슬붕이 • 104
구절초 • 107
궁궁이 • 110
꾸지뽕나무 • 113
꿀풀 • 117
꿩의다리 • 121

ㄴ
ㄷ

냉이 • 124
놋젓가락나물 • 127
누리장나무 • 130
눈개승마 • 134

다닥냉이 • 138
다래 • 141
대추나무 • 145
더덕 • 150

더위지기 • 155
도꼬마리 • 158
동의나물 • 162
두릅나무 • 165
둥굴레 • 169

들깨 • 174
등칡 • 178
딱지꽃 • 181
딱총나무 • 184
뜰보리수 • 188

ㅁ

마 • 192
마가목 • 196
만삼 • 201
매실나무 • 204

맥문동 • 210
머위 • 215
멀꿀 • 220
멍석딸기 • 223
명자꽃 • 226

모과나무 • 230
모란 • 235
모시대 • 239
목련 • 242
묏대추나무 • 247

ㅂ

박새 • 252
박주가리 • 255
반하 • 260
방아풀 • 264

7

여로 · 391 여주 · 395 연꽃 · 398 오갈피나무 · 404 오동나무 · 409
옻나무 · 412 용담 · 416 우산나물 · 421 유자나무 · 425 으름덩굴 · 429
으아리 · 434 은방울꽃 · 439 음나무 · 442 익모초 · 446 인동덩굴 · 451
일본목련 · 456

ㅈ

작약 · 460 잔대 · 464 잣나무 · 469 저령 · 472
전나무 · 474 조각자나무 · 478 주엽나무 · 482 중나리 · 486 쥐똥나무 · 489
지칭개 · 492 찔레꽃 · 495

ㅊ

참나리 · 500 참빗살나무 · 504 천궁 · 507 천남성 · 512

천문동 • 516
청가시덩굴 • 520
청미래덩굴 • 523
초피나무 • 528
측백나무 • 532
층층갈고리둥굴레 • 537
칡 • 540

ㅋ
큰조롱 • 546

ㅌ
탱자나무 • 551

ㅍ
피나무 • 556
피나물 • 559

ㅎ
하늘타리 • 562
하수오 • 568
해당화 • 573
향유 • 577
헛개나무 • 580
호두나무 • 585
화살나무 • 590
황기 • 594

참고문헌 • 598

꼭 알아야 할
산약초와 약재

가래나무

Juglans mandshurica Maxim.

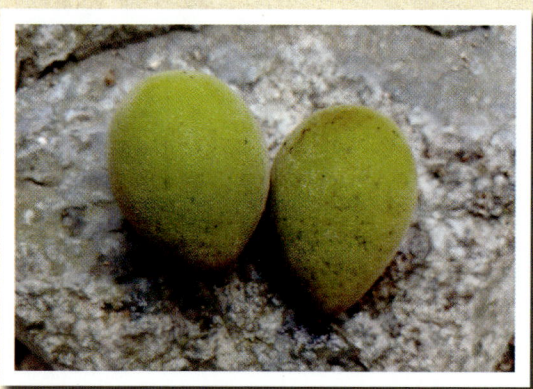

이 명	산추자나무, 가래추나무, 산추나무, 개추자
한약명	핵도추과(核桃楸果), 핵도추피(核桃楸皮)
과 명	가래나무과(Juglandaceae)
식물명 유래	열매의 모양이 농기구 '가래'와 닮았다는 뜻
식품원료 사용 가능 여부	가능(열매)

생육특성 가래나무는 소백산, 속리산 이북의 표고 500m를 중심으로 100~1,500m 사이의 산기슭과 계곡에 자생하고, 남부 지방에서도 가끔 심어 가꾸는 낙엽활엽교목이다. 높이는 20m 정도이며 줄기가 곧게 자라고, 나무껍질은 어두운 회색이며 세로로 갈라진다. 가지는 굵고 성글게 나오며 일년생가지에는 샘털이 있다. 잎은 홀수깃꼴겹잎으로 어긋나는데, 작은잎은 7~17개이며 길이 7~28cm, 너비 10cm 정도의 타원형이다. 잎끝이 뾰족하고 잔톱니가 있으나 점차 없어지고 뒷면은 털이 있거나 없으며 잎맥과 잎자루에 샘털이 빽빽이 나 있다. 꽃은 암수한그루로 4월에 피는데, 수꽃이삭은 길이 10~20cm에 수술이 12~14개이며 암꽃이삭에는 4~10개의 꽃이 핀다. 암술머리는 빨갛다. 열매는 달걀 모양의 핵과로 길이가 4~8cm이며 9월에 익는다. 맹아력이

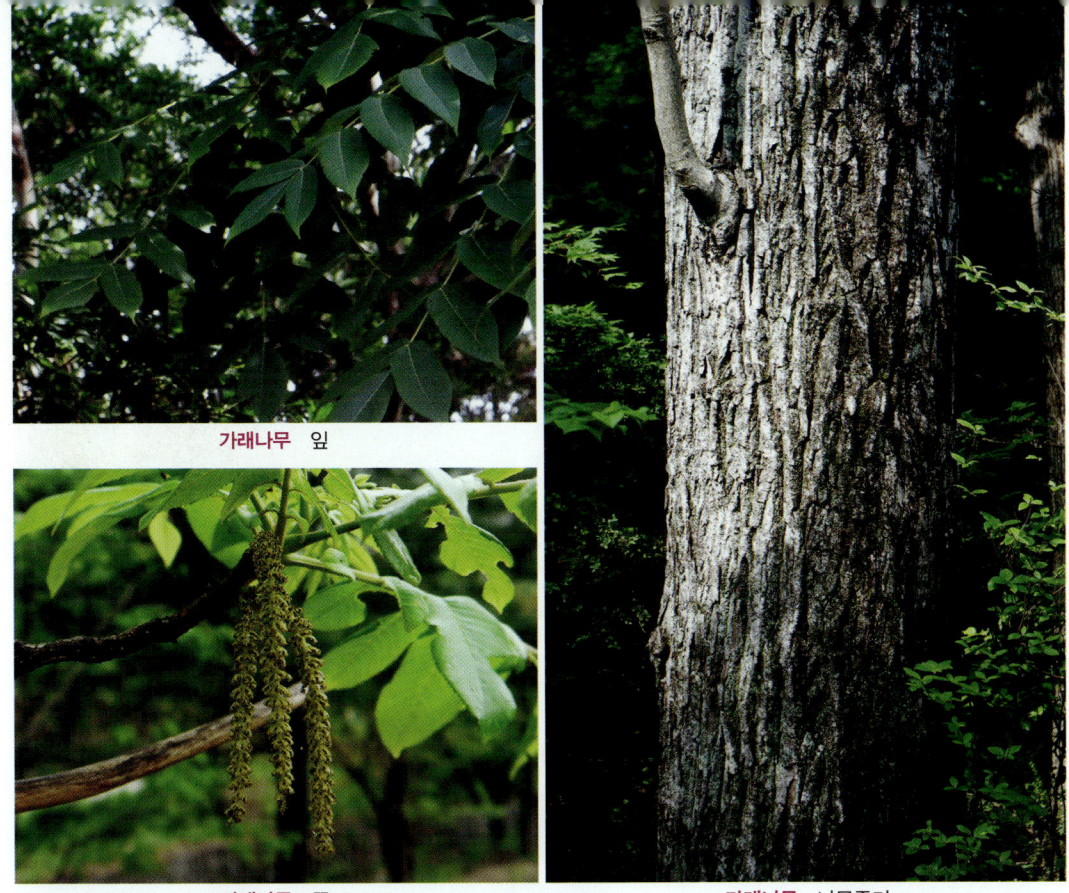

가래나무 잎

가래나무 꽃

가래나무 나무줄기

강하다.

사용부위 및 채취시기 ▶ 덜 익은 열매와 열매껍질은 9~10월, 나무껍질은 봄·가을에 채취한다.

작용부위 ▶ 열매는 위, 나무껍질은 폐, 신장, 대장에 작용한다.

성질과 맛 ▶ 열매와 열매껍질은 성질이 평(平)하고, 맛은 맵고 약간 쓰며, 독성이 있다. 나무껍질은 성질이 약간 차고, 맛은 쓰고 맵다.

성 분 ▶ 지방유 40~50%, 단백질 15~20%, 당, 비타민 C 등이 들어 있다.

약리작용 ▶ 항산화활성, 면역조절활성, 미백효과

용 도 ▶ 원예 및 조경용, 가구용, 식용(종자에서 얻어진 기름을 식용으로 사용, 어린잎은 봄에 나물로 사용), 약용(열매는 위염, 복통 치료에 사용)

가래나무 열매

효능 ▶ 열매와 열매껍질에는 행기지통(行氣止痛), 살충지양(殺蟲止痒), 나무껍질에는 청열조습(淸熱燥濕), 사간명목(瀉肝明目)의 효능이 있다. 덜 익은 열매는 한약명이 핵도추과(核桃楸果)이며, 수렴작용이 있고 복통, 위염, 위·십이지장궤양, 피부병(완선)을 치료한다. 나무껍질은 한약명이 핵도추피(核桃楸皮)이며, 해독작용이 있고 열을 내리며 이질, 설사, 오로, 결막충혈 등을 치료한다. 특히 덜 익은 열매 추출물은 약간의 독성이 있어 살충작용이 있고, 식도 분문암에 항암효과가 있다.

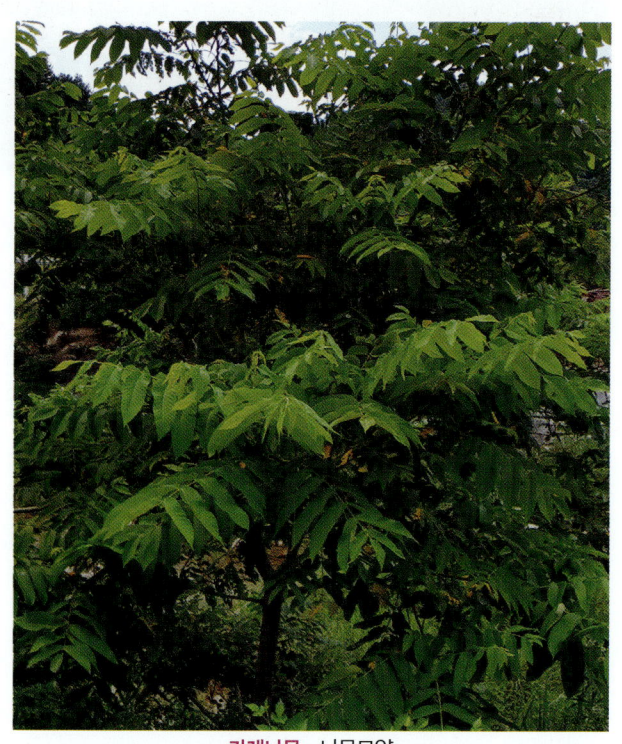
가래나무 나무모양

약용법 ▶ 덜 익은 열매 6~9g에 물 1L를 붓고 반으로 줄 때까지 달여서 하루 2~3회로 나누어 매 식후에 마신다. 외용할 경우에는 달인 액으로 환부를 씻어준다. 위염, 위·십이지장 궤양 등의 경련성 복통에는 덜 익은 열매 300g을 짓찧어 소주 3L에 3~4시간 담가두었다가 찌꺼기는 버리고 액은 걸러서 한 번에 10~15mL씩 마신다. 말린 나무껍질 20~30g에 물 1L를 붓고 반으로 줄 때까지 달여서 하루 2~3회로 나누어 매 식후에 마신다. 외용할 경우에는 나무껍질을 달인 액으로 환부나 눈을 씻어준다.

가래나무 열매(약재)

> 《동의보감》에는 "가래나무껍질즙(楸木皮汁)은 모든 물고기를 죽게 한다. 그러므로 이것을 물 속에 넣으면 물고기가 다 죽는다."라고 하였다.
> 논문에서 가래나무의 많은 약용 부분이 거의 독성이 없다고 보고하고 있으나, 최근 덜 익은 열매의 겉껍질이 부작용을 유발할 수 있다고 보고하고 있다.

가래나무의 기능성 및 효능에 관한 특허자료

❖ **가래나무 열매 청피(靑皮) 추출물 천연 염모제 조성물**

본 발명은 가래나무 열매 청피(靑皮) 추출물 천연 염모제 조성물 관한 것으로, 더욱 상세하게는 염료, 기제 및 정제수를 포함하는 염모제용 조성물에 있어서, 상기 염모제용 조성물이 가래나무 열매 청피(靑皮) 추출물 30내지 50 중량%를 포함하는 가래나무 열매 청피(靑皮) 추출물 천연 염모제 조성물에 관한 것이다. 상기 염모제용 조성물은 가래나무 열매 청피(靑皮) 추출물 이외에 호두나무 열매 청피(靑皮) 추출물, 유근피나무 껍질 추출물, 녹차 추출물, 측백나무 잎 추출물, 솔잎 추출물, 서목태(쥐눈이콩) 추출물, 헤나(Henna) 또는 동백유 같은 추출물을 더욱 포함하여 염모제를 제조한다. 이러한 염모제를 이용하여 염색하는 경우 두피나 안점막 자극이 없고, 모발 생성을 촉진시킬 뿐만 아니라 손상된 모발을 빠르게 회복시킬 뿐만 아니라 탄력과 영양을 주어 윤기를 장시간 지속시킨다.

— 공개번호 : 10-2015-0045275, 출원인 : 배형진

❖ **가래나무 추출물을 유효성분으로 함유하는 피부 주름 개선용 조성물**

본 발명은 가래나무 추출물을 유효성분으로 함유하는 피부 주름 개선용 화장료 조성물에 관한 것으로, 더욱 상세하게는 가래나무 잎 추출물은 HS68 세포에서 H_2O_2 자극에 대한 세포 보호 효과, ROS(Reactive Oxygen Species) 생성 억제효과, 콜라겐 분해 효소인 MMP-1(Matrix Metalloproteinases-1)의 활성 억제효과 및 콜라겐 생합성을 증가시키는 COL1A1(pro-collagen type 1)의 발현 증가 효과를 가지므로 피부 주름 개선용, 피부 노화방지용, 피부보호용 및 색조 화장료 조성물에 유용하게 사용될 수 있다.

— 공개번호 : 10-2013-0043438, 출원인 : 경희대학교 산학협력단

가시연꽃

Euryale ferox Salisb.

이 명	계두, 개연, 가시연, 가시련, 칠남성
한약명	검인(芡仁), 검실(芡實), 계두(鷄頭), 계두실(鷄頭實), 안훼실(雁喙實)
과 명	수련과(Nymphaeaceae)
식물명 유래	가시가 있는 연꽃이라는 뜻
식품원료 사용 가능 여부	가능(열매, 씨앗)

생육특성　가시연꽃은 중부 이남에 분포하는 한해살이 수초로, 물이 고여 있는 늪이나 연못 등지에서 자생한다. 뿌리줄기는 짧고 두꺼우며 수염뿌리가 많이 난다. 종자가 발아하여 나오는 잎은 화살 모양으로 작지만, 타원형을 거쳐 점차 큰 잎이 나오고 완전히 자라면 둥근 방패 모양을 이루며, 지름은 20cm에서 큰 것은 2m에 이르기도 한다. 잎의 표면은 주름이 지고 광택이 나며, 양면의 잎맥과 잎 한가운데에 달린 잎자루에 가시가 있다. 7~8월에 가시가 있는 꽃대 끝에 지름 4cm 정도의 자줏빛 꽃이 1개 달리고, 낮에 벌어졌다가 밤에 닫힌다. 열매는 타원형 또는 구형의 장과로, 지름이 5~7cm이며 겉에 가시가 있고 끝에 꽃받침이 남아 있다. 종자는 둥글고 육질의 껍질로 싸여 있다. 멸종위기야생동·식물Ⅱ급이다. 식물체에 가시가 많다.

사용부위 및 채취시기 늦가을부터 초겨울에 잘 익은 열매의 열매껍질을 제거하고 씨를 채취한다. 씨의 외종피(딱딱한 껍질)를 제거하고 햇볕에 말린다.

작용부위 신장, 비장에 작용한다.

성질과 맛 성질이 평(平)하고, 맛은 달고 떫으며, 독성이 없다.

성 분 다량의 전분, 카탈라아제(catalase)를 함유하는 외에도 단백질, 지방, 탄수화물, 칼슘, 인, 철, 비타민 $B_2 \cdot C$를 함유하고 있다.

약리작용 항산화활성, 항지질활성, 항당뇨활성

용 도 원예 및 조경용, 약용(씨는 신장기능저하, 여성의 대하증 등의 치료에 사용)

가시연꽃 잎과 가시

가시연꽃 꽃

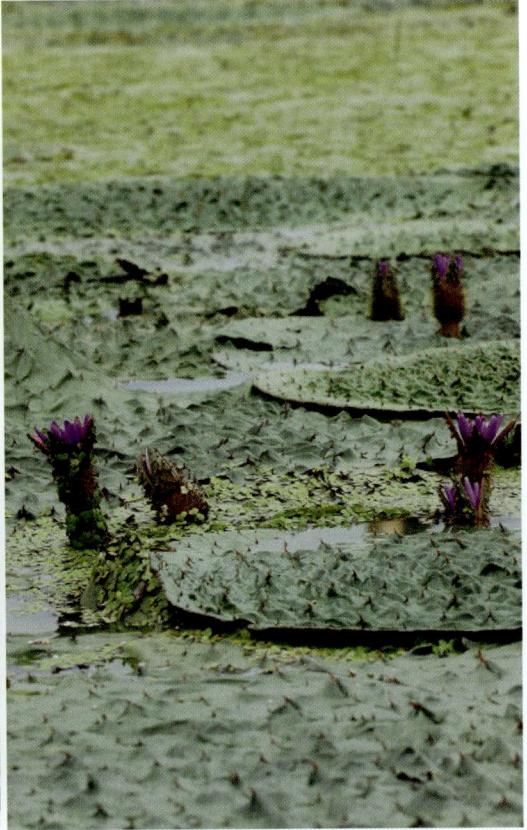
가시연꽃 무리

효능 씨(종자)에 익신고정(益腎固精), 보비지사(補脾止瀉), 제습지대(除濕止帶)의 효능이 있다. 신장의 기능을 돕고 비장을 보하며, 설사를 멎게 하고 몸 안에 쌓인 불필요한 수분과 정체된 기를 제거하는 효능이 있다. 또한 정(精)을 튼튼히 하여 몽정(夢精), 유정(遺精), 활정(滑精)과 자기도 모르게 소변이 나오는 증상, 소변이 잦은 증상 등을 치료한다. 비장의 기능이 허하여 생긴 만성 설사나 오줌이 뿌옇게 나오는 증상, 여성의 대하에도 효과적이다.

가시연꽃 종자(약재)

약용법 씨(볶은 것) 12~20g에 물 1L를 붓고 끓기 시작하면 불을 약하게 줄여 1/3로 줄 때까지 달여서 하루 동안 나누어 마신다.

주의사항 소변이 누런색이면서 붉은색을 띠거나, 대변이 잘 나오지 않는 사람은 많이 마시지 않도록 복용에 주의한다.

가시연꽃의 기능성 및 효능에 관한 특허자료

❖ **가시연꽃 씨 에탄올 추출물을 유효성분으로 함유하는 폐암의 예방 또는 개선용 건강기능식품 조성물**

본 발명은 가시연꽃 씨 추출물을 유효성분으로 함유하는 암의 예방, 개선 또는 치료용 조성물에 관한 것으로, 본 발명의 가시연꽃 씨 추출물은 암세포의 생존율을 감소시키고 세포사멸을 유도하는 효과가 있으며 식물 유래로 안정성이 우수하므로, 암의 예방, 개선 또는 치료를 위한 건강기능식품 조성물 및 약학 조성물로 용이하게 사용될 수 있을 것이다.

- 공개번호 : 10-2020-0140100, 출원인 : 한남대학교 산학협력단

❖ **가시연꽃 씨 추출물을 유효성분으로 포함하는 피부 노화 방지용 조성물**

본 발명은 가시연꽃 씨 추출물을 유효성분으로 포함하는 피부 노화 방지 및 피부 장벽 기능 강화용 조성물에 관한 것이다. 보다 구체적으로는 피부 세포 내 콜라겐 분해효소의 발현을 억제하고 히알루론산 및 프로콜라겐의 합성을 촉진하여 피부 탄력 향상 및 피부 주름 개선 효과와, 피부 세포 내 미토콘드리아 활성화를 통해 미토콘드리아 막 전위 및 ATP의 생성량을 증가시키고, 피부 세포 내 지질 합성을 촉진시켜 피부 장벽 기능을 강화하는 가시연꽃 씨 추출물을 유효성분으로 포함하는 조성물에 관한 것이다.

- 공개번호 : 10-2019-0107454, 출원인 : (주)모아캠

가시연꽃주

적용 병증

- **자양강장(滋養強壯)** : 몸에 영양분을 공급하여 영양불량이나 허약함을 개선하고 오장(五臟)의 기운을 튼튼하게 하는 일로, 특히 병후 쇠약해진 경우에 원기를 북돋우기 위한 처방이다. 소주잔 1잔을 1회분으로 1일 2~3회씩, 20~25일 동안 음용한다.
- **요통(腰痛)** : 허리의 연부조직(軟部組織: 힘줄, 혈관 등과 같이 신체에서 단단한 정도가 낮은 특성을 지닌 조직) 병변에 의해 통증이 생긴 경우의 처방이다. 소주잔 1잔을 1회분으로 1일 2~3회씩, 12~15일 동안 음용한다.
- **배뇨통(排尿痛)** : 방광 내 요로(尿路)에 세균이 침입하여 염증을 일으킨 경우의 처방이다. 소주잔 1잔을 1회분으로 1일 3~4회씩, 5~6일 동안 음용한다.
- **기타 적응증** : 관절통, 갑작스럽게 토하고 설사하는 병, 비장과 위를 튼튼하게 하는 데, 중초를 보하여 기허를 치료하는 데, 소변을 참지 못하여 저절로 나오는 증상, 정액이 무의식중에 몸 밖으로 나오는 증상

만드는 방법

- 열매를 10~11월에 채취한다.
- 열매 190g을 소주 3.6L에 넣고 밀봉한다.
- 열매를 10개월 이상 숙성시켜 음용하며, 15개월 정도 숙성시킨 후에는 찌꺼기를 걸러내고 보관한다.

채취 및 구입 자생하는 늪이나 연못에서 채취한다.

맛 맛은 달다. 설탕 50g을 첨가하면 술맛을 부드럽게 할 수 있다.

주의사항
- 본 약술을 음용하는 중에 특별히 가려야 하는 음식은 없다.
- 장복해도 해롭지는 않으나 치유되는 대로 음용을 중단한다.

가시오갈피

Eleutherococcus senticosus (Rupr. & Maxim.) Maxim.

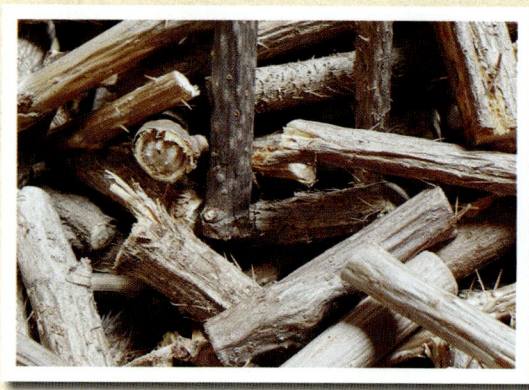

- **이 명** 가시오갈피나무, 민가시오갈피, 왕가시오갈피, 왕가시오갈피나무
- **한약명** 자오가(刺五加), 자괴봉(刺拐棒), 자목봉(刺木捧)
- **과 명** 두릅나무과(Araliaceae)
- **식물명 유래** 식물 전체에 바늘 모양의 가시가 있는 오갈피나무라는 뜻
- **식품원료 사용 가능 여부** 가능 (뿌리, 줄기, 잎, 열매, 순)

생육특성 가시오갈피는 경기도와 강원도 북부에 분포하는 낙엽활엽관목으로, 생육 조건이 까다로와서 강한 햇볕을 싫어하고 비옥하고 습기가 많은 활엽수림에서 잘 자란다. 높이는 2~3m이고 줄기는 회갈색에 가지가 적게 갈라지며, 전체에 가늘고 긴 가시가 빽빽이 나 있고 특히 잎자루 밑부분에 많다. 잎은 손바닥 모양 겹잎으로 어긋나고, 잔잎은 3~5장인데 거꿀달걀 모양 또는 타원형이며 가장자리에 뾰족한 겹톱니가 있다. 꽃은 7~8월에 산형꽃차례로 피며, 보랏빛을 띤 노란색으로 가지 끝에 1개씩 달리거나 밑부분에서 갈라진다. 열매는 둥글고 털이 없으며, 10~11월에 검은색으로 익는다. 멸종위기야생동·식물Ⅱ급이다. 전체에 가는 가시가 밀생하며 인삼보다 좋다는 약용 식물이다.

사용부위 및 채취시기 ▶ 뿌리와 뿌리줄기는 가을 이후, 나무껍질은 봄부터 초여름, 잎은 여름, 열매는 11월에 채취한다.

작용부위 ▶ 심장, 신장, 비장에 작용한다.

성질과 맛 ▶ 뿌리 및 뿌리줄기는 성질이 따뜻하고, 맛은 맵고 약간 쓰다.

성 분 ▶ 많은 종류의 배당체가 함유되어 있는데, 주요 성분으로 엘류테로사이드(eleutheroside) A~E 등이 있다. 이 외에 시린진(syringin), 세사민(sesamin), 클로로겐산(chlorogenic acid), 베타-시토스테롤(β-sitosterol), 베툴리누스산(betulinic acid), 아미그달린(amygdalin), 이소프락시딘(isofraxidin) 등이 함유되어 있다.

가시오갈피 잎   가시오갈피 꽃

가시오갈피 열매   가시오갈피 나무줄기

약리작용 ▶ 중추신경계통에 대한 영향, 항스트레스작용, 내분비조절작용, 면역증강작용, 심혈관계통에 대한 영향

용 도 ▶ 약용(뿌리 및 뿌리줄기는 항피로작용, 항종양작용이 우수)

효 능 ▶ 뿌리 및 뿌리줄기에 익기건비(益氣健脾), 보신안신(補腎安神)의 효능이 있다. 뿌리 및 뿌리줄기는 한약명이 자오가(刺五加)

가시오갈피 나무줄기(채취품)

이며, 원기를 돋우는 효능이 인삼이나 오갈피나무보다 큰 것으로 알려져 있다. 또한 혈당강하 작용이 있어 당뇨병의 혈당을 조절하며 심근경색을 예방하고 면역력을 높여준다. 그 밖에 해열, 진통, 진경(鎭痙), 진정, 보간, 보신, 강심, 강정, 항염, 항암 등의 효능이 있고 어혈(瘀血), 중풍, 고혈압, 신경통, 관절염 등을 치료한다.

약용법 ▶ 말린 뿌리 및 뿌리줄기 9~27g에 물 1L를 붓고 반으로 줄 때까지 달여서 하루 2~3회로 나누어 마신다. 외용할 경우에는 생잎 적당량을 짓찧어 환부에 붙인다. 열매는 차로 끓여 마신다.

주의사항 ▶ 음정(陰精)이 부족해져서 허화(虛火)가 왕성해진 사람은 복용에 주의한다.

가시오갈피의 기능성 및 효능에 관한 특허자료

❖ **가시오갈피 추출물을 함유하는 당뇨병의 예방 및 치료용 조성물**

본 발명은 가시오갈피 추출물을 함유하는 당뇨병의 예방 및 치료용 조성물에 관한 것으로, 본 발명의 가시오갈피 추출물은 고지방식이 유도 고혈당 마우스에서 혈당상승억제 활성, 인슐린 저항성 개선 활성 및 경구 당부하 실험에서 혈중 포도당(glucose) 및 혈중 인슐린 농도를 떨어뜨리는 활성을 나타내므로, 당뇨병의 예방 및 치료용 의약품 및 건강기능식품으로 사용할 수 있다.

- 공개번호 : 10-2005-0080810, 출원인 : (주)한국토종약초연구소

가시오갈피주

적용 병증

- **인후염(咽喉炎)** : 목구멍이 붓고 통증이 있는 경우에 처방한다. 소주잔 1잔을 1회분으로 1일 1~2회씩, 5~7일 동안 음용한다.
- **간염(肝炎)** : 간세포가 파괴되어 간에 염증이 생기는 병증이다. 소주잔 1잔을 1회분으로 1일 1~2회씩, 15~20일 동안 음용한다.
- **혈담(血痰)** : 가래에 피가 섞여 나오는 증세이다. 심하면 가슴이 아프고 답답하며, 가슴 속에 뭉친 것이 이리저리 돌아다니는 것처럼 느껴진다. 소주잔 1잔을 1회분으로 1일 1~2회씩, 4~5일 동안 음용한다.
- **기타 적응증** : 각기병, 관절염, 동통, 신경통, 근육과 뼈가 약해져서 힘을 잘 못 쓰는 증상, 발기부전

만드는 방법

- 약효는 뿌리 및 뿌리줄기에 있다. 여름에서 가을 사이에 채취하여 생으로 또는 말려서 쓰는데, 음지에서 말린 것이 효과가 좋다.
- 생것 230g 또는 말린 것 200g을 소주 3.6L에 넣고 밀봉한다.
- 4~6개월간 숙성시켜 음용하며, 18개월 정도 숙성시킨 후에는 찌꺼기를 걸러내고 보관한다.

채취 및 구입 대개 산에서 직접 채취한다. 약재상에서 취급하기도 한다.

맛 맛은 쓰고 떫다. 입맛에 따라 흑설탕을 100g 정도 첨가할 수 있다.

주의사항
- 본 약술을 음용하는 중에 특별히 가려야 하는 음식은 없다.
- 장복해도 해롭지는 않으나 치유되는 대로 음용을 중단한다.

가시오갈피 나무줄기(채취품)

갈대

Phragmites australis (Cav.) Trin. ex Steud.

이 명	갈, 노초, 노위, 갈때, 달, 북달
한약명	노근(蘆根), 노모근(蘆茅根), 위근(葦根)
과 명	벼과(Gramineae)
식물명 유래	가늘다 또는 가을, 그리고 대나무 또는 대롱이라는 뜻
식품원료 사용 가능 여부	가능(뿌리줄기, 순)

생육특성 갈대는 우리나라 전역에 분포하는 여러해살이풀로, 습지나 갯가, 호수 주변의 모래땅에 군락을 이루며 자생한다. 높이는 1~3m이고, 원줄기는 속이 비었으며, 거칠고 굵은 뿌리줄기가 길게 뻗고 마디에서 다수의 황백색 수염뿌리가 난다. 잎은 길이 20~50cm, 너비 2~4cm에 가늘고 긴 피침 모양이며 끝이 뾰족하고 녹색이다. 꽃은 8~9월에 피는데, 처음에는 자주색이었다가 자갈색, 담백색으로 변한다. 수많은 작은 꽃이삭이 줄기 끝에 원추꽃차례로 달리며, 작은 꽃이삭에는 2~5개의 꽃이 들어 있다. 꽃이 피면 꽃가지가 아래로 처진다. 열매는 영과(穎果)이며, 종자에는 갓털이 있어 바람에 날려 멀리 퍼진다. 달뿌리풀(*P. japonicus*)에 비해 땅위로 포복지가 뻗지 않고, 제1포영의 길이는 최하위 호영의 1/2 이하이다.

사용부위 및 채취시기 ▶ 뿌리줄기는 연중 수시로 채취할 수 있다. 채취한 뿌리줄기는 싹과 수염뿌리 및 막질의 잎을 제거하고 신선한 채로 쓰거나 햇볕에 말린다.

작용부위 ▶ 폐, 위에 작용한다.

성질과 맛 ▶ 성질이 차고, 맛은 달다.

성 분 ▶ 코익솔(coixol) 및 단백질 5%, 지방 1%, 탄수화물 51%, 아스파라긴(asparagin) 0.1%가 함유되어 있으며, 이 외에 다량의 비타민 $B_1 \cdot B_2 \cdot C$와 트리신(tricin)이 함유되어 있다.

약리작용 ▶ 황달치료, 항균작용

용 도 ▶ 민속가구용(줄기), 대금의 소리울림판인 창의 재료(수), 약용(뿌리줄기는 열

갈대 꽃

갈대 잎

갈대 뿌리줄기(약재)

병으로 인해 가슴 속이 답답하고 입안이 탈 때 사용)

효능 뿌리줄기에 청열사화(淸熱瀉火), 생진지갈(生津止渴), 제번(除煩), 지구(止嘔), 이뇨(利尿)의 효능이 있다. 열을 내리고 진액을 생기게 하며, 가슴이 답답하면서 팔다리가 편안하지 않은 증상과 구역질을 낫게 한다. 열병으로 인한 번갈(煩渴), 위열(胃熱)로 인한 구토, 식도암, 반위(反胃), 폐위(肺痿), 폐농양 등을 치료한다. 또한 갈대뿌리를 짓찧어 즙을 내어 마시면 복어의 독을 해독한다.

갈대 무리

약용법 말린 뿌리줄기 15~30g에 물 1L를 붓고 1/3로 줄 때까지 달여서 하루 2~3회로 나누어 마신다. 생것은 30~60g을 사용한다.

주의사항 비위가 약해 부종, 소화불량, 설사, 손발이 차가운 등의 증상이 있는 사람은 복용에 주의한다.

갈대의 기능성 및 효능에 관한 특허자료

❖ **갈대 추출물을 유효성분으로 포함하는 피부 미백용 화장료 조성물**

갈대(Phragmites communis)뿌리 열수 추출물을 유효성분으로 포함하는, 피부 미백용 화장료 조성물로, 상기 열수 추출물은 110℃ 내지 130℃의 고온 및 15psi 내지 20psi의 가압조건에서 10분 내지 20분 열수 추출하는 것이고, 쿠마린산 함량이 증가된 것을 특징으로 하는 화장료 조성물이다.
- 출원번호 : 10-2019-0176556, 출원인 : 주식회사 한국생명과학연구소

❖ **갈대 뿌리 추출물을 유효성분으로 함유하는 골다공증, 골형성 장애 및 골절 중에서 선택되는 골대사 질환 예방 또는 치료용 약학 조성물**

본 발명은 갈대 추출물을 유효성분으로 하는 골다공증, 골형성 장애 또는 골절 등의 골대사 질환의 예방 또는 치료용 조성물에 관한 것으로, 본 발명의 갈대 추출물은 조골세포의 분화에 관련된 유전자인 ALP, osterix, RUNX2 발현을 증진시키고, 난소절제 골다공증 동물모델에서 골밀도(BMD)를 증가시키며, 골수 속의 지방세포를 감소시켜, 골대사 질환에 유용한 의약품 또는 건강기능식품으로 이용될 수 있다.
- 공개번호 : 10-2015-0030342, 출원인 : (주) 세광에스티코퍼레이션

갈대주

적용 병증

- **협심증(狹心症)** : 심장부에 격렬한 동통 발작이 일어나는 병증이다. 때로는 심장마비의 원인이 된다. 소주잔 1잔을 1회분으로 1일 2~3회씩, 10~15일 동안 음용한다.
- **요독증(尿毒症)** : 신장의 기능 장애로 몸속의 노폐물이 소변으로 빠져나가지 못하고 혈액 속에 들어가 중독을 일으키는 병증이다. 만성신장염이나 위축 신장이 이 병으로 전이되는 경우가 많다. 소주잔 1잔을 1회분으로 1일 3~4회씩, 12~15일 동안 음용한다.
- **심내막염(心內膜炎)** : 심장 내막의 염증으로 인하여 격렬한 동통 발작을 일으키는 질환이다. 소주잔 1잔을 1회분으로 1일 1~2회씩, 10~20일 동안 음용한다.
- **기타 적응증** : 가래, 식체, 식중독, 위경련, 배 속에 덩어리가 생기는 병증, 번갈, 매독

만드는 방법

- 5~6월 꽃이 피기 전에 물속에 있는 뿌리를 채취하여 모래나 흙을 완전히 씻어내고 반쯤 말려 쓴다.
- 말린 뿌리 200g을 소주 3.6L에 넣고 밀봉한다.
- 6개월 이상 숙성시켜 음용하며, 18개월 정도 숙성시킨 후에는 찌꺼기를 걸러내고 보관한다.

채취 및 구입 전국 각지의 연못이나 개울가에서 자생하므로, 6~9월에 물속에 있는 뿌리를 채취한다.

맛 맛은 약간 달다. 술맛을 부드럽게 하려면 황설탕 50g을 가미한다.

주의사항
- 본 약술을 음용하는 중에 가려야 하는 음식은 없다.
- 장복해도 해롭지는 않으나 치유되는 대로 음용을 중단한다.

감국

Dendranthema indicum (L.) Des Moul.

이 명 국화, 들국화, 선감국, 황국, 마향국
한약명 감국(甘菊), 야국(野菊), 야국화(野菊花)
과 명 국화과(Compositae)
식물명 유래 한자 이름 '감국(甘菊)'에서 유래한 것으로, 맛이 단 국화라는 뜻
식품원료 사용 가능 여부 가능(꽃, 전초)

생육특성 감국은 전국 각지의 산과 들에서 자라는 여러해살이풀로, 양지 또는 반그늘의 풀숲에서 잘 자란다. 높이는 30~80cm이고, 줄기가 모여나며 전체에 잔털이 있다. 잎은 길이 3~5cm, 너비 2.5~4cm에 깃 모양으로 깊게 갈라지고 가장자리에는 톱니가 있으며 잎자루는 1~2cm이다. 꽃은 9~11월에 노란색으로 피는데, 줄기와 가지 끝에 우산 모양으로 펼쳐져 달리며, 머리모양꽃차례의 지름은 2.5cm 정도이다. 열매는 수과로 11월경에 달리며, 안에 작은 종자가 많이 들어 있다. 감국은 산국에 비해 상대적으로 꽃이 크고 지름이 2.5cm이고 산방상으로 달린다.

사용부위 및 채취시기 9~11월에 꽃이 피기 시작할 때 채취하여, 햇볕에 말리거나, 찐

다음 햇볕에 말린다.

작용부위 ▶ 간, 심장에 작용한다.

성질과 맛 ▶ 성질이 약간 차고, 맛은 쓰고 매우며, 독성이 없다.

성 분 ▶ 알파-투존(α-thujone), 디엘-캠퍼(dl-camphor), 3-(10)-카린[3-(10)-carene], 예유아 락톤(yejuhua lactone), 크리산테논(chrysanthenone), 루테올린(luteolin), 크리산테민(chrysanthemin) 등을 함유하고 있다.

약리작용 ▶ 체온저하, 해열작용, 그람음성 장내병원균 억제작용

감국 잎

감국 꽃

감국 지상부

효 능 ▶ 꽃에 청열해독(淸熱解毒), 사화평간(瀉火平肝)의 효능이 있다. 풍열(風熱)의 독을 발산하여 해소하고, 간의 기운을 길러 눈을 맑게 한다. 열을 내리고 독을 없애며 감기를 낫게 하고, 두통과 어지럼증, 눈이 충혈되고 부어오르면서 아픈 증상, 눈이 침침해지는 증상, 염증이나 종양으로 인해 피부가 부어오른 증상과 종기의 독을 치료한다.

약용법 ▶ 말린 꽃 9~15g에 물 1L를 붓고 끓기 시작하면 불을 약하게 줄여 절반 정도로 줄 때까지 달여서 하루에 나누어 마신다. 또는 물 2L를 붓고 2시간 정도 끓여서 거른 다음 기호에 따라 꿀이나 설탕을 가미하여 차로 마셔도 좋다. 가루 내어 쓰거나 술을 담가 마시기도 하는데, 술을 담글 경우에는 누룩과 고두밥을 비벼 넣을 때 함께 섞어 넣고 술이 익으면

감국 꽃(약재)

걸러서 마신다. 민간에서는 꽃을 잘 말려 베갯속에 넣으면 두통을 낫게 한다 하여 애용했다.

주의사항 ▶ 성질이 차므로 기가 허하고 위가 냉한 사람, 설사를 자주 하는 사람은 장기간 복용하거나 많이 사용하면 안 된다.

감국의 기능성 및 효능에 관한 특허자료

❖ 감국 추출물을 함유하는 당뇨병, 당뇨 합병증의 예방 및 치료용 약학 조성물

본 발명은 감국 추출물을 포함하는 당뇨병, 당뇨 합병증의 예방 및 치료용 조성물에 관한 것이다. 본 발명의 당뇨병, 당뇨 합병증의 예방 및 치료를 위한 조성물은, 조성물 총 중량에 대하여 감국 추출물을 0.5~50%로 포함한다.

- 공개번호 : 10-2009-0106700, 출원인 : 김성진

감국주

적용 병증

- **위냉증(胃冷症)** : 찬 음식을 많이 먹거나 몸 안에 양기(陽氣)가 부족하여 위(胃)가 냉한 병증이다. 배를 만져보면 아래가 차며 소화불량으로 자주 체한다. 소주잔 1잔을 1회분으로 1일 1~2회씩, 7~12일 동안 음용한다.
- **진통(陣痛)** : 분만에 임박해 통증이 주기적으로 반복되는 경우, 출산 하루 전을 기준으로 하는 처방이다. 소주잔 1잔을 1회분으로 1일 1~3회 음용한다.
- **풍비(風痺)** : 풍한습(風寒濕)의 사기(邪氣)가 팔다리의 뼈마디와 경락에 침범해서 생기는 병증으로, 뼈마디가 아프고 운동장애가 있으며 마비가 오는데 그 부위가 일정하지 않고 수시로 이동한다. 소주잔 1잔을 1회분으로 1일 1~2회씩, 1~3일 동안 음용한다.
- **기타 적응증** : 강심, 두통, 복통, 빈혈, 열독증, 치열, 풍습, 현기증

만드는 방법

- 전초를 사용할 수 있지만, 꽃만 사용하는 것이 더욱 효과적이다. 전초는 말려서 잘게 썰어 사용한다.
- 말린 전초 또는 꽃 180g을 소주 3.6L에 넣고 밀봉한다.
- 4~5개월간 숙성시켜 음용하며, 18개월 정도 숙성시킨 후에는 찌꺼기를 걸러내고 보관한다.

채취 및 구입 전국 약재상에서 취급한다. 자생하는 것은 꽃이 피는 10~11월에 채취한다.

맛 맛은 달고 맵고 쓰다. 입맛에 따라 황설탕 100g을 가미한다.

주의사항
- 본 약술을 음용하는 중에 가려야 하는 음식은 없다.
- 장복해도 해롭지는 않으나 치유되는 대로 음용을 중단한다. 남성이 20일 이상 장복하면 양기가 줄어든다고 한다.

감국 31

감나무

Diospyros kaki Thunb.

이 명	돌감나무, 산감나무, 똘감나무, 감, 감낭
한약명	시체(柿蒂), 시정(柿丁), 시자(柿子), 시엽(柿葉), 시목(柿木), 시목피(柿木皮), 시근(柿根)
과 명	감나무과(Ebenaceae)
식물명 유래	옛한글 '갇'이 '갈'로 다시 '감'으로 변한 것이다. 열매 감이 열리는 나무라는 뜻
식품원료 사용 가능 여부	가능(잎, 열매)

생육특성 감나무는 경기도 이남에 분포하는 낙엽활엽교목으로, 따뜻한 지방의 양지에서 잘 자라며 추위와 대기오염에 비교적 강하고, 수분이 적당한 비옥한 사질양토에서 생육이 왕성하다. 높이는 4~15m이고, 나무껍질은 흑회색으로 코르크화되어 잘게 갈라지며 일년생가지에 갈색털이 있다. 잎은 어긋나고, 길이 7~17cm, 너비 4~10cm에 타원형 또는 거꿀달걀 모양으로, 밑부분은 둥글고 끝이 뾰족하며 두껍다. 꽃은 암수한꽃 또는 암수딴꽃으로 5~6월에 피며, 잎겨드랑이에 황백색으로 달린다. 수꽃은 1cm로 16개의 수술이 있으며, 암수한꽃에는 4~16개의 수술이 있다. 열매는 달걀상 원형 또는 편구형의 장과이며, 지름 4~8cm로 9~10월에 주황색으로 익는다.

감나무 잎

감나무 꽃

감나무 나무모양

사용부위 및 채취시기 ▶ 열매와 열매꼭지는 가을, 잎은 5~7월, 나무껍질은 연중 수시, 뿌리는 9~10월에 채취한다. 가을철에 열매가 잘 익었을 때 채취하여, 열매를 식용한 뒤 열매꼭지는 모아 씻어서 말린다.

작용부위 ▶ 위에 작용한다.

성질과 맛 ▶ 열매와 열매꼭지는 성질이 평(平)하며, 맛은 쓰고 떫다. 잎은 성질이 차고, 맛은 쓰며, 독성이 없다. 나무껍질은 성질이 평(平)하고, 맛은 떫다. 뿌리는 성질이 평(平)하고, 맛은 떫으며, 독성이 없다.

성 분 ▶ 열매에는 타닌(tannin), 포도당, 서당, 과당 등이 함유되어 있다. 감꼭지에는 하이드록시트릭터페닉산(hydroxytriterpenic acid), 베툴린산(betulic acid), 올레아놀릭산(oleanolic acid), 우르솔산(ursolic acid), 타닌, 포도당, 과당, 헤미셀룰로스(hemicellulose) 등이 함유되어 있다. 뿌리에는 강심 배당체, 안트라퀴논(anthraquinone) 배당체, 사포닌, 타닌, 플럼바긴(plumbagin), 디오스피롤(diospyrol), 디오스피린(diospyrin), 네오디오스피린(neodiospyrin) 등이 함유되어 있다. 잎에는 플라보노이드(flavonoid) 배당체, 타닌, 페놀류, 올레아놀릭산, 베툴린산, 우르솔산 등이 함유되어 있으며, 플라보노이드 배당체에는 아스트라갈린(astragalin), 미리시트린(myricitrin), 비타민 C, 카로틴, 수지, 환원당, 정유 등이 함유되어 있다.

약리작용 열매꼭지는 심장실조에 대한 길항작용, 진정작용, 피임작용. 잎은 혈압강하작용

용 도 염료용(과실), 가구용(목재), 접착용(과실), 식용(과실), 약용(감꼭지와 과실)

효 능 열매꼭지에 강역지애(降逆止呃)의 효능이 있다. 열매는 한약명이 시자(柿子)이며, 열을 내리고 갈증과 설사, 출혈을 멎게 하며, 위를 튼튼하게 하고 궤양, 염증, 습진, 해수, 구창(口瘡), 주독 등을 치료한다. 피로를 해소하는 효과도 있다. 열매꼭지는 한약명이 시체(柿蔕)이며 딸꾹질을 진정시키고 구토를 멎게 한다. 잎은 한약명이 시엽(柿葉)이며 고혈압, 천식, 폐기종 등을 치료한다. 나무껍질은 한약명이 시목피(柿木皮)이며 출혈 및 화상을 치료한다. 뿌리는 한약명이 시근(柿根)이며 양혈, 지혈의 효능이 있고 혈붕, 혈리(血痢: 변에 피가 섞여 나오는 증상), 치창(痔瘡) 등을 치료한다. 감

감나무 열매

감나무 나무줄기

추출물은 타닌(tannin)을 함유하고 있어 면역질환 치료제로 사용되는데, 아토피, 천식, 비염, 스트레스로 인한 염증 반응의 치료에 효과적이다.

약용법 ▶ 잘 익은 열매를 하루 1개씩 식후에 먹거나, 말린 열매 30~60g에 물 1L를 붓고 반으로 줄 때까지 달여서 하루 2~3회로 나누어 마신다. 말린 열매꼭지 8~16g에 물 1L를 붓고 반으로 줄 때까지 달여서 하루 2~3회로 나누어 마신다. 말린 잎 3~9g에 물 1L를 붓고 반으로 줄 때까지 달여서 하루에 나누어 마신다. 말린 나무껍질 30~50g에 물 1L를 붓고 반으로 줄 때까지 달여서 하루 2~3회로 나누어 마신다. 말린 뿌리 30~60g에 물 1L를 붓고 반으로 줄 때까지 달여서 하루 2~3회로 나누어 마신다.

감나무 잎(약재)

감나무 열매(채취품)

감나무의 기능성 및 효능에 관한 특허자료

❖ **감 추출물 또는 타닌(tannin)을 유효성분으로 함유하는 면역관련 질환 치료용 조성물**

본 발명은 타닌을 유효성분으로 함유하는 감 추출물 또는 타닌을 유효성분으로 함유하는 면역관련 질환 치료용 약학조성물에 관한 것으로서, 면역관련 질환 치료용 약학조성물 및 건강식품에 관한 것이다. 본 발명에 따르면 타닌을 유효성분으로 함유하는 감 추출물 또는 타닌은 아토피 유발 동물 모델에서 면역관련 세포증가 억제효과를 나타내고 아토피, 천식, 비염 등과 같은 산화 스트레스에 의한 염증반응의 치료에 유용하다.

— 공개번호 : 10-2009-0084159, 출원인 : 경북대학교 산학협력단

❖ **감 추출물을 유효성분으로 함유하는 염증성 질환의 예방 및 치료용 조성물**

본 발명은 감 추출물 또는 시체 추출물을 유효성분으로 함유하는 조성물에 관한 것으로, 염증성 질환의 치료 및 예방의 유용한 약학조성물 또는 건강기능식품으로서 사용할 수 있다.

— 공개번호 : 10-2012-0031695, 출원인 : 재단법인 한국한방산업진흥원

감나무주

적용 병증
- **고혈압(高血壓)** : 고혈압에 꾸준히 음용하면 효과가 있다. 소주잔 1잔을 1회분으로 1일 1~2회씩, 15~25일 동안 음용한다.
- **숙취(宿醉)** : 술기운이 다음 날까지 남아 있는 경우에 사용한다. 소주잔 1잔을 1회분으로 1일 2회 정도 음용한다.
- **기타 적응증** : 뇌내출혈, 방광염, 신장염, 장염, 중풍, 해수

만드는 방법
- 잎이나 감꼭지에 약효가 가장 많다. 잎은 5~7월, 감꼭지는 가을에 감을 따고 나서 채취하여 그늘에서 잘 말려 사용한다.
- 생것은 230g, 말린 것은 200g을 소주 3.6L에 넣고 밀봉한다.
- 3~6개월간 숙성시켜 음용하며, 18개월 정도 숙성시킨 후에는 찌꺼기를 걸러내고 보관한다.

채취 및 구입 직접 채취한다. 또는 농가나 과일가게에서도 구입할 수 있다.

맛 맛은 약간 떫다. 입맛에 따라 설탕 100g을 가미한다.

주의사항
- 본 약술을 음용하는 중에 참기름을 먹는 것은 좋지 않다.
- 치유되는 대로 음용을 중단한다.

감나무 곶감

강활

Angelica reflexa B.Y.Lee

이 명	강호리, 땅두릅
한약명	강활(羌活)
과 명	산형과(Umbelliferae)
식물명 유래	한자 이름 '강활(羌活)'에서 유래한 것으로, 중국 강중(羌中) 지역에서 자라는 약성이 활발한(뛰어난) 식물이라는 뜻
식품원료 사용 가능 여부	식품원료 목록에 없음

생육특성 강활은 경기도, 강원도, 경상북도와 북한의 평안북도, 함경남도, 함경북도에 분포하는 숙근성 두해살이풀 또는 여러해살이풀로, 깊은 산중의 선선한 곳에 야생하거나 산간 지대의 서늘한 곳에서 재배하기도 한다. 높이는 2m에 달하고 줄기가 곧게 서며 윗부분에서 가지가 갈라진다. 원뿌리는 썩어 없어져도 옆에 싹이 나서 다시 자란다. 잎은 어긋나고 2회 삼출겹잎으로, 잔잎은 달걀상 타원형 또는 달걀 모양이며 끝이 뾰족하고 가장자리에 결각상의 톱니가 있다. 잎자루는 밑부분이 넓어져서 잎집으로 된다. 꽃은 8~9월에 흰색으로 피는데, 원줄기 끝과 가지 끝의 겹우산모양꽃차례에서 갈라진 10~30개의 작은 꽃차례에 많이 달린다. 열매는 타원형의 분과로, 넓은 날개가 있다.

강활 잎   강활 꽃

강활 종자 결실   강활 뿌리(채취품)

사용부위 및 채취시기 ▶ 봄철과 가을철에 채취하여, 수염뿌리 및 흙모래를 제거하고 햇볕에 말린다.

작용부위 ▶ 방광, 신장에 작용한다.

성질과 맛 ▶ 성질이 따뜻하고, 맛은 맵고 쓰다.

성 분 ▶ 휘발성 정유로는 알파-튜젠(α-thujene), 알파-피넨(α-pinene), 베타-피넨(β-pinene), 베타-오시멘(β-ocimene), 감마-테르피넨(γ-terpinene), 리모넨(limonene) 등이고, 퓨로쿠마린(furocoumarin)류로는 임페라토린(imperatorin), 베르갑텐(bergapten), 펠로프테린(phellopterin), 베르갑톨(bergaptol), 오스테놀(osthenol), 노다케닌(nodakenin) 등이며, 유기산류로서 테트라데칸산(tetradecanoic acid), 헥사데칸산(hexadecanoic acid), 12-메틸테트라데칸산(12-methyltetradecanoic acid) 등과 아미노산으로는 아르기닌(arginine), 발린(valine), 글루탐산(glutamic acid), 아스파르트산(aspartic acid) 등 17종류와 그 외 단당류, 베타-시토스테롤(β-sitosterol) 등을 함유한다.

| 약리작용 | 해열작용, 발한작용, 진통작용, 결핵균 및 사상균 억제작용

| 용 도 | 식용(어린순을 나물로 먹음), 약용(뿌리는 해열, 진통작용)

| 효 능 | 뿌리 및 뿌리줄기에 해표산한(解表散寒), 거풍제습(祛風除濕), 지통(止痛)의 효능이 있다. 땀이 나게 하여 열을 내려주며, 염증 제거와 항균·진통·진경 작용을 하여 감기, 두통, 각종 신경통, 풍습성 관절염, 중풍, 치통 등의 치료에 사용한다.

| 약용법 | 말린 뿌리 및 뿌리줄기 4~12g에 물 1L를 붓고 반으로 줄 때까지 달여서 하루 2~3회로 나누어 마신다. 가루나 환으로 만들어 복용하기도 한다.

| 주의사항 | 혈이 부족하여 생긴 저리고 아픈 통증이나 감기로 인해 인후가 건조한 증후에는 복용에 주의한다.

강활 지상부

강활 뿌리줄기(약재)

강활의 기능성 및 효능에 관한 특허자료

❖ **강활 추출물을 유효성분으로 포함하는 당뇨병 치료 또는 예방용 조성물**

본 발명은 강활 추출물을 유효성분으로 포함하는 당뇨병 치료 또는 예방용 조성물에 관한 것으로, 상기 조성물은 아디포넥틴 발현량을 증가시키고 중간엽줄기세포가 지방세포로 분화되는 것을 촉진하여 인슐린 감수성을 증가시킴으로써 혈당 상승을 억제하여 당뇨병 치료 및 예방에 효과적이다.

— 공개번호 : 10-2013-0134295, 출원인 : 삼육대학교 산학협력단

❖ **강활추출물 또는 이로부터 분리한 화합물을 포함하는 암치료 및 예방을 위한 조성물 및 그의 분리 방법**

본 발명은 강활(Angelica koreana Max)로부터 암예방물질들을 분리·정제하는 방법과 이를 통해 획득된 성분물질의 암예방 작용기전 관련 효소, 종양을 화학적으로 유발시킨 조직의 배양 및 암유발 동물 모델에 대한 암예방 효과에 관한 것으로, 본 발명으로부터 추출된 활성 분획물 및 분리된 순수물질들을 유효성분으로 하는 약학적 조성물은 피부암, 위암, 결장암, 유방암과 관련된 암예방 및 치료용 제제 또는 건강 보조 식품으로 유용하게 사용될 수 있다.

— 공개번호 : 10-2002-0027905, 출원인 : 주식회사 에이티엔씨

강황

Curcuma longa Linné

한약명	강황(薑黃)
과 명	생강과(Zingiberaceae)
식물명 유래	한자 이름 '강황(薑黃)'에서 유래한 것으로, 생강과 유사하고 뿌리가 황색이라는 뜻
식품원료 사용 가능 여부	제한적 사용 (뿌리줄기)

생육특성 강황은 인도 원산의 여러해살이풀로, 우리나라에서는 전라남도 진도와 해남, 전라북도 부안, 경기도 시흥, 충청남도 청양 등지에서 재배되고 있다. 높이는 1m 정도이며, 뿌리줄기는 덩어리 모양으로 생강보다 약간 가늘고 특유한 냄새가 난다. 뿌리 끝에는 방추형의 덩이뿌리가 달려 있다. 잎은 뿌리줄기나 뿌리에서 직접 나오며, 길이 30~90cm, 너비 10~20cm에 끝부분이 점차 뾰족해진다. 잎자루는 길이가 잎몸의 1/2가량 되며 잎몸의 길이와 같은 것도 있다. 꽃은 늦은 봄부터 여름까지 담홍색으로 피며, 길이 30cm 정도의 이삭꽃차례에 빽빽하게 달린다. 열매는 둥근 삭과이고 세 쪽으로 갈라진다. 《대한민국약전(KP)》에 '강황(薑黃)'은 강황(*Curcuma longa*)의 뿌리줄기를 속이 익을 때까지 쪄서 말린 것이라고 수재되어 있으며, '울금(鬱金)'은 온울금(*C.*

wenyujin), 강황(*C. longa*) 또는 봉아출(*C. phaeocaulis*)의 덩이뿌리로서 그대로 또는 주피를 제거하고 쪄서 말린 것이라고 수재되어 있다.

사용부위 및 채취시기 ▶ 겨울철에 줄기와 잎이 누렇게 시들었을 때 뿌리줄기를 채취하여, 씻어서 속까지 익도록 삶거나 쪄서 햇볕에 말리고 수염뿌리를 제거한다.

작용부위 ▶ 간, 비장에 작용한다.

성질과 맛 ▶ 성질이 따뜻하고, 맛은 맵고 쓰다.

성 분 ▶ 뿌리줄기에는 정유가 함유되어 있다. 정유 중에는 투메론(turmerone), 진지베린(zingiberene), 펠란드린(phellandrene), 1,8-시네올(1,8-cineole), 사비넨(sabinene), 보르네올(borneol), 디하이드로투메론(dehydroturmerone) 등을 함유하고 더욱이 쿠마린(curcumin)과 그 밖에 아라비노스(arabinose), 프룩토스(fructose), 글루코스(glucose), 지방유, 녹말, 수산염 등이 함유되어 있다.

약리작용 ▶ 이담작용, 자궁흥분작용, 혈중 콜레스테롤 저하작용, 항균작용

강황 잎

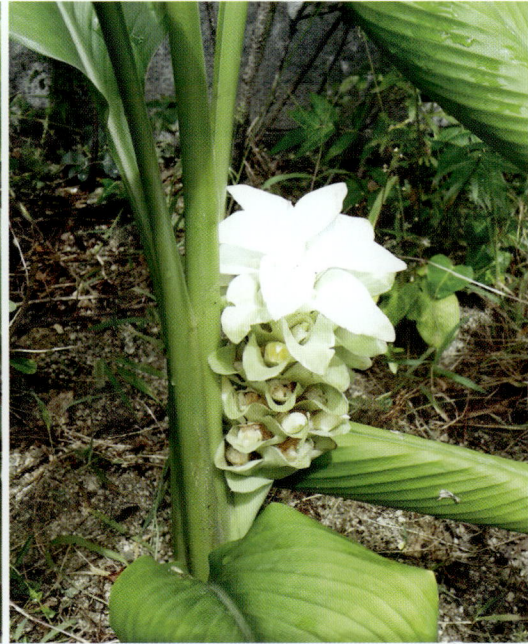
강황 꽃

강황 지상부

효능 뿌리줄기에 파혈행기(破血行氣), 통경지통(通經止痛)의 효능이 있다. 쓸개즙의 분비를 원활하게 하여 지방의 소화를 돕고, 기혈과 경락을 잘 통하게 한다. 종기를 가라앉히고 간의 독성을 해독하며, 방향성 건위(健胃), 담즙 분비, 이혈작용 등이 뛰어나다. 혈액순환을 원활하게 하고 기가 적체된 것을 풀어주

강황 가루(약재)

며, 월경을 잘 통하게 하여 통증을 완화시킨다. 소화불량, 위염, 간염, 담도염(膽道炎), 담석병(膽石病), 토혈(吐血), 요혈(尿血) 등을 치료한다.

강황 뿌리(채취품)

강황 뿌리줄기(약재)

약용법 ▶ 말린 뿌리줄기 4~12g에 물 1L를 붓고 반으로 줄 때까지 달여서 하루 2~3회로 나누어 마신다. 가루나 환으로 만들어 복용하기도 한다. 외용할 경우에는 가루 내어 환부에 붙인다.

주의사항 ▶ 실증이 아니거나 허증의 통증에는 복용에 주의한다.

강황의 기능성 및 효능에 관한 특허자료

❖ **강황 추출물을 포함하는 이상지질혈증의 예방 또는 치료용 조성물**

본 발명은, 강황(Curcuma longa) 추출물을 포함하는 이상지질혈증의 예방 또는 치료용 조성물에 관한 것이다. 본 발명의 강황 추출물은, 중성지방, 총 콜레스테롤, LDL 콜레스테롤 및 C/EBP를 감소시키고, HDL 콜레스테롤 및 p-AMPK를 증가시켜, 지질대사의 균형을 조절하는 것을 확인하였으며, ALT 및 AST의 감소능을 확인하여, 지질대사와 관련된 장기인 간에대한 보호효과도 확인하였다. 또한, 항산화 활성인자인 SOD 및 CAT가 증가한 것을 확인하였으며, 육안 및 광학현미경으로 간에 축적되는 지방질의 감소를 확인하였기에, 본 발명의 강황 추출물은 이상지질혈증에 우수한 효과가 있다는 것을 확인하였다.
― 공개번호 : 10-2022-0016513, 출원인 : 대한민국(농촌진흥청장)

❖ **강황 추출물을 유효성분으로 포함하는 카페인 중독에 의한 질환의 예방, 개선 또는 치료용 조성물**

본 발명은 강황 추출물을 유효성분으로 포함하는 카페인 중독에 의한 질환의 예방, 개선 또는 치료용 조성물에 관한 것이다. 본 발명의 강황 추출물을 유효성분으로 포함하는 조성물은 독성이 없으며, 카페인 중독에 의한 수면장애를 효과적으로 개선하고, 중추신경 흥분을 억제하는 등 카페인 중독에 의한 질환을 예방, 개선 또는 치료하는 효능이 매우 뛰어나, 경쟁력 있는 식품 및 의약품 등의 제조에 유용하게 이용될 수 있다.
― 공개번호 : 10-2021-0138224, 출원인 : 한국식품연구원

개다래

Actinidia polygama (Siebold & Zucc.) Planch. ex Maxim.

- **이 명** 개다래나무, 묵다래나무, 말다래, 쥐다래나무, 개다래덩굴, 못좃다래나무, 말다래나무, 개다래덩굴, 게레낭
- **한약명** 목천료(木天蓼), 목천료자(木天蓼子), 목천료근(木天蓼根)
- **과 명** 다래나무과(Actinidiaceae)
- **식물명 유래** 열매가 맛이 없어 다래보다 못하다는 뜻
- **식품원료 사용 가능 여부** 가능(잎, 가지, 열매)

생육특성 개다래는 우리나라 전역에 분포하는 낙엽활엽성 덩굴식물로, 깊은 산의 계곡 및 산기슭에서 자생한다. 활엽수림하의 부식질이 많은 전석지에서 잘 자란다. 덩굴줄기는 5m 내외로 뻗어나가고, 일년생가지에는 어릴 때 연갈색 털이 있으며 간혹 가시 같은 억센 털이 있고 속은 백색이며 차 있다. 뿌리는 지표면 가까이에 퍼진다. 잎은 어긋나고, 길이 8~14cm, 너비 3.5~8cm에 넓은 달걀 모양 또는 달걀상 타원형의 막질이며 가장자리에 잔톱니가 있다. 상단부의 잎은 일부 또는 전부가 흰색으로 되기도 한다. 꽃은 6~7월에 흰색으로 피는데, 가지 윗부분의 잎겨드랑이에 1~3개씩 달리며 향기가 있다. 열매는 달걀형의 타원형이며, 끝이 뾰족하고 9~10월에 노란색으로 익는다. 열매를 먹을 수 있으나 혓바닥을 쏘는 듯한 맛이 나며 달지 않다. 줄기 윗부

분의 잎이 하얀 것이 특징이다.

사용부위 및 채취시기 열매는 9~10월, 가지와 잎은 여름, 뿌리는 가을·겨울에 채취한다.

개다래 잎

개다래 꽃

개다래 나무모양

개다래 색이 변하는 잎

개다래 열매

작용부위 ▶ 간에 작용한다.

성질과 맛 ▶ 열매는 성질이 따뜻하고, 맛은 쓰고 매우며, 독성이 없다. 가지와 잎은 성질이 따뜻하고, 맛은 맵고 쓰며, 독성이 약간 있다. 뿌리는 성질이 따뜻하고, 맛은 매우며, 독성이 없다.

개다래 충영(채취품)

개다래 충영(약재)

성분 잎과 열매에는 이리도미르메신(iridomyrmecin), 이소이리도미르메신(isoiridomyrmecin), 액티니딘(actinidine) 등이 함유되어 있다. 잎에는 3,4-디메틸벤조나이트릴(3,4-dimethylbenzonitrile), 3,4-디메틸벤조산(3,4-dimethylbenzoic acid), 베타-페닐 에틸 알코올(β-phenyl ethyl alcohol)이 함유되어 있고, 벌레집(충영, 蟲癭)이 있는 열매에는 열매의 성분 외에도 마타타빅산(matatabic acid)이나 이리도디올(iridodiol)의 다종 이성체가 함유되어 있다.

개다래 열매(채취품)

약리작용 중추신경계작용, 심혈관계작용

용도 약용(가지와 잎은 진정, 최면작용, 피부염에 효과가 있음)

효능 가지, 잎에는 거제풍습(祛除風濕), 온경지통(溫經止痛), 소징가(消癥瘕), 벌레 먹은 열매에는 거풍통락(祛風通絡), 활혈행기(活血行氣), 산한지통(散寒止痛), 뿌리에는 거풍산한(祛風散寒), 살충지통(殺蟲止痛)의 효능이 있다. 가지와 잎은 한약명이 목천료(木天蓼)이며, 풍습을 제거하고 배 속에 단단하게 뭉친 것을 풀어준다. 신경통, 통풍의 진통 및 소염에 효과적이고, 한센병을 치료한다. 벌레집이 붙어 있는 열매는 한약명이 목천료자(木天蓼子)이며, 풍을 제거하여 경락을 통하게 하고 혈액순환을 원활하게 하여 기의 순환을 촉진한다. 또한 추위를 몰아내고 복통과 요통, 월경불순에 효과가 있으며, 중풍, 안면신경마비, 류머티즘, 관절염 등을 치료한다. 뿌리는 한약명이 목천료근(木天蓼根)이며 치통을 낫게 한다.

약용법 ▶ 말린 열매 6~10g에 물 1L를 붓고 반으로 줄 때까지 달여서 하루 2~3회로 나누어 마신다. 말린 가지와 잎 3~10g에 물 1L를 붓고 반으로 줄 때까지 달여서 하루 2~3회로 나누어 마신다. 말린 뿌리 12~30g에 물 1L를 붓고 반으로 줄 때까지 달여서 하루 2~3회로 나누어 마신다. 또는 달인 액을 치통이 있는 쪽 입안에 머금었다가 통증이 사라지면 뱉는다.

주의사항 ▶ 개다래는 매운 맛과 따뜻한 약성으로 기를 많이 소모시키므로 오래 복용하는 것은 좋지 않다.

개다래의 기능성 및 효능에 관한 특허자료

❖ **항통풍활성을 갖는 개다래 추출물을 함유하는 약학조성물**

본 발명은 항통풍활성을 갖는 개다래의 추출물을 함유하는 약학조성물 및 건강기능식품을 제공하는 것으로, 개다래 추출물이 고요산혈증으로 인한 통풍질환에 대해 요산 함량 강하작용 효과를 가짐으로써 통풍의 예방 및 치료제로서 사용할 수 있다.
- 공개번호 : 10-2004-0080640, 출원인 : (주)한국토종약초연구소

❖ **진통 및 소염 활성을 갖는 개다래의 추출물을 함유하는 조성물**

본 발명은 진통 및 소염 활성을 갖는 개다래의 추출물을 함유하는 약학 조성물 및 건강보조식품을 제공하는 것으로, 본 발명의 개다래 추출물은 진통 및 소염효과를 나타내므로 진통 및 염증 치료제로서 사용할 수 있다.
- 공개번호 : 10-2004-0021716, 출원인 : (주)한국토종약초연구소

❖ **통풍의 예방 및 치료에 유용한 개다래 열매주의 제조 방법**

본 발명은 개다래 열매 술의 제조 방법에 관한 것으로서, 지금까지 먹기를 꺼려하던 개다래의 열매를 사용하여 술을 담근다. 개다래 열매의 성분은 요즘 많은 사람들이 고통받고 있는 '통풍'의 예방 및 치료에 효험이 있는 것으로 알려져 있는데, 통풍 환자는 술을 먹으면 안 되는 병으로서 그 어려움이 이만저만이 아니다. 특히 우리나라의 대인관계 문화는 술이 빠질 수 없기에 통풍이 악화될 줄 뻔히 알면서도 술을 마시는 사람들에게 적당량을 마실 수 있는 여건을 만들어준다는 데 큰 의미가 있다.
- 공개번호 : 10-2008-0098475, 출원인 : 강상중

개다래주

적용 병증

- **산증(疝症)** : 고환이 커지면서 아랫배가 켕기며 아픈 병증으로, 한습사(寒濕邪)가 침입하거나 내상으로 기혈이 제대로 순환하지 못하여 생긴다. 소주잔 1잔을 1회분으로 1일 1~2회씩, 10~15일 동안 음용한다.
- **안면마비(顔面痲痺)** : 뇌혈관 장애, 다발성 신경염, 수막염, 바이러스 감염으로 인하여 발생하거나 추위로 인한 경우도 있다. 소주잔 1잔을 1회분으로 1일 1~2회씩, 10~15일 동안 음용한다.
- **통기(通氣)** : 자율신경증에 교감신경을 제대로 순환시키고자 하는 처방이다. 소주잔 1잔을 1회분으로 1일 1~2회씩, 10~15일 동안 음용한다.
- **기타 적응증** : 피로회복, 강장, 복통, 요통, 추간판 탈출증, 중풍, 풍습

만드는 방법

- 가을에 열매를 채취하여 생으로 또는 말려서 쓴다.
- 생열매는 250g, 말린 열매는 180g을 소주 3.6L에 넣고 밀봉한다.
- 6개월 이상 숙성시켜 음용하며, 걸러내지 않고 그대로 보관한다.

채취 및 구입 깊은 산골짜기에서 채취할 수 있다.

맛 맛은 시고 달며 맵다. 맛을 부드럽게 하려면 황설탕을 60g 정도 가미한다.

주의사항
- 본 약술을 음용하는 중에 특별히 가려야 하는 음식은 없다.
- 음용 기간은 대개 30일 내외로 한다.

개다래 충영(채취품)

개오동

Catalpa ovata G.Don

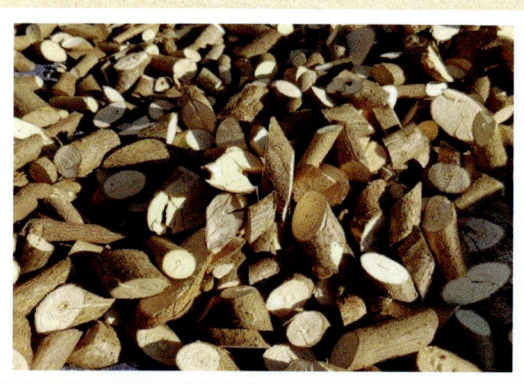

- **이 명** 개오동나무, 향오동
- **한약명** 재백피(梓白皮), 재목(梓木), 재엽(梓葉), 재실, 자실(梓實)
- **과 명** 능소화과(Bignoniaceae)
- **식물명 유래** 오동나무와 비슷하지만 쓰임새가 그보다 못하다는 뜻
- **식품원료 사용 가능 여부** 식품원료 목록에 없음

생육특성 개오동은 전국 각지에 분포하는 낙엽활엽교목으로, 마을 부근이나 정원에 심어 가꾸기도 한다. 각종 공해에 강하고 해풍에도 잘 견딘다. 높이는 6~10m이고 가지가 퍼지며, 일년생가지는 털이 없거나 간혹 잔털이 있다. 잎은 마주나거나 3장이 돌려나며, 길이 10~25cm의 넓은 달걀 모양에 대개 3~5갈래로 갈라지고 갈라진 조각은 끝이 뾰족하다. 잎의 표면은 자줏빛을 띠는 녹색이고 털이 없으며, 뒷면은 연한 녹색으로 맥 위에 잔털이 있거나 털이 없다. 꽃은 5~6월에 황백색으로 피는데, 가지 끝의 원추꽃차례에 달리며, 꽃잎은 입술 모양으로 황색 선과 자주색 반점이 있다. 열매는 긴 원뿔 모양의 삭과이며 10월에 암갈색으로 익는다. 1904년경에 도입되어 중부 이북에 식재되어 온 수종이다. 맹아력이 강하다.

사용부위 및 채취시기 뿌리껍질과 나무껍질은 연중 수시, 잎은 여름, 열매는 가을에 채취한다. 가을에 풀색이 남아 있는 누런 밤색으로 된 열매를 따서 햇볕에 말린다.

작용부위 뿌리껍질과 나무껍질은 담낭, 위에 작용한다.

성질과 맛 뿌리껍질과 나무껍질은 성질이 차고, 맛은 쓰다. 잎은 성질이 차고, 맛은 쓰다. 열매는 성질이 평(平)하고, 맛은 달며, 독성이 없다.

성 분 뿌리껍질에는 이소페룰린산(isoferulic acid), 시토스테롤(sitosterol), 나무껍질에는 p-쿠마린산(p-coumaric acid), 페룰린산(ferulic acid), 목질부에는 카탈파락톤(catalpalactone), 열매에는 카탈포사이드(catalposide), p-하이드록시벤조산

개오동 잎　　　　　　　　　　　개오동 꽃

개오동 열매　　　　　　　　　　개오동 나무줄기

개오동 나무모양

(p-hydroxybenzoic acid), 열매의 종자에는 베타-시토스테롤(β-sitosterol), 잎에는 p-쿠마 린산, p-하이드록시벤조산이 함유되어 있다.

약리작용 ▶ 항돌연변이작용, 이뇨작용, 항균작용

용 도 ▶ 원예 및 조경용(정원수), 기구용(나막신), 식용(어린 열매), 약용(열매는 해열, 신장염, 환부에 효과)으로 사용한다. 옛날부터 벼락이 피해 가는 나무라 하여 뇌신목 또는 뇌전동이라하여 신성시했다.

효 능 ▶ 뿌리껍질,나무껍질에는 청열이습(淸熱利濕), 강역지구(降逆止嘔), 살충지양(殺蟲止痒), 목재에는 최토(催吐), 지통(止痛), 과실에는 이수소종(利水消腫), 잎에는 청열해독(淸熱解毒), 살충지양(殺蟲止痒)의 효능이 있다. 뿌리껍질과 나무껍질은 한약명이 재백피(梓白皮)이며 청열, 해독, 살충의 효능이 있고 황달, 메스꺼움, 피부 가려움증을 치료한다. 민간에서는 뿌리껍질과 나무껍질을 항암 치료제로 사용했다고도 한다. 잎은 한약명이 재엽(梓葉)이며 세균 억제작용이 있고 피부 가려움증을 치료한다. 열매는 한약명이 재실(梓實)이며 종기, 만성신염 부종, 단백뇨 등을 치료하며 항산화

작용도 있다. 종자는 이뇨제로 쓰인다.

약용법 ▶ 말린 뿌리껍질과 나무껍질 5~9g에 물 1L를 붓고 반으로 줄 때까지 달여서 하루 2~3회로 나누어 마신다. 외용할 경우에는 가루 내어 환부에 고루 바르거나, 달인 액으로 환부를 씻는다. 말린 잎과 열매도 동일한 방법으로 만들어 마신다.

개오동 나무껍질(약재)

개오동의 기능성 및 효능에 관한 특허자료

❖ **개오동 열매로부터 분리한 신규 천연 항산화물질 및 그의 분리 방법**

본 발명은 개오동 열매로부터 분리된 신규 항산화물질 및 그의 분리 방법에 관한 것이다. 보다 상세하게는 개오동 열매로부터 $C_{20}H_{20}O_6$의 구조를 갖는 7-올레피날-3,4'-디하이드록시-3',5-디메톡시플라반으로 명명한 신규 활성물질을 발견하였다. 본 발명의 7-올레피날-3,4'-디하이드록시-3',5-디메톡시플라반은 항산화 효력을 갖는 새로운 천연 항산화제로 이용될 수 있을 뿐 아니라 다양한 활성물질의 선도물질로 이용 가능성이 있는 등 광범위한 용도를 제공하게 될 것이다.

— 공개번호 : 10-2004-0087818, 출원인 : 박근형

❖ **개오동 추출물을 함유하는 숙취 예방 또는 해소용 조성물**

개오동 추출물을 유효성분으로 포함하는 알코올성 숙취 예방 또는 숙취 해소용 약학 조성물; 개오동 추출물을 포함하는 숙취 해소용 식품 조성물 및 알코올 대사 활성화작용이 우수한 개오동의 추출물 및 분획물의 제조 방법이 제공된다.

— 공개번호 : 10-2015-0027930, 출원인 : 한국과학기술연구원

갯기름나물

Peucedanum japonicum Thunb.

이 명	개기름나물, 목단방풍, 보안기름나물, 미역방풍, 방풍, 식방풍
한약명	식방풍(植防風), 빈해전호(濱海前胡)
과 명	산형과(Umbelliferae)
식물명 유래	바닷가(갯)에서 자라는 기름나물이라는 뜻
식품원료 사용 가능 여부	가능(순, 줄기, 잎)

생육특성 갯기름나물은 제주, 전남(거문도), 전북, 충남(대천), 경남, 경북(울릉도)의 바닷가나 냇가 근처에 자생하는 숙근성 여러해살이풀로, 가을에 지상부는 시들지만 뿌리는 살아남아서 이듬해에 다시 싹이 난다. 해풍에는 별로 영향받지 않으므로 공중습도가 높고 해가 잘 드는 곳이 좋으며 토질은 보수력이 있으면서도 배수가 잘 되는 토심이 깊은 비옥한 땅이 좋다. 높이는 60~100cm이고 줄기가 곧게 서며, 줄기 끝부분에 짧은 털이 나 있다. 뿌리는 굵고 목질부에 섬유질이 많다. 잎은 어긋나고, 2~3회 깃꼴겹잎이며 작은잎은 길이 3~6cm에 흔히 3개로 갈라지고 가장자리에 불규칙한 톱니가 있다. 잎자루는 길고 흰 가루를 칠한 듯한 회록색이다. 꽃은 6~8월에 흰색으로 피는데, 가지 끝과 원줄기 끝에 겹산형꽃차례로 달리며,

꽃차례는 10~20개로 갈라져서 끝부분에 각각 20~30송이의 꽃이 핀다. 열매는 타원형으로 잔털이 있으며 8~9월에 익는다. 우리나라에서는 같은 과(科)에 속한 방풍[*Ledebouriella seseloides* (Hoffm.) H. Wolff]과 기름나물[*Peucedanum terebinthaceum* (Fisch.) Fisch. ex DC.]의 뿌리도 각각 '방풍', '석방풍'이라 부르며 약용한다. 희뿌연 회록색의 잎에 연잎처럼 물방울이 떨어지면 데굴데굴 구르는 것이 독특하며 잎의 생김은 목단잎같고 미나리과 식물 특유의 향취가 있다.

사용부위 및 채취시기 ▶ 뿌리를 봄·가을에 채취한다.

작용부위 ▶ 폐, 방광에 작용한다.

갯기름나물 잎

갯기름나물 종자 결실

갯기름나물 꽃

갯기름나물 지상부

갯기름나물 뿌리(약재)

갯기름나물 어린순(채취품)

성질과 맛 성질이 차고, 맛은 매우며, 독성이 약간 있다.

성 분 정유, 퓨세다놀(peucedanol), 움벨리페론(umbelliferone), 아노말린(anomalin), 만니톨(mannitol), 베르갑텐(bergapten) 등이 함유되어 있다.

약리작용 ▶ 면역효과, 항암활성, 지질대사 개선 및 항산화 효능

효 능 ▶ 뿌리에 청열지해(淸熱止咳), 이뇨해독(利尿解毒)의 효능이 있다. 해열, 발한, 진통의 효능이 있어 감기 발열, 두통, 신경통, 중풍, 안면신경마비, 습진 등에 효과가 있다.

약용법 ▶ 말린 뿌리 6~15g에 물 1L를 붓고 끓기 시작하면 불을 약하게 줄여 1/3로 줄 때까지 달여서 하루에 나누어 마신다. 또는 말린 뿌리 6~15g에 물 2L를 붓고 2시간 정도 끓여서 거른 다음 기호에 따라 꿀이나 설탕을 가미하여 하루에 나누어 마신다.

주의사항 ▶ 용량을 초과한 과량 복용은 주의한다.

갯기름나물의 기능성 및 효능에 관한 특허자료

❖ **갯기름나물 추출물을 유효성분으로 포함하는 스트레스 또는 우울증의 예방 또는 치료용 약학적 조성물**

본 발명의 갯기름나물 추출물을 포함하는 조성물은 항스트레스 및 항우울 활성을 가지고, 인체에 부작용을 발생시키지 않으므로 스트레스 또는 우울증과 같은 정신질환을 예방, 치료 또는 개선하기 위한 의약품 또는 건강기능식품에 효과적으로 적용하여 사용할 수 있다.

- 공개번호 : 10-2015-0004159, 출원인 : 경희대학교 산학협력단

갯방풍

Glehnia littoralis F.Schmidt ex Miq.

이 명	갯향미나리, 방풍나물, 북사삼
한약명	해방풍(海防風), 북사삼(北沙參)
과 명	산형과(Umbelliferae)
식물명 유래	바닷가(갯)에서 자라는 방풍이라는 뜻
식품원료 사용 가능 여부	가능(연한잎자루)

생육특성 갯방풍은 전국 각지에 분포하는 여러해살이풀로, 해안가 모래땅에서 자생하거나 재배한다. 각지의 해안에 자생할 정도이므로 토질이나 기후는 가리지 않으나 보수력이 있고 배수가 잘 되는 사질양토가 이상적이고, 모래땅일 때는 유기질비료를 섞어서 보수력을 높여준다. 높이는 5~20cm이며, 줄기 전체에 흰색 털이 빽빽하게 나 있고, 굵은 황색 뿌리가 땅속 깊이 수직으로 뻗어 있다. 근생엽과 밑부분의 잎은 삼각형 또는 난상 삼각형이고 1~2회 깃꼴겹잎이며 잎자루가 길고 지면을 따라 퍼진다. 작은잎은 다시 3개로 갈라지며 맥 위에 털이 있고 가장자리에 불규칙한 잔톱니가 있다. 꽃은 6~7월에 흰색으로 피는데, 겹산형꽃차례의 작은꽃차례마다 20~40개씩 빽빽하게 달린다. 열매는 길이 4mm로 둥글며 밀착하고, 껍질은 코르크질에 긴 털로 덮여 있

고 능선(綾線)이 있다. 과거에 한방에서 한약재 방풍 대용으로 쓰기도 했다. 갯방풍은 해변의 모래땅에서 나며 독특한 향기와 맛을 지니고 있다.

사용부위 및 채취시기 ▶ 뿌리를 여름철과 가을철에 채취하여, 수염뿌리를 제거하고 씻어서 바로 말리거나 그늘에 조금 말린 뒤, 끓는 물에 데쳐 겉껍질을 제거하고 말린다.

갯방풍 잎 　　갯방풍 꽃

갯방풍 지상부

갯방풍 뿌리(채취품)

갯방풍 뿌리(약재)

갯방풍 전초(채취품)

작용부위 ▶ 폐, 위에 작용한다.

성질과 맛 ▶ 성질이 차고, 맛은 달거나 약간 쓰다.

성 분 ▶ 정유, 소랄렌(psoralen), 임페라토린(imperatorin), 베르갑텐(bergapten) 등 14종의 쿠마린(coumarin) 및 쿠마린 배당체가 함유되어 있다.

약리작용 ▶ 항산화효과, 해열진통작용

용 도 ▶ 약용(뿌리는 진통 작용, 면역 억제 작용)

효 능 ▶ 뿌리에 양음청폐(養陰淸肺), 익위생진(益胃生津)의 효능이 있다. 폐의 기운을 맑게 하여 기침을 멎게 하고, 가래를 제거하며 갈증을 없앤다. 폐열로 인한 마른기침, 결핵성 해수, 기관지염, 감기, 입안이 마르는 증상, 인후부가 마르는 증상, 피부 가려움증 등을 낫게 한다.

약용법 ▶ 말린 뿌리 3~18g을 물 1L에 넣고 끓기 시작하면 불을 약하게 줄여 1/3로 줄 때까지 달여서 하루에 나누어 마신다. 또는 말린 뿌리 3~18g을 물 2L에 넣고 2시간 정도 끓여서 거른 다음 기호에 따라 꿀이나 설탕을 가미하여 하루에 나누어 마신다. 가루나 환으로 만들어 아침저녁에 한 숟가락씩 따뜻한 물과 함께 복용해도 좋다.

주의사항 ▶ 성질이 차므로 풍사와 한사(寒邪)로 인한 해수에는 사용을 금하며, 비위가 허하고 냉한 사람이 사용하면 좋지 않다. 여로(藜蘆)와 함께 사용하면 안 된다. 일부에서는 갯방풍을 방풍의 대용으로 사용하기도 하는데, 이것은 잘못된 것이다.

갯방풍의 기능성 및 효능에 관한 특허자료

❖ **갯방풍 추출물을 유효성분으로 포함하는 관절염 예방 또는 치료용 조성물**

본 발명에 따른 갯방풍 추출물은 염증성 사이토카인 IL-17, IL-6 또는 TNF-의 활성을 감소 또는 억제시키는 활성이 우수하고, 파골세포 분화를 감소시키는 효과가 우수하여 관절염 또는 골다공증의 예방 또는 치료할 수 있는 조성물로 유용하게 사용할 수 있다. 또한 세포독성이 일어나지 않으며, 약물에 대한 독성 및 부작용도 없어 장기간 복용 시에도 안심하고 사용할 수 있으며, 체내에서도 안정한 효과가 있다.

- 공개번호 : 10-2014-0089315, 출원인 : 가톨릭대학교 산학협력단

고들빼기

Crepidiastrum sonchifolium (Bunge) J.H.Pak & Kawano

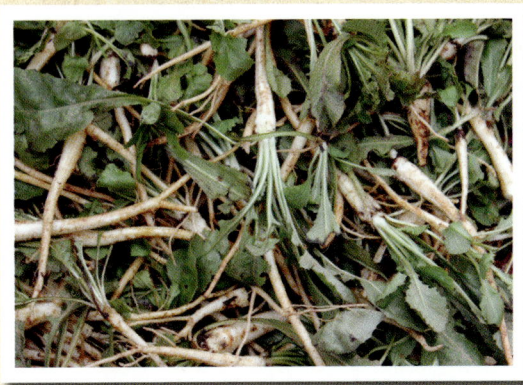

이 명	참꼬들빽이, 빗치개씀바귀, 씬나물, 좀두메고들빼기, 애기벋줄씀바귀
한약명	고접자(苦楪子), 고매채(苦買菜)
과 명	국화과(Compositae)
식물명 유래	'고들바기'가 어원으로, 쓴 나물을 뜻하는 한자 이름 '고채(苦菜)' 또는 '고도(苦茶)'와 '바기(뿌리를 땅에 박고 있음)'가 결합되어 형성된 이름
식품원료 사용 가능 여부	가능(뿌리, 잎)

생육특성 ▶ 고들빼기는 전국의 산과 들에서 자라는 두해살이풀로, 농가에서 재배하기도 한다. 겉흙이 깊고 물빠짐이 잘되는 사질양토나 양토가 좋다. 높이는 12~80cm이고, 줄기가 곧게 자라며 가지가 많이 갈라지고 자줏빛을 띤다. 근생엽은 꽃이 필 때까지 남아 있거나 없어지며 잎자루가 없고 가장자리가 빗살처럼 갈라진다. 줄기잎은 어긋나고 밑부분이 넓어져서 원줄기를 감싼다. 가장자리에 불규칙한 톱니가 있으며 위쪽으로 올라갈수록 크기가 작아진다. 꽃은 7~9월에 옅은 노란색으로 피며, 가지 끝에 머리모양꽃차례가 산방상으로 달린다. 열매는 납작한 원뿔 모양의 수과이며, 9~10월에 검은색으로 달리고 흰색 갓털이 있다. 식물명이 유사한 왕고들빼기(*Lactuca indica*)와는 속(屬)이 다른 식물이다. 흔한 들풀이지만 쓴나물이라고도 하고 황화채(黃花菜)라고

도 한다.

사용부위 및 채취시기 ▶ 뿌리는 가을, 어린순은 이른 봄에 채취한다.

작용부위 ▶ 비장, 위, 대장에 작용한다.

성질과 맛 ▶ 성질이 차고, 맛은 쓰고 맵다.

성 분 ▶ 당류, 탄수화물, 회분, 지방, 식물 스테롤, 플라보노이드, 아미노산 등이 함유되어 있다.

약리작용 ▶ 심뇌혈관에 대한 효능, 혈액계통에 대한 효능, 진통진정작용

고들빼기 잎

고들빼기 꽃

고들빼기 지상부

고들빼기 어린잎

고들빼기 전초(채취품)

용도 ▶ 식용(전초), 약용(뿌리 및 지상부는 종기와 환부에 찧어 바름)

효능 ▶ 뿌리 또는 전초에 지통소종(止痛消腫), 청열해독(淸熱解毒)의 효능이 있다. 쓴맛이 입맛을 돋울 뿐 아니라 건위소화제의 역할도 한다. 열을 내리고 해독하며 고름을 배출하는 효능이 있어, 장염, 충수염, 이질, 각종 화농성 염증, 토혈, 비출혈, 치통, 복통, 치창(痔瘡) 등을 치료한다.

약용법 ▶ 뿌리 9~15g을 달이거나 환을 만들어 복용한다. 외용할 경우에는 달인 액으로 환부를 씻어주거나 가루 내어 골고루 도포한다. 어린순은 나물로 먹고, 뿌리는 채취하여 떫은맛을 없앤 뒤에 먹는다. 전초로 김치를 담그기도 한다.

주의사항 ▶ 속이 냉한 사람은 지나치게 많이 먹지 않도록 복용에 주의한다.

고들빼기의 기능성 및 효능에 관한 특허자료

❖ **고들빼기 추출물을 함유한 바이러스성 간질환 치료용 조성물**

본 발명은 고들빼기 추출물을 이용한 바이러스성 간질환 예방 및 치료 활성을 갖는, B형 간염바이러스에 의한 간염, 간경화의 예방 및 치료용 조성물에 관한 것이다. 본 발명의 고들빼기 추출물은 HBV 바이러스 DNA 증식을 억제시킴으로써 항바이러스 작용을 나타내어, 바이러스성 간염 및 간경화에 대한 예방 및 치료에 안전하고 효과적인 의약품 및 건강보조식품을 제공한다.

- 공개번호 : 10-2004-0018733, 출원인 : (주)바이오원, 이기수 외

고비

Osmunda japonica Thunb.

- **이 명** 가는고비, 고베기, 깨춤
- **한약명** 자기관중(紫萁貫衆), 자기(紫萁), 기궐(萁蕨)
- **과 명** 고비과(Osmundaceae)
- **식물명 유래** 싹이 날 때 구부러진 모양 때문에 휘었다는 뜻의 '곱다'와 '이(명사 파생 접미사)'가 결합되어 형성된 이름
- **식품원료 사용 가능 여부** 가능(뿌리, 잎)

생육특성 고비는 산지의 숲속이나 냇가에 분포하는 숙근성 여러해살이풀로, 관엽식물이다. 높이는 60~100cm이며, 짧고 굵은 덩이 모양의 땅속 뿌리줄기에서 많은 잎이 뭉쳐난다. 잎자루는 길이가 20~50cm이고 기부 가까이 양쪽에 날개가 달린다. 잎은 영양잎과 홀씨잎으로 구별되고, 어릴 때는 적갈색의 솜털이 빽빽하게 나 있으나 점차 없어진다. 영양잎은 2회 깃꼴겹잎으로 가장 아래에 있는 깃 조각이 가장 크다. 작은 깃 조각은 가장자리에 잔톱니가 있다. 홀씨잎은 봄에 영양잎보다 먼저 나오고 곧게 서며 일찍 시들고, 작은 깃 조각에 홀씨주머니가 포도송이처럼 빽빽이 붙어 있다. 홀씨는 9~10월에 익는다. 잎이 신선한 녹색이라 쾌적하고 신선감을 준다.

사용부위 및 채취시기 뿌리줄기를 초봄과 늦가을에 채취한다.

작용부위 ▶ 비장, 위에 작용한다.

성질과 맛 ▶ 성질이 약간 차고, 맛은 쓰고 달며(동의보감에는 달다고 함), 독성이 약간 있다.

성 분 ▶ 드라이오크라신(dryocrassin), 오스문다락톤(osmundalactone), 오스문달린(osmundalin) 등이 함유되어 있다.

약리작용 ▶ 구충작용, 항바이러스작용, 항균작용

용 도 ▶ 식용(어린잎은 나물로 사용, 뿌리줄기는 전분을 추출하여 떡으로 만듦), 약용(뿌리줄기는 해열과 관절염에 사용)

효 능 ▶ 뿌리줄기에 청열해독(淸熱解毒), 거어지혈(祛瘀止血), 살충(殺蟲)의 효능이 있다. 감기로 인한 발열, 피부 발진에 효과가 있고, 기생충을 제거하며, 지혈 효과가 있다. 민간에서는 봄과 여름에 캐어 말려서 줄기와 잎은 인후통에 사용하고 뿌리는 이뇨제로 사용한다. 목과 등이 무겁고 허리와 무릎이 저리며 아프고 다리가 무력하며 오줌이 잦은 증세를 치료하는 데에도 효과가 있다.

고비 잎

고비 지상부

고비 어린순

고비 어린순(채취품)

> **약용법** ▶ 말린 뿌리줄기 3~15g을 물 600~700mL에 넣고 약한 불에서 반으로 줄 때까지 서서히 달여 하루 2~3회, 식후에 복용한다. 어린순은 나물로 먹거나 국거리로 쓴다. 뿌리줄기의 녹말로 떡을 만들기도 한다.

> **주의사항** ▶ 성미가 쓰고 차므로 음기가 부족하면서 허열이 있는 증상, 비위(脾胃)가 허하고 찬 경우에는 사용을 금한다.

고비 뿌리줄기(약재)

고비의 기능성 및 효능에 관한 특허자료

❖ **고비 추출물을 유효성분으로 포함하는 탈모방지 또는 발모 촉진용 조성물**
본 발명은 고비 추출물을 유효성분으로 포함하는 탈모방지 또는 발모 촉진용 조성물에 관한 것이다. 본 발명의 조성물은 탈모방지 및 발모활성이 탁월할 뿐만 아니라, 인체에 매우 안전하다.
- 공개번호 : 10-2009-0086671, 출원인 : (주)내츄럴엔도텍

❖ **고비 추출물을 유효성분으로 함유하는 피부 주름 개선용 화장료 조성물**
본 발명은 고비 추출물을 유효성분으로 함유하는 피부 주름 개선용 화장료 조성물에 관한 것으로, 보다 상세하게는 본 발명의 고비 추출물은 천연 유래 추출물이기 때문에 피부에 부작용을 일으키지 않는 안전한 특징이 있고, 프로콜라겐의 생성량을 증가시킴으로써 피부 주름 개선에 효과가 있으므로, 이를 유효성분으로 포함하는 본 발명의 조성물은 피부에 자극을 일으키지 않는 피부 주름 개선을 위한 기능성 화장품의 소재로 유용하게 사용될 수 있을 것이다.
- 공개번호 : 10-2018-0107616, 출원인 : 안동대학교 산학협력단

고삼

Sophora flavescens Aiton

이 명	도둑놈의지팡이, 능암, 느삼, 너삼, 너
한약명	고삼(苦參), 고골(苦骨), 천삼(川參)
과 명	콩과(Leguminosae)
식물명 유래	한자 이름 '고삼(苦蔘)'에서 유래한 것으로, 뿌리가 매우 쓰고 뿌리 모양과 효능이 산삼과 비슷하다는 뜻
식품원료 사용 가능 여부	식품원료 목록에 없음

생육특성 고삼은 전국 각지에 분포하는 여러해살이풀로, 강가나 햇볕이 잘 드는 산비탈 메마른 모래 자갈땅에서 자란다. 높이는 80~100cm이고, 줄기가 곧게 서며 녹색이지만 어릴 때는 검은빛을 띤다. 윗부분에서 가지를 치고 일년생가지는 털이 있으나 곧 없어진다. 굵은 황갈색의 뿌리는 긴 원주형으로 땅속 깊이 내리며 맛이 매우 쓰다. 잎은 어긋나고, 15~40개의 작은잎으로 이루어진 홀수깃꼴겹잎이다. 작은잎은 길이 2~4cm, 너비 0.7~1.5cm에 긴 타원형이고 뒷면에만 누운털이 있으며 가장자리가 밋밋하다. 꽃은 6~8월에 연한 노란색으로 피는데, 원줄기와 가지 끝의 총상꽃차례에 많은 꽃이 달린다. 열매는 길이 7~8cm의 줄 모양 협과로, 3~7개의 종자가 들어 있으며 8~9월에 익지만 갈라지지 않는다. 개느삼과 비교하여 뿌리줄기는 곧추서며, 작은잎

은 2~4cm로 길어 다르다.

사용부위 및 채취시기 ▶ 뿌리를 봄과 가을에 채취하여, 노두와 가는 곁뿌리를 제거하고 씻어 말린다. 또는 신선할 때 절편하여 말린다.

작용부위 ▶ 간, 심장, 위, 대장, 방광에 작용한다.

성질과 맛 ▶ 성질이 차고, 맛은 매우 쓰며, 독성이 없다.

고삼 잎　　　　　고삼 꽃

고삼 열매

고삼 지상부

성 분 ▶ 알칼로이드류인 마트린(matrine), 옥시마트린(oxymatrine), 트리터피노이드(tritepenoids)류인 소포라플라비오사이드(sophoraflavioside), 소이아사포닌(soyasaponin), 플라보노이드류인 쿠라놀(kurarnol), 비오카닌(biochanin), 퀴논(quinones)류인 쿠쉔퀴논(kushenquinone) 등이 함유되어 있다.

약리작용 ▶ 심혈관계에 대한 작용, 이뇨작용, 항염작용, 항알레르기작용, 진통작용

용 도 ▶ 약용(뿌리는 이뇨, 항염, 진통, 항종양작용)

효 능 ▶ 뿌리에 청열조습(淸熱燥濕), 살충(殺蟲), 이뇨(利尿)의 효능이 있다. 열기를 식히고 습기를 말리며, 풍을 제거하고 벌레를 죽인다. 소변이 잘 나오게 하고 적백 대하를 낮게 하며, 소화불량, 신경통, 간염, 황달, 치질, 피부 가려움증, 옴 등을 치료한다. 민간에서는 줄기나 잎을 달여서 살충제로 쓰기도 한다.

약용법 ▶ 찹쌀의 진한 쌀뜨물에 하룻밤 동안 담가 두었다가 이튿날 비린내와 수면 위에 뜨는 것이 없어질 때까지 여러 차례 깨끗한 물로 잘 헹군 다음에 말려서 얇게

고삼 뿌리(채취품)

고삼 뿌리(약재)

썰어 사용한다. 말린 뿌리 4~12g을 물 1L에 넣고 끓기 시작하면 불을 약하게 줄여 1/3로 줄 때까지 달여서 하루 2~3회로 나누어 마신다. 가루나 환으로 만들어 복용해도 좋다. 맛이 매우 쓰기 때문에 차로 마시기에는 부적합하다.

주의사항 성미가 쓰고 차서 비위가 허하고 찬 사람은 사용을 삼가고, 여로(藜蘆: 박새)와는 함께 사용하면 안 된다.

고삼의 기능성 및 효능에 관한 특허자료

❖ **고삼 추출물을 유효성분으로 포함하는 면역 증강용 조성물**

본 발명은 화학식 1 내지 8로 표시되는 화합물 또는 이들을 포함하는 고삼 추출물, 이의 분획물을 유효성분으로 포함하는 인터페론 베타 발현 유도를 통한 면역 증강용 조성물, 이를 포함하는 사료 첨가제, 사료용 조성물, 약학적 조성물, 식품 조성물, 의약외품 조성물 및 상기 조성물의 투여를 통한 면역 증강 방법에 관한 것이다.

- 공개번호 : 10-2012-0031861, 출원인 : 한국생명공학연구원

고욤나무

Diospyros lotus L.

이 명	고양나무, 민고욤나무, 똘감
한약명	군천자(君遷子)
과 명	감나무과(Ebenaceae)
식물명 유래	고욤의 옛 이름은 '고옴' 또는 '골'이고, '고(작은 감)'와 '옴(접미사)'의 합성어로 작은 감이 열리는 나무라는 뜻
식품원료 사용 가능 여부	가능(잎, 열매)

생육특성 고욤나무는 경기도 이남에 분포하는 낙엽활엽교목으로, 표고 500m 내외에서 야생으로 자라거나 심어 가꾸기도 한다. 토심이 깊고 배수가 양호한 비옥한 사질양토에서 생장이 좋고, 햇볕을 잘 받는 양지에서 개화결실이 잘된다. 높이는 10~15m이고, 껍질은 회갈색이며 일년생가지에는 회색 털이 있으나 점차 없어진다. 잎은 어긋나고 길이 6~12cm, 너비 5~7cm에 타원형 또는 긴 타원형으로 끝이 뾰족하며 톱니는 없다. 꽃은 암수딴그루이며, 5~6월에 연한 녹색으로 피는데, 수꽃은 잎겨드랑이에 2~3송이씩 모여 달리고 암꽃은 꽃밥이 없는 8개의 수술과 1개의 암술이 있다. 열매는 둥근 장과이며 10~11월에 노란색에서 검은색으로 익는다.

사용부위 및 채취시기 가을에 열매가 익었을 때 채취한다.

고욤나무 잎

고욤나무 꽃

고욤나무 덜 익은 열매

고욤나무 익은 열매

작용부위 ▶ 심장, 비장, 폐, 대장에 작용한다.

성질과 맛 ▶ 성질이 차고, 맛은 달고 떫다.

성 분 ▶ 열매에는 타닌(tannin), 뿌리에는 나프토퀴논(naphthoquinone)류의 성분, 즉 7-메틸주구론(7-methyljuglone), 마메가키논(mamegakinone), 이소디오스피린(isodiospyrin) 등과 트리테르페노이드(triterpenoid)류의 성분, 즉 베툴린(betulin), 베툴린산(betulic acid), 베타-시토스테롤(β-sitosterol) 등이 함유되어 있다.

약리작용 ▶ 항돌연변이작용, 항암작용, 항염색체손상작용

용 도 ▶ 약용(열매는 소갈증에 효과 있음)

효 능 ▶ 열매에 청열(淸熱), 지갈(止渴)의 효능이 있다. 열매는 한약명이 군천자(君遷子)이며, 갈증을 멎게 하고 번열(煩熱)을 없애주어 몸을 윤택하게 한다. 또한 수렴작용이 있어 설사, 습진, 궤양, 가래 등을 낫게 한다.

고욤나무 나무모양

고욤나무 열매(채취품)

고욤나무 열매(약재)

약용법 ▶ 말린 열매 15~30g을 물 1L에 넣고 반으로 줄 때까지 달여서 하루 2~3회로 나누어 마신다.

주의사항 ▶ 비위가 허하고 찬 사람은 사용을 삼가고, 지나치게 섭취하면 지병이 생기기 쉽고 냉기를 돋우어 해수(咳嗽)를 일으키므로 복용에 주의한다.

고욤나무의 기능성 및 효능에 관한 특허자료

❖ **고욤나무 추출물을 유효성분으로 함유하는 항비만용 조성물**

본 발명은 고욤나무 잎 추출물을 유효성분으로 함유하는 항비만용 조성물에 관한 것으로, 고욤나무 잎 추출물은 체중 증가 억제, 간 손상 억제 및 혈중 지질 함량 증가 억제 효과가 우수하며, 식물로부터 추출된 물질이므로 부작용을 일으키지 않고, 비만 및 체형 개선용 조성물 또는 건강식품으로 유용하게 사용될 수 있다.

– 등록번호 : 10-1464337-0000, 출원인 : (주)아토큐앤에이

곰취

Ligularia fischeri (Ledeb.) Turcz.

- **이 명** 왕곰취, 큰곰취, 곤대슬이, 꼼치, 곰추, 곤달비
- **한약명** 산자완(山紫菀), 호로칠(葫蘆七)
- **과 명** 국화과(Compositae)
- **식물명 유래** 잎이 곰의 발자국을 닮았고 나물(취)로 먹는다는 뜻
- **식품원료 사용 가능 여부** 가능(잎)

생육특성 곰취는 전국 각지에 분포하는 여러해살이풀로, 고산지대나 깊은 산의 습지에서 자란다. 깊은 산 습지에서 주로 자라나 해발고도에 따라 생육지의 주변 환경이 다르게 나타난다. 높이는 1~2m이며, 줄기가 곧게 서고 홈줄과 담갈색의 거미줄 같은 털이 있다. 뿌리줄기는 짧고 수염뿌리가 사방으로 뻗는다. 근생엽은 큰 콩팥 모양으로 규칙적인 톱니가 있으며 잎자루가 길다. 줄기잎은 보통 3개가 달리는데, 밑부분의 것은 근생엽과 비슷하지만 크기가 작고, 잎자루의 기부가 줄기를 감싼다. 윗부분의 것은 아주 작고 잎자루도 짧으며, 밑부분이 넓어져서 잎집처럼 된다. 꽃은 7~9월에 노란색으로 피며, 열매는 원통형의 수과로 10월에 익는다. 전국적으로 생육하는 식물이나 자생지에 따라 지역형으로 구분이 가능하다.

사용부위 및 채취시기 ▶ 뿌리와 뿌리줄기를 가을에 채취한다.

작용부위 ▶ 심장, 간, 폐에 작용한다.

성질과 맛 ▶ 성질이 약간 따뜻하고, 맛은 맵다.

성 분 ▶ 곰취의 뿌리는 이소펜텐산(isopentenic acid), 10알파-H-퓨라노리굴라레논(10α-H-furanoligularenone)을 함유한다. 지상부는 리굴라론(ligularone), 리굴록사이드(liguloxide), 리굴록시돌(liguloxidol), 리굴록시돌 아세테이트(liguloxidol acetate)를 함유한다.

약리작용 ▶ 거담작용, 진해작용

곰취 잎

곰취 꽃

곰취 지상부

용 도 ▶ 식용(어린잎), 약용(뿌리는 폐 질환의 각혈에 진해 및 거담작용)

효 능 ▶ 뿌리 및 뿌리줄기에 거담(祛痰), 지해(止咳), 이기활혈(理氣活血), 지통(止痛)의 효능이 있다. 기침을 멎게 하고 가래를 제거하며, 통증을 멈추게 하고 혈액순환을 원활하게 하는 효능이 있어 해수(咳嗽), 천식, 백일해(百日咳), 타박상, 요통, 관절통 등을 낫게 한다. 육류를 직접 불에 구울 때 발생하는 발암성분을 억제하는 데에도 효과적이다.

곰취 뿌리(채취품)

약용법 ▶ 말린 뿌리 8~15g을 물 1L에 넣고 끓기 시작하면 불을 약하게 줄여 1/3로 줄 때까지 달여서 하루에 나누어 마신다. 또는 가루 내어 따뜻한 물과 함께 복용한다. 어린잎을 따서 끓는 물에 2~3분간 데쳐 나물로 먹기도 한다.

주의사항 ▶ 음허(陰虛)나 폐열로 마른 기침을 하는 사람은 복용에 주의한다. 곰

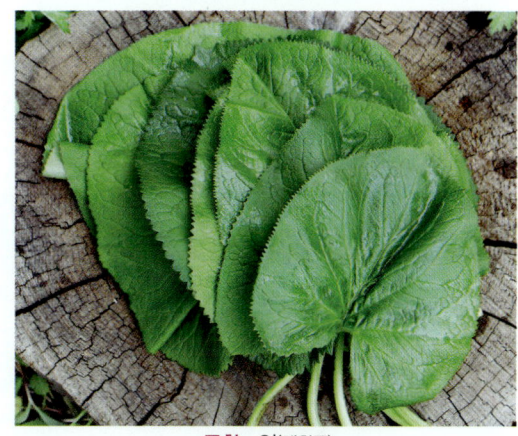

곰취 잎(채취품)

취와 매우 비슷하게 생긴 동의나물은 독성이 있어 식용할 수 없으므로 혼동하지 않도록 복용에 주의한다.

곰취의 기능성 및 효능에 관한 특허자료

❖ **곰취 발효물을 함유하는 간 보호용 조성물**

본 발명은 곰취 추출물 에락토바실러스 플란타룸(L. plantarum)을 접종하여 배양시킨 곰취 발효물을 함유하는 간 보호 및 간기능 개선용 식품 조성물을 제공한다. 또한 본 발명은 곰취 추출물에 락토바실러스 플란타룸을 접종하여 배양시킨 곰취 발효물을 함유하는 간질환 예방 또는 치료용 약학 조성물을 제공한다.

- 등록번호 : 10-1470888-0000, 출원인 : 재단법인 춘천바이오산업진흥원

관동화

Tussilago farfara Linné

한약명	관동화(款冬花)
과 명	국화과(Compositae)
식물명 유래	한자 이름 '관동화(款冬花)'에서 유래한 것으로, '관(款)'은 이르다는 의미이고, 겨울에 이르러서 꽃이 핀다는 뜻
식품원료 사용 가능 여부	식품원료 목록에 없음

생육특성 관동화는 겨울 동안 죽지 않고 지내다가 얼음을 가르고 싹을 틔우기 때문에 과동(顆凍)이라고 하였다가 관동(款冬), 또는 관동(款凍)이라고 와전되었다고 한다. 또한 눈과 얼음을 뚫고 가장 먼저 봄을 알린다 하여 찬동(鑽凍)이라고도 하였다. 근생엽은 가죽질이고, 길이 7~15cm, 너비 8~16cm에 넓은 심장 모양이거나 달걀 모양이며, 가장자리에 물결 모양의 톱니가 성글게 있다. 기부에 가까운 잎맥과 잎자루는 붉은색을 띠며 가늘고 부드러운 털이 있다. 작은잎은 10개 남짓이 어긋나며 잎몸은 긴 타원형 또는 삼각형이다. 꽃은 2~3월에 잎보다 먼저 피는데, 줄기 끝에 두상화가 달리며 꽃봉오리는 불규칙한 막대 모양이다. 열매는 긴 타원형의 수과이며 세로로 능각이 있고, 갓털은 연한 황색이다.

사용부위 및 채취시기 12월 또는 이른 봄에 아직 꽃이 흙 위로 나오지 않았을 때 꽃봉오리를 채취하여, 꽃대와 흙모래를 제거하고 그늘에서 말린다.

작용부위 폐에 작용한다.

성질과 맛 성질이 따뜻하고, 맛은 맵고 약간 쓰다.

성 분 투실라진(tussilagine), 센키르킨(senkirkine), 투실라곤(tussilagone), 투실라긴(tussilagin), 파라디올(faradiol), 아르니디올(arnidiol), 루틴(rutine), 히페린(hyperin), 타라크산틴(taraxanthin) 등이 함유되어 있다.

약리작용 진해거담평천작용, 중추신경계흥분작용, 호흡흥분작용, 심혈관계통에 대한 작용, 혈소판응집억제작용

효 능 꽃봉오리에 윤폐하기(潤肺下氣), 화담지해(化痰止咳)의 효능이 있다. 폐를 윤

관동화 지상부

관동화 잎

관동화 꽃

활하게 작용이 있어 진해, 거담의 효능이 있고 가래, 외감성 해수, 천식, 상기도감염증, 폐결핵, 폐농양 등을 치료한다. 호흡기 분비물 증가로 호흡흥분과 광조불안, 혈관수축, 어린아이의 급성기관지염, 기관지천식, 인후통에 효과가 있다고 보고되었다.

약용법 ▶ 말린 꽃봉오리 3~10g을 물 1L에 넣고 반으로 줄 때까지 달여서 하루 2~3회로 나누어 마신다. 약에 사용하는 것은 꽃이 조금만 핀 것이 좋다. 이미 꽃을 피워 향기가 난다면 효능이 모두 없어진 것이다.

주의사항 ▶ 음허(陰虛)로 진액이 부족한 사람은 복용에 주의한다.

관동화 꽃봉오리(약재)

관동화의 기능성 및 효능에 관한 특허자료

❖ **관동화 유래 세스퀴테르펜 화합물 또는 세스퀴테르펜 강화 분획을 유효성분으로 함유하는 건선의 예방 또는 치료용 조성물**

본 발명은 관동화 유래 세스퀴테르펜 화합물(TG, ECN, TH7, TGN 및 AECN) 또는 세스퀴테르펜 강화 분획(STE)을 유효성분으로 함유하는 건선의 예방 또는 치료용 조성물에 관한 것으로, 본 발명의 TG, ECN, TH7, TGN, AECN 및 STE는 인간 유래 각질 세포주인 HaCaT 세포에서 TNF-α에 의해 증가된 염증 관련 인자들의 mRNA 발현을 억제하고, IL-6에 의해 유도된 세포 과증식(hyperproliferation)을 억제하며, 특히 TGN, AECN 및 STE는 이미퀴모드 유도 건선 마우스 모델에서 임상적 및 조직학적 항건선 효과를 나타냄으로써, 건선의 예방, 치료 또는 개선용 조성물로 유용하게 사용될 수 있다.
- 공개번호 : 10-2020-0022992, 출원인 : 서울대학교 산학협력단

❖ **관동화 추출물로부터 분리된 투실라곤 화합물을 함유하는 암 질환의 예방 및 치료용 조성물**

본 발명은 관동화 추출물로부터 분리된 투실라곤 화합물을 함유하는 암 질환의 예방 및 치료용 조성물에 대한 것이다. 본 발명의 화합물을 대상으로 투실라곤의 다형성아교모세포종(glioblastoma multiforme)의 생존력에 미치는 영향(실험예 1); 인간 교모세포종 세포주인 U87MG 와 T98G 증식에 미치는 영향(실험예 2); 세포 에너지원인 ATP 생성 저해 효능 평가(실험예 3); 세포 내 미토콘드리아의 막전위에 미치는 영향(실험예 4); 종양구 형성능에 미치는 영향(실험예 5); 종양구 3차원 침윤에 미치는 영향(실험예 6); 투실라곤의 FoxM1 과 MGMT 단백질 발현에 미치는 영향(실험예 7) 실험에서 본 발명의 시료는 특히, 현재 유일하게 뇌암 치료제로 사용중인 테모달((Temozolomide, TMZ)의 문제점을 해결하고 보다 강한 항암활성 및 내성 극복의 중심 기전으로 FoxM1 저해 기전을 발견하여 내성 문제를 극복할 수 있음을 확인하여 기존 테모달과 같은 항암제를 대체하는 항암제인 동시에 기존 항암제와 병용투여함으로서 내성을 극복할 수 있음을 확인함으로서, 상기 조성물을 암질환의 예방 및 치료용 약학조성물, 건강기능식품 및 건강보조식품 등으로 이용될 수 있다.
- 공개번호 : 10-2019-0131776, 출원인 : 숙명여자대학교 산학협력단

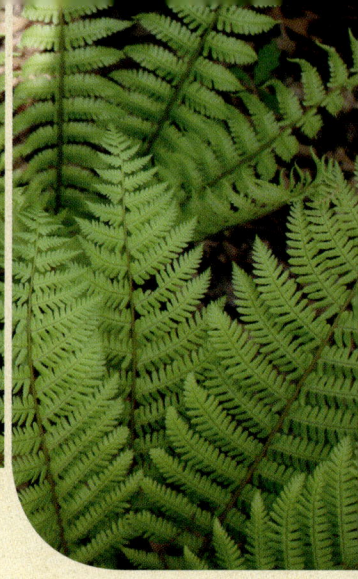

관중

Dryopteris crassirhizoma Nakai

이 명	호랑고비, 면마
한약명	관중(貫衆), 관중(貫中), 관중(管仲), 면마(綿馬)
과 명	면마과(Dryopteridaceae)
식물명 유래	한자 이름 '관중(貫衆)'에서 유래한 것으로, 많은 잎줄기가 무리 지어 하나의 뿌리를 꿰뚫고 있다는 뜻
식품원료 사용 가능 여부	식품원료 목록에 없음

생육특성 관중은 전국 각지에서 분포하는 숙근성 여러해살이풀로, 산지의 숲속 나무 그늘에서 무리 지어 자라는 양치식물이다. 높이는 50~100cm이고, 뿌리줄기는 굵은 덩어리 모양으로 곧게 서며 잔뿌리가 사방으로 뻗고, 끝에서 잎이 돌려난다. 잎은 길이 100cm 내외, 너비 25cm 정도에 깃꼴로 깊게 갈라지고 20~30쌍의 잎조각에는 자루가 없다. 중간 부분에 있는 잎조각이 가장 크고, 밑부분으로 갈수록 크기가 작으며 달리는 간격이 넓다. 잎자루는 잎몸보다 훨씬 짧으며 비늘조각이 빽빽하게 덮여 있다. 포자낭군은 윗부분 잎조각의 맥 가까이에 2줄로 달리고, 포막은 둥근 콩팥 모양이며 가장자리가 밋밋하고 다 익으면 불규칙하게 갈라진다.

사용부위 및 채취시기 ▶ 뿌리줄기와 잎자루의 밑부분을 가을철에 채취하여, 잎자루와 수염뿌리를 깎아내고 흙모래를 제거하여 햇볕에 말린다.

작용부위 ▶ 간, 위에 작용한다.

성질과 맛 ▶ 성질이 약간 차고, 맛은 쓰며, 독성이 약간 있다.

성 분 ▶ 뿌리줄기에는 구충제 성분인 아스피디놀(aspidinol), 아스피딘(aspidin), 알바스피딘(albaspidin) 및 트리테르페노이드(triterpenoids)의 디플롭텐(diploptene), 9-페르넨(9-fernene) 등이 함유되어 있다.

약리작용 ▶ 구충작용, 항균·항병독·항암작용, 자궁평활근흥분작용, 지혈작용

용 도 ▶ 식용(어린잎), 약용(뿌리줄기는 구충, 해열, 해독, 항균, 항암, 지혈작용)

효 능 ▶ 뿌리줄기 및 잎자루의 잔기에 청열해독(淸熱解毒), 구충(驅蟲), 지혈(止血)의 효능이 있다. 회충, 조충, 요충을 죽이고, 열을 내리며 독을 풀어준다. 혈액을 맑게 하고 출혈을 멎게 하는 효능이 있어 풍열감기(풍사와 열사로 인한 감기)를 치료하고, 토혈

관중 잎(앞면)

관중 잎(뒷면)

관중 어린순

관중 무리

(吐血), 코피, 혈변, 여성의 혈붕(血崩: 심한 하혈)이나 대하를 낫게 한다. 그 밖에 월경과다, 풍(風), 한(寒), 습(濕)이 겹쳐 발생한 비증(痺證), 허리와 무릎이 시큰거리고 아픈 병증, 소변이 저절로 나오는 병증에도 효과적이다.

약용법 ▶ 말린 약재 4.5~9g을 물 1L에 넣고 끓기 시작하면 불을 약하게 줄여 1/3로 줄 때까지 달여서 하루 2~3회로 나누어 마신다. 또는 가루나 환으로 만들어 복용한다. 귤피(橘皮), 백출 등과 배합하여 환을 만들어 복용하면 기를 북돋우고 비(脾)를 튼튼하게 하여 기혈의 순환을 원활하게 한다.

주의사항 ▶ 뿌리줄기는 독성이 약간 있으므로 식품으로는 사용할 수 없다. 성미가 쓰고 차므로 음액(陰液)이 손상되어 열이 나는 경우, 비위(脾胃)가 허하고 찬 경우에는 사용을 삼간다. 혈뇨, 혼수, 실명 등의 위험이 있으므로 지나치게 복용하지 말고 비위가 약한 사람이나 임산부는 복용을 금한다.

관중 지상부

관중 잎자루 밑부분(약재)

관중의 기능성 및 효능에 관한 특허자료

❖ **관중 추출물로부터 분리되는 화합물을 유효성분으로 함유하는 후천성면역결핍증의 예방 및 치료용 조성물**

본 발명은 관중 추출물로부터 분리된 화합물을 유효성분으로 함유하는 후천성면역결핍증의 예방 및 치료용 조성물에 관한 것으로, 본 발명의 화합물은 HIV-1 단백질 분해 효소의 활성에 대한 강력한 저해 효과를 나타내므로, 후천성면역결핍증의 예방 및 치료용 약학조성물 및 건강기능식품으로 유용하게 이용될 수 있다.

- 공개번호 : 10-2010-0012927, 출원인 : 이지숙

광나무

Ligustrum japonicum Thunb.

- **이 명** 쥐똥나무, 서자목, 간남, 여정목
- **한약명** 여정실(女貞實), 여정자(女貞子), 여정(女貞), 동청자(冬靑子)
- **과 명** 물푸레나무과(Oleaceae)
- **식물명 유래** 흰 점액이 나뭇가지를 싸는 모습이 뼈 또는 응어리(꽝)를 연상시키는 나무라는 뜻
- **식품원료 사용 가능 여부** 식품원료 목록에 없음

생육특성 광나무는 남부 지방에서 분포하는 상록활엽관목으로, 전남 및 경남의 바닷가나 도서지방의 낮은 산기슭에서 자라고 관상용으로도 심는다. 반그늘에서 잘 자라나 양지에서도 잘 자라며, 5℃ 이상에서 월동하고 10~25℃에서 잘 자란다. 높이는 3~5m이고 가지가 많이 갈라지며, 나무껍질은 회색 또는 회갈색으로 껍질눈이 뚜렷하다. 잎은 마주나고 두꺼우며, 넓은 달걀 모양 또는 넓은 타원형으로 가장자리가 밋밋하다. 잎 뒷면에 희미한 잔점이 있고, 잎자루는 붉은빛을 띤 적갈색이다. 꽃은 7~8월에 흰색으로 피는데, 새가지 끝에 겹총상꽃차례로 달리며, 꽃부리는 뒤로 젖혀지고 꽃받침조각은 가장자리가 밋밋하거나 물결 모양이다. 열매는 달걀 모양의 핵과이며 10월에 보랏빛을 띤 검은색으로 익으며 겨울에도 달려 있어 관

실(觀實)효과도 크다. 생장이 빠르고 맹아력이 강해서 수형을 자유롭게 다듬을 수 있다.

사용부위 및 채취시기 ▶ 열매는 가을, 뿌리는 9~10월, 나무껍질과 잎은 연중 수시로 채취한다. 열매가 잘 익었을 때 채취하여, 살짝 찌거나 끓는 물에 데친 뒤 말린다. 또는 바로 말린다.

작용부위 ▶ 간, 신장에 작용한다.

성질과 맛 ▶ 열매는 성질이 시원하고, 맛은 달고 쓰며, 독성이 없다.

성 분 ▶ 열매에는 만니톨(mannitol), 올레아놀릭산(oleanolic acid), 글루코스(glucose), 스테아린산(stearic acid), 팔미틴산(palmitic acid), 올레산(oleic acid), 리놀레산(linoleic

광나무 꽃

광나무 잎

광나무 나무줄기

광나무 덜 익은 열매

광나무 열매(약재)

광나무 익은 열매

acid), 열매껍질에는 올레아놀릭산, 우르솔산(ursolic acid), 종자에는 지방유, 팔미틴산, 스테아린산, 올레산, 리놀레산 등이 함유되어 있다. 뿌리와 나무껍질에는 시린진(syringin), 잎에는 시린진, 아미그달린(amygdalin) 분해효소, 임벨타제(imvertase), 만니톨, 우르솔산, 올레아놀릭산, 코스모신(cosmosiin) 등이 함유되어 있다.

약리작용 ▶ 강심·이뇨 및 보간 작용, 사하작용, 혈당강하작용, 면역증강작용, 항균작용

용도 ▶ 약용(과실은 간기능 보호작용), 원예 및 조경용(담장, 정원수)

효능 ▶ 열매에 자보간신(滋補肝腎), 명목오발(明目烏髮)의 효능이 있다. 열매는 한약명이 여정실(女貞實)이며, 간 기능을 보하고 보신, 척추강화의 효능이 있으며 이명과 어지럼증 등을 치료한다. 또한 자양강장 효능이 있어 백발이 검어지게 하고, 항암, 항균작용과 강심, 이뇨작용, 완화, 뇌압강화 작용이 있다. 뿌리는 한약명이 여정근(女貞根)이며, 기혈을 흩어지게 하고 기통(氣通)을 멎게 하며 해수, 비염, 백대(白帶)를 치료한다. 나무껍질은 한약명이 여정피(女貞皮)이며 항말라리아 작용이 있고, 퇴열작용이

있어 화상 치료에 쓰인다. 잎은 한약명이 여정엽(女貞葉)이며 거풍, 진통, 명목(明目: 눈을 밝게 함) 등의 효능이 있고 두목혼통(頭目昏痛), 풍열로 인한 눈의 충혈, 창종궤양, 화상, 구내염을 치료한다.

약용법 ▶ 말린 열매, 뿌리, 나무껍질 각각 6~15g을 물 1L에 넣고 반으로 줄 때까지 달여서 하루 2~3회로 나누어 마신다. 화상 치료에는 나무껍질을 가루 내어 환부에 바른다. 말린 잎 10~15g을 물 1L에 넣고 반으로 줄 때까지 달여서 하루 2~3회로 나누어 마신다. 외용할 경우에는 짓찧어 환부에 바른다.

주의사항 ▶ 이 약물은 성질이 시원하고 맛이 쓰기 때문에 비위가 약해 설사를 자주 하는 사람은 복용에 주의한다.

광나무 나무모양

광나무의 기능성 및 효능에 관한 특허자료

❖ **광나무 및 원추리 추출물을 유효성분으로 함유하는 주름 개선용 화장료 조성물**

본 발명은 광나무 추출물 및 원추리 추출물을 유효성분으로 함유하는 주름 개선용 화장료 조성물에 관한 것이다. 본 발명의 화장료 조성물은 광나무와 원추리 혼합 추출물을 유효성분으로 함유하여 주름 개선효과에 있어서 크게 향상된 시너지 효과를 나타내므로 피부 내 콜라겐 생성 촉진효과, MMP-1 생성 억제효과 및 엘라스타제 저해 활성효과가 우수한 주름개선용 화장료 조성물로 이용될 수 있다.

― 공개번호 : 10-2011-0064338, 특허권자 : (주)에이씨티

❖ **광나무 추출물을 함유하는 퇴행성 뇌신경계 질환의 예방 및 치료용 조성물**

본 발명은 광나무 추출물을 함유하는 퇴행성 뇌신경계 질환의 예방 및 치료용 조성물에 관한 것으로, 본 발명의 광나무 C1-4 알코올 추출물, 그의 에틸아세테이트(EtOAc) 분획물, 노말 부탄올(n-BuOH) 분획물은 매우 유의성 있는 신경세포 보호 활성을 가지므로 뇌졸중, 치매 등의 뇌신경계 질환의 예방 및 치료제로서 유용하게 사용될 수 있다.

― 공개번호 : 10-2006-0034963, 특허권자 : 재단법인 서울대학교 산학협력재단

괴불나무

Lonicera maackii (Rupr.) Maxim.

이 명	절초나무, 아귀꽃나무, 개불낭
한약명	금은인동(金銀忍冬), 목금은(木金銀), 수금은(樹金銀), 목은화(木銀花)
과 명	인동과(Caprifoliaceae)
식물명 유래	꽃의 모양이 노리개 괴불주머니를 닮은 나무라는 뜻
식품원료 사용 가능 여부	**가능**(열매)

생육특성 괴불나무는 백두대간에 분포하는 낙엽활엽관목으로, 산기슭이나 그늘진 골짜기에서 자란다. 숲속이나 음지에서 자라며 내한성이 강하다. 높이는 5m에 이르고, 줄기는 속이 비어 있으며, 일년생가지에 곱슬거리는 털이 있다. 겹눈은 달걀 모양이다. 잎은 마주나고 길이 5~10cm, 너비 2.0~3.5cm에 달걀상 타원형 또는 달걀상 피침 모양으로 끝이 뾰족하다. 잎맥 위에 털이 있거나 없으며, 잎자루에 샘털이 있다. 꽃은 5~6월에 잎겨드랑이에서 피는데, 향기가 있으며 꽃부리는 흰색에서 노란색으로 변한다. 꽃받침은 길이 3mm로서 5갈래로 깊게 갈라지고 꽃받침조각 가장자리에 털이 나 있다. 열매는 달걀 모양의 장과로 서로 떨어져 있으며, 9~10월에 붉은색으로 익는다. 한 줄기로 올라가 가지를 내어 퍼지며 꽃은 약 10일 동안 향기가 지속되고 열매는

괴불나무 잎

괴불나무 꽃

괴불나무 열매

광채를 내면서 겨울철까지 달려 있다.

사용부위 및 채취시기 ▶ 5~6월에 꽃을 채취하고, 여름과 가을에 줄기와 잎을 채취한다.

작용부위 ▶ 간에 작용한다.

성질과 맛 ▶ 성질이 차고, 맛은 달거나 담담하다.

성 분 ▶ 플라보노이드(flavonoids), 이리도이드(iridoids), 카페오일퀸산(caffeoyl quinic acids), 파이토스테롤(phytosterols), 로가닌(loganin), 나린게닌(naringenin), 카페인산(caffeic acid) 등이 함유되어 있다.

약리작용 ▶ 항균작용, 면역증강작용

괴불나무 나무모양

괴불나무 꽃(약재)

- **용 도** ▶ 식용(열매), 약용(꽃은 청열, 소염작용)

- **효 능** ▶ 꽃, 줄기, 잎에 거풍(祛風), 청열(淸熱), 해독(解毒)의 효능이 있다. 열을 내리는 효능이 있어 염증성 질환에 소염작용을 한다. 종기, 악창에 배농, 소염 효과가 있으며 호흡기감염증, 편도염을 치료한다. 민간에서는 해독, 지혈, 이뇨, 종기, 감기 등에 잎을 약으로 쓴다.

- **약용법** ▶ 말린 꽃 9~15g을 물 1L에 넣고 달여서 반으로 나누어 하루 2~3번에 나누어 마신다.

구기자나무

Lycium chinense Mill.

이 명	구기자, 구기, 괴좆나무, 지선, 일본고치낭, 구기자, 구구재
한약명	구기자(枸杞子), 지골피(地骨皮), 구기엽(枸杞葉), 첨채자(甛菜子)
과 명	가지과(Solanaceae)
식물명 유래	한자 이름 '구기자(枸杞子)'에서 유래한 것으로, '구(枸)'라는 나무의 가시와 '기(杞)'라는 나무의 줄기와 비슷하며 열매를 약용하는 나무라는 뜻
식품원료 사용 가능 여부	가능(뿌리, 잎, 열매)

생육특성 구기자나무는 전국 각지에 분포하는 낙엽활엽관목으로, 마을 근처 둑이나 냇가, 밭둑에서 자라거나 재배한다. 햇빛이 잘 들고 토심이 깊고 보습성과 배수성이 좋은 비옥적윤한 사질양토에서 번성한다. 높이는 1~2m 정도이나 다른 물체에 기대어 3~4m 이상 자라기도 한다. 줄기는 비스듬하게 뻗어나가며 끝이 아래로 처지고 흔히 가시가 나 있다. 나무껍질은 회백색이며 일년생가지는 노란빛을 띤 회색이고 털이 없다. 잎은 어긋나거나 2~4개가 뭉쳐나며, 넓은 달걀 모양 또는 달걀상 피침 모양에 가장자리가 밋밋하고, 잎자루는 길이가 1cm 정도로 털이 없다. 꽃은 6월부터 9월까지 계속 피는데, 잎겨드랑이에 1~4송이씩 자주색으로 달리고 꽃부리는 길이 1cm로 5갈래로 갈라진다. 열매는 긴 타원형의 장과이며 9~10월에 붉은색으로 익는다. 과거에

강장강정제, 만병통치약으로 알려져 사용되던 약초이다.

사용부위 및 채취시기 ▶ 열매는 가을, 뿌리껍질은 이른 봄, 잎은 봄·여름에 채취한다. 열매가 홍색으로 익었을 때 채취하여, 열풍건조하고 열매꼭지를 제거한다. 또는 그늘에서 껍질이 주름질 때까지 말린 뒤 햇볕에 말리고 열매꼭지를 제거한다. 뿌리를 잘 씻은 후 뿌리껍질을 채취하여 햇볕에 말린다.

작용부위 ▶ 열매는 간, 신장에 작용하고, 뿌리껍질은 폐, 간, 신장에 작용하고, 잎은 간, 비장, 신장에 작용한다.

성질과 맛 ▶ 열매는 성질이 평(平)하고, 맛은 달다. 뿌리껍질은 성질이 차고, 맛은 달다.

구기자나무 잎

구기자나무 꽃

구기자나무 잎과 줄기

구기자나무 열매　　　　　　　　　　　구기자나무 열매(채취품)

구기자나무 열매(약재)

잎은 성질이 시원하고, 맛은 쓰고 달다. 독성이 없다. 어린잎은 나물로 쓰고 잎과 열매는 차로 달여 먹거나 술을 담그기도 한다. 한방에서는 가을에 열매와 뿌리를 채취하여 햇볕에 말려 쓰는데, 열매를 말린 것을 구기자(枸杞子)라 하고 뿌리껍질을 말린 것을 지골피(地骨皮)라 한다. 지골피는 강장·해열제로 폐결핵·당뇨병에 쓰고, 구기자로는 술을 담가 강장제로 쓴다. 잎도 나물로 먹거나 달여 먹으면 같은 효과가 있다. 민간에서는 요통에 지골피를 달여 먹는다. 한국(진도군·충청남도), 일본, 타이완, 중국 북동부 등지에 분포한다.

성 분 ▶ 열매에는 카로틴, 리놀레산(linoleic acid), 비타민 B_1·B_2·C, 베타-시토스테롤(β-sitosterol), 뿌리껍질에는 계피산 및 다량의 페놀류 물질, 베타인(betaine), 베타-시토스테롤(β-sitosterol), 메리신산(melissic acid), 리놀레산, 리놀렌산(linolenic acid) 등이 함유되어 있다. 뿌리에는 비타민 B_1의 합성을 억제하는 물질이 함유되어 있지만 그 억제작용은 시스테인(cystein) 및 비타민 E에 의해서 해제된다. 잎에는 베타인, 루틴(rutin), 비타민 E, 이노신(inosine), 하이포크산틴(hypoxanthine), 시티딜린산(cytidylic acid), 우리디

구기자나무 나무모양

린산(uridylic acid), 다량의 글루타민산(glutamic acid), 아스파라틴산(asparatic acid), 프로린(proline), 세린(serine), 티로신(tyrosine), 알기닌(arginine), 극히 소량의 숙신산(succinic acid), 피로글루타민산(pyroglutamic acid), 수산(oxalic acid) 등이 함유되어 있다.

약리작용 ▶ 면역증강작용, 항암작용, 항콜레스테롤효과, 간기능보호작용, 혈당강하작용, 혈압강하작용

용 도 ▶ 차용(열매), 약용(열매는 면역증강작용, 강장제)

효 능 ▶ 열매에는 자보간신(滋補肝腎), 익정명목(益精明目), 뿌리껍질에는 양혈제증(凉血除蒸), 청폐강화(淸肺降火), 잎에는 보허익정(補虛益精), 청열명목(淸熱明目)의 효능이 있다. 열매는 한약명이 구기자(枸杞子)이며, 간과 신장을 보하여 허로(虛勞)를 낫게 하고 정력을 왕성하게 하는 효능이 있다. 또한 눈을 밝게 하며 음위증과 유정(遺精), 관절통, 신경쇠약, 당뇨병, 기침, 가래 등을 치료한다. 구기자 농축액은 피부미용, 고지혈증, 고콜레스테롤증, 기억력 향상 등에 효과가 있는 것으로 밝혀졌다. 뿌리껍질은 한약명이 지골피(地骨皮)이며, 땀과 습기를 다스리고 열을 내리게 하며 자양강장,

해열, 소염, 고혈압, 당뇨병, 폐결핵, 신경통, 타박상 등에 효과적이다. 잎은 한약명이 구기엽(枸杞葉)이며, 열을 내리고 갈증을 멎게 하며, 풍을 제거하고 눈을 밝게 한다. 허로발열, 번갈(煩渴), 충혈, 열독으로 인한 부스럼과 종기 등을 치료한다.

구기자나무 뿌리(약재)

약용법 ▶ 말린 열매 4~15g을 물 1L에 넣고 반으로 줄 때까지 달여서 하루 2~3회로 나누어 마신다. 말린 뿌리껍질 4~20g을 물 1L에 넣고 반으로 줄 때까지 달여서 하루 2~3회로 나누어 마신다. 외용할 경우에는 뿌리껍질을 가루 내어 참기름과 섞어서 환부에 바른다. 말린 잎 10~40g(생것은 60~240g)을 물 1L에 넣고 반으로 줄 때까지 달여서 하루 2~3회로 나누어 마신다.

주의사항 ▶ 비위가 허약해서 설사를 자주 하거나 변이 무른 사람은 복용에 주의한다.

구기자나무의 기능성 및 효능에 관한 특허자료

❖ **구기자 엑기스를 포함하는 피부미용 조성물**
본 발명의 구기자 조성물은 붉은 피부를 정상적인 맑은 피부로 만들어주고, 늘어나고 확장된 혈관을 수축시켜서 붉어진 상태에서 정상으로 회복되는 시간이 빨라지고 안면 홍조 현상을 개선하는 효과가 있다.
― 등록번호 : 10-1034180, 출원인 : 김영복

❖ **구기자 추출물을 포함하는 식품 조성물**
본 발명의 구기자 추출물은 천연물에서 유래한 것으로, 부작용이 없으며 고지혈증, 고콜레스테롤증을 현저하게 개선하므로 관련 질환의 치료용 식품성분으로 이용할 수 있다.
― 공개번호 : 10-2007-0112546, 출원인 : 동신대학교 산학협력단

❖ **구기자 추출물을 포함하는 학습 및 기억력 향상 생약조성물**
본 발명은 구기자 추출물을 유효성분으로 함유하는 학습 및 기억력 향상 생약조성물에 관한 것으로, 구체적으로 본 발명의 생약조성물은 구기자를 유기용매로 추출하고 동결건조시켜 제조한 구기자 추출물을 유효성분으로 함유하여 학습능력을 향상시키고 기억력을 증진시키는 효과가 우수하므로 청소년의 학습능력 및 기억능력의 향상, 노년기의 건망증 또는 치매 예방 및 치료제로서 유용하게 사용될 수 있을 뿐 아니라 건강보조식품 및 식품 첨가제로도 응용될 수 있다.
― 공개번호 : 10-2002-0038381, 출원인 : 퓨리메드(주)

구기자주

적용 병증

- **당뇨(糖尿)**: 소변에 당분이 많이 섞여 나오는 병증으로, 소변량과 소변 보는 횟수가 늘어나고, 갈증이 나서 물을 많이 마시게 된다. 소주잔 1잔을 1회분으로 1일 1~2회씩, 20~30일 동안 음용한다. 음나무주와 함께 복용하면 효과적이다.
- **보양(補陽)**: 남성의 양기와 원기를 돋우는 처방이다. 소주잔 1잔을 1회분으로 1일 1~2회씩, 20~25일 동안 음용한다.
- **빈혈(貧血)**: 혈액 속에 적혈구나 헤모글로빈이 부족하여 어지럼증을 일으키는 증세이다. 소주잔 1잔을 1회분으로 1일 1~2회씩, 10~15일 동안 음용한다.
- **기타 적응증**: 강장, 강정, 건위, 두통, 불면증, 신경쇠약, 요실금, 조갈증

만드는 방법

- 약효가 있는 열매를 사용하는데, 열매는 구입하거나 농가에서 채취하여 쓴다.
- 열매를 깨끗이 씻고 적당한 크기로 다듬어 사용한다.
- 생것은 230g, 마른 것은 200g을 소주 3.6L에 넣고 밀봉한다.
- 3~6개월간 숙성시켜 음용하며, 18개월 정도 숙성시킨 후에는 찌꺼기를 걸러내고 보관한다.

채취 및 구입 구입하거나 채취한다. 오래 묵지 않고 잘 마른 것이 좋다.

맛 맛은 달다. 설탕을 120g 정도 넣으면 맛이 부드러워진다.

주의사항
- 본 약술을 음용하는 중에 가려야 하는 음식은 없다.
- 과용하거나 장복하는 것은 좋지 않다.

구릿대

Angelica dahurica (Fisch. ex Hoffm.) Benth. & Hook.f. ex Franch. & Sav.

- **이 명** 구리대, 구리때, 구릿때, 백지, 구렁대, 수리대, 구리당, 백지, 거랑대
- **한약명** 백지(白芷), 지(芷), 지방향(芷芳香), 향백지(香白芷)
- **과 명** 산형과(Umbelliferae)
- **식물명 유래** 적갈색 줄기가 구리(銅) 색깔과 비슷하고 대나무 또는 막대기처럼 곧게 자란다는 뜻
- **식품원료 사용 가능 여부** 식품원료 목록에 없음

생육특성 구릿대는 전국 각지에 분포하는 두해살이 또는 세해살이풀로, 깊은 산골짜기에서 자생하거나 농가에서 재배하기도 한다. 높이는 1~2m이고, 줄기가 곧게 서며 흰 가루가 덮인 적자색이다. 줄기 윗부분에 잔털이 있고 가지가 갈라진다. 뿌리는 크고 거칠며 토갈색이다. 근생엽과 밑부분의 잎은 잎자루가 길고 3개씩 2~3회 깃꼴로 갈라지며, 가운데의 작은잎은 다시 3개로 갈라진다. 작은잎과 갈래조각은 긴 타원형이며 가장자리에 규칙적이고 예리한 톱니가 있다. 윗부분의 잎은 작고 잎집이 굵어져서 거꿀달걀 모양 또는 긴 타원형으로 된다. 꽃은 6~8월에 흰색으로 피는데, 20~40개의 산형꽃차례가 모여 겹산형꽃차례를 이룬다. 열매는 타원형의 분과로 날개가 있으며 9~10월에 익는다.

사용부위 및 채취시기 뿌리는 9~10월에 잎과 줄기가 다 마른 뒤에 채취하여, 수염뿌리와 흙모래를 제거하고 햇볕에 말리거나 저온건조한다.

작용부위 폐, 위, 대장에 작용한다.

성질과 맛 성질이 따뜻하고, 맛은 맵다.

구릿대 잎   구릿대 종자 결실

구릿대 꽃

구릿대 지상부

구릿대 전초(채취품)

구릿대 뿌리(약재)

성 분 푸로쿠마린(furocoumarin)류로서 주로 비야크앙겔리콜(byakangelicol)을 함유하고 그 외 임페라토린(imperatorin), 옥시퓨세다닌(oxypeucedanin), 비야크앙겔리신(byakangelicin), 안젤리코톡신(angelicotoxin), 크산토톡신(xanthotoxin), 이소임페라토린(isoimperatorin), 펠로프테린(phellopterin) 등과 정유로서 엘레멘(elemene), 헥사데칸산(hexadecanoic acid), 노난올(nonanol), 운데케인(undecane), 10-운데세노산(10-undecenoic acid), 트리데칸산(tridecanoic acid) 등이 함유되어 있다.

약리작용 해열작용, 진통작용, 항염작용, 항균작용

용 도 약용(뿌리는 항균, 소염작용)

효 능 뿌리에 거풍제습(祛風除濕), 통규지통(通竅止痛), 소종배농(消腫排膿)의 효능이 있다. 풍을 제거하고 통증을 멎게 하며, 몸 안의 습사(濕邪)를 없애고 종기를 가라앉히는 등의 효능이 있다. 두통, 목통(目痛), 치통, 복통, 각종 신경통, 비연(鼻淵), 적

구릿대 무리

백대하(赤白帶下), 대장염, 치루, 옹종 등을 치료한다.

약용법 ▶ 말린 뿌리 4~12g을 물 1L에 넣고 1/3로 줄 때까지 달여서 하루 2~3회로 나누어 마신다. 또는 가루나 환으로 만들어 복용하기도 한다.

주의사항 ▶ 맵고 건조하며 열이 있는 약재이므로 혈액이 부족하며 열이 있는 경우, 음적인 에너지는 부족한데 헛된 양기가 항진된 두통에는 사용을 삼간다.

구릿대의 기능성 및 효능에 관한 특허자료

❖ **백지 추출물을 유효성분으로 함유하는 척수 손상 치료용 조성물**

본 발명은 척수신경 손상 후 세포 내에서의 항산화 및 항염증 효과, 소교세포 활성화 억제효과, 희소 돌기아교세포의 사멸 억제 효과 및 운동기능 회복 효과를 나타내는 백지(구릿대 뿌리) 추출물의 효능을 이용한 척수 손상 예방 및 치료용 조성물에 관한 것이다. 또한 본 발명의 백지 추출물을 유효성분으로 포함하는 조성물은 산화적 스트레스 및 염증을 수반하는 중추신경계 염증성 질환에 대한 예방 및 치료제로 사용될 수 있고, 개선용 건강식품으로 사용될 수 있다.

- 공개번호 : 10-2011-0093128, 출원인 : 경희대학교 산학협력단

구릿대주

적용 병증

- **치질(痔疾)** : 항문 근처가 붓고 아프고 가려우며 변을 보기가 거북하고 출혈이 생겨 앉기도 힘들다. 소주잔 1잔을 1회분으로 1일 2~3회씩, 25~30일 동안 음용한다.
- **혈붕(血崩)** : 자궁이나 항문에 염증으로 벌집처럼 구멍이 나서 혈액, 대하, 배설물이 새어나오는 병증이다. 소주잔 1잔을 1회분으로 1일 2~3회씩, 15~20일 동안 음용한다.
- **요독증(尿毒症)** : 신장 기능이 부진하여 소변으로 배출되어야 할 성분이 혈액 속에 머물러 있어 일어나는 중독 증상이다. 소주잔 1잔을 1회분으로 1일 3~4회씩, 12~15일 동안 음용한다.
- **기타 적응증** : 진정, 두통, 풍한, 생리통, 추웠다 열이 났다 하는 것이 번갈아 나타나는 증상, 통풍, 요혈, 두드러기

만드는 방법

- 뿌리를 구하여 깨끗이 씻어 말린 다음 썰어서 사용한다.
- 말린 뿌리 200g을 소주 3.6L에 넣고 밀봉한다.
- 6개월 이상 숙성시켜 음용하며, 2년 정도 숙성시킨 후에는 찌꺼기를 걸러내고 보관한다.

채취 및 구입 약재상에서 구입할 수 있으며, 꽃 피기 전 5~6월에 전국의 산골짜기 냇가에서 채취할 수 있다.

맛 맛은 맵다. 맛을 부드럽게 하려면 황설탕을 100g 가미한다.

주의사항
- 본 약술을 음용하는 중에는 선복화(금불초)를 금하며, 음기 허약자는 장복을 금한다.
- 장복해도 해롭지는 않으나 치유되는 대로 음용을 중단한다.

구슬붕이

Gentiana squarrosa Ledeb.

이 명	구실붕이, 구실봉이, 민구슬붕이, 구슬봉이
한약명	석용담(石龍膽)
과 명	용담과(Gentianaceae)
식물명 유래	'구슬(둥근 모양)'과 '붕이(봉오리)'의 합성어로, 꽃이 피기 전 모습이 구슬을 머금은 꽃봉오리처럼 보인다는 뜻
식품원료 사용 가능 여부	식품원료 목록에 없음

생육특성 구슬붕이는 전국 각지에 분포하는 두해살이풀로, 산과 들의 양지바르고 기름진 땅에서 자란다. 습한 양지에서 자란다. 높이는 2~10cm이고, 밑에서 가지가 갈라져 모여나며 잔돌기가 있다. 근생엽은 길이 1~4cm, 너비 0.5~1.2cm에 큰 달걀상 마름모꼴이며, 가장자리가 두껍고 끝이 뾰족하다. 줄기잎은 좁은 달걀 모양으로 작고 마주나며, 밑부분이 합쳐져 짧은 잎집으로 된다. 꽃은 5~6월에 연한 자주색으로 피며, 원줄기 끝에 여러 송이가 종 모양으로 달린다. 열매는 삭과로 긴 대가 있으며 2개로 갈라지고 가을에 익는다. 씨방은 여러 개로 나누어지고, 안에 작은 종자가 많이 들어 있다. 작은 모양이 어린 용담같이 생겨서 '애기용담'이라고 부르는 지방도 있는데, 꽃의 생김새는 용담과 같으나 잎은 용담과 달리 반짝이는 부분이 많다. 잎이 선형이고

키가 작은 좀구슬붕이 및 큰구슬붕이, 한라산에서 자라면서 꽃이 5~7월에 피는 흰그늘용담 등이 있는데 분화용으로 특히 인기가 높다.

사용부위 및 채취시기 ▶ 전초를 늦은 봄부터 초여름에 채취한다.

작용부위 ▶ 간, 폐, 대장에 작용한다.

성질과 맛 ▶ 성질이 차고, 맛은 쓰고 맵다.

용 도 ▶ 약용(지상부는 소염, 청열작용)

효 능 ▶ 전초에 해독소옹(解毒消癰), 청열이습(淸熱利濕)의 효능이 있다. 열을 내리고 독을 풀어주며 종기를 가라앉히는 효능이 있어 장에 농이 생긴 병증, 단단한 부스럼, 결핵 목 림프샘염, 눈의 흰자위에 핏발이 서고 아픈 증상 등을 치료한다. 또한 일체의 악성 화농성 종기와 각종 종기나 부스럼으로 인한 독, 급성결막염을 치료한다.

약용법 ▶ 말린 전초 10~15g(생것 15~30g)을 물 1L에 넣고 1/3로 줄 때까지 달여서

구슬붕이 꽃

구슬붕이 지상부

구슬붕이 무리

하루 2~3회로 나누어 마신다. 외용할 때는 신선한 전초를 짓찧어 환부에 붙이거나 갈아서 즙을 내어 환부를 닦아낸다.

구절초

Dendranthema zawadskii (Herbich) Tzvelev var. *latiloba* (Maxim.) Kitam.

이 명	서흥구절초, 넓은잎구절초, 낙동구절초, 선모초, 큰구절초, 한라구절초, 들국화, 창다구이, 고봉
한약명	구절초(九折草), 구절초(九節草)
과 명	국화과(Compositae)
식물명 유래	한자 이름 '구절초(九折草)'에서 유래한 것으로, 음력 9월 9일이 되면 마디가 9개가 된다는 뜻
식품원료 사용 가능 여부	제한적 사용(전초)

생육특성 구절초는 전국의 산야에서 분포하는 숙근성 여러해살이풀로, 고지대의 능선 부위에서 군락을 이루며 자라고 모양이 아름다워 관상용으로 재배하기도 한다. 배수가 잘되는 곳에서 자라며, 충분한 광선을 요한다. 높이는 50cm 정도이고, 줄기가 곧게 서며 단일하거나 가지가 갈라진다. 땅속 뿌리줄기가 옆으로 길게 뻗으면서 번식한다. 잎은 어긋나고 깃꼴로 깊게 갈라지며, 갈래조각은 다시 몇 갈래로 갈라지거나 끝이 둔한 톱니 모양으로 갈라진다. 꽃은 9~10월에 원줄기와 가지 끝에 1송이씩 달리는데, 두상화는 보통 흰색이지만 붉은빛을 띠는 것도 있다. 열매는 긴 타원형의 수과이며, 10~11월에 익는다. 번식력이 대단히 강한 식물이다. 우리나라에서 흔히 들국화라고 하는 자생식물에는 구절초를 일컫는 것이 보통이나 감국, 산국, 쑥부쟁이, 개

미취 등의 국화과 식물들을 총칭한다. 흔히 일반인이 들국화라고 부르지만 들국화라는 식물은 없다. 예로부터 음력 9월 9일, 꽃과 줄기를 잘라 부인병 치료와 예방을 위한 약재로 썼다고 하여 구절초(九折草)라 부른다.

사용부위 및 채취시기 ▶ 전초를 꽃이 피기 직전인 9월에 채취한다.

작용부위 ▶ 심장, 비장, 위에 작용한다.

성질과 맛 ▶ 성질이 따뜻하고, 맛은 쓰다.

성 분 ▶ 리나린(linarin), 티글로일쿠맘브린(tigloylcumambrin) B, 쿠맘브린(cumambrin) A·B, 한델린(handelin), 캄펜(camphene), 캄퍼(camphor), 미르테놀(myrtenol), 카페인산(caffeic acid) 등이 함유되어 있다.

구절초 꽃

구절초 잎

구절초 꽃받침

약리작용 ▶ 해열작용, 진정작용, 진통작용, 항염작용, 간보호작용, 항균작용

용 도 ▶ 원예 및 조경용, 약용(지상부는 생리불순, 생리통, 불임증에 사용)

효 능 ▶ 전초에 온중(溫中), 조경(調經), 소화(消化)의 효능이 있다. 소화기능을 담당하는 중초(中焦)를 따뜻하게 하고 월경을 조화롭게 하며 음식물이 잘 소화되게 한다. 또한 위랭(胃冷), 소화불량, 자궁냉증, 불임증 등을 치료한다. 민간에서는 꽃이 달린 풀 전체를 치풍, 부인병, 위장병에 쓴다.

약용법 ▶ 말린 전초 8~15g을 물 1.5L에 넣고 끓기 시작하면 불을 줄여 200~300mL가 될 때까지 달여서 하루 2~3회로 나누어 마신다. 민간요법으로, 가을에 꽃이 피기 전에 채취하여 햇볕에 말린 후 환약으로 만들거나 엿을 고아서 오랜 기간 복용하면 월경이 순조로워지거나 임신하게 된다고 한다. 특히 냉방되는 곳에서 오랫동안 생활해 몸이 냉해져서 착상이 되지 않는 불임에 효과적이다.

구절초 전초(약재)

구절초의 기능성 및 효능에 관한 특허자료

❖ **구절초 추출물을 포함하는 신장암 치료용 조성물 및 건강기능성 식품**
본 발명은 구절초 에탄올 추출물을 유효성분으로 함유하는 신장암 예방 및 치료용 조성물과 식품학적으로 허용 가능한 식품보조 첨가제를 포함하는 구절초 에탄올 추출물을 유효성분으로 함유하는 신장암 예방용 기능성 식품에 관한 것이다. 본 발명에 따른 신장암 치료용 조성물 및 기능성 식품은 신장암 세포의 성장을 억제하고 세포사멸을 유도하는 효과가 있어 신장암 치료 및 예방에 효과적으로 사용할 수 있다.
- 공개번호 : 10-2012-0111121, 출원인 : (주)한국전통의학연구소

궁궁이

Angelica polymorpha Maxim.

이 명	천궁, 개강활, 제주사약채, 백봉천궁, 토천궁, 심산천궁, 궁경이, 궁갱이
한약명	괴근(拐芹)
과 명	산형과(Umbelliferae)
식물명 유래	'궁궁'과 '이'의 합성어로, '궁궁'은 활 모양으로 하늘을 향해 끝없이 이어져 있는 모습이라는 뜻
식품원료 사용 가능 여부	식품원료 목록에 없음

생육특성 궁궁이는 중국 원산의 여러해살이풀로, 우리나라에 약용식물로 들어왔지만 그 종자가 널리 퍼져 전국의 야산에서 많이 자생하며 밭에서도 재배된다. 산지나 골짜기의 냇가에 난다. 높이는 80~150cm이고, 줄기는 곧게 서며 가지를 치고 털이 없으며, 뿌리는 다소 굵다. 근생엽과 밑부분의 잎은 잎자루가 길고 길이 20~30cm의 깃꼴겹잎이며, 삼각형 또는 삼각상 넓은 달걀 모양으로 3개씩 3~4회 갈라진다. 작은잎은 길이 3~6cm에 달걀 모양 또는 피침 모양이며, 끝이 뾰족하고 깊게 패인 톱니가 있다. 꽃은 8~9월에 흰색으로 피며, 줄기 끝에서 20~40송이의 꽃이 겹산형꽃차례로 뭉쳐 달린다. 열매는 9~10월에 달리는데 납작한 타원형이며 양끝이 오목하고 날개가 있다.

사용부위 및 채취시기 ▶ 어린순은 이른 봄, 뿌리는 가을에 채취한다.

작용부위 ▶ 심장, 간, 담낭에 작용한다.

성질과 맛 ▶ 성질이 따뜻하고, 맛은 맵다.

성 분 ▶ 옥시퓨세다닌(oxypeucedanin), 오스톨(osthol), 임페라토린(imperatorin, psoralen), 베르갑텐(bergapten), 비야크앙겔리신(byakangelicin), 알파-피넨(α-pinene), 미르센(myrcene) 등이 함유되어 있다.

용 도 ▶ 약용(뿌리를 두통, 오한, 발열 등에 사용)

효 능 ▶ 뿌리에 발표거풍(發表祛風), 온중산한(溫中散寒), 이기지통(理氣止痛)의 효능이 있다. 진통, 진경(鎭痙) 작용이 있으며, 풍사를 없애고 기혈이 잘 돌게 하며 혈액순

궁궁이 잎

궁궁이 꽃

궁궁이 종자 결실

궁궁이 무리

궁궁이 뿌리(채취품)

궁궁이 뿌리(약재)

환을 원활하게 하는 효능이 있어 풍한두통, 편두통, 월경불순, 풍병(風病), 기병(氣病), 허로증(虛勞症), 혈병(血病) 등을 치료한다. 또한 오래된 어혈을 풀어주고 토혈, 코피, 혈뇨 등을 멎게 한다.

약용법 ▶ 말린 뿌리 3~9g을 물 1L에 넣고 1/3로 줄 때까지 달여서 하루 2~3회로 나누어 마신다. 또는 환이나 가루로 만들어 복용한다.

궁궁이의 기능성 및 효능에 관한 특허자료

❖ **궁궁이 뿌리 추출물을 포함하는 항암제 조성물**

본 발명은 궁궁이의 식물 추출물을 유효성분으로 함유하는 항암제 조성물 및 이를 포함하는 건강기능성 식품 조성물에 관한 것이다.

- 공개번호 : 10-2012-0000240, 출원인 : 한림대학교 산학협력단

꾸지뽕나무

Cudrania tricuspidata (Carrière) Bureau ex Lavallée

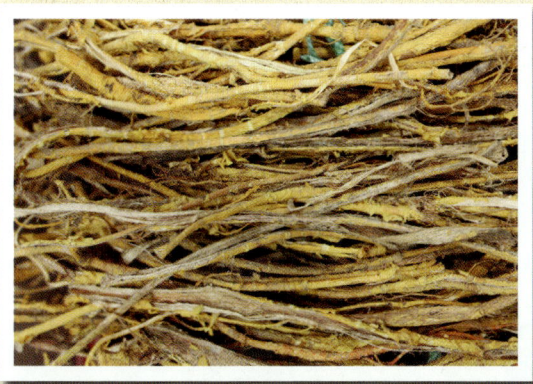

이 명	구지뽕나무, 굿가시나무, 활뽕나무, 국가시낭, 귀까시낭, 귀낭
한약명	자목(柘木), 자목백피(柘木白皮), 자수경엽(柘樹莖葉), 자수과실(柘樹果實)
과 명	뽕나무과(Moraceae)
식물명 유래	'꾸지'는 암술대의 모습이 긴 끈 모양 같고 '뽕나무'를 닮았다는 뜻과 뽕나무와 쓰임새가 비슷해 '굳이뽕나무'→'구지뽕나무'→'꾸지뽕나무'가 되었다는 뜻
식품원료 사용 가능 여부	가능(줄기, 가지, 잎, 열매)

생육특성 꾸지뽕나무는 황해도 이남 해발 100~700m 지대에 분포하는 낙엽활엽소교목 또는 관목으로, 산야에서 자생하거나 재배하기도 한다. 산록 양지바른 쪽이나 전답의 언덕에 잘 자란다. 나무껍질은 회갈색으로 벗겨지고, 줄기는 가지가 많이 갈라지며, 가지가 변한 억센 가시가 있고, 일년생가지에는 털이 있다. 뿌리는 노란색이다. 잎은 어긋나며, 2~3갈래로 갈라지는 것과 가장자리가 밋밋하고 달걀 모양인 것이 있는데, 갈라지는 것은 밑부분이 둥글고 달걀 모양의 잎은 끝이 뾰족하다. 잎의 표면에 잔털이 있으며 뒷면에는 융털이 있다. 잎자루는 길이 1.5~2.5cm에 털이 있다. 꽃은 5~6월에 황색으로 피는데, 암수딴그루로 수꽃차례는 둥글며 낱꽃이 많이 모여 달리고 암꽃차례는 지름 1.5cm 정도의 타원형이다. 열매는 둥근 수과로

육질이고, 9~10월에 붉은색으로 익으며 먹을 수 있다.

사용부위 및 채취시기 ▶ 목질부와 뿌리껍질, 나무껍질은 연중 수시, 나무줄기와 잎은 봄·여름, 열매는 9~10월에 채취한다.

작용부위 ▶ 간, 심장, 폐, 비장, 신장에 작용한다.

성질과 맛 ▶ 목질부는 성질이 따뜻하고, 맛은 달고, 독성이 없다. 뿌리껍질과 나무껍질은 성질이 평(平)하고, 맛은 달고 약간 쓰다. 잎은 성질이 시원하고, 맛은 달고 약간 쓰다. 열매는 성질이 평(平)하고, 맛은 쓰다.

성 분 ▶ 꾸지뽕나무에는 모린(morin), 루틴(rutin), 캠페롤-7-글루코시드(kaempherol-7-glucoside), 포풀닌(populnin), 스타키드린(stachidrine) 및 프롤린(proline), 글루탐산(glutamic acid), 알기닌(arginine), 아스파라긴산(asparaginic acid)이 함유되어 있다.

약리작용 ▶ 항염작용, 항균작용

용 도 ▶ 조경용(붉은색의 열매는 관상가치가 높음), 약용(줄기를 달인 물로 눈을 씻어 밝아지게 함), 섬유용(잎은 누에고치를 키우는 데 사용)

효 능 ▶ 목질부에는 자양혈맥(滋養血脈), 조익비위(調益脾胃), 뿌리껍질 및 나무껍질

꾸지뽕나무 잎

꾸지뽕나무 꽃

꾸지뽕나무 나무모양

에는 보신고정(補腎固精), 이습해독(利濕解毒), 지혈(止血), 화어(化瘀), 잎에는 청열해독(淸熱解毒), 서근활락(舒筋活絡), 열매에는 청열양혈(淸熱涼血), 서근활락(舒筋活絡)의 효능이 있다. 목질부는 한약명이 자목(柘木)이며, 여성의 붕중(崩中: 월경기가 아닌데 심하게 하혈하는 증상), 혈결(血結: 피가 엉킴), 말라리아를 치료한다. 외용할 경우에는 달인 물로 환부를 씻어준다. 뿌리껍질과 나무껍질은 한약명이 자목백피(柘木白皮)이며, 요통, 유정, 객혈, 구혈(嘔血: 위나 식도 등의 질환으로 인해 피를 토하는 증상), 타박상을 치료하며 피부질환 및 아토피에도 효과적이다. 특히 근래에는 항암작용이 밝혀졌다. 나무줄기와 잎은 한약명이 자수경엽(柘樹莖葉)이며, 진통, 소염, 거풍, 활혈의 효능이 있고 습진, 유행성귀밑샘염, 폐결핵, 만성요통, 종기, 급성 관절염좌 등을 치료한다. 특히 잎의 추출물은 췌장암의 예방과 치료에 효과적이다. 열매는 한약명이 자수과실(柘樹果實)이며, 진통, 청열, 양혈의 효능이 있고 타박상을 치료한다.

약용법 ▶ 말린 목질부와 뿌리껍질, 나무껍질 15~60g을 물 1L에 넣고 반으로 줄 때까지 달여서 하루 2~3회로 나누어 마신다. 외용할 경우에는 짓찧어서 환부에 바르거나, 달인 액으로는 환부를 씻어준다. 말린 나무줄기와 잎 9~15g을 물 1L에 넣고 반으

꾸지뽕나무 열매

꾸지뽕나무 열매(채취품)

로 줄 때까지 달여서 하루 2~3회로 나누어 마신다. 외용할 경우에는 짓찧어 환부에 붙인다. 말린 열매 15~30g을 물 1L에 넣고 반이 줄 때까지 달여서 하루 2~3회로 나누어 마신다. 외용할 경우에는 잘 익은 열매를 짓찧어 환부에 붙인다.

꾸지뽕나무의 기능성 및 효능에 관한 특허자료

❖ **꾸지뽕나무 잎 추출물을 포함하는 신경세포 손상의 예방 또는 치료용 조성물**

본 발명은 꾸지뽕나무 잎의 메탄올 추출물 또는 에탄올 추출물을 포함하는 신경세포 손상의 예방, 개선 또는 치료용 조성물에 관한 것이다. 또한 본 발명의 조성물은 척수 손상, 말초신경 손상, 퇴행성 뇌 질환, 뇌졸중, 치매, 알츠하이머병, 파킨슨병, 헌팅턴병, 픽(Pick)병 또는 크로이츠펠트야콥병 등의 예방, 개선 또는 치료를 위하여 사용될 수 있다.

― 공개번호 : 10-2013-0016679, 출원인 : 한창석

❖ **꾸지뽕나무 줄기 추출물을 함유하는 아토피질환 치료용 조성물**

본 발명은 꾸지뽕나무 추출물을 유효성분으로 함유하는 조성물에 관한 것으로, 보다 구체적으로는 꾸지뽕나무 줄기 추출물을 함유하는 아토피 유사 피부질환 예방 및 치료용 약학조성물 또는 건강기능성식품에 관한 것이다.

― 공개번호 : 10-2013-0019352, 출원인 : 한양대학교 산학협력단

❖ **꾸지뽕나무 잎 추출물을 포함하는 췌장암의 예방 및 치료용 조성물**

본 발명은 꾸지뽕나무 잎의 에탄올 추출물을 포함하는 췌장암의 예방 또는 치료용 약학조성물에 관한 것이다. 또한 본 발명은 꾸지뽕나무 잎의 에탄올 추출물을 포함하는 췌장암의 예방 또는 개선용 식품조성물에 관한 것이다.

― 공개번호 : 10-2013-0016678, 출원인 : 한창석

꿀풀

Prunella vulgaris L. subsp. *asiatica* (Nakai) H.Hara

- **이 명** 꿀방망이, 가지골나물, 붉은꿀풀, 가지래기꽃, 모꽃, 하고초
- **한약명** 하고초(夏枯草), 석구(夕句), 내동(乃東)
- **과 명** 산형과(Umbelliferae)
- **식물명 유래** 꽃에 꿀이 많은 풀이라는 뜻
- **식품원료 사용 가능 여부** 가능 (순, 잎, 꽃대)

생육특성 꿀풀은 전국 각지에 분포하는 숙근성 여러해살이풀로, 산과 들의 양지바른 곳에서 뭉쳐 자라는 관화식물이다. 배수가 잘 되는 비옥한 사질양토나 점질양토에서 잘 자란다. 높이 20~30cm이고, 줄기는 네모지며 전체에 짧은 흰색 털이 나 있고 가지가 갈라진다. 꽃이 지면 원줄기에서 기는 가지가 나와 옆으로 뻗으며 새로운 개체를 만든다. 잔뿌리는 사방으로 많이 뻗는다. 잎은 마주나며, 길이 2~5cm에 긴 타원상 피침 모양이고 가장자리는 밋밋하거나 톱니가 있다. 꽃은 5~7월에 자주색으로 피는데, 길이 3~8cm의 이삭꽃차례에 층층이 달린다. 열매는 분과이고 7~8월에 황갈색으로 익으며, 꼬투리는 가을에도 마른 채로 남아 있다. 유사종으로는 흰꿀풀, 붉은꿀풀, 두메꿀풀이 있다. 꿀풀은 깨꽃과 같이 꿀이 많아 꿀풀이라고 불리우는데 벌들이 많이 찾

아온다.

사용부위 및 채취시기 ▶ 여름철에 꽃이삭이 반쯤 말라 홍갈색을 띨 때 채취하여 이물질을 제거하고 햇볕에 말린다.

작용부위 ▶ 간, 담낭에 작용한다.

성질과 맛 ▶ 성질이 차고, 맛은 맵고 쓰며, 독성이 없다.

성 분 ▶ 전초에는 트리테르피노이드계 성분으로, 올레아놀릭산(oleanolic acid), 우르솔릭산(ursolic acid) 등이 있고, 플라보노이드(flavonoid)계 성분으로 루틴(rutin), 하이페로사이드(hyperoside) 등이 함유되어 있다. 꽃이삭에는 안토시아닌(anthocyanin)인 델피

꿀풀 잎 　　　　　　　　　　꿀풀 종자 결실

꿀풀 꽃 　　　　　　　　　　꿀풀 꽃(흰색)

꿀풀 지상부

꿀풀 무리

니딘(delphinidin)과 시아니딘(cyanidin), d-캄퍼(d-camphor), d-펜콘(d-fenchone), 우르솔릭산(ursolic acid)이 함유되어 있다.

약리작용 ▶ 혈압강하작용, 혈당강하작용, 항염작용, 항균작용, 항바이러스작용, 이뇨작용

용 도 ▶ 원예 및 조경용, 약용(지상부는 고혈압에 사용), 식용(어린순)

효 능 ▶ 꽃이삭에 청간사화(淸肝瀉火), 명목(明目), 산결소종(散結消腫)의 효능이 있다. 간을 깨끗하게 하고 맺힌 기를 흩어지게 하며, 종기를 가라앉히고 소변을 잘 나오게 하며, 혈압을 내리는 효능이 있다. 또한 두통, 어지럼증, 안구 통증, 구안와사(口眼喎斜), 근육과 뼈의 통증, 폐결핵, 급성 황달형 전염성간염, 영류(瘿瘤), 결핵 목 림프샘염, 급성유선염, 유방암, 여성의 혈붕, 대하 등을 치료한다. 한방에서는 임질, 결핵,

꿀풀 꽃이삭(약재)

종기, 전신 수종, 연주창에 약용하고 소염제, 이뇨제로도 쓴다.

약용법 ▶ 말린 꽃이삭 12~20g을 물 1L에 넣고 끓기 시작하면 불을 약하게 줄여 1/3로 줄 때까지 달여서 하루 2회로 나누어 마신다. 향부자, 국화, 현삼, 박하, 황금, 포공영(蒲公英) 등을 배합하여 차로 우리거나 달여 마시기도 한다.

주의사항 ▶ 성질이 찬 약재이므로 비위가 허약한 사람은 신중하게 사용해야 한다.

꿀풀의 기능성 및 효능에 관한 특허자료

❖ **꿀풀 추출물을 함유하는 항암제 조성물**

본 발명은 꿀풀의 메탄올 추출물을 유효성분으로 함유하는 항암 조성물 및 이를 포함하는 건강식품에 관한 것이다. 본 발명에 따른 꿀풀 추출물은 자궁암, 결장암, 전립선암 및 폐암 세포주에 대한 증식 억제 활성을 나타내면서도 정상세포에는 낮은 증식 억제 활성을 가지기 때문에 상기 암 질환 치료에 큰 도움이 될 수 있으리라 기대된다.

- 공개번호 : 10-2010-0054599, 출원인 : 한국생명공학연구원

꿩의다리

Thalictrum aquilegifolium L. var. *sibiricum* Regel & Tiling

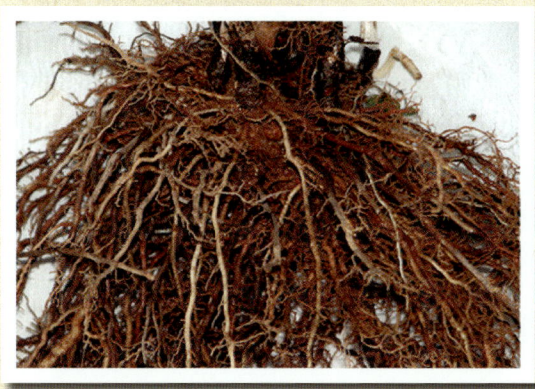

이 명 아시아꿩의다리, 한라꿩의다리, 가락풀, 당송초

한약명 마미련(馬尾連), 당송초(唐松草), 백봉초(白蓬草), 초황련(草黃連)

과 명 미나리아재비과(Ranunculaceae)

식물명 유래 마디가 있는 길게 뻗은 줄기와 잎의 모습이 꿩의 다리와 비슷하다는 뜻

식품원료 사용 가능 여부 식품원료 목록에 없음

생육특성 꿩의다리는 전국 각지에 분포하는 숙근성 여러해살이풀로, 산이나 들에서 흔히 자란다. 높이는 50~100cm이고, 가늘고 긴 줄기가 곧게 서며 가지가 갈라진다. 원줄기는 속이 비어 있고 능선이 있으며 녹색 또는 자주색 바탕에 분백색을 띤다. 많은 뿌리가 사방을 뻗는다. 잎은 어긋나고 2~3회 깃꼴로 갈라지며, 밑부분의 것은 잎자루가 길지만 위로 갈수록 짧아져 없어진다. 작은잎은 거꿀달걀 모양이며 끝이 3~4개로 얕게 갈라진다. 꽃은 7~8월에 흰색 또는 연홍색으로 피며, 줄기 끝에 산방꽃차례로 달린다. 열매는 타원형의 수과로, 길이 0.4~0.5cm의 가는 자루에 5~10개가 모여 달리며, 날개 같은 돌출물이 3~4개 있다. 대부분 잎이 아름답다. 꿩의다리는 유럽에서 많이 연구되어 여러가지 품종이 육성되어 재배, 관상되고

꿩의다리 잎 / 꿩의다리 꽃

꿩의다리 종자 결실

꿩의다리 뿌리(채취품)

있다. 한국에는 18종이 자생한다.

사용부위 및 채취시기 ▶ 뿌리와 뿌리줄기를 가을부터 이듬해 봄 사이에 채취한다.

작용부위 ▶ 심장, 간, 대장에 작용한다.

성질과 맛 ▶ 성질이 차고, 맛은 쓰다.

성 분 ▶ 팔마틴(palmatine), 이소볼딘(isoboldine), 이소코리딘(isocorydine), 마그노플로린(magnoflorine), 아퀼레지폴린(aquilegifolin), 탈릭토사이드(thalictoside), 프로토아네모닌(protoanemonin), 베르베린(berberine), 탈릭민(thalicmine), 마그노플라빈(magnoflavin) 등이 함유되어 있다.

약리작용 ▶ 항염작용, 해독작용

용 도 ▶ 약용(뿌리 및 뿌리줄기는 청열, 진통, 소염, 해열작용)

효 능 ▶ 뿌리 및 뿌리줄기에 청열사화(淸熱瀉火), 조습해독(燥濕解毒)의 효능이 있다.

열을 내리고 독을 풀어주며, 에테르 추출물은 항균작용, 항종양작용, 혈압강하작용이 있다. 한방에서는 감기, 설사, 장염, 이질, B형간염, 두드러기, 결막염, 종기 등에 약용한다. 근생엽과 종자는 이질, 설사, 타박상에 쓴다.

약용법 뿌리와 뿌리줄기 5~10g을 물 1L를 넣고 달여서 아침저녁으로 복용한다. 황련(黃連) 대용으로 사용하기도 한다.

주의사항 구토와 설사를 일으킬 수 있으므로, 비위가 허약한 사람은 복용에 주의한다.

꿩의다리 지상부

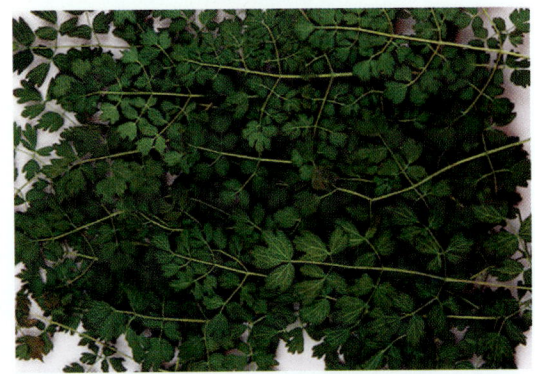

꿩의다리 지상부(채취품)

꿩의다리의 기능성 및 효능에 관한 특허자료

❖ **꿩의다리 추출물을 포함하는 구강질환 예방 또는 치료용 조성물**

본 발명은 꿩의다리(*Thalictrum aquilegiifolium*) 추출물을 포함하는 구강질환 예방 또는 치료용 조성물에 관한 것으로, 보다 구체적으로 구강 내 치주병, 충치 등을 유발하는 유해 세균에 대한 항균 활성을 가지는 꿩의다리(*Thalictrum aquilegiifolium*)를 포함한 구강용 조성물에 관한 것이다. 본 발명의 꿩의다리(*Thalictrum aquilegiifolium*) 추출물을 포함하는 구강용 조성물은, 구강 질환을 유발하는 원인균에 대한 항균 효과를 가지며, 동시에 염증성 사이토카인을 억제하여 염증을 완화하는 효과를 가진다. 상기 조성물은 천연 유래의 성분을 포함하여 부작용이 적은 장점을 가지며, 다양한 구강용 제품 및 의약품으로 활용될 수 있다.

- 공개번호 : 10-2019-0138518, 출원인 : 주식회사 닥스메디

❖ **꿩의다리속 추출물을 유효성분으로 포함하는 건선 개선용 조성물**

본 발명은 꿩의다리속 추출물 또는 그의 분획물을 유효성분으로 포함하는 건선을 예방, 경감 또는 치료하는 데 사용하기 위한 조성물을 제공한다.

- 공개번호 : 10-2022-0035765, 출원인 : 한국과학기술연구원

냉이

Capsella bursa-pastoris (L.) Medik.

이 명	나생이, 나숭게, 내생이, 나시, 나이, 나싱이, 나새이, 나상구, 나싱개, 나승개, 난상이, 난생이, 난지
한약명	제채(薺菜), 제채화(薺菜花), 제채자(薺菜子)
과 명	십자화과(Cruciferae)
식물명 유래	나히→나이→낭이→냉이로 변한 말. 낳다(또는 나다)는 뜻의 '냉'과 접미사 '이'의 합성어로, 땅에서 나는 먹을 수 있는 요긴한 나물이라는 뜻
식품원료 사용 가능 여부	가능(뿌리, 잎)

생육특성 냉이는 전국 각지에 분포하는 두해살이풀로, 산과 들, 풀밭에 흔하게 자란다. 이른 봄에 양지바른 곳에 돋아나는 봄나물의 일종으로, 독특한 향이 있는 방향성 식물이다. 최적지는 해가 잘 들고 배수가 잘 되는 양토나 사질양토가 이상적이다. 높이는 10~50cm이고, 줄기가 곧게 서며 전체에 털이 없고, 윗부분에서 가지가 많이 갈라진다. 땅속으로 원뿌리가 곧게 자라며, 뿌리는 맛이 달다. 근생엽은 많이 뭉쳐나서 지면으로 퍼지며 긴 잎자루가 있고, 깃꼴로 갈라지지만 끝부분이 넓다. 줄기잎은 어긋나고 위로 갈수록 작아져서 잎자루가 없어지며 줄기를 반 정도 감싼다. 꽃은 5~6월에 흰색으로 피며, 줄기 끝에 십자화가 많이 달려 총상꽃차례를 이룬다. 긴 타원형의 꽃받침과 거꿀달걀 모양의 꽃잎이 각각 4개씩 있다. 열매는 편평한 거꿀삼각형이며, 거

냉이 잎

냉이 지상부

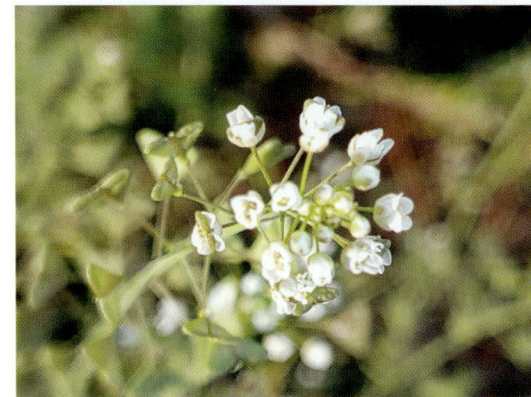

냉이 꽃

꿀달걀 모양의 종자가 20~25개 들어 있다. 냉이를 옛말에는 '나시'라 했고 지방에 따라 조금씩 이름이 다른데 이것은 그만큼 널리 활용했음을 말해준다.

사용부위 및 채취시기 ▶ 전초를 5~6월에 꽃이 필 때 채취한다.

작용부위 ▶ 간, 비장, 방광에 작용한다.

성질과 맛 ▶ 성질이 시원하고, 맛은 달거나 담담하다(동의보감에는 따뜻하다고 함). 독성이 없다.

성 분 ▶ 단백질, 비타민, 회분, 섬유질, 탄수화물, 칼슘, 인 등 영양 성분이 골고루 들어 있는데 특히 단백질, 비타민, 칼슘이 많이 들어 있다.

약리작용 ▶ 자궁흥분작용, 혈압강하작용, 항암작용

용 도 ▶ 식용(어린 식물체), 약용(뿌리 및 지상부는 이질, 홍역, 눈병을 치료하고 지혈제로 사용)

효능 ▶ 전초에 양간지혈(凉肝止血), 평간명목(平肝明目), 청열이습(淸熱利濕)의 효능이 있다. 비장을 튼튼하게 하며 지혈, 해독, 이뇨 등의 효능이 있어 비위허약, 당뇨병, 소변불리, 토혈, 코피, 월경과다, 산후출혈, 안질 등에 쓴다. 또한 기운을 북돋우고 위를 튼튼하게 하며, 소화가 잘되게 하고 소변

냉이 전초(채취품)

이 잘 나오게 한다. 소변에 피가 섞여 나오거나 우윳빛으로 나올 때 냉이 물을 내서 먹으면 효과적이다.

약용법 ▶ 말린 전초 15~30g(생것 60~120g)을 물 1L에 넣고 약한 불에서 반으로 줄 때까지 달인 후 식후 2~3회 복용한다. 신선한 냉이를 짓찧어 곱게 걸러서 충혈된 눈에 안약 대용으로 쓰기도 한다. 냉이 줄기와 뿌리를 잘 말려서 삶아 그 물을 장복하는 것도 좋다.

냉이의 기능성 및 효능에 관한 특허자료

❖ **냉이로부터 추출된 항진균 조성물 및 이를 포함하는 조성물의 제조방법**

본 발명은 냉이로부터 추출된 항진균 조성물 및 이를 포함하는 조성물의 제조방법에 관한 것으로, 보다 상세하게는 냉이추출물을 포함하는 항진균 조성물 및 그 제조방법에 관한 것이다. 본 발명의 조성물은 수분을 많이 함유하는 식품의 곰팡이를 예방 및 억제 효과를 나타낸다.

– 공개번호 : 10-2019-0011844, 출원인 : 호서대학교 산학협력단

❖ **슈퍼박테리아에 대한 항균 활성 및 항염증 활성을 나타내는 냉이 추출물을 유효성분으로 포함하는 조성물**

본 발명은 슈퍼박테리아에 대한 항균 활성, 및 항염증 활성을 가지는 냉이 속(Capsella sp.) 식물 추출물 및 이를 포함하는 조성물에 관한 것으로서, 보다 구체적으로 본 발명은 탄저병균 및 항생제 내성균에 대한 항균 활성이 우수한 냉이 속 식물 추출물을 포함하는 항균용 조성물 및 항염증 활성이 우수한 냉이 속 식물 추출물을 포함하는 항염증용 조성물에 관한 것이다. 본 발명에 따른 냉이 속 식물 추출물은 치사율이 높은 것으로 알려진 탄저균 및 항생제 내성균에 대하여 우수한 항균 활성 및 항염증 활성을 나타내므로 감염질환의 예방 또는 치료에 매우 유용하게 사용될 수 있고, 우수한 항염증 효과를 나타내므로 항염증용 조성물 또는 피부 외용제로 유용하게 이용할 수 있는 특징이 있다.

– 공개번호 : 10-2013-0112322, 출원인 : 중앙대학교 산학협력단

놋젓가락나물

Aconitum ciliare DC.

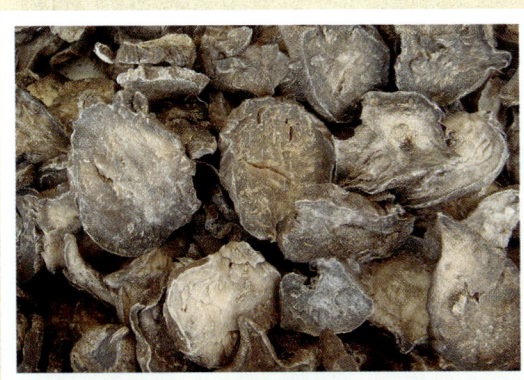

이 명	선덩굴바꽃
한약명	초오(草烏), 토부자(土附子), 오두(烏頭), 독공(毒公), 죽절오두(竹節烏頭)
과 명	미나리아재비과(Ranunculaceae)
식물명 유래	줄기의 모양이 놋젓가락을 닮은 나물이라는 뜻. 상대적으로 독성이 덜한 어린 순을 따서 볶아 말리거나 삶아 우려 묵나물로 식용하기도 했었음
식품원료 사용 가능 여부	식품원료 목록에 없음

생육특성 놋젓가락나물은 각처의 산지에서 자라는 덩굴성 여러해살이풀로, 생육환경은 물 빠짐이 좋은 반그늘의 숲속 나무 아래이다. 덩굴 길이는 2m 정도, 뿌리는 마늘쪽처럼 생겼고, 잎은 어긋나는데 손바닥 모양으로 3~5갈래 갈라지며 갈라진 잎은 앞이 뾰족하다. 꽃은 보라색과 연한 자주색으로 8~9월에 뭉쳐서 피는데 투구 모양이다. 열매는 10~11월에 달리는데, 5개로 나누어진 씨방에는 많은 종자가 들어 있다.

사용부위 및 채취시기 봄에 부드러운 어린순을 채취해 삶아 말린다. 가을철에 줄기와 잎이 시들었을 때 덩이뿌리를 채취하여, 수염뿌리와 흙모래를 제거하고 말린다.

작용부위 심장, 간, 신장, 비장에 작용한다.

성질과 맛 ▶ 성질이 뜨겁고, 맛은 맵고 쓰며, 독성이 있다.

성 분 ▶ 덩이뿌리에는 맹독성의 알칼로이드인 아코니틴(aconitin), 하이파코니틴(hypaconitin), 메사코니틴(mesaconitin), 데옥시아코니틴(deoxyaconitine), 비우틴(beiwutine) 등이 함유되어 있다.

약리작용 ▶ 진통작용, 진정작용, 해열작용, 국부마취작용, 소염작용

효 능 ▶ 덩이뿌리에 거풍제습(祛風除濕), 온경지통(溫經止痛)의 효능이 있다. 통증을 멎게 하고 경련을 진정시키며 한사(寒邪)를 없앤다. 또한 바람으로 인한 나쁜 사기인 풍사와 습이, 병을 일으키는 사기가 된 습사를 흩어지게 하며, 종기를 삭이는 효능이 있어 풍사와 습사로 인해 결리고 아픈 증상, 관절동통, 치통, 중풍, 열병, 골절통, 두통, 신경통, 림프샘염을 치료한다. 그리고 종기로 인한 부기를 가라앉히고 위와 배가 차고 아픈 증세를 치료한다. 아울러 심장의 기능을 강화하는 강심작용에 요긴한 약이다.

약용법 ▶ 말린 약재 2~4g을 물 1L에 넣어 1/3이 될 때까지 달여 하루에 2~3회 나눠

놋젓가락나물 잎

놋젓가락나물 종자 결실

놋젓가락나물 뿌리(채취품)

놋젓가락나물 뿌리(약재)

놋젓가락나물 지상부

마신다. 환 또는 가루로 만들어 복용하기도 하며, 가루를 조합하여 환부에 붙이거나 식초, 술과 함께 갈아서 바른다.

주의사항 ▶ 독성이 강하므로 반드시 전문가의 처방에 따라 포제를 해서 복용해야 한다. 약재의 10배 정도의 물에 담가 중심부까지 물이 스며들면 10~14시간가량 끓여 속의 백심(白心)이 없어지고 맛을 보아 마설감(麻舌感: 혀가 오그라드는 느낌)이 없으면 약한 불로 물이 마를 정도가 될 때까지 가열하여 햇볕이나 불에 말린다.

놋젓가락나물의 기능성 및 효능에 관한 특허자료

❖ **초오 추출물을 포함하는 구강질환 예방 또는 치료용 조성물**

본 발명은 초오 추출물을 포함하는 구강 질환 예방, 개선 또는 치료를 위한 조성물에 관한 것으로, 인체에 안전하면서도 우수한 효과를 갖는 구강질환 예방, 개선 또는 치료용 조성물에 관한 것이다.
- 공개번호 : 10-2017-0103458, 출원인 : (주)엘지생활건강

누리장나무

Clerodendrum trichotomum Thunb.

이 명 개똥나무, 노나무, 개나무, 구릿대나무, 누기개나무, 이라리나무, 누룬나무, 깨타리, 구린내나무, 누르나무, 개똥낭, 누루대

한약명 취오동(臭梧桐), 취오동화(臭梧桐花), 취오동자(臭梧桐子), 취오동근(臭梧桐根)

과 명 마편초과(Verbenaceae)

식물명 유래 '누리'와 '장나무'의 합성어로, 누린내가 나는 작대기 또는 막대기라는 뜻

식품원료 사용 가능 여부 가능(순, 잎)

생육특성 누리장나무는 강원도와 황해도 이남에 분포하는 낙엽활엽관목으로, 산기슭이나 골짜기의 기름진 땅에서 자란다. 햇빛이 잘 드는 전석지나 바위 사이에서 자란다. 높이는 2~3m이고, 나무껍질은 회백색이고 골속은 백색이다. 줄기는 가지가 갈라지며 전체에서 누린내가 난다. 나무껍질은 잿빛이고 속은 흰색이다. 잎은 마주나며, 길이 8~20cm, 너비 5~10cm에 달걀 모양으로 끝이 뾰족하고 가장자리는 밋밋하거나 물결 모양의 톱니가 있다. 꽃은 7~8월에 옅은 붉은색으로 피는데, 새가지 끝에 취산꽃차례로 달리며 누린내 비슷한 강한 냄새가 난다. 열매는 둥근 핵과로, 붉은색의 꽃받침에 싸여 있다가 밖으로 나오며, 9~10월에 짙은 파란빛으로 익는다. 잎과 줄기에서 누린내가 난다 하여 누리장나무라고 부른다. 열매는 여성의 장신구인 '브로치'처럼

익어 몹시 아름답다. 밑에서 많은 줄기가 올라와 수형을 이루고 생장이 빠르다.

사용부위 및 채취시기 ▶ 어린가지와 잎은 6~10월, 꽃은 7~8월, 열매는 9~10월, 뿌리는 가을·겨울에 채취한다.

작용부위 ▶ 심장, 간, 방광에 작용한다.

성질과 맛 ▶ 성질이 평(平)하고, 맛은 쓰고 약간 맵다.

성 분 ▶ 잎에는 크레로덴드린(clerodendrin), 메소-이노시톨(meso-inositol), 알칼로이드(alkaloid), 뿌리에는 크레로도론(clerodolone), 크레로돈(clerodone), 크레로스테롤(clerosterol)이 함유되어 있다.

약리작용 ▶ 혈압강하작용, 항염작용, 진통작용, 진정작용

누리장나무 잎

누리장나무 꽃

누리장나무 열매

용 도 ▶ 약용(고혈압에 사용), 식용(어린순)

효 능 ▶ 어린가지 및 잎에는 거풍제습(祛風除濕), 평간강압(平肝降壓), 해독살충(解毒殺蟲), 꽃에는 거풍(祛風), 강압(降壓), 지리(止痢), 열매에는 거풍(祛風), 지통(止痛), 평천(平喘), 뿌리에는 거풍지통(祛風止痛), 행기소식(行氣消食)의 효능이 있다. 어린가지와 잎은 한약명이 취오동(臭梧桐)이며 두통, 고혈압, 풍습, 반신불수, 말라리아, 이질, 치창 등을 치료한다. 꽃은 한약명이 취오동화(臭梧桐花)이며 두통, 이질, 탈장, 산기 등을 치료한다. 열매는 한약명이 취오동자(臭梧桐子)이며 천식, 풍습을 치료한다. 뿌리는 한약명이 취오동근(臭梧桐根)이며 말라리아, 류머티즘에 의한 사지마비, 사지통증,

---

누리장나무의 기능성 및 효능에 관한 특허자료

❖ **누리장나무 잎 추출물로부터 아피게닌-7-오-베타-디-글루쿠로니드를 분리하는 방법 및 이 화합물을 함유하는 위염 및 역류성 식도염 질환 예방 및 치료를 위한 조성물**

본 발명은 누리장나무 잎으로부터 아피게닌-7-O-β-D-글루쿠로니드(apigenin-7-O-β-D-glucuronide; 이하 "AGC"라 함)를 분리하는 분리 방법 및 이 화합물을 함유하는 위장관 염증, 궤양 및 역류성 식도염의 예방 및 치료용 조성물에 관한 것이다. 본 발명에서는 누리장나무 잎의 추출물로부터 클로로포름, 에테르, 메틸렌클로라이드를 이용하여 탈지시킨 다음, 비이온성 교환수지를 사용하여 당과 무기염을 제거하고 세파덱스 LH 20을 이용한 이차 컬럼을 통해 다량의 순수한 AGC를 수득할 수 있으며, 분리된 이 AGC가 위염 및 역류성 식도염에 기존의 약물보다 탁월한 치료효과를 나타내므로 위염 및 역류성 식도염 질환의 예방 및 치료에 유용한 의약품 및 건강보조식품을 제공한다.

- 공개번호 : 10-2003-0091403, 특허권자 : 손의동

❖ **누리장나무 추출물을 포함하는 항균 조성물**

본 발명은 누리장나무 추출물 및 이로부터 분리한 22-디하이드로클레로스테롤(22-dehydroclerosterol) 또는 베타-아미린(β-amyrin)을 유효성분으로 포함하는 헬리코박터균에 대한 항균조성물에 관한 것이다. 본 발명의 누리장나무 추출물 및 이로부터 분리한 22-디하이드로클레로스테롤(22-dehydroclerosterol) 또는 베타-아미린(β-amyrin)은 헬리코박터파이로리균에 대한 항균활성을 가지며, 위에 자극을 주지 않아 헬리코박터파이로리균에 의한 각종 위 및 십이지장 질환을 예방 및 치료하는 데 유용하다.

- 공개번호 : 10-2012-0055480, 출원인 : 대한민국(산림청 국립수목원장)

❖ **누리장나무 잎으로부터 악테오시드를 추출하는 방법 및 이를 함유하는 항산화 및 항염증 약학 조성물**

본 발명은 누리장나무 잎으로부터 천연항산화제 개발 및 잎을 이용한 다류 및 엑스 제제의 기능성 항산화제에 사용할 수 있는 성분을 분리한다. 누리장나무 잎의 물 또는 저급 알코올 가용추출물을 염화메틸렌과 같은 지용성 용매로 탈지시키고, 칼럼 크로마토그래피를 실시하여 70~90% 메탄올분획을 분리한 후 세파덱스 칼럼 크라마토그래피법을 반복 실시함을 수행함으로써 악테오시드 화합물을 분리한다.

- 공개번호 : 10-2007-0078658, 출원인 : 황완균

고혈압, 식체에 의한 복부 당김, 소아 정신불안정, 타박상 등을 치료한다. 한방에서는 기침, 감창(疳瘡)에 사용한다.

약용법 말린 어린가지와 잎 10~15g(생것 30~60g)을 물 1L에 넣고 반으로 줄 때까지 달여서 하루 2~3회로 나누어 마신다. 말린 꽃 5~10g을 물 1L에 넣고 반으로 줄 때까지 달여서 하루 2~3회로 나누어 마신다. 말린 열매 10~15g을 물 1L에 넣고 반으로 줄 때까지 달여서 하루 2~3회로 나누어 마신다. 말린 뿌리 10~15g을 물 1L에 넣고 반으로 줄 때까지 달여서 하루 2~3회로 나누어 마시거나, 생것 100~200g을 짓찧어서 낸 즙으로 술을 담가 아침저녁에 50mL씩 마신다. 외용할 경우에는 뿌리껍질을 짓찧어 환부에 바른다.

주의사항 고열로 오래 끓이면 강압작용이 감소될 수 있다.

누리장나무 나무모양

누리장나무 어린가지와 잎(채취품)

눈개승마

Aruncus dioicus (Walter) Fernald

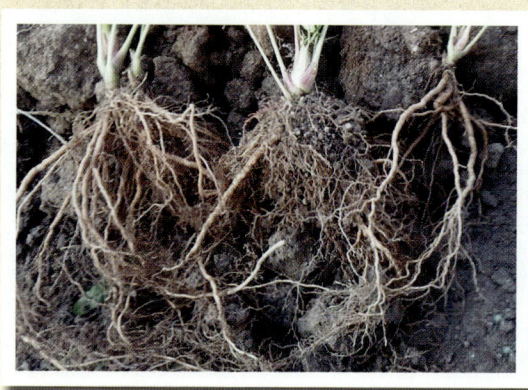

- **이 명** 삼나물, 죽토자, 눈산승마
- **한약명** 체당승마(棣棠升麻), 가승마(假升麻), 죽토자(竹土子)
- **과 명** 장미과(Rosaceae)
- **식물명 유래** '눈(누워 있는)', '개(비슷한 또는 질이 떨어지는)', '승마'라는 뜻
- **식품원료 사용 가능 여부** 제한적 사용(순)

생육특성 눈개승마는 전국 각지에 분포하는 여러해살이풀로, 고산지대의 표고 500m 이상 비옥한 반그늘이나 음지에서 자란다. 높이는 30~100cm이고, 줄기가 곧게 서며 뿌리줄기는 목질화되어 굵어지고 밑부분에 비늘조각이 몇 개 있다. 잎은 어긋나고 2~3회 깃꼴겹잎이며, 작은잎은 길이 3~10cm, 너비 1~6cm에 좁은 달걀 모양으로 끝이 뾰족하고, 가장자리에 결각과 톱니가 있다. 흔히 광택이 나고 긴 잎자루가 있다. 꽃은 암수딴그루이며 6~8월에 흰색 또는 황록색으로 피고, 부채살처럼 펴진 원추꽃차례에 아래에서부터 피어서 위로 올라간다. 열매는 긴 타원형의 골돌과로, 7~8월에 갈색으로 익으며 광채가 나고 아래로 늘어진다. 식용작물로 개발 가능성이 높다. 종명 dioicus는 암수딴그루를 뜻한다.

사용부위 및 채취시기 뿌리와 전초를 가을에 채취한다.

작용부위 간, 폐, 비장에 작용한다.

성질과 맛 성질이 시원하고, 맛은 달고 맵고 약간 쓰다.

눈개승마 잎　　　　　　눈개승마 꽃

눈개승마 지상부

눈개승마 무리

눈개승마 어린순(채취품)

눈개승마 전초(채취품)

성 분 ▶ 살리실알데하이드(salicyladehyde), 사포닌(saponin), 스피레인(spirein), 프루나신(prunasin), 아룬신(arunsin) A·B, 아룬시드(aruncide) A·B·C, 등이 함유되어 있다.

약리작용 ▶ 항산화작용, 항혈전작용, 항염작용, 항균효과, 항당뇨효과

효 능 ▶ 뿌리 및 전초에 보허(補虛), 지통(止痛)의 효능이 있다. 허약한 것을 보하고 통증을 멎게 하는 효능이 있어서 피곤하고 무기력한 증상을 치료하고, 타박손상, 근육과 뼈가 저리고 아픈 증상 등을 치료한다.

약용법 ▶ 말린 전초 5~10g을 물 1L에 넣고 1/3로 줄 때까지 달여서 하루 2~3회로 나누어 마신다. 환 또는 가루로 만들어 복용한다. 외용할 경우에는 가루 내어 환부에 붙이거나, 달인 액으로 환부를 닦아낸다.

눈개승마의 기능성 및 효능에 관한 특허자료

❖ **눈개승마 추출물을 유효성분으로 함유하는 혈전증 예방 또는 치료용 약학적 조성물**

본 발명은 눈개승마 추출물을 유효성분으로 함유하는 혈전증(thrombosis)의 예방 또는 치료용 약학적 조성물 및 건강기능식품에 관한 것으로서, 눈개승마 항혈전 활성물질은 눈개승마를 에탄올 등으로 추출하여 추출물을 조제한적 사용 후 에틸아세테이트로 분획하여 획득할 수 있으며, 우수한 프로트롬빈 저해활성을 나타내어, 혈전 생성을 효율적으로 억제할 수 있는 효과가 있으며, 혈행 개선을 통해 허혈성 뇌졸중 및 출혈성 뇌졸중과 같은 혈전증의 예방 및 치료용으로 사용할 수 있는 뛰어난 효과가 있다.

- 공개번호 : 10-2014-0034647, 출원인 : 안동대학교 산학협력단

다닥냉이

Lepidium apetalum Willd.

이 명	꽃다지
한약명	정력자(葶藶子), 대실(大室), 정력(丁藶)
과 명	십자화과(Cruciferae)
식물명 유래	열매가 다닥다닥 많이 달리는 냉이라는 뜻
식품원료 사용 가능 여부	가능(순)

생육특성 다닥냉이는 북아메리카 원산의 두해살이풀로, 전국 각지의 들이나 인가 주변의 빈터에서 자란다. 산비탈 메마른 모래자갈 땅이거나 암석지에서 자란다. 높이는 30~60cm이고, 줄기가 곧게 서며 윗부분에서 많은 가지가 갈라지고 털이 없다. 근생엽은 뭉쳐나고 방석처럼 퍼지며, 길이 3~8cm에 깃꼴겹잎으로 잎자루가 길다. 줄기잎은 어긋나고 길이 1.5~5cm, 너비 0.2~1cm에 거꿀피침 모양 또는 줄 모양이며, 가장자리에 톱니가 있고 잎자루가 없으나 밑부분이 흘러 잎자루처럼 된다. 꽃은 5~7월에 흰색으로 피며, 원줄기와 가지 끝에 총상꽃차례를 이루며 작은 십자화가 많이 달린다. 열매는 끝이 오목하게 파인 원반 모양의 각과이며 6~7월에 익는다. 종자는 적갈색의 작은 원반 모양이고 가장자리에 흰색의 막질(膜質) 날개가 젖으면 점질로 된다. 한국

다닥냉이 꽃 / 다닥냉이 지상부

에서 자라는 다닥냉이속 6종은 전부 북아메리카 또는 유럽에서 귀화한 식물이다.

사용부위 및 채취시기 여름철에 열매가 잘 익었을 때 지상부를 베어 햇볕에 말린 후, 씨를 채취하고 이물질을 제거한다.

작용부위 폐, 방광에 작용한다.

성질과 맛 성질이 매우 차고, 맛은 맵고 쓰다.

성 분 강심배당체의 헬베티코사이드(helveticoside)와 개자유 배당체의 시날빈(sinalbin) 외에도 지방유, 당류, 단백질 등이 함유되어 있다.

약리작용 강심작용

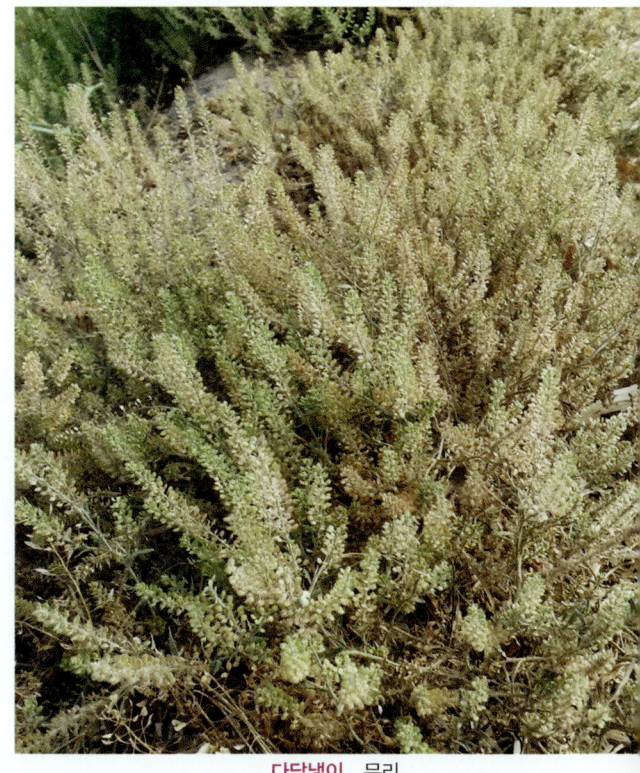

다닥냉이 무리

용 도 ▶ 약용(종자는 해수, 천식에 사용)

효 능 ▶ 씨에 사폐평천(瀉肺平喘), 행수소종(行水消腫)의 효능이 있다. 소변이 잘 나가게 하고 가래를 제거하며 장을 윤활하게 하는 등의 효능이 있고 흥분을 가라앉혀주는 작용도 있다. 각종 부기, 변비, 기침, 천식, 폐결핵, 삼출성 흉막염, 심장쇠약 등에 사용한다.

다닥냉이 종자(약재)

약용법 ▶ 말린 종자 4~12g을 물 1L에 넣고 반으로 줄 때까지 달여서 하루 2~3회로 나누어 마신다.

주의사항 ▶ 폐가 허약해서 천식, 해수가 있는 사람, 비가 허약해서 잘 붓는 사람은 복용에 주의한다. 오래 복용하는 것은 좋지 않다.

다닥냉이의 기능성 및 효능에 관한 특허자료

❖ **다닥냉이로부터 분리한 B형 간염바이러스 표면항원 생성억제 추출물 및 그 분리방법**

본 발명은 식물 다닥냉이(*Lepidium apetalum* W.) 전초에서 분리한 B형 간염바이러스의 표면항원 생성 억제 추출물 및 그 분리방법과 상기 추출물의 간염 및/또는 간암치료제로서의 용도에 관한 것으로, 본 발명 추출물은 다닥냉이를 건조 분쇄한 분쇄물에 증류수를 혼합하여 현탁시킨 후 에틸알콜로 추출할 때 침전물로 수득되며, B형 간염바이러스 감염된 간암세포주인 PLC/PRF/5에서 B형 간염바이러스의 표면항원 생성을 억제하여 B형 간염바이러스 감염으로 유발된 간염 및/또는 간암을 치료할 수 있는 매우 뛰어난 효과가 있다.

― 공개번호 : 10-2001-0090310, 출원인 : 바이오코리아(주)

❖ **다닥냉이 추출물을 유효성분으로 포함하여 스트레스 완화 및 개선 효과를 나타내는 항스트레스용 조성물**

본 발명은 다닥냉이를 유효성분으로 포함하면서 항산화 효과를 나타낼 뿐만 아니라 스트레스 저감 효과와 우울증 예방 및 개선효과를 나타낼 수 있는 천연물 기반의 항스트레스용 조성물을 제공하기 위한 것이다. 본 발명은 천연물을 기반으로 부작용의 문제없이 항산화, 항우울, 항스트레스 등의 효과를 나타낼 수 있도록 하면서 장기간 복용 또는 사용할 수 있는 조성물을 제공한다.

― 출원번호 : 10-2020-0128696, 출원인 : 동의대학교 산학협력단

다래

Actinidia arguta (Siebold & Zucc.) Planch. ex Miq.

이 명 다래나무, 참다래나무, 다래너출, 참다래, 청다래넌출, 다래넌출, 청다래나무, 다래, 레쿨, 다래넝쿨

한약명 미후도(獼猴桃), 연조자(軟棗子), 미후리(獼猴梨)

과 명 다래나무과(Actinidiaceae)

식물명 유래 '달(달다)'과 '이(명사화 접사)'의 합성어로, 열매에 단맛이 강하다는 뜻

식품원료 사용 가능 여부 **가능**(순, 줄기, 열매, 수액)

생육특성 다래는 전국 각지에 분포하는 낙엽활엽 덩굴나무로, 깊은 산골짜기의 나무 밑에서 자라며 추위에도 잘 견뎌 노지에서 월동한다. 전국 표고 1,600m 이하에서 자란다. 덩굴줄기는 길이 7m까지 뻗고 줄기의 골속은 갈색이며, 일년생가지에는 회백색의 잔털이 있고 껍질눈이 뚜렷하며 가지는 갈색이다. 뿌리가 사방으로 뻗어 있다. 잎은 어긋나고 길이 6~12cm, 너비 3.5~7cm에 달걀 모양의 막질이며, 끝이 점점 뾰족해지고 가장자리에는 날카로운 톱니가 있다. 잎의 앞면에는 털이 없고 뒷면의 맥 위에 갈색 털이 있다가 없어진다. 꽃은 암수딴그루이며 5~6월에 흰색으로 피는데, 잎겨드랑이에 취산꽃차례를 이루며 3~10송이가 달린다. 열매는 달걀상 원형의 장과이며, 길이 2.5cm 정도에 털이 없고 10월에 황록색으로 익는다. 어린잎은 나물로 먹고, 열

매는 생으로 먹거나 과즙, 과실주, 잼 등을 만들어 먹는다. 잔뿌리가 많아서 쉽게 활착된다. 과수로 재배하기 위해 외국에서 육종된 품종이 다수 있다.

사용부위 및 채취시기 ▶ 뿌리는 가을·겨울, 잎은 여름, 열매는 9~10월에 채취한다.

작용부위 ▶ 간, 폐, 위, 대장에 작용한다.

성질과 맛 ▶ 뿌리는 성질이 평(平)하고, 맛은 담담하고 약간 떫다. 잎은 성질이 평(平)하고, 맛은 달다. 열매는 성질이 약간 차고, 맛은 달고 약간 시다.

성 분 ▶ 뿌리와 잎에는 액티니딘(actinidine), 열매에는 타닌(tannin), 비타민 A·C·P, 점액질, 전분, 서당, 단백질, 유기산 등이 함유되어 있다.

약리작용 ▶ SOD(항산화효소)활성작용, 노화방지효과, 항종양작용

다래 잎

다래 꽃

다래 나무줄기

다래 열매

다래 열매(채취품)   다래 열매(약재)

용 도 ▶ 식용(과일, 어린잎), 술용(과실주), 도구용(바구니, 눈신, 노끈 등), 약용(뿌리와 열매를 허리가 아프거나 노화방지에 사용, 수액은 신장병 치료에 사용)

효 능 ▶ 뿌리에는 청열이습(淸熱利濕), 거풍제비(祛風除痺), 해독소종(解毒消腫), 지혈(止血), 잎에는 지혈(止血), 열매에는 자음청열(滋陰淸熱), 제번지갈(除煩止渴), 통림(通淋)의 효능이 있다. 뿌리와 잎은 한약명이 각각 미후리근(獼猴梨根), 미후리엽(獼猴梨葉)이며, 위를 튼튼하게 하고 열을 내리며, 습사(濕邪)를 제거하고 산후에 젖이 나오지 않는 것을 낫게 한다. 또한 구토, 설사, 소화불량, 식욕부진, 급성간염, 황달, 류머티즘, 관절통 등을 치료한다. 열매는 한약명이 연조자(軟棗子)이며 당뇨의 소갈증, 가슴이 답답하고 열이 많은 증상, 요로 결석을 치료한다. 열매의 추출물은 알레르기성 질환과 비알레르기성 염증질환의 예방, 치료와 탈모 및 지루성 피부염의 예방 및 치료, 개선 등에도 효과가 있다는 연구결과가 있다.

약용법 ▶ 말린 뿌리와 잎 15~60g을 물 1L에 넣고 반으로 줄 때까지 달여서 하루 2~3회로 나누어 마신다. 말린 열매 3~15g을 물 1L에 넣고 반으로 줄 때까지 달여서 하루 2~3회로 나누어 마신다.

주의사항 ▶ 열매는 비위가 허약하거나 찬 사람은 주의하고, 너무 많이 먹으면 설사를 유발할 수 있다.

다래 나무모양

다래 어린순(채취품)

다래의 기능성 및 효능에 관한 특허자료

❖ **다래 추출물을 함유하는 알레르기성 질환 및 비알레르기성 염증 질환의 치료 및 예방을 위한 약학조성물**

본 발명은 항알레르기 및 항염증 활성을 갖는 다래 과실 추출물을 함유한 약학조성물에 관한 것으로, 본 발명의 다래과실 추출물은 Th1 사이토카인 및 IgG2a의 혈청 내 수치를 높이고, Th2 사이토카인 및 IgE의 혈청 레벨을 낮춤으로써 비만세포(mast cell)로부터 히스타민의 방출 억제 및 염증 활성을 억제시키는 작용을 나타냄으로써 알레르기성 질환 또는 비알레르기성 염증 질환의 예방 및 치료에 유용한 약학조성물로 사용될 수 있다.

- 공개번호 : 10-2004-0018118, 출원인 : (주)팬제노믹스

대추나무

Ziziphus jujuba Mill. var. *inermis* (Bunge) Rehder

이 명	대추, 대초, 녀초, 대초낭
한약명	대조(大棗), 조핵(棗核), 조엽(棗葉), 조수피(棗樹皮), 조수근(棗樹根)
과 명	갈매나무과(Rhamnaceae)
식물명 유래	한자 이름 '대조(大棗)'에서 유래한 것으로, 가시가 많다는 뜻이며 대초→대쵸→대추로 변함
식품원료 사용 가능 여부	**가능**(잎, 열매), **제한적 사용**(씨앗)

생육특성 대추나무는 평안북도, 함경북도를 제외한 전국에 분포하는 낙엽활엽관목 또는 소교목으로, 마을 부근과 밭둑, 과수원 등에 심어 가꾼다. 추운 고산지대를 제외한 전국의 표고 500m 이하에서 자란다. 높이는 8~10m이고 나무껍질은 회갈색이며, 가지 끝에 털이 약간 있다. 잎은 어긋나고 길이 2~6cm, 너비 1~2.5cm에 달걀 모양으로 끝이 뭉뚝하며 가장자리에 둔한 톱니가 있다. 잎의 아랫부분에 3개의 큰 잎맥이 뚜렷이 보이고, 턱잎이 변한 가시 흔적만 남아 있다. 꽃은 5~6월에 황록색으로 피며, 잎겨드랑이의 취산꽃차례에 2~3송이씩 달린다. 열매는 타원형의 핵과이며, 9~10월에 적갈색으로 익는다. 대추나무는 갈매나무과 대추나무속에 속하는 교목성 과수로서 중국계 대추와 인도계 대추 등 생태형이 전혀 다른 2종이 재배되고 있다. 잎이 늦게

나오기 때문에 양반나무라고 부르기도 한다.

사용부위 및 채취시기 ▶ 열매는 가을, 뿌리는 연중 수시, 나무껍질은 봄, 잎은 여름에 채취한다. 잘 익은 열매를 채취하여, 햇볕에 말린다.

작용부위 ▶ 심장, 비장, 위에 작용한다.

성질과 맛 ▶ 열매는 성질이 따뜻하고, 맛은 달다. 나무껍질은 성질이 따뜻하고, 맛은 쓰고 떫다. 뿌리는 성질이 따뜻하고, 맛은 달다. 잎은 성질이 따뜻하고, 맛은 달다. 성질이 따뜻하고, 맛은 달며, 독성이 없다.

성 분 ▶ 열매에는 단백질, 당류, 유기산, 점액질, 비타민 A·B_2·C, 칼슘, 인, 철분, 뿌리에는 대추인(daechuin S1, S2…S10), 나무껍질에는 알칼로이드(alkaloid), 프로토핀

대추나무 잎   대추나무 꽃

대추나무 열매   대추나무 나무줄기

대추나무 나무모양

대추나무 열매(채취품)

대추나무 열매(약재)

대추나무 씨앗(채취품)

(protopine), 세릴알콜(cerylalcohol), 잎에는 알칼로이드 성분으로 대추알칼로이드(daechu alkaloid) A·B·C·D·E와 대추사이클로펩타이드(daechucyclopeptide)가 함유되어 있다.

▶ **약리작용** 간장보호작용, 항알레르기작용, 항종양작용, 중추신경억제작용, 기력증강작용

▶ **용 도** 식용(열매), 약용(열매는 불면증과 신경과민에 진정효과, 항종양 및 항알레르기 작용, 근력강화와 간보호기능)

▶ **효 능** 열매에 보중익기(補中益氣), 양혈안신(養血安神), 완화약성(緩和藥性)의 효능이 있다. 열매는 한약명이 대조(大棗)이며, 자양강장, 해독, 진통, 진정, 진경, 이뇨,

근육강화 등의 효능이 있어 식욕부진, 전신통증, 불면증, 근육경련, 약물중독 등에 쓴다. 뿌리는 한약명이 조수근(棗樹根)이며 위통, 토혈, 관절통, 월경불순, 풍진, 단독을 치료한다. 나무껍질은 한약명이 조수피(棗樹皮)이며, 진해, 거담, 소염, 수렴, 지혈 등의 효능이 있어 만성기관지염, 이질, 시력장애, 화상, 외상출혈 등을 치료한다. 잎은 한약명이 조엽(棗葉)이며 유행성 발열과 땀띠를 치료한다.

약용법 ▶ 말린 열매 10~30g을 물 1L에 넣고 반으로 줄 때까지 달여서 하루 2~3회로 나누어 마신다. 말린 뿌리 10~30g을 물 1L에 넣고 반으로 줄 때까지 달여서 하루 2~3회로 나누어 마신다. 외용할 경우에는 달인 액으로 환부를 씻어낸다. 말린 나무껍질 6~9g을 볶아서 가루 내어 하루 2~3회 복용한다. 외용할 경우에는 달인 액으로 환부를 씻어내거나 볶아서 가루 내어 환부에 바른다. 말린 잎 3~10g을 물 1L에 넣고 반으로 줄 때까지 달여서 하루 2~3회로 나누어 마신다. 외용할 경우에는 달인 액으로 환부를 씻어낸다.

주의사항 ▶ 몸에 습담이 많거나 체했거나 충치가 있는 사람은 열매 복용을 주의하거나 삼간다.

대추나무의 기능성 및 효능에 관한 특허자료

❖ **대추 추출물을 유효성분으로 함유하는 허혈성 뇌혈관 질환의 예방 및 치료용 조성물**

본 발명의 대추 추출물은 PC12 세포주 또는 해마조직 CA1 영역의 신경세포 손상을 효과적으로 예방하는 것을 확인함으로써 허혈성 뇌혈관 질환의 예방 또는 치료용 조성물로 유용하게 이용될 수 있다.

– 등록번호 : 10-0757207, 출원인 : (주)네추럴에프앤피

❖ **대추를 이용한 숙취 해소 음료 및 제조 방법**

본 발명은 씨를 포함한 대추 및 각종 한약재에서 과육을 추출하여 음용이 용이한 음료로 제조함으로써 숙취 해소 및 기력 증강에 도움을 주려는 데 있다.

– 공개번호 : 10-2010-0026487, 출원인 : 충청대학 산학협력단

❖ **대추나무의 열매, 잎, 가지, 뿌리를 이용한 청국장 제조방법**

본 발명은 대추나무의 열매, 잎, 가지, 뿌리를 손질한 후 열수추출하고, 추출한 대추의 추출액을 물에 혼합한 후 불린 콩을 삶고, 삶은 콩에 대추씨분말을 혼합하고, 대추씨분말이 혼합된 삶은 콩에 대추의 추출액이 혼합된 액체배지에 배양한 청국장균을 접균한 후 발효함으로써 청국장의 맛과 영양을 고스란히 보존하면서도 청국장 특유의 불쾌한 냄새를 최소화시킴과 동시에 대추나무의 열매, 잎, 가지, 뿌리에 함유된 인체에 유용한 영양성분 및 약리적 기능성이 가미된 대추나무의 열매, 잎, 가지, 뿌리를 이용한 대추청국장 제조방법에 관한 것이다.

– 등록번호 : 10-0905286-0000, 출원인 : 윤종준

대추주

적용 병증

- **불면증(不眠症)** : 질병이나 감정적 흥분, 심신 과로 등으로 인해 잠이 오지 않는 경우의 처방이다. 어떤 원인이든 기분전환이 필요하다. 소주잔 1잔을 1회분으로 1일 1~2회씩, 7~10일 동안 음용한다.
- **번갈(煩渴)** : 가슴이 답답하고 열이 나며 몹시 목이 마르는 증상이다. 대추주에 생강을 조금 넣어 복용하면 더욱 효과적이다. 소주잔 1잔을 1회분으로 1일 1~2회씩, 10~15일 동안 음용한다.
- **흉통(胸痛)** : 심장과 비장 사이에 밤알만 하게 혈액이 뭉쳐 다니며 통증이 오는 경우의 처방이다. 소주잔 1잔을 1회분으로 1일 1~2회씩, 15~20일 동안 음용한다.
- **기타 적응증** : 강심, 건망증, 신경쇠약, 근육이 땅겨 쑤시고 아픈 데, 관절 냉기, 사지동통, 담석증, 비만증

만드는 방법

- 묵은 열매가 아닌 햇열매를 사용하는 것이 좋다.
- 생것 300g 또는 말린 것 200g을 소주 3.6L에 넣고 밀봉한다.
- 4~6개월간 숙성시켜 음용하며, 걸러내지 않고 그대로 보관한다.

채취 및 구입 시장이나 재배 농가에서 구입한다. 충청북도 보은 대추가 유명하다.

맛 맛은 달고 약간 시다. 꿀을 120g 정도 가미할 수 있다.

주의사항
- 본 약술을 음용하는 중에는 물고기, 파, 현삼 등의 섭취를 금한다.
- 여러 날 장복해도 무방하다.

대추나무 열매(채취품)

더덕

Codonopsis lanceolata (Siebold & Zucc.) Benth. & Hook.f. ex Trautv.

- **이 명** 참더덕, 산더덕, 산승
- **한약명** 양유근(羊乳根), 산해라(山海螺), 사엽삼(四葉蔘), 통유초(通乳草)
- **과 명** 초롱꽃과(Campanulaceae)
- **식물명 유래** 뿌리에 혹 같은 것이 울퉁불퉁하게 붙어 있는 모양에서 '더데', '더더귀', '더덕더덕' 등에서 유래한 뜻
- **식품원료 사용 가능 여부** 가능(뿌리, 줄기, 잎)

생육특성 더덕은 전국 각지에 분포하는 여러해살이 덩굴식물로, 산야에서 자생하거나 농가에서도 많이 재배하고 있다. 모든 지역에 재배할 수 있으나 서늘한 기후에 좋고, 통풍이 좋고 햇볕이 강한 곳에서는 생육이 불량하다. 덩굴줄기는 길이 2m 이상 자라고, 보통 털이 없으며 자르면 흰색의 즙액(汁液)이 나온다. 덩이뿌리는 지름 1~3cm, 길이 10~20cm로 비대하며 방추형이고, 오래될수록 껍질에 혹들이 더덕더덕하게 많이 달린다. 잎은 어긋나며 짧은 가지 끝에서는 3~4개가 모여 달린 듯이 마주나고, 길이 3~10cm, 너비 1.5~4cm에 긴 타원형 또는 피침 모양으로 가장자리가 밋밋하다. 꽃은 8~9월에 피는데, 짧은 가지 끝에서 아래를 향하여 작은 종 모양으로 달린다. 꽃부리는 끝이 5개로 갈라져 뒤로 약간 말리며 연한 녹색이고 안쪽에 자주색 반

점이 있다. 열매는 원뿔 모양의 삭과이고 9~10월에 익는다. 쌉쌀하면서도 단맛이 나는 것이 특색이며 독특한 향취가 특징적이다.

사용부위 및 채취시기 ▶ 가을에 뿌리를 캐어 줄기와 잔뿌리를 제거하고 물에 씻어 햇볕에 말린다.

작용부위 ▶ 폐, 비장에 작용한다.

성질과 맛 ▶ 성질이 평(平)하고(약간 따뜻하다고도 함), 맛은 달고 맵다.

성 분 ▶ 전초에는 아피게닌(apigenin), 루테올린(luteolin), 알파-스피나스테롤(α-spinasterol), 스티그마스테롤(stigmastenol), 올레아놀릭산(oleanolic acid), 에키노시스틱산(echinocystic acid), 알비게닉산(albigenic acid), 뿌리에는 코도노사이드(codonoside)

더덕 잎

더덕 꽃

더덕 종자 결실

더덕 지상부

A·B, 사포닌(saponin), 이눌린(inulin), 리오이친(leoithin), 펜토산(pentosane), 파이토데린(phytoderin) 비타민 B_1·B_2, 탄수화물, 단백질 및 식물정유 등이 함유되어 있다.

약리작용 진정작용, 진통작용, 항경련작용, 항피로작용, 항종양작용, 항산화작용, 항균작용

용 도 식용(껍질을 벗겨 구이로 요리를 하거나 장아찌로 사용), 약용(뿌리는 적혈구수를 증가시키고 항피로작용)

효 능 뿌리에 익기양음(益氣養陰), 해독소종(解毒消腫), 배농(排膿), 통유(通乳)의 효능이 있다. 몸을 건강하게 하고 진액을 만들어내며, 가래를 제거하고 고름을 배출하며, 젖이 잘 나오게 하고 독을 풀어주며 종기를 가라앉히는 등의 효능이 있어, 해수, 인후염, 폐농양(肺膿瘍), 장옹(腸癰), 유선염, 유즙 부족, 뱀에 물린 상처 등을 치료한다.

약용법 말린 뿌리 15~60g(생것 45~120g)을 물 1L에 넣고 끓기 시작하면 불을 약하게 줄여 1/3로 줄 때까지 달여서 하루 2회로 나누어 마신다. 또는 가루 내어 복용하기

더덕 뿌리(채취품)
 더덕 뿌리(약재)

도 한다. 외용할 경우에는 생뿌리를 짓찧어 환부에 붙이거나 달인 액으로 환부를 씻어 낸다. 병후허약에는 숙지황, 당귀 등을 배합하고, 폐음(肺陰) 부족으로 해수가 있을 때에는 자완(紫菀: 개미취 뿌리), 백부근(百部根: 만생백부 덩이뿌리), 백합 등을 배합하여 사용한다. 출산 후 허약해진 경우나 젖이 잘 나오지 않을 때에는 동과자(冬瓜子: 동아 열매껍질), 노근(蘆根: 갈대 뿌리), 금은화(金銀花: 인동덩굴 꽃), 야국(野菊: 산국), 율무, 도라지, 생감초 등을 배합한다. 독사에 물렸을 때 뿌리를 끓여 마시거나 짓찧어 환부에 붙이면 효과가 매우 좋다. 우리나라 약재시장에서는 더덕이 '사삼(沙參)'으로 잘못 유통되고 있다.

주의사항 ▶ 여로(藜蘆: 박새 뿌리)와 함께 사용하지 않는다.

더덕의 기능성 및 효능에 관한 특허자료

❖ **더덕 추출물을 포함하는 알코올성 간질환 및 알코올성 고지혈증의 예방 및 치료용 조성물**

본 발명은 더덕 추출물을 유효성분으로 포함하는 알코올성 간질환 및 알코올성 고지혈증의 예방 및 치료용 조성물에 관한 것이다. 본 발명에 따른 조성물은 알코올의 섭취로 인해 증가된 간 조직 및 혈장의 지질 농도, 지질과산화물 농도를 감소시키고 간 기능 지표 효소의 활성을 정상화하는 효과가 있으므로 알코올성 간질환 및 알코올성 고지혈증의 예방, 경감 및 치료의 목적으로 유용하게 사용할 수 있다.

– 등록번호 : 10-0631073-0000, 출원인 : 연세대학교 산학협력단

적용 병증

- **산증(疝症)** : 고환이 커지면서 아랫배가 켕기며 아픈 병증으로, 한습사(寒濕邪)가 침입하거나 내상으로 기혈이 제대로 순환하지 못하여 생긴다. 소주잔 1잔을 1회분으로 1일 1~2회씩, 7~10일 동안 음용한다.
- **임파선염(淋巴腺炎)** : 병원균에 의한 림프샘의 염증으로 목, 겨드랑이, 팔꿈치, 허벅지 등의 림프에 화농이 생긴다. 소주잔 1잔을 1회분으로 1일 1~2회씩, 15~20일 동안 음용한다.
- **인후염(咽喉炎)** : 목구멍이 붓고 통증이 있는 경우에 처방한다. 소주잔 1잔을 1회분으로 1일 1~2회씩 5~10일, 심하면 15일 정도 음용한다.
- **기타 적응증** : 오장보익, 잠긴 목소리나 쉰 목소리, 편도염, 불면증, 신경쇠약, 심장병, 고환염

만드는 방법

- 약효는 뿌리에 있으며, 말린 것보다 생것이 더 좋다. 뿌리를 씻어 껍질을 벗기고 적당한 크기로 자른다.
- 생것 350g 또는 말린 것 220g을 소주 3.6L에 넣고 밀봉한다.
- 1년 정도 숙성시켜 음용하며, 걸러내지 않고 그대로 보관한다.

채취 및 구입 약재상이나 산지의 관광지에서 구입할 수 있으며, 깊은 산속 구릉지에서 직접 채취할 수 있다.

맛 맛은 달고 맵다. 꿀을 140g 정도 가미해도 좋다.

주의사항
- 본 약술을 음용하는 중에 특별히 가려야 하는 음식은 없다.
- 장복하여도 무방하다.

더덕 뿌리(채취품)

더위지기

Artemisia sacrorum Ledeb. var. *iwayomogi* (Kitam.) M.S.Park & G.Y.Chung

이 명	흰사철쑥, 부덕쑥, 산쑥, 생당쑥, 생댕쑥, 애기바위쑥, 인진쑥, 인진고, 흰더위지기, 사철쑥
한약명	한인진(韓茵蔯)
과 명	국화과(Compositae)
식물명 유래	무더운 여름철 더위를 이겨내는 효능이 있다는 뜻
식품원료 사용 가능 여부	식품원료 목록에 없음

생육특성 더위지기는 제주도를 제외한 전국의 표고 100~1,800m 지역에 분포하는 낙엽활엽 아관목(亞灌木)으로, 양지바른 산기슭이나 들에서 자란다. 추위에 강하여 어디에서나 생육하며 내건성이 높고 내음력도 다소 있어서 잘 자란다. 높이는 1m 정도이고, 줄기가 뭉쳐나 곧게 서며 밑동이 목질화되고 윗부분에서 가지가 갈라진다. 근생엽은 어긋나고 2회 깃꼴로 깊게 갈라지며, 갈래조각은 줄 모양으로 끝이 날카롭고, 가장자리에 얕은 톱니가 있다. 줄기잎은 피침 모양으로, 처음에는 양면에 거미줄 같은 털이 있고 대개 톱니가 있으며, 잎자루의 길이는 2~3cm이다. 꽃은 7~8월에 노란색으로 피며, 반구형 두상화가 잎겨드랑이에 총상으로 달린다. 열매는 길둥근 수과이며 11월에 익는다. 잎의 뒷면에 흰색 털이 촘촘하게 나 있는 것

더위지기 잎　　　더위지기 꽃
더위지기 종자 결실　　　더위지기 줄기

을 흰더위지기라고 하여 구분하기도 한다. 밑부분은 목질화되며 윗부분에서 가지가 갈라지고 맹아력이 강하다.

사용부위 및 채취시기 ▶ 지상부를 6~7월에 채취하여 그늘에서 말린다.

작용부위 ▶ 간, 비장, 방광에 작용한다.

성질과 맛 ▶ 성질이 따뜻하고(생것은 차다), 맛은 쓰고 맵다.

성　분 ▶ 이소-피노캄폰(iso-pinocamphone), 1,8-시네올(1,8-cineole), 베타-피넨(β-pinene), 피노카르본(pinocarvone), 미르테날(myrtenal), 알파-테르피네올(α-terpineol), 보르네올(borneol), 캄퍼(camphor), 캄펜(camphene), 아르테미시아케톤(artemisia ketone) 등이 함유되어 있다.

약리작용 ▶ 항돌연변이작용, 항염작용, 항알레르기작용, 간보호작용, 이담작용, 항산화 및 미백효과, 기관지평활근이완작용

| 용 도 | 약용(지상부는 이뇨, 항균작용)

| 효 능 | 지상부에 청리습열(淸利濕熱), 이담퇴황(利膽退黃)의 효능이 있다. 열을 내리고 간기를 맑게 하며, 담도를 이롭게 하고 소변이 잘 나가게 하는 등의 효능이 있어 간염, 황달, 담낭염, 소변불리, 소화불량, 열성질환 등을 치료한다. 또한 월경을 순조롭게 하는 효능도 있다.

| 약용법 | 말린 지상부 6~15g을 물 1L에 넣고 달여서 하루 2~3회 나누어 마신다.

| 주의사항 | 더위지기의 대용으로 사철쑥은 사용할 수 있으나 개똥쑥을 사용하는 것은 잘못이다.

더위지기 지상부

더위지기 지상부(약재)

더위지기의 기능성 및 효능에 관한 특허자료

❖ **더위지기 추출물을 이용한 만성폐쇄성폐질환 개선용 조성물**

본 발명은 PMA(phorbol myristate acetate)에 의해 유도된 네토시스(NETosis)를 억제하고, CSE(cigarette smoke extract)에 의해 자극된 기관지 상피세포주인 H292 세포에서 의한 염증성 사이토카인인 IL-8의 발현을 억제하며, CES에 의해 활성화된 마우스 폐포 대식세포인 MH-S 세포에서도 염증성 사이토카인 MIP2(IL-8)의 발현을 억제할 뿐만 아니라, CES와 PPE(porcine pancreas elastase)로 유도한 COPD 동물모델에서 BALF의 호중구 등의 수를 낮추고 BALF 또는 폐 조직의 MIP-2, TNF-α, IL-1β, IL-6, KC, MCP-1, IFN-γ 등의 염증성 사이토카인의 농도를 낮추며 기타 TARC(CCL17), MDC(CCL22), GM-CSF, IL-17 등의 농도를 낮추는 활성을 가진 더위지기 추출물을 이용한 만성폐쇄성폐질환 개선용 조성물을 개시한다.

- 등록번호 : 10-2283542-0000, 출원인 : 한국식품연구원

❖ **더위지기 추출물을 포함하는 진해 또는 거담용 조성물**

본 발명은 더위지기(Artemisia gmelinii) 추출물 또는 분획물을 유효성분으로 포함하는, 기침 또는 가래의 개선 또는 예방용 조성물에 관한 것으로, 본 발명의 더위지기 추출물은 개체의 점액 관련 유전자인 MUC5AC의 발현을 저해하여 미세먼지로 인한 호흡기 증상으로서 기침과 가래를 완화시키고 제거 또는 배출시키는 것을 특징으로 한다.

- 출원번호 : 10-2021-0133986, 출원인 : 한국식품연구원

도꼬마리

Xanthium strumarium L.

이 명	창이자
한약명	창이자(蒼耳子)
과 명	국화과(Compositae)

식물명 유래 '됫고마리(또는 도고말이)'가 어원으로, 열매의 가시가 되(도로) 고부라져(꼬) 말려 있는 모양(마리)이라는 뜻

식품원료 사용 가능 여부 제한적 사용(열매)

생육특성 도꼬마리는 전국 각지에 분포하는 한해살이풀로, 들이나 길가에서 자란다. 집마을 빈터, 밭머리, 낮은 지대의 길가에서 흔히 자라지만 북부지방에 많다. 높이는 1~1.5m이고 줄기가 곧게 서며 전체에 억센 털이 빽빽이 나 있다. 잎은 어긋나며 잎자루가 길고, 길이 5~15cm에 넓은 삼각형으로 흔히 3개로 얕게 갈라진다. 잎의 뒷면에는 3개의 큰 맥이 뚜렷하고 가장자리에는 결각상의 톱니가 있다. 꽃은 8~9월에 노란색으로 피며, 원줄기 끝과 가지 끝에 두상화가 원추상으로 달리는데, 수꽃은 끝에 달리고 암꽃은 밑부분에 달리며 2개의 돌기가 있다. 열매는 타원형의 수과이고, 길이 1cm 정도에 갈고리 같은 돌기가 있어 다른 물체에 잘 달라붙는다.

사용부위 및 채취시기 잘 익은 열매를 8~9월에 채취하여, 말려서 꼭지와 잎 등의 이물

질을 제거한다.

작용부위 ▶ 폐에 작용한다.

성질과 맛 ▶ 성질이 따뜻하고, 맛은 맵고 쓰며, 독성이 있다.

성 분 ▶ 씨 속에 크산토스트루마린(xanthostrumarin), 다량의 리놀레산(linoleic acid)을 함유한 지방유, 베타-시토스테롤(β-sitosterol), 스티그마스테롤(stigma-sterol), 카르복시아트락틸로사이드(carboxyatractyloside), 크산타놀(xanthanol), 이소크산타놀(isoxanthanol), 하이드로퀴논(hydroquinone), 프로테인(protein), 비타민 C 등이 함유되어 있다.

약리작용 ▶ 항미생물작용, 항염 및 진통작용, 면역증강작용, 항산화작용, 항암활성, 항균작용, 혈압강하작용, 혈당강하작용

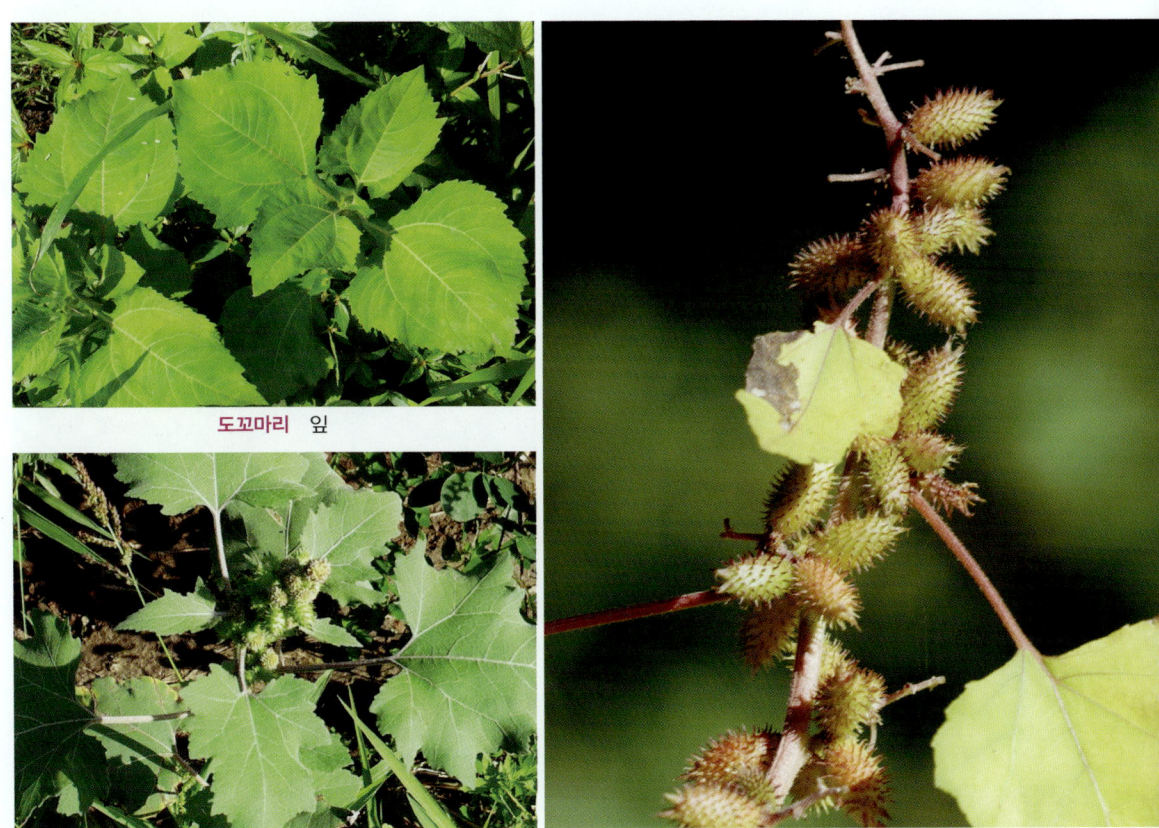

도꼬마리 잎

도꼬마리 꽃

도꼬마리 열매

도꼬마리 지상부

도꼬마리 뿌리(채취품)

도꼬마리 열매(약재)

용 도 ▶ 약용(열매는 진해, 소염작용)

효 능 ▶ 열매에 산풍한(散風寒), 통비규(通鼻竅), 거풍습(祛風濕)의 효능이 있다. 열매는 해열, 발한, 진통, 진정의 효능이 있어, 예부터 종기, 독창(毒瘡) 등에 약용해왔다. 또 온몸이 가려울 때 목욕물에 열매를 넣고 목욕을 하면 효과적이다. 줄기와 잎은 옴, 습진 등에 쓰며, 생즙은 개에 물린 데나 벌에 쏘인 데에 지통약(止痛藥)이 된다. 잎의 생즙은 눈과 귀를 밝게 하며, 신경계통의 질환과 감기, 두통에도 유효하다.

약용법 ▶ 말린 열매 3~10g을 물 1L에 넣고 반으로 줄 때까지 달여서 하루 2~3회로 나누어 마신다. 가루나 환으로 만들어 복용하기도 한다. 외용할 경우에는 짓찧어서 환부에 붙인다.

주의사항 ▶ 이 약은 유독하므로 과다복용은 중독을 일으켜 구토, 복통, 설사 등을 야기시킨다.

도꼬마리의 기능성 및 효능에 관한 특허자료

❖ **도꼬마리 및 작두콩 추출물을 유효성분으로 포함하는 구강내 염증 개선용 치약조성물 및 그 제조방법**

본 발명은 도꼬마리 및 작두콩 추출물을 유효 성분으로 함유하는 구강 내 염증 개선용 치약조성물 및 그 제조방법에 관한 것으로, 보다 상세하게는 도꼬마리 및 작두콩 추출물과 죽염, 상추분말, 코코넛오일, 프로폴리스, 에센셜오일 등의 항균, 항염 효과가 있는 천연 유래 물질의 적절한 혼합을 통하여 항균력 및 염증 완화 효과를 증진시킨 구강 내 염증 개선용 치약조성물과 그 제조방법에 관한 것이다. 본 발명에 따른 도꼬마리 및 작두콩 추출물을 유효성분으로 포함하는 구강내 염증 개선용 치약조성물은 전체 치약조성물 대비 도꼬마리 추출물 20 내지 60 중량부; 작두콩 추출물 10 내지 30 중량부로 포함하는 것을 특징으로 한다. 또한, 본 발명은 메스틱오일, 프로폴리스 추출물, 감미제, 점증제, 연마제, 습윤제, 계면활성제를 더 포함할 수 있다. 본 발명은 항염, 항균, 진정 효과가 있는 천연 유래의 도꼬마리(창이자) 추출물 및 작두콩 추출물을 포함함으로써, 구강내 세균억제 효과가 개선되어 구내 염증 질환인 치주질환 개선, 충치예방 및 구취 제거에 효과적이며, 항염, 항균 및 진정 작용을 함으로서, 구내염, 치주염 등을 예방 및 개선할 수 있는 효과가 있다.

- 등록번호 : 10-2364900-0000, 출원인 : (주)성원화장품

동의나물

Caltha palustris L.

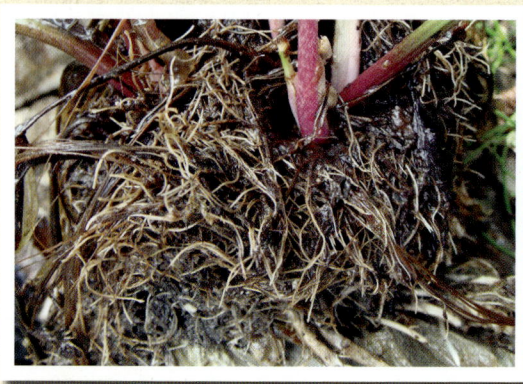

이 명	참동의나물, 원숭이동의나물, 눈동의나물, 산동의나물, 누운동의나물, 좀동의나물, 동이나물, 얼개지, 얼갱이
한약명	여제초(驢蹄草), 마제초(馬蹄草), 마제엽(馬蹄葉)
과 명	미나리아재비과(Ranunculaceae)
식물명 유래	심장 모양의 잎이 물동이처럼 생긴 나물이라는 뜻. 상대적으로 독성이 덜한 봄의 새싹을 채취해 삶아 건조한 후 묵나물로 식용하기도 했었음
식품원료 사용 가능 여부	식품원료 목록에 없음

생육특성 동의나물은 제주도를 제외한 전국 각지에 분포하는 여러해살이풀로, 습기가 많은 반그늘이나 물가에서 잘 자란다. 물기가 없으면 말라 죽기 때문에 수생식물과 같이 사는 경우도 볼 수 있다. 높이는 60cm 정도이며, 줄기가 곧게 서거나 비스듬히 올라가고, 때로 가지가 갈라진다. 뿌리줄기는 짧고, 흰색의 굵은 뿌리가 많다. 근생엽은 모여나고, 길이와 너비가 각각 5~10cm에 둥근 심장 모양으로 가장자리에 물결 모양의 톱니가 있다. 꽃이 시들고 종자가 익을 무렵이면 잎이 넓어지기 시작한다. 꽃은 4~5월에 노란색으로 피며, 줄기 끝에 1~2송이가 달리는데, 꽃잎이 없고 5~6개의 꽃받침조각으로 되어 있다. 열매는 골돌과이고 끝에 암술대가 남아 있으며, 갈색의 씨방에는 많은 종자가 들어 있다. 동의나물이라는 이름은 둥근 잎 위로 꽃봉오리가 올라

온 모습이, 머리에 물동이를 인 여인의 모습과 같다고 하여 '동이나물'이라고 부른 데에서 유래한다. 또한 마제(馬蹄)라는 한약명은 잎이 말의 발굽을 닮은 데에서 유래하며, 여제(驢蹄)라는 이름은 잎이 당나귀의 발굽을 닮은 데서 유래한다. 식물체에 약간의 독성이 있으므로 생식은 금한다.

사용부위 및 채취시기 ▶ 전초를 꽃이 핀 후 여름, 가을에 채취한다.

작용부위 ▶ 간, 폐, 위에 작용한다.

성질과 맛 ▶ 성질이 시원하고, 맛은 맵고 약간 쓰며, 독성이 조금 있다.

성 분 ▶ 코리투베린(corytuberine), 마그노플로린(magnoflorine), 니코틴(nicotine), 프로토아네모닌(Protoanemonin), 아네모닌(anemonin), 베르베린(berberine), 콜린(choline),

동의나물 잎

동의나물 지상부

동의나물 꽃

동의나물 무리

쿠마린(coumarin) 성분인 스코폴레틴(scopoletin)과 움벨리페론(umbelliferone) 등이 함유되어 있다.

약리작용 ▶ 항염작용

용 도 ▶ 원예 및 조경용, 식용(독성이 있어 어린잎을 삶아서 말려 나물로 이용), 약용(지상부와 뿌리는 골절상에 찧어 붙여 사용)

효 능 ▶ 전초에 구풍(驅風), 해서(解暑), 활혈소종(活血消腫)의 효능

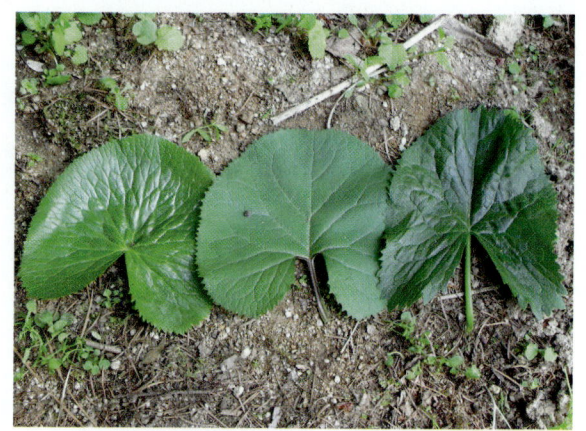

동의나물(왼쪽), 곰취(가운데), 곤달비(오른쪽) 잎 비교

이 있다. 풍을 제거하고 통증을 가라앉히며 구토를 억제하는 효능이 있어, 어지럼증, 신체 동통, 타박상과 염좌, 화상, 가래가 많고 잘 배출되지 않을 때, 위 안에 독소가 있을 때 사용한다.

약용법 ▶ 생즙을 내어 구토와 설사약으로 쓴다.

주의사항 ▶ 곰취와 생김새가 비슷해 혼동할 수 있으므로 각별한 주의가 필요하다. 독성이 있으므로 전문가의 도움 없이 함부로 복용해서는 안 된다.

두릅나무

Aralia elata (Miq.) Seem.

이 명	참두릅, 드릅나무, 둥근잎두릅, 둥근잎두릅나무, 구룡목, 들곱낭, 들굽낭
한약명	총목피(楤木皮), 자룡아(刺龍牙), 목두채(木頭菜)
과 명	두릅나무과(Araliaceae)
식물명 유래	'둘훕'에서 유래한 것으로, 땅에서 자라는 땅두릅에 비해 새순이 나무에서 나온다는 뜻
식품원료 사용 가능 여부	가능(순, 잎)

생육특성 두릅나무는 전국 각지에 분포하는 낙엽활엽관목으로, 산기슭 양지쪽이나 인가 근처에서 자란다. 계곡이나 산복부의 북향이나 북동향 방향인 지역으로 경사 15~30도가 적당하다. 높이는 3~4m이며, 가지에 가시 같은 돌기 발달하였고 털이 많고, 굳센 가시가 많다. 잎은 어긋나고 홀수 2회 깃꼴겹잎이며, 작은잎은 길이 5~12cm, 너비 2~7cm에 달걀 모양 또는 타원상 달걀 모양으로 끝이 뾰족하고 가장자리에는 넓은 톱니가 있다. 꽃은 7~8월에 흰색으로 피는데, 가지 끝의 산형꽃차례에 양성 또는 수꽃이 섞여 달린다. 열매는 둥근 핵과이며, 9~10월에 검은색으로 익는다. 종자는 뒷면에 좁쌀 같은 돌기가 약간 있다. 유사종으로 잎 뒷면에 회색 또는 노란색의 짧은 털이 나 있고 두릅나무에 비해 전체의 가시가 적은 것을 애기두릅나무(var.

두릅나무 *165*

canescens), 잎이 작고 둥글며 잎자루의 가시가 큰 것을 둥근잎두릅나무(var. *rotundata*)라고도 한다. 뿌리조직에서 나온 맹아가(싹) 많이 발생하고 생장속도는 보통이다.

사용부위 및 채취시기 이른 봄 뿌리껍질이나 나무껍질을 채취하여 겉껍질을 벗겨버린 다음 햇볕에 말린다.

작용부위 간, 신장, 비장에 작용한다.

성질과 맛 성질이 평(平)하고, 맛은 맵고 약간 쓰거나 달다.

성 분 뿌리껍질, 나무껍질에는 강심 배당체, 사포닌, 정유 및 미량의 알칼로이드(alkaloid), 뿌리에는 올레아놀릭산(oleanolic acid)의 배당체인 아라로시드(araloside)

두릅나무 잎

두릅나무 잎과 가시

두릅나무 꽃

두릅나무 어린순

두릅나무 나무줄기

두릅나무 뿌리(채취품)

두릅나무 나무모양

A·B·C, 잎에는 사포닌이 들어 있으며 아글리콘[aglycon: 배당체를 구성하는 물질 가운데 당(糖) 이외의 부분]은 헤데라게닌(hederagenin)이다.

약리작용 ▶ 혈당 및 혈중지질저하작용, 심혈관계에 대한 작용

용 도 ▶ 식용(어린순), 약용(뿌리와 줄기의 껍질은 기운이 허약하고 신경이 쇠약할 때 또는 당뇨병에 사용)

효 능 ▶ 뿌리껍질과 나무껍질에 익기보신(益氣補腎), 거풍이습(祛風利濕), 활혈지통(活血止痛)의 효능이 있다. 뿌리껍질과 나무껍질은 한약명이 총목피(楤木皮)이며, 풍을 제거하고 정신을 안정시키며, 기를 보하고 혈액순환을 원활하게 하는 효능이 있다. 또

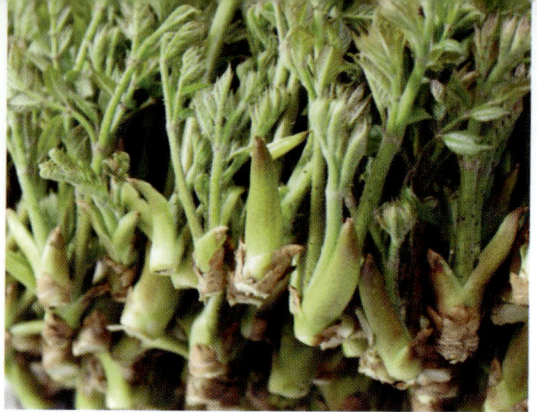

두릅나무 뿌리(약재)   두릅나무 어린순(채취품)

한 소염, 이뇨의 효능이 있어 류머티즘에 의한 관절염, 신염, 간경변, 만성간염, 위장병, 당뇨병, 어혈, 신경쇠약 등을 치료한다. 열매와 뿌리를 해수(咳嗽), 위암, 소화불량에 사용하기도 한다.

약용법 ▶ 말린 뿌리껍질과 나무껍질 15~30g을 물 1L에 넣고 반으로 줄 때까지 달여서 하루 2~3회로 나누어 마신다. 외용할 경우에는 뿌리껍질과 나무껍질을 짓찧어 환부에 바른다.

주의사항 ▶ 간양(肝陽)이 성하여 위로 올라가 머리가 아프고 어지러우며 얼굴이 벌겋게 달아오르고 눈앞이 아찔한 등의 증상이 있는 사람은 복용에 주의한다.

두릅나무의 기능성 및 효능에 관한 특허자료

❖ **두릅을 용매로 추출한 백내장에 유효한 조성물**

본 발명은 두릅 추출물 및 이를 유효성분으로 하는 치료제에 관한 것으로, 본 발명의 조성물 및 치료제는 백내장의 예방, 진행의 지연 및 치료의 효과가 있다. 본 발명에 따라 두릅의 수(水) 추출물을 4가지 용매-클로로포름, 에틸아세테이트, 부탄올 그리고 물로 추출한다. 이 추출물에 마이오-이노시톨 또는 타우린을 추가하면 백내장 치료의 상승효과를 얻을 수 있다. 또한 두릅 추출물을 유효성분으로 포함하는 음료, 생약제제, 건강보조식품은 경구 투여에 의해 당에 기인하는 백내장의 예방, 지연, 치료 및 회복의 효과를 얻을 수 있다.

— 출원번호 : 10-2000-0004354, 특허권자 : (주)메드빌

❖ **두릅과 산딸기를 용매로 추출한 항산화효과를 가진 추출물**

본 발명은 두릅과 산딸기의 추출물로서 강력한 항산화작용이 있어 노화로 인한 백내장 등의 질환을 예방, 진행의 지연 및 치료의 효과가 있는 조성물에 관한 것으로, 두릅과 산딸기를 물이나 알코올로 추출한다. 이 추출물은 기존에 알려져 있는 다른 항산화물질들과 혼합하여 사용될 수 있으며, 마이오-이노시톨 또는 타우린을 포함하여 백내장 치료의 상승효과를 얻을 수 있다. 또한 두릅과 산딸기 추출물을 유효성분으로 포함하는 음료에 의해 음용을 가능하게 함으로써 노화에 따르는 여러 질병에 대해 예방, 지연 및 치료의 효과를 얻을 수 있다.

— 출원번호 : 10-2000-0025522, 특허권자 : (주)메드빌

둥굴레

Polygonatum odoratum (Mill.) Druce var. *pluriflorum* (Miq.) Ohwi

이 명	맥도둥굴레, 애기둥굴레, 좀둥굴레, 제주둥굴레, 마막사리, 죽네풀, 둥글레, 황정
한약명	옥죽(玉竹), 위유(萎蕤)
과 명	백합과(Liliaceae)
식물명 유래	'둥구레'에서 유래한 것으로, '둥구'는 둥글다는 의미로 열매의 모양 또는 통통한 뿌리줄기의 모양이 둥글다는 뜻
식품원료 사용 가능 여부	가능(뿌리, 잎)

생육특성 둥굴레는 전국 각지에 분포하는 여러해살이풀로, 산지에서 자생하거나 농가에서 많이 재배한다. 양지바른 곳을 좋아하지만 산이나 들의 반그늘 지역에서도 자란다. 높이는 30~60cm이며, 줄기가 곧게 서고 6개의 능각(稜角)이 있으며 끝이 비스듬히 처진다. 굵은 육질의 뿌리줄기는 대나무처럼 옆으로 뻗으며 황백색을 띠고 수염뿌리가 난다. 대나무와 비슷하게 생긴 잎은 어긋나고, 길이 5~10cm, 너비 2~5cm에 긴 타원형으로 잎자루가 없으며, 한쪽으로 치우쳐서 퍼진다. 꽃은 6~7월에 피며, 줄기의 중간부분부터 1~2송이씩 잎겨드랑이에 달리는데, 윗부분은 녹색, 밑부분은 흰색이며 꽃자루가 밑부분에서 합쳐져 꽃대로 된다. 열매는 둥근 장과이며, 9~10월에 검은색으로 익는다.

사용부위 및 채취시기 뿌리줄기를 가을부터 이른 봄에 채취하여, 수염뿌리를 제거하고 씻어 부드러워질 때까지 말린 다음, 주무르고 그늘에 말리기를 반복하여 딱딱한 심이 없어지면 햇볕에 말린다. 또는 찐 다음 반투명해질 때까지 주물러 햇볕에 말린다.

작용부위 폐, 위에 작용한다.

성질과 맛 성질이 평(平)하거나 약간 차고, 맛은 달다.

성 분 콘발라마린(convallamarin), 콘발라린(convllarin), 켈리도닉산(chelidonic acid), 아제도닉-2-카보닉산(azedidine-2-carbonic acid), 캠페롤-글루코시드(kaempferol-glucoside), 쿼시티오-글리코시드(quercitioglycoside) 등이 함유되어 있다.

둥굴레 잎

둥굴레 지상부

둥굴레 꽃

둥굴레 종자 결실

약리작용 혈중지질저하작용, 면역증강작용

용 도 차용(뿌리줄기를 말린 후 볶아서 차로 사용), 식용(어린순), 약용(뿌리줄기는 심장병, 고혈압, 결핵, 당뇨병 치료와 피로회복, 체력증강 등 자양강장제로 사용)

효 능 뿌리줄기에 양음윤조(養陰潤燥), 생진지갈(生津止渴)의 효능이 있다. 몸 안에 양기를 길러주고 폐를 윤활하게 하며, 갈증을 멎게 하고 진액을 생성하는 등의 효능이 있어, 허약체질을 개선하고 마른기침, 폐결핵, 가슴이 답답하고 갈증이 나는 증상, 당뇨병, 협심통, 심장쇠약, 소변이 자주 마려운 증상 등을 치료한다.

약용법 말린 뿌리줄기 10~20g을 물 1L에 넣고 끓기 시작하면 불을 약하게 줄여 1/3로 줄 때까지 달여서 하루 2회로 나누어 마신다. 볶거나 튀겨서 차로 만들어 마시면 잘 우러나오고 향도 좋다.

주의사항 습사(濕邪)가 쌓여 기혈의 운행을 막는 경우나 기가 울체된 경우에는 사용을 피하고, 비허(脾虛)로 인해 진흙 같은 변을 보거나 습담이 많은 사람은 신중하게 사용해야 한다. 황정(黃精)과 혼동하기 쉬운데, 황정은 층층갈고리둥굴레, 진황정 등의

둥굴레 무리

둥굴레 뿌리줄기(채취품)

둥굴레 뿌리줄기(약재)

뿌리줄기로 소화기능을 담당하는 중초의 기운을 돕고 기를 더하고 근육과 뼈를 튼튼하게 하여 허약한 원기를 돋우는 약재인 반면, 옥죽은 보음(補陰)하는 약재로 자양(滋養)과 윤폐(潤肺)의 효능이 있으므로 구분해서 사용하는 것이 좋다.

둥굴레의 기능성 및 효능에 관한 특허자료

❖ 둥굴레 추출물과 그를 함유한 혈장 지질 및 혈당강하용 조성물

본 발명은 둥굴레 추출물과 그를 함유한 혈장 지질 및 혈당강하용 조성물에 관한 것으로, 둥굴레 추출물은 동물체 내의 혈장 지질 및 혈당강하 효과 등의 좋은 생리활성도를 유의적으로 나타내고, 부작용이나 급성 독성 등의 면에서 안전하여 심혈관계 질환인 고지혈증 및 당뇨병의 예방, 치료를 위한 약학적 조성물 또는 기능성 식품 등의 유효성분으로 이용할 수 있는 매우 뛰어난 효과가 있다.

— 공개번호 : 10-2002-0030687, 출원인 : 신동수

둥굴레주

적용 병증
- **번갈(煩渴)** : 가슴이 답답하고 열이 나며 몹시 목이 마르는 증상이다. 소주잔 1잔을 1회분으로 1일 1~2회씩, 5~10일 동안 음용한다.
- **강심(强心)** : 심장을 튼튼하게 하고 기능을 강화하기 위한 처방이다. 소주잔 1잔을 1회분으로 1일 1~2회씩, 20~25일 동안 음용한다. 장복하면 좋다.
- **조갈증(燥渴症)** : 목이 몹시 말라 물을 자꾸 마시는 증상이다. 소주잔 1잔을 1회분으로 1일 1~2회씩, 10~15일 동안 음용한다.
- **기타 적응증** : 보신·보익, 병후쇠약, 폐기보호, 명목, 당뇨, 풍습

만드는 방법
- 대개 약재상에서 말린 뿌리줄기를 구입하여 사용한다.
- 말린 뿌리줄기 200g을 소주 3.6L에 넣고 밀봉한다.
- 1년 이상 장기간 숙성시켜 음용한다. 10~100년까지 계속 숙성시킬 수 있으며 오래 묵힐수록 약효가 좋아진다고 전해진다.

채취 및 구입 약재상에서 취급한다. 산과 들의 풀밭에서 채취할 수도 있다.

맛 맛은 달다. 설탕이나 꿀을 100g 정도 가미할 수 있다. 단, 1년 이상 숙성시킬 경우에는 설탕이나 꿀을 첨가하지 않는다.

주의사항
- 본 약술을 음용하는 중에 특별히 가려야 하는 음식은 없다.
- 장복하여도 무방하다.

둥굴레 뿌리줄기(약재)

들깨

Perilla frutescens (L.) Britton

한약명 임자(荏子), 백소자(白蘇子)
과 명 꿀풀과(Labiatae)
식물명 유래 들(야생)의 것으로 품질이 떨어지는 깨라는 뜻
식품원료 사용 가능 여부 가능(잎, 씨앗)

생육특성 들깨는 인도의 고지(高地)와 중국 중남부 원산의 한해살이풀로, 낮은 지대의 인가 근처에서 야생으로 자란다. 높이는 60~90cm이며, 줄기가 네모지고 곧게 서며 긴 털이 있다. 전체적으로 강한 냄새가 난다. 잎은 마주나고, 길이 7~12cm, 너비 5~8cm에 달걀상 원형으로 끝이 뾰족하며 가장자리에 둔한 톱니가 있다. 잎자루가 길고, 잎의 앞면은 녹색이지만 때로는 뒷면에는 자줏빛이 돈다. 꽃은 8~9월에 흰색으로 피며, 원줄기와 가지 끝의 총상꽃차례에 작은 입술 모양의 통꽃이 많이 달린다. 열매는 둥근 분과이고 겉에 그물무늬가 있으며, 종자를 짜면 기름이 나온다.

사용부위 및 채취시기 종자를 가을에 잎이 누렇게 물들 때 채취한다.

들깨 잎

들깨 꽃

들깨 열매

작용부위 ▶ 폐, 위, 대장에 작용한다.

성질과 맛 ▶ 성질이 따뜻하고, 맛은 매우며, 독성이 없다.

성 분 ▶ 종자는 지방유를 함유하며 주요한 것은 리놀렌산(linolenic acid), 팔미트산(palmitic acid), 리놀레인(linolein), 팔미틴(palmitin) 등이다. 전초는 정유를 함유하고 페릴알데하이드(perillaldehyde), 에고마케톤(egomaketone), 마츠타케알콜(matsutake alcohol), 엘-리날롤(l-linalool) 등이 함유되어 있다.

약리작용 ▶ 지질조절작용, 항종양작용, 항혈전작용

용 도 ▶ 식용(잎은 나물로, 종자는 기름을 짜서 사용), 약용(종자와 잎은 해수, 갈증에 사용)

효 능 ▶ 씨에 강기거담(降氣祛痰), 윤장통변(潤腸通便)의 효능이 있다. 위로 치밀어 오르는 기운을 가라앉히고 가래를 제거하며 폐를 윤활하게 하는 효능이 있다. 또한 갈증 해소, 식욕 증진, 윤장 등의 효능이 있어 해수, 마른기침, 기체, 변비, 설사 등을 치료한다.

들깨 무리

들깨 종자(약재)

들깨 지상부

들깨 잎(채취품)

약용법 ▶ 말린 종자 5~10g을 물 1L에 넣고 반으로 줄 때까지 달여서 하루 2~3회로 나누어 마신다.

들깨주

적용 병증

- **뇌졸중(腦卒中)** : 뇌에 혈액이 제대로 공급되지 않아 호흡 곤란, 손발의 마비, 언어장애 등을 일으키는 병증이다. 뇌혈관이 막혀 주위 신경을 압박하여 여러 가지 신경 증상이 나타나게 된다. 소주잔 1잔을 1회분으로 1일 2~3회씩, 20~25일 동안 음용한다.
- **담(痰)** : 수분대사 장애로 몸의 분비액이 일정 부위에 엉기어 뭉친 증상이다. 몸의 한 부분이 결리거나 아프고, 기침과 가래가 끊임없이 나온다. 소주잔 1잔을 1회분으로 1일 2~3회씩, 7~8일 동안 음용한다.
- **혈변(血便)** : 대변에 혈액이 섞여 나오는 증상이다. 소장, 대장, 항문질환 및 피고름이 섞인 설사, 변혈 등도 같은 맥락에서 처방한다. 소주잔 1잔을 1회분으로 1일 2~3회씩, 5~6일 동안 음용한다.
- **기타 적응증** : 폐를 윤활하게 하는 데, 해독, 건망증, 정력감퇴, 고혈압, 해수, 다이어트

만드는 방법

- 종자를 구입하여 물로 깨끗이 씻어낸 후에 물기를 없애고 사용한다.
- 종자 240g을 소주 3.6L에 넣고 밀봉한다.
- 1년 정도 숙성시켜 음용하며, 냉암소에 보관한다.

채취 및 구입 시장 쌀가게에서 취급하며, 10월 이후에 농가에 가서 구입할 수 있다.

맛 맛은 달고 맵다. 음용 시에 꿀을 150g 정도 가미할 수 있다.

주의사항
- 본 약술을 음용하는 중에 가려야 하는 음식은 없다.
- 기혈이 부족하거나 장이 약한 사람은 음용을 금한다.

들깨 종자(약재)

등칡

Aristolochia manshuriensis Kom.

이 명	큰쥐방울, 긴쥐방울, 등칙, 칡향
한약명	관목통(關木通), 마목통(馬木通)
과 명	쥐방울덩굴과(Aristolochiaceae)
식물명 유래	등나무와 같은 덩굴식물로 잎 모양이 칡을 닮았다는 뜻
식품원료 사용 가능 여부	식품원료 목록에 없음

생육특성 등칡은 전국 각지에 분포하는 낙엽활엽 덩굴나무로, 깊은 산지의 숲 기슭에서 자란다. 내한성이 크고 음지와 양지에서 모두 잘 자라나 주로 깊은 산의 반그늘진 계곡의 습윤한 마사토양에서 잘 자란다. 높이는 10m 내외이며, 일년생가지는 녹색이지만 이년지는 회갈색이다. 줄기는 잘게 갈라지면서 회갈색으로 코르크화된다. 잎은 어긋나고, 길이 10~26cm에 둥근 심장 모양으로 끝이 뾰족하며 밑은 가장자리가 밋밋하다. 잎의 표면은 털이 없고 뒷면은 털이 있거나 없다. 꽃은 암수딴그루로 5월에 피는데, 잎겨드랑이에 노란색 통상화가 1개씩 달리며 U자 모양으로 꼬부라진다. 화통은 겉은 연한 녹색, 안쪽 중앙부는 연한 갈색, 밑부분은 흑자색이며 윗부분에 자갈색 반점이 있고 가장자리가 3개로 갈라진다. 열매는 긴 타원형의 삭과로 6개의 능선이 있

으며 9~10월에 익는다. 잎 모양이 칡과 비슷하게 생긴 목본성 식물이므로 "등칡"이라고 하나 "등나무"와는 전혀 다른 식물이다. 성질이 강건하므로 재배작물로 쉽게 이용할 수 있고 맹아력이 강하다.

사용부위 및 채취시기 ▶ 덩굴줄기를 가을(9월)부터 이듬해 봄(3월)에 채취하여 겉껍질을 벗긴 다음 적당한 크기로 잘라 햇볕에 말린다.

등칡 잎과 덩굴줄기

등칡 꽃

등칡 열매

작용부위 ▶ 심장, 소장, 방광에 작용한다.

성질과 맛 ▶ 성질이 차고, 맛은 쓰며, 독성이 있다.

성 분 ▶ 줄기에는 아리스톨로크산(aristolochic acid) Ⅰ·Ⅱ, 올레아놀릭산(oleanolic acid), 헤데라게닌(hederagenin), 아리스토로키아락톤(aristolochialactone), 아리스토로시드(aristoloside) 등이 함유되어 있다. 아리스톨로크산(aristolochic acid)이 신장독성이 있다.

약리작용 ▶ 강심작용

용 도 ▶ 약용(줄기는 이뇨, 구내염 등에 사용)

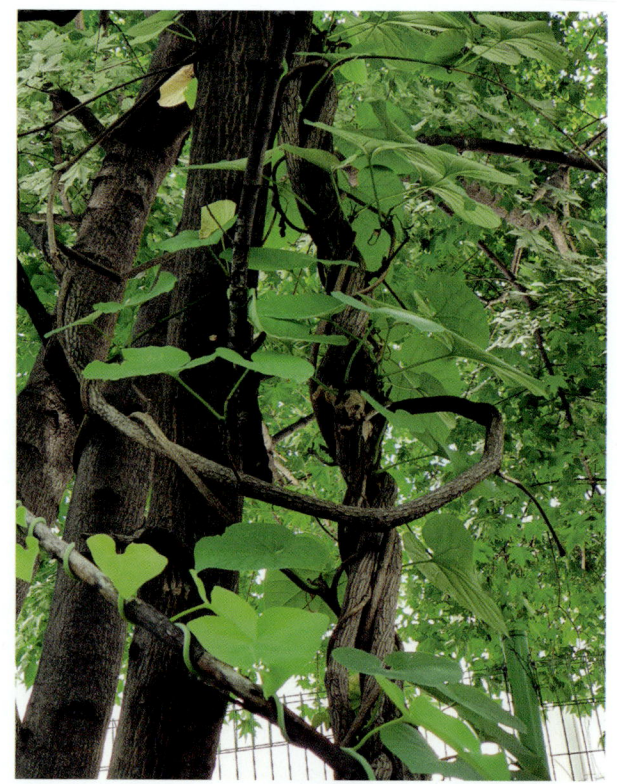

등칡 나무줄기

효 능 ▶ 덩굴줄기에 청심사화(淸心瀉火), 통림(通淋), 하유통경(下乳通經)의 효능이 있다. 줄기는 한약명이 관목통(關木通)이며, 화기를 내리고 심장의 기운을 강하게 하며, 종기를 가라앉히고 소변이 잘 나가게 하는 효능이 있어, 심장쇠약, 소변불리, 요로감염, 요독증, 구내염, 악성종양, 백대하, 유즙불통 등을 치료한다. 통초의 대용으로 등칡의 줄기가 유통된 바 있으나, 아리스톨로크산(aristolochic acid)의 신장독성 유발 부작용으로 사용 불가한 약재이다.

약용법 ▶ 말린 줄기 3~6g을 물 1L에 넣고 반으로 줄 때까지 달여서 하루 2~3회로 나누어 마신다. 외용으로 훈증하여 사용한다.

주의사항 ▶ 임산부는 복용에 주의한다. 과량 복용은 급성신부전 및 사망을 유발할 수 있으므로 전문가의 상담 없이 함부로 복용해서는 안 된다.

딱지꽃

Potentilla chinensis Ser.

이 명 갯딱지, 딱지, 당딱지꽃, 번백초, 딱지기, 지네초, 해래비꽃

한약명 위릉채(委陵菜), 근두채(根頭菜), 번백채(翻白菜), 야구방화(野鳩旁花)

과 명 장미과(Rosaceae)

식물명 유래 잎이 땅에 붙어 펴져서 자라는 모습이 딱지를 닮았다는 뜻

식품원료 사용 가능 여부 가능(순, 잎)

생육특성 딱지꽃은 전국 각지에 분포하는 여러해살이풀로, 들이나 개울가, 바닷가 등지의 양지바른 곳에서 자란다. 높이는 30~60cm이고, 줄기가 모여나며 보랏빛을 띠고 융털이 있다. 땅속에 흑갈색의 굵고 긴 원주상 뿌리가 있다. 잎은 깃꼴겹잎이며, 근생엽은 옆으로 퍼지고 줄기잎은 어긋난다. 작은잎은 15~29개이고 길이 2~5cm, 너비는 0.8~1.5cm에 긴 타원형이며, 표면에는 털이 거의 없으나 뒷면에는 흰색 털이 많이 나 있다. 턱잎은 달걀 모양 또는 넓은 타원형이며 깃꼴로 갈라진다. 꽃은 6~7월에 노란색으로 피는데, 가지 끝에 산방상 취산꽃차례로 달린다. 열매는 넓은 달걀 모양의 수과이며, 세로로 주름이 있고 뒷면에 능선이 있으며 7~8월에 익는다.

사용부위 및 채취시기 전초를 봄부터 여름까지 줄기가 올라오기 전에 채취하여, 흙모

래를 제거하고 햇볕에 말린다.

작용부위 간, 대장에 작용한다.

성질과 맛 성질이 차고, 맛은 쓰다.

성 분 지방, 조섬유, 타닌(tannin), 비타민 C, 오산화인(P_2O_5), 산화칼슘(CaO), 퀘르세틴(quercetin), 캠퍼롤(kaempferol), 갈산(gallic acid) 등이 함유되어 있다.

약리작용 아메바원충 억제작용, 항병원성작용

용 도 약용(지상부와 뿌리는 양혈, 구충작용)

효 능 뿌리를 포함한 전초에 청열해독(淸熱解毒), 양혈지리(涼血止痢)의 효능이 있다. 풍사를 없애고 독을 풀어주며, 출혈을 멎게 하고 종기를 가라앉히는 등의 효능이 있어 류머티즘성 근골동통, 사지마비, 폐결핵, 자궁내막염, 토혈, 혈변, 이질, 장출혈 등을 치료한다.

약용법 말린 전초 12~20g을 물 1L에 넣고 1/3로 줄 때까지 달여서 하루 2~3회로 나누어 마신다. 가루 내어 복용하거나 술을 담가 마시기도 한다. 외용할 경우에는 달인 액으로 환부를 씻거나, 짓찧거나 가루 내어 환부에 바른다.

딱지꽃 잎

딱지꽃 꽃과 꽃봉오리

딱지꽃 무리

딱지꽃 뿌리(채취품)   딱지꽃 전초(약재)

주의사항 ▶ 비위가 약해 설사를 오래하고 멈추지 않는 사람은 복용에 주의한다.

딱지꽃의 기능성 및 효능에 관한 특허자료

❖ **딱지꽃 추출물을 유효성분으로 포함하는 항인플루엔자용 조성물**

본 발명에 따른 딱지꽃은 인체감염증 고병원성 인플루엔자 바이러스, 신종 독감 바이러스, 계절 독감 바이러스 또는 계절 독감 바이러스와 같은 인플루엔자 바이러스 증식 감소 및 억제하는 효과가 우수하여 인플루엔자 치료제로 유용하게 사용될 수 있고, 체내에 안정한 특징이 있어 기능성 건강식품의 소재로도 사용할 수 있는 효과가 있다.
— 공개번호 : 10-2014-0104652, 출원인 : 충남대학교 산학협력단

딱총나무

Sambucus williamsii Hance

이 명	개똥나무, 접골목, 당딱총나무, 청딱총나무, 고려접골목, 당접골목
한약명	접골목(接骨木), 접골목근(接骨木根), 접골목엽(接骨木葉), 접골목화(接骨木花)
과 명	인동과(Caprifoliaceae)
식물명 유래	딱총을 만드는 재료로 사용하거나 분지르면 '딱' 하고 딱총 소리가 난다는 뜻
식품원료 사용 가능 여부	식품원료 목록에 없음

생육특성 딱총나무는 전국 각지에 분포하는 낙엽활엽관목으로, 습기가 많은 산골짜기 산기슭에서 자란다. 반그늘지고 습한 산골짜기에서 자란다. 높이는 3m 내외이고 덩굴처럼 가지가 늘어져 엉클어지듯 자라며, 줄기의 속은 어두운 갈색이고, 나무껍질은 회갈색에 코르크질이 발달하고 길이 방향으로 깊게 갈라진다. 가지가 많이 갈라지며, 일년생가지는 연한 초록색이고 마디 부분은 보라색을 띤다. 뿌리는 지표면 가까이에 퍼져 자란다. 잎은 마주나고 2~3쌍의 작은잎으로 된 홀수깃꼴겹잎이며, 작은잎은 긴 달걀 모양에 끝이 뾰족하고 밑부분은 넓은 쐐기 모양이며 가장자리에 톱니가 있다. 꽃은 5월에 흰색 또는 황록색으로 피는데, 가지 끝에 짧은 원추꽃차례를 이루며 달린다. 열매는 둥근 핵과이며, 7~8월에 붉은색으로 익는다. 관화 또는 관실 식물로 수형

은 낙화산 모양처럼 자란다.

사용부위 및 채취시기 줄기와 가지는 연중 수시, 뿌리와 뿌리껍질은 9~10월, 잎은 4~10월, 꽃은 4~5월에 채취한다.

작용부위 간에 작용한다.

성질과 맛 줄기와 가지는 성질이 평(平)하고, 맛은 달고 쓰며, 독성이 없다. 뿌리와 뿌리껍질은 성질이 평(平)하고, 맛은 쓰고 달며, 독성이 없다. 잎은 성질이 평(平)하고, 맛은 맵고 쓰다. 꽃은 성질이 따뜻하고, 맛은 맵다.

성 분 아미노산(amino acid), 청산 배당체(cyanogenic glycosides), 삼비시아닌(sambicyanin), 시아니돌 글루코시드(cyanidol glucoside), 이리도이드 글루코시드(iridoid glucoside), 모로니사이드(morroniside) 등이 함유되어 있다.

딱총나무 잎

딱총나무 꽃

딱총나무 나무줄기

딱총나무 덜 익은 열매

딱총나무 익은 열매

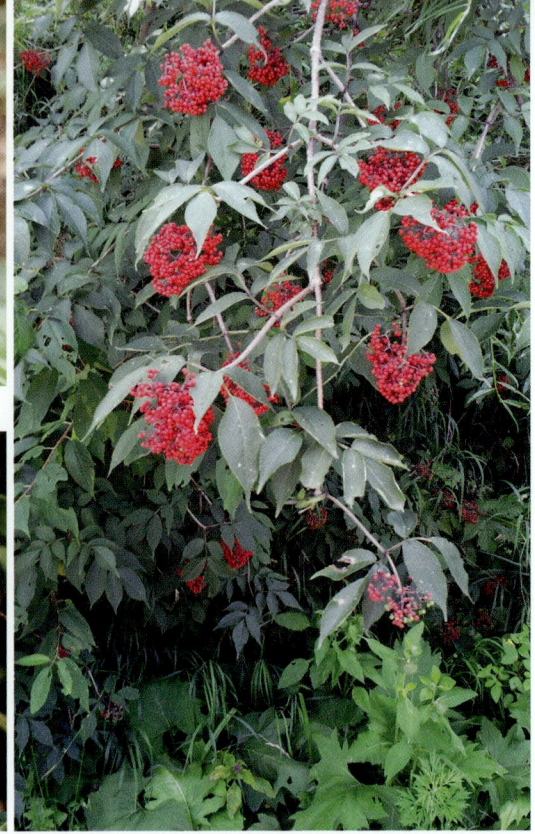
딱총나무 나무모양

약리작용 ▶ 진통작용, 진정작용, 이뇨작용, 항바이러스작용

용 도 ▶ 원예 및 조경용, 약용(가지는 골절상에서 골질 유합을 촉진)

효 능 ▶ 줄기와 가지에는 거풍이습(祛風利濕), 활혈(活血), 지혈(止血), 뿌리와 뿌리 껍질에는 거풍제습(祛風除濕), 활혈서근(活血舒筋), 이뇨소종(利尿消腫), 잎에는 활혈(活血), 서근(舒筋), 지통(止痛), 이습(利濕), 꽃에는 발한이뇨(發汗利尿)의 효능이 있다. 줄기와 가지는 한약명이 접골목(接骨木)이며, 풍사를 제거하고 통증을 가라앉히며 혈액순환을 원활하게 하여, 어혈, 근골동통, 요통, 타박상, 류머티즘에 의한 마비, 골절, 수종, 창상출혈, 두드러기 등을 치료한다. 뿌리와 뿌리껍질은 한약명이 접골목근(接骨木根)이며, 타박상, 류머티즘에 의한 동통, 황달, 화상 등을 치료한다. 잎은 한약명이 접골목엽(接骨木葉)이며, 통증을 가라앉히고 혈액순환을 원활하게 하여, 어혈, 타박, 골절, 근골동통을 치료한다. 꽃은 한약명이 접골목화(接骨木花)이며, 이뇨, 발한 등의 효능이 있다.

딱총나무 줄기(채취품)

딱총나무 어린순(채취품)

약용법 ▶ 말린 줄기와 가지 15~30g을 물 1L에 넣고 반으로 줄 때까지 달여서 하루 2~3회로 나누어 마신다. 말린 뿌리 또는 뿌리껍질 15~30g을 물 1L에 넣고 반으로 줄 때까지 달여서 하루 2~3회로 나누어 마신다. 외용할 경우에는 짓찧어 환부에 붙이거나 가루 내어 바른다. 말린 잎 6~9g을 물 1L에 넣고 반으로 줄 때까지 달여서 하루 2~3회로 나누어 마신다. 외용할 경우에는 짓찧어 환부에 붙이거나 달인 액으로 환부를 씻어낸다. 말린 꽃 4.5~9g을 물 1L에 넣고 반으로 줄 때까지 달여서 하루 2~3회로 나누어 마신다.

주의사항 ▶ 임산부는 복용을 금한다.

딱총나무의 기능성 및 효능에 관한 특허자료

❖ **딱총나무 및 으아리 추출물을 유효성분으로 함유하는 주름개선용 화장료 조성물**

본 발명은 딱총나무 추출물 및 으아리 추출물을 유효성분으로 함유하는 주름개선용 화장료 조성물에 관한 것이다. 본 발명의 화장료 조성물은 보다 상세하게는 딱총나무와 으아리 추출물을 혼합추출물로 하여 주름개선 효과에 있어서 크게 향상된 시너지 효과를 나타내므로, 피부 내 콜라겐생성 촉진효과, MMP-1 생성 억제 효과 및 엘라스타제 저해활성 효과가 우수한 주름개선용 화장료 조성물로 이용될 수 있다.

– 공개번호 : 10-2015-0009266, 출원인 : (주)씨앤피코스메틱스 · (주)더마랩

뜰보리수

Elaeagnus multiflora Thunb.

이 명	뜰보리수나무, 녹비늘보리수나무, 왕보리수
한약명	목반하(木半夏), 목반하과실(木半夏果實), 목반하근(木半夏根), 목반하엽(木半夏葉), 사월자(四月子), 야앵도(野櫻桃)
과 명	보리수나무과(Elaeagnaceae)
식물명 유래	정원(뜰)에 심어 기르고 보리수나무를 닮았다는 뜻
식품원료 사용 가능 여부	가능(열매)

생육특성 뜰보리수는 일본 원산의 낙엽활엽관목으로, 뜰이나 정원에 심어 가꾼다. 높이는 3m 내외이고, 가지가 많이 갈라지며 일년생가지는 적갈색 비늘털로 덮여 있다. 잎은 어긋나며, 길이 3~10cm, 너비 2~5cm에 긴 타원형으로 양끝이 좁고 가장자리는 밋밋하다. 잎의 표면에는 어릴 때 비늘털이 있으나 점차 없어지고, 뒷면에는 흰색과 갈색 비늘털이 섞여 있다. 꽃은 4~5월에 연한 노란색으로 피는데, 잎겨드랑이에 1~2송이씩 달리며 흰색과 갈색 비늘털이 있다. 열매는 긴 타원형의 핵과이고 아래로 처지며, 6~7월에 붉은색으로 익는다.

사용부위 및 채취시기 열매는 가을, 뿌리와 뿌리껍질은 9~10월에 채취한다.

작용부위 ▶ 심장, 비장에 작용한다.

성질과 맛 ▶ 열매는 성질이 따뜻하고, 맛은 담백하고 떫다.

성 분 ▶ 뿌리 및 뿌리껍질은 약효 및 성분이 아직 밝혀지지 않았지만 예로부터 민간약재로 사용되어 왔다. 익은 열매에는 사과산(malic acid)이 함유되어 있고 과당, 서당 등 당류가 많이 함유되어 있으며, 꽃에 정유(精油)가 함유되어 있다.

약리작용 ▶ 항산화작용, 항염작용, 항노화작용

용 도 ▶ 약용(열매는 타박상, 천식, 치질 등에 사용)

효 능 ▶ 열매에는 평천(平喘), 지리(止痢), 활혈소종(活血消腫), 지혈(止血), 뿌리와 뿌리껍질에는 행기활혈(行氣活血), 지사(止瀉), 염창(斂瘡)의 효능이 있다. 열매는 한약명이 목반하(木半夏) 또는 목반하과실(木半夏果實)이며, 혈액순환을 원활하게 하고 기의 순환을 촉진하며, 상처를 아물게 하고 부기를 가라앉히는 효능이 있어, 타박상, 천식, 이질, 치질을 치료한다. 열매 추출물은 항산화, 항염, 피부질환 치료에 효과가 있는 것으로 밝혀졌다. 뿌리와 뿌리껍질은 한약명이 목반하근(木半夏根)이며, 허한 것을 보

뜰보리수 잎

뜰보리수 꽃

뚤보리수 덜 익은 열매   **뚤보리수** 익은 열매

뚤보리수 나무모양

하고 기운을 북돋우며 혈액순환을 원활하게 하여, 요통, 타박상, 치창(痔瘡)을 치료한다.

약용법 ▶ 말린 열매 15~30g을 물 1L에 넣고 반으로 줄 때까지 달여서 하루 2~3회로 나누어 마신다. 말린 뿌리와 뿌리껍질 9~24g을 물 1L에 넣고 반으로 줄 때까지 달여서 하루 2~3회로 나누어 마시거나 술을 담가 아침저녁으로 마신다. 치질에 외용할 경우에는 뿌리껍질 달인 물로 항문을 씻어준다.

뜰보리수 열매(채취품)

뜰보리수의 기능성 및 효능에 관한 특허자료

❖ **뜰보리수 과실 추출물을 유효성분으로 함유하는 항산화, 항염 및 미백용 조성물**

본 발명은 항산화, 항염 및 미백 활성을 갖는 뜰보리수 과실 추출물을 유효성분으로 함유하는 피부 외용 약학조성물 및 화장료 조성물에 관한 것으로, 본 발명의 뜰보리수 과실 추출물은 탁월한 DPPH 자유 라디칼 억제 활성, 환원력, 크산틴 산화효소 저해력, 혈소판 응집 억제 활성, 아질산염 생성 억제 활성 및 티로시나제 억제 활성을 나타내므로 산화적 스트레스로 인한 피부 질환 및 염증질환의 예방 및 치료에 유용하게 사용할 수 있다.

- 출원번호 : 10-2006-0055830, 특허권자 : 대구한의대학교 산학협력단

❖ **뜰보리수 과실을 이용한 혼합음료**

본 발명은 뜰보리수 과실을 이용한 혼합음료에 관한 것으로, 더욱 상세하게는 여러 가지 약리성분을 함유하고 있는 것으로 알려진 뜰보리수 과실과, 현미 자체의 영양성분과 발효식품의 특징을 모두 갖춘 건강식품으로 꾸준한 소비증가 추세를 보이고 있는 현미식초를 최적 조건으로 혼합하여 바람직한 이화학적 품질 특성을 갖도록 한 음료에 관한 것이다.

상기한 목적을 달성하기 위한 본 발명에 따른 뜰보리수 과실을 이용한 혼합음료는, 뜰보리수 열수추출물 19.2중량%와 현미식초 7.6중량%를 포함하는 것을 특징으로 한다. 또한 뜰보리수 열수 추출물 24.7중량%와 현미식초 4.9중량%를 포함하는 것을 특징으로 한다. 또한 뜰보리수 열수 추출물 25.0중량%와 현미식초 4.3중량%를 포함하는 것을 특징으로 한다. 또한 위 각 경우에 있어서 뜰보리수 열수 추출물과 현미식초 외에, 배농축액(10Brix) 9중량%, 액상과당(fructose) 10중량%, 블루베리향료(G-3227-S) 0.01중량%, 수크랄로스(Sucralose) 0.01중량% 및 물을 추가로 포함하는 것을 특징으로 한다.

- 공개번호 : 10-2009-0053992, 출원인 : 대구한의대학교 산학협력단

마

Dioscorea polystachya Turcz.

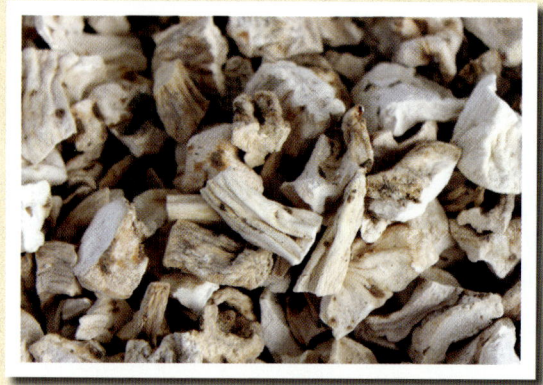

이 명	참마, 당마, 개마, 새삼
한약명	산약(山藥), 산우(山芋), 서여(薯蕷), 산여(山蕷)
과 명	마과(Dioscoreaceae)
식물명 유래	먹을거리를 뜻하는 마복(亇ㅏ)에서 마디 또는 맏의 형태로 유래했다는 뜻
식품원료 사용 가능 여부	가능(뿌리, 뿌리줄기)

생육특성 마는 중국 원산의 덩굴성 여러해살이풀로, 산지에서 자생하거나 약초로 재배도 많이 한다. 덩굴줄기는 길이 1m 이상 뻗어 나가고 식물체 전체에 자줏빛이 돈다. 덩이뿌리는 곤봉 모양의 육질이며 땅속으로 깊이 들어간다. 잎은 마주나거나 돌려나며, 길이 4~13cm에 삼각상 달걀 모양 또는 달걀상 피침 모양으로 끝이 뾰족하고 밑부분은 심장 모양이며 잎자루가 있다. 7~8월에 잎겨드랑이에서 살눈이 자라고 9월에 떨어져 번식한다. 흰색의 꽃은 암수딴그루로 6~7월에 피는데, 잎겨드랑이의 이삭꽃차례에 달려 수꽃이삭은 곧게 서고, 암꽃이삭은 아래로 처진다. 열매는 삭과로 3개의 날개가 있으며, 둥근 날개가 달린 종자가 들어 있고, 9~10월에 익는다.

사용부위 및 채취시기 덩이뿌리는 가을에 잎이 떨어진 다음(남부 지방은 이듬해 이른 봄까지)에 채취하여, 뿌리꼭지를 제거하고 씻어서 겉껍질과 수염뿌리를 제거하여 말린다.

작용부위 ▶ 폐, 신장, 비장에 작용한다.

성질과 맛 ▶ 성질이 평(平)하고, 맛은 달다.

성 분 ▶ 사포닌으로서 디오스게닌(diosgenin), 아미노산으로서 페닐알라닌(phenylalanine), 발린(valine), 류신(leucine), 리신(lysine), 도파민(dopamine) 등과 당류로서 포도당(glucose), 과당(fructose), 자당(sucrose) 등 또한 점액질, 점액 중에는 만난(mannan), 피트산(phytic acid) 등이 함유되고, 그 외 콜린(choline), 전분, 당단백질, d-아브시신(d-abscisin) Ⅱ, 비타민 C, 알란토인(allantoin), 디아스타아제(diastase), 아밀라아제(amylase) 등이 함유되어 있다.

마 잎

마 꽃

마 영여자

마 덩굴줄기

마 지상부

약리작용 ▶ 혈당강하작용, 소화촉진작용, 면역증강작용

용 도 ▶ 식용(뿌리줄기), 약용(뿌리줄기는 비장, 폐, 빈혈을 보강하는 자양강장제로 사용. 생즙은 부스럼, 동상, 화상, 뜸자리, 헌데, 유종에 발라 사용)

효 능 ▶ 뿌리줄기에 보비양위(補脾養胃), 생진익폐(生津益肺), 보신삽정(補腎澁精)의 효능이 있다. 신라의 향가인 〈서동요〉에 등장할 정도로, 우리 민족의 생활 속에 깊숙이 자리 잡고 있는 마는 알려진 효능만 해도 10여 가지에 달하며 '산약(山藥)'이라는 한약명에 걸맞게 널리 약용되어 왔다. 자양강장에 특별한 효능이 있고 소화불량, 위장장애, 기침, 폐질환, 당뇨병 등의 치료 효과가 두드러진다. 진정, 거담, 지사, 소갈 등의 효능이 있고 어지러움과 두통을 낫게 하며, 특히 신장 기능을 튼튼하게 하여 원기가 쇠약한 사람이 오래 복용하면 좋다고 한다. 또한 혈관에 콜레스테롤이 쌓이는 것을 예방하여 혈압을 낮추며, 장벽에 쌓인 노폐물을 흡착하여 배설하게 하는 정장작용이 매우 뛰어난 것으로도 알려져 있다.

약용법 ▶ 한방에서는 팔미환(八味丸) 등에 산약을 섞어 체력이 떨어진 노인에게 처방하였다. 팔미환은 숙지황 320g, 산약·산수유 각 160g, 목단피·백복령·택사 각 120g, 육계·부자포 각 40g을 가루 내고 꿀을 섞어 환으로 만든 것이다. 또한 가래에는 찜이나 구이로 먹고, 생으로 가늘게 썰거나 갈아서 복용하면 소화가 잘된다. 찐 뒤에 말려

마　장마(채취품)

마　단마(채취품)

마　영여자(채취품)

마　뿌리(약재)

서 가루 내어 먹기도 한다. 10cm 정도 길이로 잘라 적당히 구워서 꾸준히 먹으면 과로로 인한 식은땀이나 야뇨증 치료에 효과가 있다고 한다. 또한 강판에 갈아 종기에 붙이면 잘 낫는다고 한다. 그 밖에 소주에 담가 약술로 만들어 마시는 방법도 있다.

주의사항 몸에 습담이 많거나 음식물이 소화되지 않고 잘 체하는 사람은 복용에 주의한다.

마의 기능성 및 효능에 관한 특허자료

❖ **산약을 포함하는 소화성 궤양 예방용 조성물 및 위산과다 분비 억제용 조성물**

본 발명은 산약 분말, 산약 분말의 펠릿(pellet), 산약즙 또는 산약 추출물을 포함하는 소화성 궤양 예방용 조성물 및 위산분비 억제용 조성물에 대한 것이며 추가적으로 그러한 조성물을 포함하는 약제학적 제제 또는 건강기능식품에 대한 것이다. 본 발명에 따른 조성물을 포함하는 약제학적 제제 또는 건강기능식품을 평소에 복용할 경우, 소화성 궤양 발병의 위험성이 현저히 감소될 수 있으며 소화성 궤양이 발병한 경우라도 조기에 회복될 수 있는 효과를 가진다. 또한 본 발명에 따른 조성물은 위산의 과다분비로 인한 속쓰림 등의 증상 완화에도 탁월한 효능을 가진다.

- 공개번호 : 10-2012-0119235, 출원인 : 안동시, 안동대학교 산학협력단

마가목

Sorbus commixta Hedl.

이 명	은빛마가목, 마께낭
한약명	화추(花楸), 화추과(花楸果), 화추경피(花楸莖皮), 마가목(馬家木), 마가목(馬加木)
과 명	장미과(Rosaceae)
식물명 유래	봄에 돋아나는 새순이 말의 이빨처럼 힘차게 솟아난다는 의미의 '마아목(馬牙木)'에서 유래했다는 뜻
식품원료 사용 가능 여부	가능(열매), 제한적 사용(나무껍질)

생육특성 마가목은 중부와 남부 지방에 분포하는 낙엽활엽소교목으로, 고산지대에서는 2~3m의 관목상으로 자란다. 여름이 시원한 고랭지 및 산지, 평지는 반음지가 적당하다. 높이는 6~8m이고, 나무껍질은 황갈색이며 일년생가지와 겨울눈에는 털이 없다. 원뿌리와 곁뿌리가 있다. 잎은 어긋나고 5~7쌍으로 된 깃꼴겹잎이며, 작은잎은 길이 2.5~8cm에 피침 모양으로 양면에 털이 없으며 가장자리에 길고 뾰족한 톱니 또는 겹톱니가 있다. 턱잎은 일찍 떨어지고 가을에 황적색으로 단풍이 든다. 꽃은 5~6월에 흰색으로 피며, 가지 끝에 겹산방꽃차례로 달린다. 열매는 둥근 이과이며 9~10월에 붉은색 또는 황적색으로 익는다. 맹아력이 강하다. 봄에 돋아나는 새순은 힘찬 용기와 생동감을 일으켜 주며 마아목(馬牙木)이라는 한명(漢名)

에도 힘차게 돋는 새순이 말의 이빨과 같이 힘차게 돋아난다 하여 붙여졌듯이 마가목은 동적인 감정을 느끼게 하는 관상수이다.

사용부위 및 채취시기 나무껍질은 봄, 열매는 9~10월에 채취한다. 익은 열매를 따서 햇볕에 말린 다음 열매꼭지를 제거한다.

작용부위 폐, 비장, 대장에 작용한다.

성질과 맛 열매는 성질이 평(平)하고, 맛은 달고 쓰다. 나무껍질은 성질이 차고, 맛은 쓰다.

성 분 정유, 사포닌, 강심배당체, 스테로이드(steroid)류, 플라보노이드(flavonoid)류, 쿠마린(coumarin)류 성분 등이 함유되어 있다.

마가목 잎　　　　마가목 꽃

마가목 덜 익은 열매　　　　마가목 익은 열매

마가목 나무모양

마가목 나무줄기

마가목 열매(채취품)

약리작용 ▶ 항산화작용, 항염작용, 골손실 및 연골손상 억제효과, 조골세포 분화 촉진 작용

용 도 ▶ 원예 및 조경용, 차용(열매), 약용(열매는 해수, 천식, 괴혈병, 갈증에 사용)

효 능 ▶ 열매에는 지해화담(止咳化痰), 건비이수(健脾利水), 나무껍질 및 줄기에는 청폐지해(淸肺止咳), 해독지리(解毒止痢)의 효능이 있다. 나무껍질은 한약명이 화추경피(花楸莖皮)이며, 몸을 튼튼하게 하고 풍을 제거하며 기침을 멎게 하는 효능이 있어 신체허약, 허리와 무릎이 시큰거리고 아픈 증상, 풍습(風濕)으로 인한 통증, 머리가 빨리 세는 증상, 해수 등을 치료한다. 열매는 한약명이 화추과(花楸果)이며, 몸을 튼튼하

마가목 열매(약재)

마가목 나무껍질(약재)

게 하고 가래를 없애며 기침과 갈증을 멎게 하는 효능이 있어, 위염, 신체허약, 해수, 기관지염, 폐결핵, 수종(水腫) 등을 치료한다. 또한, 마가목 추출물에 해독작용이 있는 것으로 밝혀졌다.

약용법 ▶ 말린 나무껍질 9~15g을 물 1L에 넣고 반으로 줄 때까지 달여서 하루 2~3회로 나누어 마신다. 말린 열매 30~60g을 물 1L에 넣고 반으로 줄 때까지 달여서 하루 2~3회로 나누어 마시거나 술을 담가 마신다.

마가목의 기능성 및 효능에 관한 특허자료

❖ **마가목 추출물을 유효성분으로 하는 흡연독성 해독용 약제학적 조성물**

본 발명은 흡연독성 해독용 약제학적 조성물에 관한 것으로서, 구체적으로는 마가목 추출물을 유효성분으로 하는 흡연독성 해독용 약제학적 조성물에 관한 것이다.
- 출원번호 : 10-2011-0044223, 특허권자 : 남종현

❖ **마가목 열매를 이용한 차의 제조방법**

본 발명은 마가목의 열매를 가공하여 차를 제조하는 방법에 관한 것으로, 잘 세척된 마가목 열매 100중량부에 대하여 400중량부 내지 500중량부의 물을 가하여 90분 내지 120분 동안 끓여 증숙시킨 다음 18메쉬체를 이용하여 추출액과 증숙된 마가목 열매를 분리하고, 증숙된 마가목 열매는 체 위에서 적정의 압력을 가한 상태로 문질러서 표피 및 씨가 제거된 증숙된 과육 착즙물을 얻은 다음, 얻어진 착즙물과 추출액을 혼합하여 60메쉬의 체로 감압 여과하여 고형물을 제거한 다음, 한천 0.15중량부 내지 0.25중량부와 솔스타 0.09 내지 0.10중량부를 첨가 혼합함을 특징으로 하는 마가목을 이용한 차의 제조방법을 제공한다.
- 공개번호 : 10-2002-0055831, 출원인 : 한국식품연구원

마가목주

적용 병증

- **기관지염(氣管支炎)** : 기관지의 점막에 염증이 생기는 병증으로, 대개 기침과 가래가 나오고 열이 나며 가슴이 아프다. 소주잔 1잔을 1회분으로 1일 1~2회씩, 7~10일 동안 음용한다.
- **방광염(膀胱炎)** : 방광 점막에 염증이 생기는 병증으로, 소변이 자주 마렵고 요도에 통증이 느껴진다. 소주잔 1잔을 1회분으로 1일 1~2회씩, 5~10일 동안 음용한다.
- **진해(鎭咳)** : 독감이나 감기에 의한 것은 아니지만, 기침을 계속 하는 경우의 처방이다. 소주잔 1잔을 1회분으로 1일 1~2회씩 5~6일, 심하면 10~15일 동안 음용한다.
- **기타 적응증** : 신기허약, 보혈, 양모(養毛), 조갈증, 폐결핵

만드는 방법

- 약효는 나무껍질에 있으며, 열매도 사용할 수 있다. 나무껍질을 잘게 썰어서 생으로 쓰거나 말려두고 사용한다. 열매로 술을 담글 경우에는 익은 열매를 말려서 사용한다.
- 열매나 나무껍질 생것은 210g, 말린 것은 180g을 소주 3.6L에 넣고 밀봉한다.
- 8~10개월간 숙성시켜 음용하며, 2년 정도 숙성시킨 후에는 찌꺼기를 걸러 내고 보관한다.

채취 및 구입 주로 산지에서 채취한다.

맛 맛은 맵고 쓰고 시다. 설탕을 120g 정도 가미해도 좋다. 브랜디 같은 향과 맛이 난다.

주의사항
- 본 약술을 음용하는 중에 특별히 가려야 하는 음식은 없다.
- 장복해도 해롭지는 않으나 치유되는 대로 음용을 중단한다.

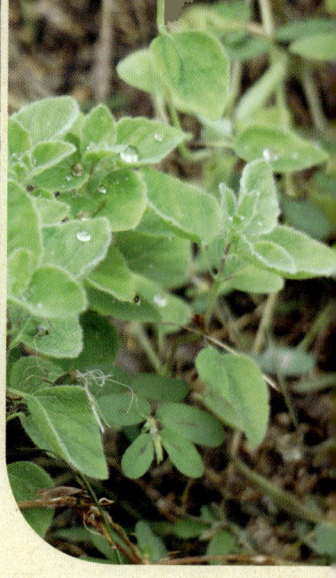

만삼

Codonopsis pilosula (Franch.) Nannf.

이 명	삼승더덕
한약명	당삼(黨參), 상당인삼(上黨人參), 방풍당삼(防風黨參), 황삼(黃參)
과 명	초롱꽃과(Campanulaceae)
식물명 유래	한자 이름 '만삼(蔓參)'에서 유래한 것으로, 덩굴성으로 자라고 뿌리의 모양과 효능이 인삼과 비슷하다는 뜻
식품원료 사용 가능 여부	제한적 사용(뿌리)

생육특성 만삼은 덩굴성 여러해살이풀로, 깊은 산속의 습하고 그늘진 곳에 자생한다. 본래 깊은 산속의 그늘지고 습한 곳에 자생하는 식물이므로 그늘로서 냉량하고 습도가 높은 곳이 가장 적당하다. 덩굴줄기는 다른 물체에 감아 오르며 길이 1~2m로 자라고, 전체에 털이 있으며 줄기를 자르면 유액이 나온다. 뿌리줄기는 곤봉 모양이고, 뿌리는 원주형으로 길이 20~30cm, 지름 0.5~2(10)cm이며 겉이 황갈색을 띤다. 잎은 어긋나고 짧은 가지에서는 마주나기도 하며, 길이 1~5cm, 너비 1~3.5cm에 달걀 모양 또는 달걀상 타원형으로 양면에 잔털이 있고 가장자리가 보통 밋밋하다. 꽃은 7~8월에 옅은 자주색 피는데, 곁가지 끝에 1개씩 달리고 그 밑의 잎겨드랑이에서도 계속 피며 꽃부리는 종 모양이다. 열매는 납작한 원뿔 모양의 삭과이며, 9~10월에 익

으면 3개로 갈라져 작은 종자를 쏟아낸다. 줄기와 잎에 털이 있고, 더덕보다 연하다.

사용부위 및 채취시기 ▶ 뿌리를 가을철에 채취하여, 씻어서 햇볕에 말린다.

작용부위 ▶ 폐, 비장에 작용한다.

성질과 맛 ▶ 성질이 평(平)하고, 맛은 달다.

성 분 ▶ 대부분이 당류이며, 이 외에 사포닌(saponin) 및 미량의 알칼로이드 (alkaloid), 단백질, 전분, 비타민 $A_1 \cdot A_2$ 등이 함유되어 있다.

약리작용 ▶ 강장작용, 항스트레스작용, 면역증강작용, 항노화작용, 항궤양작용, 평활

만삼 잎   만삼 줄기

만삼 꽃봉오리   만삼 꽃

근이완작용, 중추신경계에 대한 작용, 혈액 및 조혈계통에 대한 작용, 심혈관계에 대한 작용, 항종양작용

용도 약용(뿌리는 강장, 면역기능 항진작용)

효능 뿌리에 건비익폐(健脾益肺), 양혈생진(養血生津)의 효능이 있다. 비위(健脾)의 기운을 북돋우고 허한 기혈을 보하여 몸을 튼튼하게 하며, 가래를 없애고 천식을 낫게 한다. 신체허약, 식욕부진, 폐결핵, 빈혈, 설사, 정신불안, 가슴이 답답하면서 입 안이 마르고 갈증이 나는 증상 등을 치료한다. 그 밖에 해독제로도 쓰이며, 중국에서는 고혈압과 당뇨병에 쓰인다.

만삼 뿌리(약재)

약용법 말린 뿌리 6~16g(대량은 30~60g)을 물 1L에 넣고 반으로 줄 때까지 달여서 하루 2~3회로 나누어 마신다.

주의사항 실증 또는 열증으로 배 속이 그득하고, 소화가 잘 되지 않는 사람은 복용에 주의한다. 인삼의 대용으로 사용하는 경우에는 약 4배의 양을 쓴다.

만삼의 기능성 및 효능에 관한 특허자료

❖ **만삼 추출물을 유효성분으로 포함하는 해충 방제용 조성물**

본 발명은 만삼 추출물을 유효성분으로 포함하는 해충 방제용 조성물, 해충 방제제 및 이를 이용한 해충 방제 방법에 관한 것이다. 본 발명의 만삼 추출물 또는 이의 분획물을 유효성분으로 포함하는 해충 방제용 조성물은 곤충 특이적인 소형신경펩타이드의 수용체의 활성 억제를 통해 인간 유해성 및 환경 유해성이 최소화된 해충 방제 효과를 보임으로서, 상기 해충 방제용 조성물을 포함하는 해충 방제제 및 이를 이용한 해충 방제 방법은 친환경 해충 방제 용도로 활용될 수 있다.
- 출원번호 : 10-2018-0142751, 출원인 : 한국생명공학연구원 광주과학기술원

❖ **만삼 추출물을 포함하는 발모용 조성물**

본 발명은 만삼 추출물을 함유하는 탈모 방지 또는 발모용 조성물과 이를 유효성분으로 하는 건강보조식품 및 그 제조방법에 관한 것으로서, 만삼을 포함한 탈모 치료를 위한 약학적 조성물, 식품 조성물 및 만삼을 열수 추출 또는 유기용매 추출하는 것을 특징으로 하는 탈모 치료제 제조방법에 관한 것이다.
- 출원번호 : 10-2011-0131900, 출원인 : (주)선운바이오피직

매실나무

Prunus mume (Siebold) Siebold & Zucc.

이 명	매화나무, 매화, 메설낭, 메슬낭, 세실, 메쥐낭, 매화낭
한약명	오매(烏梅), 매실(梅實), 흑매(黑梅), 매핵인(梅核仁), 청매(靑梅), 백매(白梅), 매근(梅根), 매경(梅莖), 매엽(梅葉), 매화(梅花)
과 명	장미과(Rosaceae)
식물명 유래	매화나무의 열매를 뜻하는 '매실(梅實)'과 '나무'의 합성어로, 매실이 열리는 나무라는 뜻
식품원료 사용 가능 여부	가능(열매-씨앗 제외, 꽃)

생육특성 매실나무는 중국 원산의 낙엽활엽소교목으로, 중부와 남부 지방에서 주로 재배한다. 양지바른 곳이면 서울을 비롯한 중부지방 어디에서나 잘 자라나 해안지방에서는 잘 자라지 못한다. 높이는 4~6m이고, 일년생가지는 녹색, 오래된 가지는 암자색이며 나무껍질이 많이 갈라지는 우산모양의 아름다운 수형이다. 잎은 어긋나고, 4~10cm에 달걀 모양 또는 타원형으로 양면에 잔털이 나 있으며 가장자리에는 잔톱니가 있다. 흰색 또는 연한 분홍색의 꽃은 3~4월에 잎보다 먼저 피는데, 전년지의 잎겨드랑이에 1~3개씩 달리며 꽃자루가 거의 없다. 향기가 강하고 빛깔이 다양한데 기본종은 연한 붉은빛을 띤 흰색이다. 열매는 공 모양의 핵과로, 지름이 2~3cm이고 짧은 털이 빽빽이 나 있으며, 6~7월에 녹색이었다가 황록색으로 익는다. 열매의 한쪽에

얕은 골이 지고 종자 표면에 작은 구멍이 많이 있다. 국내에는 약 2,000년 전에 도입되어 정원수로 식재했고, 최근에는 분재로 많이 키운다. 매화나무라고 불리어온 수목으로 여러 품종이 있다.

사용부위 및 채취시기 ▶ 열매는 6~7월, 뿌리는 연중 수시, 가지와 잎은 여름, 꽃봉오리는 2~3월, 종인은 6~7월에 채취한다. 열매가 거의 익었을 때 채취하여, 건조기에서 저온건조한 다음 검은색으로 변할 때까지 밀폐해둔다.

작용부위 ▶ 간, 폐, 비장, 대장에 작용한다.

성질과 맛 ▶ 열매는 성질이 평(平)하고, 맛은 시고 떫다. 종인은 성질이 평(平)하고, 맛은 시며, 독성이 약간 있다. 꽃봉오리는 성질이 시원하고, 맛은 쓰고 약간 달거나 시며, 독성이 없다. 뿌리는 성질이 평(平)하고, 맛은 쓰다. 가지와 잎은 성질이 평(平)하고, 맛은 시며, 독성이 없다.

성 분 ▶ 열매에는 구연산, 사과산(malic acid), 호박산(succinic acid), 탄수화물, 시토스테롤(sitosterol), 납상물질(蠟狀物質), 올레아놀릭산(oleanolic acid)이 함유되어 있다. 꽃봉오리에는 정유가 있는데 그중에 중요한 성분은 벤즈알데하이드(benzaldehyde), 이소루

매실나무 잎

매실나무 꽃

매실나무 열매

매실나무 열매(채취품)   매실나무 열매(약재)

게놀(isolugenol), 안식향산(벤조산, benzoic acid) 등이다. 종자의 종인 속에는 아미그달린(amygdalin)이 함유되어 있다.

약리작용 ▶ 면역증강작용, 항균작용, 구충작용, 항미생물작용

용 도 ▶ 약용(열매는 지해, 지사, 항균작용, 꽃은 소화불량 등에 사용)

효 능 ▶ 열매에는 염폐(斂肺), 삽장(澁腸), 생진(生津), 안회(安蛔), 종인에는 청서(清暑), 제번(除煩), 명목(明目), 꽃봉오리에는 소간해울(疏肝解鬱), 개위생진(開胃生津), 화

매실나무 나무모양

담(化痰), 뿌리에는 거풍(祛風), 활혈(活血), 해독(解毒), 줄기에는 이기안태(理氣安胎), 잎에는 지리(止痢), 지혈(止血), 해독(解毒)의 효능이 있다. 덜 익은 열매를 짚불에 검게 그슬린 것을 오매(烏梅)라 하는데, 수렴, 지사, 구충, 항균, 항진균 작용이 있고 설사, 이질, 혈변, 혈뇨, 혈붕(血崩), 해수, 인후종통, 복통, 구토, 식중독 등을 치료한다. 종인은 한약명이 매핵인(梅核仁)이며, 더위를 가시게 하고 눈을 밝게 하며, 기침을 멎게 하고 가래를 없애며, 번열과 더위를 먹어 일어나는 곽란을 치료한다. 꽃봉오리는 한약명이 매화(梅花)이며, 가래를 삭이고 식욕부진을 치료한다. 뿌리는 한약명이 매근(梅根)이며 담낭염을 치료한다. 잎이 달린 줄기와 가지는 한약명이 매경(梅莖)이며 유산 치료에 효과가 있다. 잎은 한약명이 매엽(梅葉)이며 곽란(霍亂)을 치료한다. 매실 추출물은 항알레르기, 항응고, 혈전용해 작용이 있고 화상 등에 치료 효과가 있다고 밝혀졌다.

약용법 ▶ 말린 덜 익은 열매 8~16g을 물 1L에 넣고 반으로 줄 때까지 달여서 하루 2~3회로 나누어 마신다. 외용할 경우에는 강한 불로 볶거나 태워서 가루 내어 환부에 바르거나, 다른 약재와 섞어 환부에 붙인다. 말린 종인 2~5g을 물 1L에 넣고 반으로 줄 때까지 달여서 하루 2~3회로 마신다. 외용할 경우에는 짓찧어 환부에 바른다. 말린 꽃봉오리 2~6g을 물 1L에 넣고 반으로 줄 때까지 달여서 하루 2~3회로 나누어 마신다. 말린 뿌리 10~15g을 물 1L에 넣고 반으로 줄 때까지 달여서 하루 2~3회로 나누어 마신다. 말린 잎이 달린 줄기와 가지 10~15g을 물 1L에 넣고 반으로 줄 때까지 달여서 하루 2~3회로 나누어 마신다. 말린 잎을 가루 내어 하루 3~10g을 2~3회로 나누어 복용한다.

주의사항 ▶ 너무 많이 먹거나 장기간 복용하는 것은 주의한다.

매실나무의 기능성 및 효능에 관한 특허자료

❖ **매실 추출물을 함유하는 피부 알레르기 완화 및 예방용 조성물**
매실 추출물이 알레르기의 주된 인자인 히스타민의 유리를 탁월하게 억제하는 것으로부터 착안하여 피부 알레르기 완화를 목적으로 하는 조성물에 대한 것이다.
- 등록번호 : 10-0827195, 출원인 : (주)엘지생활건강

❖ **항응고 및 혈전용해 활성을 갖는 매실 추출물**
천연물로부터 유래되어 인체에 안전할 뿐 아니라 항응고 및 혈전 용해효과가 뛰어난 매실 추출물의 유효성분을 함유하는 식품 및 의약 조성물을 제공한다.
- 공개번호 : 10-2011-0036281, 출원인 : 정산생명공학(주)

❖ **매실을 함유하는 화상 치료제**
본 발명은 매실의 성분을 함유하는 화상 치료제에 관한 것으로서 수포, 동통, 발적과 같은 화상으로 인한 증상을 완화시켜 손상된 피부의 치유 기간을 단축시키는 역할을 한다.
- 등록번호 : 10-0775924, 출원인 : 한경동

매실주

적용 병증
- **숙취(宿醉)** : 전날 과음하여 이튿날이 되어도 술이 깨지 않고 몸이 잘 움직여지지 않으며, 속이 쓰리고 구토가 나며 두통이 심한 경우의 처방이다. 소주잔 1잔을 1회분으로 1일 1~2회씩, 2~3일 동안 음용한다.
- **구토(嘔吐)** : 구역질을 하거나 먹은 음식을 토하는 증상이 계속되며 위장장애가 심한 경우이다. 소주잔 1잔을 1회분으로 1일 1~2회씩, 7~10일 동안 음용한다.
- **차멀미** : 차를 탔을 때 메스껍고 어지러워 구역질이 나는 증세이다. 심하면 자율신경계의 흥분으로 두통, 빈혈, 구토를 일으킨다. 소주잔 1잔을 1회분으로 1일 1~3회씩 음용한다.
- **기타 적응증** : 피로회복, 거담, 번갈, 설사, 위경련, 혈변, 늑막염, 담석증

만드는 방법
- 약효는 덜 익은 열매에 있다. 열매를 깨끗이 씻어서 사용한다.
- 생열매 300g을 소주 3.6L에 넣고 밀봉한다.
- 1년 이상 숙성시켜 음용하면 효과적이다. 18개월 정도 숙성시킨 후에는 찌꺼기를 걸러내고 사용하며, 장기간 보관할 경우에는 걸러내지 않고 그대로 보관한다.

채취 및 구입 시장이나 재배 농가에서 구입한다.

맛 맛은 시다. 설탕을 100g 정도 가미할 수 있다. 1년 이상 숙성시켜 보관할 경우에는 설탕을 넣지 않는다.

주의사항
- 본 약술을 음용하는 중에 돼지고기의 섭취를 금한다.
- 위산과다인 경우에는 복용을 금한다.

매실나무 열매(채취품)

맥문동

Liriope muscari (Decne.) L.H.Bailey

이 명	알꽃맥문동, 넓은잎맥문동
한약명	맥문동(麥門冬), 맥동(麥冬), 대맥동(大麥冬), 토맥동(土麥冬)
과 명	백합과(Liliaceae)
식물명 유래	수염뿌리에 보리알 같은 것이 달리고(맥문, 麥虋), 겨울에도 잎이 시들지 않는다는(동, 冬) 뜻
식품원료 사용 가능 여부	제한적 사용(뿌리)

생육특성 맥문동은 중부 이남의 산지에 분포하는 상록 여러해살이풀로, 반그늘이나 햇빛이 잘 들어오는 나무 아래에서 자라거나 정원에 심어 가꾼다. 산지의 나무 그늘에서 자란다. 높이는 30~50cm이고, 줄기는 곧게 서며 줄기와 잎이 따로 구분되지 않는다. 뿌리줄기는 굵고 짧으며, 굵은 뿌리가 길게 뻗고 잔뿌리가 내린다. 뿌리 끝에는 땅콩 같은 덩이뿌리가 달린다. 잎은 뿌리줄기에서 모여나고, 길이는 30~50cm, 너비는 0.8~1.2cm에 줄 모양으로 짙은 녹색이며 밑부분이 가늘어져서 잎집처럼 된다. 꽃은 5~6월에 연한 자줏빛으로 피는데, 꽃대 마디마다 3~5개씩 모여 달리며 총상꽃차례를 이룬다. 열매는 둥근 삭과이며 10~11월에 푸른색으로 익는데, 일찍 껍질이 벗겨져 검은색 종자가 나타난다. 조경용으로 많이 심어 친숙한 식물로, 겨울에도 잎이 남

아 있어 쉽게 찾을 수 있다.

사용부위 및 채취시기 ▶ 덩이뿌리(뿌리의 팽대부)를 봄(4월 하순~5월 초순)에 채취하여 씻어서, 햇볕에 말리고 쌓아두기를 반복하여 거의 마르면 수염뿌리를 제거하고 말린다.

작용부위 ▶ 심장, 폐, 위에 작용한다.

성질과 맛 ▶ 성질이 약간 차고, 맛은 달며 조금 쓰고, 독성이 없다.

성 분 ▶ 스테로이드 사포닌(steroid saponin)인 오피오포게닌(ophiopogenin) A~D 등과 호모이소플라보노이드(homoisoflavonoide)인 오피오포고논(ophiopogonone) A·B 등, 기타

맥문동 잎

맥문동 꽃

맥문동 덜 익은 열매

맥문동 익은 열매

맥문동 무리

당류, 스티그마스테롤(stigmasterol), 이눌린(inulin) 타입 프룩토오스 3종, 베타-시토스테롤(β-sitosterol), 글루코시드(glucoside), 비타민 A 등이 함유되어 있다.

약리작용 ▶ 체액성 면역 촉진작용, 핵산대사 조절 작용, 조혈장기 개선 작용, 항염작용, 항균작용, 혈당강하작용, 진해작용, 강심이뇨작용, 혈관확장작용, 항부정맥작용

용 도 ▶ 원예 및 조경용, 약용(덩이뿌리는 면역증강작용, 항균작용)

효 능 ▶ 덩이뿌리에 양음생진(養陰生津), 윤폐청심(潤肺淸心)의 효능이 있다. 음기를 자양하고 폐를 윤활하게 하며, 심열을 제거하여 가슴이 답답하고 괴로운 증상을 낫게 하고, 위의 기운을 북돋우며 진액을 생성하는 등의 효능이 있어 마른기침, 입안이 마르는 증상, 열병으로 진액이 손상된 증상, 소갈, 폐의 기운이 위축된 증상, 각혈, 토혈, 변비 등을 치료한다.

약용법 ▶ 말린 덩이뿌리 3~18g을 물 1L에 넣고 끓기 시작하면 불을 약하게 줄여 1/3로 줄 때까지 달여서 하루 2회로 나누어 마신다. 여름철에 땀을 많이 흘려 기력이 약해졌을 때는 인삼, 오미자 등과 함께 달여 음료수 대용으로 마신다. 또한 위의 진액이 손상된 경우에는 사삼, 건지황, 옥죽(玉竹) 등을 배합하여 쓴다. 보통 정신불안에는

맥문동 덩이뿌리(채취품)

맥문동 덩이뿌리(약재)

맥문동을 쓰고, 강장, 유정 등의 처방에는 천문동을 사용한다. 맥문동과 천문동을 배합하여 마른기침과 지나친 성행위로 인한 기침을 치료한다.

주의사항 달고 자윤한 성질, 약간의 찬 성질이 있으므로, 비위가 허하고 차서 설사를 하거나 풍한사에 의한 담음과 기침, 천식이 있는 경우에는 복용에 주의한다.

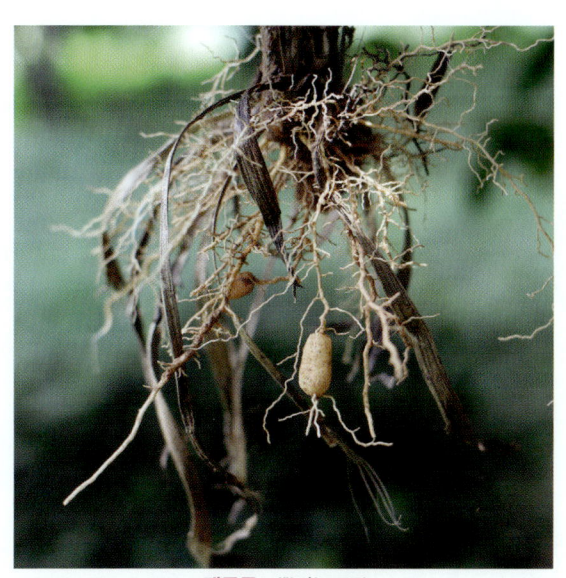

맥문동 뿌리(채취품)

맥문동의 기능성 및 효능에 관한 특허자료

❖ **맥문동 추출물을 유효성분으로 포함하는 염증성 질환 치료 및 예방용 조성물**

본 발명은 맥문동 추출물을 유효성분으로 포함하는 것을 특징으로 하는 염증성 질환 치료 및 예방용 조성물에 관한 것으로, 더욱 상세하게는 맥문동 추출물 중 악티제닌의 함량이 일정 범위로 포함되도록 규격화 및 표준화시키고 제제화하여 진통 억제, 급성 염증 억제 및 급성 부종 억제 등의 염증성 변화에 의하여 나타나는 제 증상의 억제 효과가 우수하게 발현되어 관절염 등의 염증성 변화에 의한 질환 치료 및 예방에 유용한 약제로 사용할 수 있는 맥문동 추출물에 관한 것이다.

- 등록번호 : 10-1093731, 출원인 : 신도산업(주)

맥문동주

적용 병증
- **자궁발육부전(子宮發育不全)** : 대부분 선천성으로 난소 내 분비 부전이 원인이며, 월경 이상, 대하 증가, 불임증 등의 증상이 나타난다. 소주잔 1잔을 1회분으로 1일 1~2회씩, 25~30일 동안 음용한다.
- **불면증(不眠症)** : 대뇌가 지나치게 흥분하거나 신경쇠약, 심신과로, 신경성, 신체적·정신적인 강한 자극으로 인하여 나타난다. 소주잔 1잔을 1회분으로 1일 2~3회씩, 5~10일 동안 음용한다.
- **신경과민(神經過敏)** : 사소한 자극에도 예민한 반응을 보이는 신경계통의 불안정한 상태를 말한다. 소주잔 1잔을 1회분으로 1일 1~3회씩, 10~20일 동안 음용한다.
- **기타 적응증** : 강심, 거담, 구갈증, 호흡곤란, 기관지염, 변비, 심장병, 발기부전, 폐혈

만드는 방법
- 약효는 덩이뿌리에 있다. 채취한 덩이뿌리는 물로 깨끗이 씻어 사용하고, 약재상에서 구입한 것은 그대로 사용한다.
- 말린 덩이뿌리 180g을 소주 3.6L에 넣고 밀봉한다.
- 8개월 이상 숙성시켜 음용하며, 장기간 보관하며 사용할 수 있다.

채취 및 구입 약재상에서 많이 취급하며, 직접 채취할 때에는 뿌리를 채취한다.

맛 맛은 달고 약간 쓰다. 황설탕을 100g 정도 가미할 수 있다. 1년 이상 보관할 경우에는 설탕류를 가미하지 않는다.

주의사항
- 본 약술을 음용하는 중에 오이풀, 무, 마늘, 파의 섭취를 금한다.
- 장복해도 해롭지는 않으나 치유되는 대로 음용을 중단한다.

머위

Petasites japonicus (Siebold & Zucc.) Maxim.

이 명	머웃대, 머우, 머구, 머으, 꼼치
한약명	봉두채(蜂斗菜), 사두초(蛇斗草), 야남과(野南瓜)
과 명	국화과(Compositae)
식물명 유래	'머휘'에서 유래한 것으로, '머'는 물(水)을 의미하며 물가나 습한 곳에서 자라는 식물이라는 뜻, 또는 머리 위에 쓰고 다닐 정도로 큰 잎을 가진 식물이라는 뜻
식품원료 사용 가능 여부	**가능**(줄기, 잎)

생육특성 머위는 중남부 지방에서 주로 분포하는 여러해살이풀로, 햇빛이 잘 드는 습한 곳에서 무리지어 자라고 집 주변과 울타리 주변에 심어 가꾸기도 하며 밭작물로 재배하기도 한다. 일반적으로 쐐기풀이 나는 땅에 머위가 잘 자란다고 하며 산성에는 강하다. 높이는 5~45cm이고, 굵은 뿌리줄기가 사방으로 뻗으면서 번식한다. 암수딴그루로, 수그루의 근생엽은 잎자루가 길고 지름 15~30cm에 콩팥 모양이며, 가장자리에 치아 같은 톱니가 있고 전체적으로 구부러진 털이 나 있다가 자라면서 없어진다. 이른 봄에 수그루의 잎보다 먼저 암그루의 꽃대가 자라며, 꽃이삭은 커다란 포로 싸여 있다. 4~5월에 암꽃은 흰색, 수꽃은 옅은 노란색으로 여러 송이가 뭉쳐서 피는데, 암꽃차례는 꽃이 핀 다음 길이 30cm 정도로 자라서 총상으로 된다. 열매는 원통형의 수

과이며, 겉에는 흰색 갓털이 달린다. 머위의 꽃줄기를 관상하려면 뿌리털을 붙여서 캐내야만 한다. 머위의 꽃줄기에는 암·수의 구별이 있어서 꽃이 질 무렵에 꽃줄기가 신장하는 것이 암그루이다.

사용부위 및 채취시기 ▶ 뿌리와 뿌리줄기를 여름부터 가을에 채취한다.

머위 잎　　머위 꽃

머위 무리

머위 지상부(암그루, 채취품)

머위 잎(채취품)

머위 줄기(약재)

작용부위 ▶ 심장, 폐, 간에 작용한다.

성질과 맛 ▶ 성질이 시원하고, 맛은 쓰고 맵다.

성 분 ▶ 뿌리에는 페타신(petasin), 3-카린(3-carene), 에레모필린(eremophilene), 티몰메틸에테르(thymol methyl ether), 푸라노에레모필란(furanoeremophilane), 리굴라론(ligularone), 페타살빈(petasalbin), 알보페타신(albopetasin) 등이 함유되어 있다. 특히 비타민 A가 많다.

약리작용 ▶ 항산화작용, 항균작용, 항염작용, 항미생물작용, 항암작용

용 도 ▶ 식용(어린잎), 약용(꽃은 진해, 거담제로 사용)

효 능 ▶ 뿌리줄기 및 전초에 청열해독(淸熱解毒), 산어소종(散瘀消腫)의 효능이 있다. 열을 내리고 독을 풀어주고 어혈을 없애며, 통증을 멎게 하고 종기를 없애는 효능이 있어 타박상, 인후염, 편도염, 기관지염, 옹종, 뱀에 물린 상처 등을 낫게 한다. 한의학에서는 진해제(鎭咳劑)로 사용하며, 해독작용이 뛰어나 물을 정화하는 특성이 있다. 가을에 잎을 따 그늘에 말린 것은 항산화 효과가 뛰어나고, 꽃봉오리와 잎은 식욕을 증진하고 가래를 없애는 데 효과적이다.

머위 지상부(암그루)

약용법 ▶ 말린 뿌리와 뿌리줄기 9~15g을 물 1L에 넣고 끓기 시작하면 불을 약하게 줄여 1/3로 줄 때까지 달여서 하루 3회로 나누어 식사 전에 마시거나, 양치질 액으로 사용한다. 염좌에는 생잎을 불에 약간 구워 부드럽게 만들어서 환부에 온습포하면 통증이 가라앉고 빨리 낫는다.

주의사항 ▶ 시원하고 쓰고 매운 성미가 있으므로 비위가 허하고 찬 사람은 주의해서 사용해야 한다.

머위의 기능성 및 효능에 관한 특허자료

❖ **머위 추출물을 함유하는 뇌 기능 개선용 약학적 조성물**

본 발명은 혈뇌장벽을 통과하여 뇌 기능 보호작용 및 기억력의 증강활성을 갖는 뇌 기능 개선을 위한 새로운 약물 소재인 머위 추출물에 관한 것이다. 또한 본 발명은 상기 머위 추출물을 유효성분으로 함유하는 뇌 기능 개선용 약학적 조성물에 관한 것이다. 본 발명의 머위 추출물은 청소년, 성인 및 노인층의 광범위한 계층까지 뇌 기능 보호작용 및 기억력 증강 효과를 기대할 수 있다.

- 공개번호 : 10-2005-0001419, 특허권자 : (주)케이티앤지

머위주

적용 병증

- **사혈(死血)** : 상처 등으로 혈액이 한곳에 뭉쳐 흐르지 못하고 괴어 있는 경우의 처방이다. 소주잔 1잔을 1회분으로 1일 2~3회씩, 7~10일 동안 음용한다.
- **토혈·각혈(吐血·咯血)** : 소화기관 또는 호흡기의 질환으로 인하여 피를 토하는 증세이다. 소주잔 1잔을 1회분으로 1일 2~3회씩, 4~6일 동안 음용한다.
- **인후통(咽喉痛)** : 목구멍이 붓고 아픈 증상으로, 주로 감기로 인하여 나타나는 경우가 많다. 소주잔 1잔을 1회분으로 1일 2~3회씩, 10~12일 동안 음용한다.
- **기타 적응증** : 건위, 거담, 기관지염, 편도염, 폐기보호, 어혈, 풍습

만드는 방법

- 약효는 뿌리와 꽃에 있다. 특히 뿌리를 채취하여 쓰는데, 물로 깨끗이 씻어 말린 다음 사용한다.
- 말린 뿌리 200g, 생꽃 250g을 소주 3.6L에 넣고 밀봉한다.
- 뿌리는 8개월 이상, 꽃은 3개월 이상 숙성시켜 음용하며, 18개월 정도 숙성시킨 후에는 찌꺼기를 걸러내고 보관한다.

채취 및 구입 주로 산지에서 채취한다.

맛 맛은 달고 맵다. 흑설탕을 100g 가미하여 사용할 수 있다.

주의사항
- 본 약술을 음용하는 중에 가려야 하는 음식은 없다.
- 장복해도 해롭지는 않으나 치유되는 대로 음용을 중단한다.

머위 지상부(채취품)

멀꿀

Stauntonia hexaphylla (Thunb.) Decne.

이 명	멀꿀나무, 멀굴, 멍꿀, 먹나무, 멍줄
한약명	우등(牛藤), 우등과(牛藤果), 야목과(野木瓜)
과 명	으름덩굴과(Lardizabalaceae)
식물명 유래	'멍꿀'에서 유래한 것으로, 열매가 적갈색으로 익어 멍이 든 것처럼 보이고 덩굴(꿀)로 자란다는 뜻, 또는 멍이 든 것처럼 보이는 열매가 꿀처럼 달다는 뜻
식품원료 사용 가능 여부	가능(열매)

생육특성 멀꿀은 제주도를 포함한 남부 지방에 분포하는 상록활엽 덩굴식물로, 산기슭이나 산 중턱 계곡에서 자란다. 계곡과 숲속에서 자라며, 음지와 양지에서 모두 잘 자라며 바닷가에서도 생장이 양호하다. 덩굴줄기는 길이 15m 내외로 뻗고, 지름 6cm 정도까지 자란다. 일년생줄기는 녹색을 띠고 털이 없으며, 나무껍질은 껍질눈이 많이 있어 거칠다. 잎은 어긋나고 5~7개의 작은잎으로 된 손꼴겹잎이며, 작은잎은 두껍고 길이 6~10cm, 너비 2.5~4cm에 달걀 모양 또는 타원형으로 끝이 짧고 날카로우며 가장자리는 밋밋하다. 꽃은 5~6월에 황백색으로 피며 총상꽃차례에 2~4개씩 달린다. 암꽃의 꽃자루는 가을에 적갈색으로 되고 많은 껍질눈이 있어 거칠다. 열매는 달걀 모양의 장과이며, 9~10월에 적자색으로 익고 열매살(과육)은 노란색이다. 으름덩굴과

다르게 열매가 익어도 벌어지지 않으며, 열매 하나에 검은색 종자가 100개 이상 들어 있고, 으름보다 맛이 좋다. 맹아력이 왕성하다.

사용부위 및 채취시기 ▶ 줄기와 뿌리를 여름부터 가을에 채취한다.

작용부위 ▶ 간, 방광에 작용한다.

성질과 맛 ▶ 줄기와 뿌리는 성질이 시원하고, 맛은 쓰다. 열매는 성질이 차고, 맛은 쓰다.

성 분 ▶ 줄기와 잎에는 사포닌(saponin), 페놀(phenol)류, 아미노산이 함유되어 있다. 종자에는 트리테르페노이드사포닌(triterpenoidsaponin), 즉 무베닌(mubenin) A·B·C, 무베노시드(mubenoside) A가 분리, 추출되어 있다. 건조된 종자에는 지방이 함유되어 있다.

멀꿀 잎 멀꿀 열매

멀꿀 꽃봉오리 멀꿀 꽃

멀꿀 열매(채취품)

멀꿀 줄기(채취품)

약리작용 ▶ 강심작용, 이뇨작용, 진통작용, 구충작용

용 도 ▶ 원예 및 조경, 식용(열매), 가구용, 약용(줄기와 뿌리는 진통과 진정효과)

효 능 ▶ 줄기와 뿌리에는 거풍산어(祛風散瘀), 지통(止痛), 이뇨소종(利尿消腫), 열매에는 해독소종(解毒消腫), 살충지통(殺蟲止痛)의 효능이 있다. 줄기와 뿌리는 한약명이 우등(牛藤)이며, 강심, 이뇨, 진통의 효능이 있고 부종을 치료한다. 멀꿀 추출물은 간장 보호, 피로회복, 숙취해소에 효과가 있는 것으로 밝혀졌다.

약용법 ▶ 말린 줄기와 잎, 뿌리 15~30g을 물 1L에 넣고 반으로 줄 때까지 달여서 하루 2~3회로 나누어 마신다. 말린 열매 6~12g을 물 1L에 넣고 반으로 줄 때까지 달여서 하루 2~3회로 나누어 마신다.

주의사항 ▶ 임산부는 복용에 주의한다.

멀꿀의 기능성 및 효능에 관한 특허자료

❖ **멀꿀 추출물을 유효성분으로 포함하는 간 보호용 조성물**

본 발명은 멀꿀 추출물을 유효성분으로 포함하는 간 보호용 조성물에 관한 것이다. 또한 본 발명은 멀꿀 추출물 또는 간 보호용 조성물을 유효성분으로 포함하는 간 질환 치료 또는 예방용 조성물 또는 간 보호 및 간 기능 개선용 식품 조성물에 관한 것이다. 본 발명의 멀꿀 추출물은 식용으로 사용되는 식물 유래 추출물로서 부작용이나 안전성에 대한 문제가 없고, 간 독성 물질인 사염화탄소 또는 아세트아니모펜(APAP)을 처리한 간 독성 유도 실험동물 모델에서 유의적으로 지질과 산화를 억제하고, 혈청 중 GOT 및 GPT 수치 증가를 억제하며, 사이토크롬 P450의 mRNA 발현량을 효과적으로 억제하여 간 보호, 간 손상 예방 및 간 기능 개선효과가 있는 것으로 확인되었다. 따라서 본 발명의 조성물은 간 질환 치료 또는 예방용 의약조성물 또는 간 기능 개선 또는 간 보호용 식품 조성물뿐만 아니라 피로해소 또는 숙취해소와 관련된 다양한 용도로 응용될 수 있다.

- 공개번호 : 10-2013-0020095, 출원인 : 재단법인 전라남도생물산업진흥재단

멍석딸기

Rubus parvifolius L.

이 명	번둥딸나무, 멍두딸, 수리딸나무, 멍딸기, 덤풀딸기, 사수딸기, 멍석딸, 제주멍석, 콩탈
한약명	호전표(薅田藨), 호전표근(薅田藨根), 모매근(茅苺根), 사포륵(蛇泡勒)
과 명	장미과(Rosaceae)
식물명 유래	멍석을 깔아놓은 것처럼 줄기가 땅바닥을 기면서 자라는 산딸기라는 뜻
식품원료 사용 가능 여부	가능(열매)

생육특성 멍석딸기는 전국 각지에 분포하는 덩굴성 낙엽활엽관목으로, 낮은 산지와 들에서 자생한다. 산기슭 및 논이나 밭둑에 난다. 높이는 30cm~1m 내외이며, 줄기는 처음에 곧게 서는 듯하지만 옆으로 뻗으며 구부러지고, 짧고 부드러운 털과 갈고리 모양의 가시가 있다. 잎은 어긋나고 홀수깃꼴겹잎이며, 작은잎은 보통 3개인데 5개씩 달리는 것도 있다. 작은잎은 넓은 거꿀달걀 모양이며 끝부분의 것은 흔히 3갈래로 갈라지고, 끝이 둔하고 가장자리에 톱니가 있다. 꽃은 5~6월에 연분홍색으로 피는데, 산방꽃차례, 원추꽃차례, 총상꽃차례에 달려 위를 향하여 핀다. 열매는 둥근 집합과이며, 7~8월에 붉게 익는다. 맹아력이 강하다.

사용부위 및 채취시기 지상부는 7~8월, 뿌리는 가을·겨울에 채취한다.

작용부위 ▶ 간, 비장, 신장에 작용한다.

성질과 맛 ▶ 지상부는 성질이 시원하고, 맛은 쓰고 떫으며, 독성이 없다. 뿌리는 성질이 시원하고, 맛은 달고 쓰다.

성 분 ▶ 구연산, 과당, 사과산, 비타민 C, 타닌(tannin), 당, 알파-토코페롤(α-tocopherol), 베타-카로틴(β-carotene), 플라보노이드(flavonoid) 배당체 등이 함유되어 있다.

약리작용 ▶ 지혈작용, 항혈전작용, 항심근허혈작용

용 도 ▶ 식용(열매), 약용(지상부는 지혈작용, 뿌리는 인후염에 사용)

효 능 ▶ 지상부에는 청열해독(淸熱解毒), 산어지혈(散瘀止血), 살충요창(殺蟲療瘡), 뿌리에는 청열해독(淸熱解毒), 거풍이습(祛風利濕), 활혈양혈(活血凉血)의 효능이 있다. 잎과 줄기는 한약명이 호전표(薅田藨)이며, 진통, 해독, 살충 등의 효능이 있고 어혈, 토혈, 부딪치거나 칼로 베인 상처, 출산 후 어혈로 인한 복통, 이질, 치질, 옴 등을 치료한다. 뿌리는 한약명이 호전표근(薅田藨根)이며, 청열해독, 거풍, 이습, 활혈, 소종 등의 효능이 있고 감기로 인한 고열, 인후종통, 류머티즘에 의한 비통(痹痛), 설사, 요로감염, 신염부종, 간염, 결석, 타박상, 종기 등을 치료한다.

약용법 ▶ 말린 잎과 줄기 10~15g을 물 1L에 넣고 반으로 줄 때까지 달여서 하루

멍석딸기 잎

멍석딸기 꽃

멍석딸기 줄기와 가시

멍석딸기 열매

멍석딸기 나무모양

2~3회로 나누어 마신다. 외용할 경우에는 짓찧어 환부에 바른다. 말린 뿌리 6~15g을 물 1L에 넣고 반으로 줄 때까지 달여서 하루 2~3회로 나누어 마신다. 외용할 경우에는 짓찧어 환부에 바르거나, 가루 내어 연고 등에 섞어 바른다.

주의사항 ▶ 임산부는 복용에 주의한다.

멍석딸기의 기능성 및 효능에 관한 특허자료

❖ **멍석딸기 추출물을 유효성분으로 함유하는 피부미백용 화장료 조성물**

본 발명은 멍석딸기 추출물을 유효성분으로 함유하는 피부미백용 화장료 조성물에 관한 것으로, 멍석딸기 추출물은 강력한 항산화 활성을 가질 뿐만 아니라 멜라닌 생성을 저해하며 티로시나아제 활성을 억제하고, 특히 세포 독성이 거의 나타나지 않기 때문에 피부미백용 화장료 조성물로 유용하게 사용될 수 있다.

- 공개번호 : 10-2009-0011682, 특허권자 : (주)더페이스샵코리아

명자꽃

Chaenomeles speciosa (Sweet) Nakai

이 명 산당화, 가시덱이, 당명자나무, 잔털명자나무, 자주해당, 헤당화

한약명 모과·목과(木瓜), 목과실(木瓜實), 목과핵(木瓜核), 목과화(木瓜花), 목과근(木瓜根), 목과지(木瓜枝), 목과피(木瓜皮)

과 명 장미과(Rosaceae)

식물명 유래 한자 이름 '명사(榠樝)'에서 유래한 것으로, 명사의 열매를 명자(榠子)라고도 하고, 명(榠)과 사(樝) 모두 명자나무라는 뜻

식품원료 사용 가능 여부 **가능**(열매)

생육특성 명자꽃은 중국 원산의 낙엽활엽관목으로, 정원이나 울타리에 관상용으로 심는다. 해가 잘 드는 양지바른 곳을 좋아하며 건조한 곳에서는 생장이 좋지 않다. 높이는 1~2m이고 줄기가 비스듬히 서며, 가지 끝이 가시로 변한 것도 있다. 일년생가지에는 큰 턱잎이 있으나 일찍 떨어진다. 잎은 어긋나고, 길이 4~8cm, 너비 1.5~5cm에 타원형으로 양 끝이 뾰족하며 가장자리에 잔톱니가 있다. 꽃은 4~5월에 흰색, 연한 홍색 또는 붉은색으로 피는데, 짧은 가지 끝에 단성화가 1개 또는 여러 개 모여 달린다. 열매는 타원형으로 생김새가 모과와 비슷하며, 가을에 누렇게 익으면 열매 속은 딱딱하나 신맛이 나는 향기가 있다. 이른 봄에 진분홍색으로 피는 꽃은 화려하지는 않으나 은은하고 청초한 느낌을 주어 아가씨나무 라고도 한다. 생장이 빠르다. 풀명자는

줄기가 지면 가까이 눕는다.

사용부위 및 채취시기 ▶ 열매와 종자는 9~10월, 뿌리는 연중 수시, 가지는 봄·가을·겨울에 채취한다. 열매가 녹황색일 때 채취하여, 끓는 물에 겉껍질이 회백색으로 될 때까지 데친 다음 세로로 갈라서 햇볕에 말린다.

작용부위 ▶ 간, 비장, 위에 작용한다.

성질과 맛 ▶ 열매는 성질이 따뜻하고, 맛은 시다. 종자는 성질이 따뜻하고, 맛은 떫다. 뿌리와 가지는 성질이 따뜻하고, 맛은 시고 떫으며, 독성이 없다.

성 분 ▶ 열매에는 사포닌(saponin), 말산(malic acid), 타타르산(tartaric acid), 리모닌산

명자꽃 잎   명자꽃 꽃

명자꽃 덜 익은 열매   명자꽃 익은 열매

명자꽃 227

명자꽃 나무모양

명자꽃 열매(채취품)   명자꽃 뿌리(약재)

(limonic acid), 시트르산(citric acid), 비타민 C, 플라보노이드(flavonoid), 타닌(tannin), 그 외 당류, 아미노산 등, 종자에는 시안화수소산(hydrocyanic acid)이 함유되어 있다.

약리작용 ▶ 간보호작용, 항균작용

용 도 ▶ 조경용 및 관상용, 약용(열매는 구토, 설사, 근육경련, 류마티스 관절염에 사용)

효 능 ▶ 열매에는 서근활락(舒筋活絡), 화위화습(和胃化濕), 종자에는 거습서근(祛濕舒筋), 꽃에는 양안윤부(養顔潤膚), 뿌리 및 가지에는 거습서근(祛濕舒筋), 나무껍질에는 거습서근(祛濕舒筋)의 효능이 있다. 열매는 한약명이 목과(木瓜) 또는 모과(木果)이며, 간의 기능을 보하고 위를 튼튼하게 하며, 습사를 제거하고 근육을 이완시키는 효능이 있어, 구토, 설사, 근육경련, 류머티즘에 의한 마비, 각기, 수종, 이질을 치료한다. 종자는 한약명이 목과핵(木瓜核)이며 급성 위장병과 가슴 속이 달아오르면서 답답하고 팔다리를 가만히 두지 못하는 증상을 치료한다. 뿌리는 한약명이 목과근(木瓜根)이며 각기, 신경통, 풍습으로 인한 마비를 치료한다. 가지는 한약명이 목과지(木瓜枝)이며 관절통, 토사곽란을 치료한다.

약용법 ▶ 말린 열매 8~16g을 물 1L에 넣어 반으로 줄 때까지 달여서 하루 2~3회로 나누어 마신다. 종자를 적당량 씹어서 먹거나 달여서 마신다. 말린 뿌리 400~600g을 소주 1L에 담가 두 달 동안 숙성하여 매 식전에 50mL씩 마신다. 말린 가지 10~15g을 물 1L에 넣고 반으로 줄 때까지 달여서 하루 2~3회로 나누어 마신다.

주의사항 ▶ 많이 먹거나 오래 복용하면 치아와 뼈를 손상시키므로 복용에 주의한다.

명자꽃의 기능성 및 효능에 관한 특허자료

❖ **명자나무 추출물을 함유하는 화장료 조성물**

본 발명은 명자나무 추출물 및 이를 주요 활성성분으로 함유하는 화장료 조성물에 관한 것으로서, 좀 더 구체적으로는 장미과의 낙엽관목으로 명자나무의 줄기와 꽃의 추출물을 활성성분으로 0.001 내지 30.0중량%을 함유하는 것을 특징으로 하는 항산화 효과, 주름방지효과, 여드름방지효과, 자극완화 효과가 우수한 화장료 조성물에 관한 것이다. 본 발명에 의하면 명자나무 추출물은 항산화뿐만 아니라 피부 잔주름 개선 효과, 여드름 방지 효과, 피부 자극 완화 효과가 있어 이 물질을 이용하여 각종 기능성 화장료를 제조할 수 있다.

― 공개번호 : 10-2008-0103890 출원인 : (주)코스트리

❖ **명자나무에 의한 영지 및 약용식물의 분해**

본 발명은 영지 및 약용식물의 효능을 향상시키기 위한 것이며 이것을 달성하기 위해서 영지 및 약용식물의 유효성분을 분해하여 사람이 복용하는 경우에 흡수가 잘 되어 여러 가지 성인병의 예방 및 치유에 도움을 주기 위한 것이다.

― 공개번호 : 10-2001-0000581, 출원인 : 정일수

❖ **명자나무에 의한 인삼의 분해**

본 발명은 인삼의 효능을 향상시키기 위한 것이며 이것을 달성하기 위해서 인삼의 유효성분을 분해하여 사람이 복용하는 경우에 흡수가 잘 되어 여러 가지 성인병의 예방 및 치유에 도움을 주기 위한 것이다.

― 공개번호 : 10-2001-0000579, 출원인 : 정일수

모과나무

Pseudocydonia sinensis (Thouin) C.K.Schneid.

- **이 명** 모과
- **한약명** 모과·목과(木瓜), 목과실(木瓜實), 명사(榠樝), 목이(木李), 목이(木梨)
- **과 명** 장미과(Rosaceae)
- **식물명 유래** 목과(木瓜)의 발음에서 'ㄱ'이 탈락한 것으로, 나무에 달리는 오이 또는 참외라는 뜻
- **식품원료 사용 가능 여부** 가능(열매)

생육특성 모과나무는 중부와 남부 지방에 분포하는 낙엽활엽교목 또는 소교목으로, 산야에서 야생하거나 과수 또는 관상수로 재배한다. 수세는 강건하며 양수로서 추위에 잘 견딘다. 높이는 10m 정도이고, 일년생가지에는 가시가 없으며 어릴 때는 털이 있고 2년지는 자갈색으로 윤채가 있다. 나무껍질은 붉은 갈색과 녹색 얼룩무늬가 있으며 비늘 모양으로 벗겨진다. 잎은 어긋나며, 타원상 달걀 모양 또는 긴 타원형으로 양 끝이 좁고 가장자리에 뾰족한 잔톱니가 있다. 잎의 표면에는 털이 없고 뒷면에 털이 있으나 점차 없어지며 턱잎은 일찍 떨어진다. 꽃은 4~5월에 연한 홍색으로 피고, 열매는 둥근 이과이며 9~10월에 노란색으로 익어 향기를 내지만, 열매살은 시큼하다. 맹아력이 왕성하다.

| 사용부위 및 채취시기 | 열매를 9~10월에 채취한다.

| 작용부위 | 간, 폐, 위에 작용한다.

| 성질과 맛 | 성질이 평(平)하고, 맛은 시고 떫다.

| 성 분 | 열매에는 사과산(malic acid), 주석산(tartaric acid), 구연산(citric acid) 등의 유기산, 아스코르브산(비타민 C), 플라보노이드(flavonoid), 타닌(tannin) 등이 함유되어 있다. 종자에는 시안화수소산이 함유되어 있다.

| 약리작용 | 간보호작용, 항균작용

| 용 도 | 원예 및 조경용, 약용(열매는 마비, 경련치료, 소화불량에 사용)

| 효 능 | 열매에 화위서근(和胃舒筋), 거풍습(祛風濕), 소담지해(消痰止咳)의 효능이 있

모과나무 잎

모과나무 꽃

모과나무 나무줄기

모과나무 나무모양

모과나무 덜 익은 열매

모과나무 익은 열매

다. 열매는 한약명이 목과(木瓜) 또는 명사(榠樝)이며, 풍습(風濕)을 제거하고 가래를 없애는 효능이 있어, 근골통, 오심, 이질 등을 치료한다. 열매의 추출물은 당뇨병의 예방 치료에 도움을 준다는 연구결과가 있다.

모과나무 열매(채취품)

모과나무 열매(약재)

약용법 말린 열매 3~10g을 물 1L에 넣고 반으로 줄 때까지 달여서 하루 2~3회로 나누어 마신다.

주의사항 많이 먹거나 오래 복용하면 치아와 뼈를 손상시키므로 주의를 요한다.

모과나무의 기능성 및 효능에 관한 특허자료

❖ **모과 열매 추출물을 유효성분으로 함유하는 당뇨병의 예방 및 치료용 약학조성물 및 건강식품 조성물**

본 발명은 모과 열매의 용매 추출물을 유효성분으로 함유하는 당뇨병의 예방 및 치료용 약학조성물 및 건강기능식품에 관한 것이다.
- 공개번호 : 10-2011-0000323, 출원인 : 공주대학교 산학협력단

❖ **모과 추출물을 함유하는 미백 조성물**

본 발명은 모과 추출물을 함유하는 미백 조성물에 관한 것으로, 더 상세하게는 천연 미백 소재인 모과의 열수 추출물 또는 에탄올 추출물을 함유하는 미백 조성물에 관한 것이다.
- 공개번호 : 10-2003-0090126, 출원인 : 메디코룩스(주)

모과주

적용 병증
- **구토(嘔吐)** : 헛구역질을 하거나 먹은 음식물을 토하며, 심한 경우 통증이 따른다. 소주잔 1잔을 1회분으로 1일 1~2회씩, 3~4일 동안 음용한다.
- **곽란(霍亂)** : 먹은 음식이 체하여 토하고 설사하는 급성 위장병으로, 뱃멀미나 차멀미로 위가 손상되어 일어나기도 한다. 소주잔 1잔을 1회분으로 1일 1~2회씩 2~3일, 심하면 5일 동안 음용한다.
- **더위병(暑病)** : 여름에 더위를 먹어서 발병하는 것으로, 소화불량과 구토 증세가 나타난다. 소주잔 1잔을 1회분으로 1일 1~2회씩, 4~5일 동안 음용한다.
- **기타 적응증** : 보간, 감기, 기관지염, 빈혈, 장결핵, 근육통, 사지동통

만드는 방법
- 약효는 방향성(芳香性)이 있는 열매에 있다. 열매를 깨끗이 씻은 다음 잘게 썰어 물기를 없애고 주침한다.
- 생열매는 300g, 말린 것은 200g을 소주 3.6L에 넣고 밀봉한다.
- 1년 이상 숙성시켜 음용하며, 18개월 정도 숙성시킨 후에는 찌꺼기를 걸러내고 보관한다.

채취 및 구입 과일가게에서 구입하거나 재배 농가에서 구입한다.

맛 맛은 시다. 꿀이나 설탕을 120g 정도 가미할 수 있다.

주의사항
- 본 약술을 음용하는 중에 가려야 하는 음식은 없다.
- 장복해도 무방하다.

모과나무   열매(채취품)

모란

Paeonia x *suffruticosa* Andrews

- **이 명** 목단, 부귀화
- **한약명** 목단피(牡丹皮), 목단화(牡丹花), 단피(丹皮), 목단(牡丹)
- **과 명** 작약과(Paeoniaceae)
- **식물명 유래** 한자 이름 '모단(牡丹)'의 발음에서 'ㄷ'이 'ㄹ'로 변한 것
- **식품원료 사용 가능 여부** 가능(꽃잎)

생육특성 모란은 전국 각지에 분포하는 낙엽활엽관목으로, 정원이나 꽃밭에 심어 가꾼다. 한냉지 식물이므로 오전 중에는 해를 많이 받고 여름의 서향볕을 피할 수 있는 곳이 이상적이다. 높이는 2m에 달하며, 가지가 굵고 털이 없다. 뿌리는 굵고 튼튼하며 잔뿌리가 적고 희다. 잎은 크고 2회 깃꼴겹잎이며 크게 3부분으로 나뉘고, 작은잎은 달걀 모양 또는 피침 모양에 보통 3개로 갈라진다. 잎의 표면에는 털이 없고 뒷면에 잔털이 있으며 흔히 흰빛을 띤다. 꽃은 4~5월에 지름 15cm 이상의 큰 꽃이 가지 끝에 1송이씩 달리는데, 빛깔은 자주색이 보통이나, 개량종은 진홍색, 분홍색, 노란색, 흰색 등으로 다양하며 홑겹 외에 겹꽃도 있다. 꽃잎은 8개 이상이고 꽃턱이 주머니처럼 되어 씨방을 둘러싼다. 열매는 가죽질의 골돌과이며 짧은 털이 빽빽하게 나 있

고 8~9월에 익으며 가장자리에서 터져 검은 종자가 나온다. 약 1,500년 전에 약용식물로 도입되었고, 홍색, 흰색 등 원예품종이 많다.

사용부위 및 채취시기 4~5년생 뿌리껍질은 가을부터 이듬해 초봄, 꽃은 4~5월에 채취한다. 뿌리의 잔뿌리와 흙모래를 제거하고 뿌리껍질을 채취하여 햇볕에 말리거나, 코르크와 목심을 제거하고 햇볕에 말린다.

작용부위 심장, 간, 신장에 작용한다.

성질과 맛 뿌리껍질은 성질이 약간 차고, 맛은 쓰고 맵다. 꽃은 성질이 평(平)하고, 맛은 쓰고 담백하며, 독성이 없다.

모란 잎

모란 꽃

모란 열매

모란 뿌리(채취품)

모란 나무모양

성 분 ▶ 뿌리와 뿌리껍질에는 파에오놀(paeonol), 파에오노시드(paeonoside), 파에오니플로린(paeoniflorin), 타닌(tannin), 정유, 피토스테롤(phytosterol) 등이 함유되어 있다. 꽃에는 아스트라갈린(astragalin), 파에오닌(paeonin), 펠라르고닌(pelargonin) 등이 함유되어 있다.

약리작용 ▶ 항염작용, 진통·진정·항경궐·해열 등 중추 억제작용, 항균작용, 면역증강작용

용 도 ▶ 원예 및 조경용, 약용(뿌리껍질은 항염증이나 항균작용)

효 능 ▶ 뿌리껍질에 청열양혈(淸熱凉血), 활혈화어(活血化瘀)의 효능이 있다. 뿌리껍질은 한약명이 목단피(牡丹皮)이며 열을 내리고 혈액을 식히며, 혈액순환을 원활하게 하고 어혈을 제거하며, 진통, 진정, 항균, 지혈 등의 효능이 있어, 열사가 혈액으로 침

모란 237

범한 증상, 토혈, 비출혈, 혈변, 타박성, 경간(驚癎) 등을 치료한다. 또한 소염 진통제, 건위제 등으로도 쓴다. 꽃은 한약명이 목단화(牡丹花)라 하여 월경을 조화롭게 하고 혈액순환을 원활하게 하는 효능이 있어, 월경불순, 경행복통(經行腹痛)을 치료한다.

모란 뿌리껍질(약재)

약용법 ▶ 말린 뿌리껍질 8~16g을 물 1L에 넣고 반으로 줄 때까지 달여서 하루 2~3회로 나누어 마신다. 말린 꽃 3~6g을 물 1L에 넣고 반으로 줄 때까지 달여서 하루 2~3회로 나누어 마신다.

주의사항 ▶ 체력저하, 피로 등으로 차거나 체내의 혈(血)이 부족한 사람, 월경량이 지나치게 많은 사람이나 임산부는 주의를 요한다.

모란의 기능성 및 효능에 관한 특허자료

❖ **모란 뿌리, 상지 및 호이초 추출물의 혼합물을 포함하는 미백 화장료**

본 발명은 모란 뿌리, 상지 및 호이초 추출물의 혼합물을 포함하는 미백 화장료에 관한 것으로, 본 발명의 미백 화장료는 모란 뿌리 추출물, 상지 추출물 및 호이초 추출물의 혼합물을 화장료 총 건조중량에 대하여 0.001~2중량%로 포함하며, 이때 모란 뿌리 추출물, 상지 추출물 및 호이초 추출물의 혼합물의 혼합비가 1:1~5:1~5인 것을 특징으로 한다. 본 발명의 미백 화장료는 모란 뿌리, 상지 및 호이초 추출물을 함께 포함함으로써 티로시나제의 활성 및 멜라노사이트의 생성을 저해하고, 동시에 멜라닌의 자동산화를 방지하여 뛰어난 미백효과를 나타낸다.

- 공개번호 : 2002-0094349, 출원인 : (주)코리아나화장품

❖ **모란꽃 식물 태좌 세포 배양 추출물을 함유한 항노화, 항염, 항산화 화장료 조성물**

본 발명은 미나리아재비목 식물의 태좌 세포 배양물 또는 그 추출물을 함유하는 화장료 조성물에 관한 것으로, 더욱 상세하게는, 모란꽃 식물의 태좌 세포 배양물 또는 그 추출물을 유효성분으로 함유하는 피부개선용 화장료 조성물에 관한 것이다. 본 발명에 따른 모란꽃 식물세포 배양물 또는 그 추출물 함유 화장료 조성물은 피부 세포에 독성이 없으면서도 피부 콜라겐 합성능이 탁월하며 모공축소, 미백, 피지분비억제, 보습, 항염, 여드름개선 효능을 가지고 있다.

- 공개번호 : 10-2015-0039187, 출원인 : (주)바이오에프디엔씨

모시대

Adenophora remotiflora (Siebold & Zucc.) Miq.

이 명	모시때, 모싯대, 그늘모시대, 모시잔대, 모시나물, 오시때, 게로기, 게루기
한약명	제니(薺苨), 저니(苴苨), 첨길경(甜桔梗), 토길경(土桔梗), 매삼(梅蔘)
과 명	초롱꽃과(Campanulaceae)
식물명 유래	'모시'와 '대'의 합성어로, 잎이 모시풀과 비슷하고 대나무처럼 가늘고 길게 자란다는 뜻
식품원료 사용 가능 여부	가능(뿌리)

생육특성 모시대는 전국 각지에 분포하는 여러해살이풀로, 깊은 산속 나무 아래나 산기슭 등 습하고 그늘진 곳에서 군락을 이루어 자생한다. 숲속의 약간 그늘진 곳에서 자란다. 높이는 40~100cm이고, 줄기가 곧게 서며 뿌리가 굵다. 잎은 어긋나며, 밑부분의 것은 잎자루가 길고 길이 5~20cm, 너비 3~8cm에 달걀상 심장 모양 또는 넓은 피침 모양으로 끝이 뾰족하며 가장자리에 예리한 톱니가 있다. 위로 올라갈수록 잎자루의 길이가 짧아진다. 꽃은 8~9월에 푸른빛을 띠는 자주색으로 피며, 원줄기 끝에서 엉성한 원추꽃차례로 아래를 향하여 달린다. 종 모양의 꽃부리는 길이가 2~3cm이고 끝이 5개로 갈라져서 벌어진다. 열매는 타원형의 삭과이며 10월에 맺힌다.

사용부위 및 채취시기 늦은 가을에 뿌리를 채취하여 줄기와 잔뿌리를 제거하고 물에 씻어 햇볕에 말린다.

작용부위 ▶ 폐, 비장에 작용한다.

성질과 맛 ▶ 성질이 차고, 맛은 달다.

성 분 ▶ 사포닌(saponin), 베타-시토스테롤(β-sitosterol), 다우코스테롤(daucosterol) 등이 함유되어 있다.

약리작용 ▶ 항산화작용, 피부개선 효과

용 도 ▶ 원예 및 조경용, 약용(뿌리는 마른기침, 건위, 소염에 효과)

효 능 ▶ 뿌리에 윤조화담(潤燥化痰), 청열해독(淸熱解毒)의 효능이 있다. 열을 내리고 독을 풀어주며, 가래를 제거하고 종기를 가라앉히는 등의 효능이 있어 해수(咳嗽), 폐결핵, 기관지염, 인후염, 옹종, 창독(瘡毒), 약물중독 등에 쓴다. 《명의별록(名醫別錄)》에 '해백약독(解百藥毒)'이라 하여 모든 약물의 독을 풀어준다고 하였는데, 갈홍(葛洪)에 의하면 '제니 단미(單味)로서 여러 가지 독(毒)을 아울러 해독하려 할 경우에는 제니 농축액 2되(3.6L)를 복용하거나 가루로 만들어 복용하여도 좋다'고 하였다.

약용법 ▶ 말린 뿌리 15g을 물 1L에 넣고 끓기 시작하면 불을 약하게 줄여 1/3로 줄 때까지 달여서 하루 2~3회로 나누어 마신다. 환으로 만들어 복용하기도 한다. 기관

모시대 잎

모시대 꽃

모시대 지상부

모시대 뿌리(채취품)

모시대 뿌리(약재)

모시대 전초(채취품)

지염에는 겉껍질을 벗긴 신선한 뿌리 40g(말린 것은 10g)에 털을 제거한 비파엽(枇杷葉) 15g을 더하여 물 1.2L에 붓고 1/3로 줄 때까지 달여서 하루 2~3회로 나누어 마신다.

모시대의 기능성 및 효능에 관한 특허자료

❖ 모시대 추출물과 그를 함유한 혈당강하용 조성물

본 발명은 모시대 추출물과 그를 함유한 혈당강하용 조성물에 관한 것으로, 모시대의 잎, 뿌리, 줄기 등으로부터 물 또는 유기용매로 추출한 모시대 추출물은 알파글루코시다제 및 알파아밀라제 효소활성을 억제하여 식후 혈중 포도당(glucose) 농도의 급격한 상승을 억제하여 인체나 동물의 당뇨병 예방 및 치료에 이용할 수 있는 매우 뛰어난 효과가 있다.

– 공개번호 : 10-2002-0035230, 출원인 : 손건호, 장동재, 권정숙, 김정상

목련

Magnolia kobus DC.

이 명	영춘화, 목란, 두란, 고시부, 목남, 생정(生庭)
한약명	신이(辛荑), 신이(辛夷), 목필화(木筆花), 방목(房木), 영춘(迎春)
과 명	목련과(Magnoliaceae)
식물명 유래	한자 이름 '목련(木蓮)'에서 유래한 것으로, 나무에 피는 연꽃이라는 뜻
식품원료 사용 가능 여부	가능(꽃잎)

생육특성 목련은 전국 각지에 분포하는 낙엽활엽교목으로, 제주도와 남부 지방에서 자생하고 숲속에서 자라거나 심어 가꾼다. 양지, 음지를 가리지 않으나 음지에서는 개화와 결실이 불가능하다. 높이는 10m 내외이며, 줄기가 곧게 서고 가지가 많이 갈라지며, 굵고 털이 없다. 원뿌리와 잔뿌리가 자란다. 나무껍질은 진갈색 또는 회백색으로 조밀하게 갈라지고, 잎눈에는 털이 없으나 꽃눈의 포에는 털이 빽빽이 난다. 잎은 길이 5~15cm, 너비 3~6cm에 넓은 달걀 모양 또는 타원형으로 끝이 급하게 뾰족해지며, 표면에는 털이 없고 뒷면은 털이 없거나 잔털이 약간 있다. 꽃은 3~4월에 흰색으로 잎보다 먼저 피는데, 꽃은 지름이 10cm 정도로 크고 긴 타원형의 꽃잎은 6~9개(백목련은 9개)이며 기부가 연한 붉은색이고 향기가 있다. 열매는 원통 모양의 골돌과이

며, 겉껍질은 적색을 띠고 9~10월에 익는다. 백목련과 유사하나 목련은 6~9개의 꽃잎을 가지며 꽃의 지름이 10cm 이하로 밑부분에 연한 홍색줄이 있고 기부에 1개의 어린잎이 붙어 있는 것이 다르다. 백목련은 꽃잎이 9개이고 흰색이나 기부에 담홍색도 없고 어린잎도 없다.

사용부위 및 채취시기 꽃봉오리는 늦겨울부터 초봄까지, 꽃은 피기 시작할 때 채취한다. 꽃이 아직 피지 않았을 때 꽃봉오리를 채취하여, 잔가지를 제거하고 그늘에서 말린다.

작용부위 폐, 위에 작용한다.

성질과 맛 성질이 따뜻하고, 맛은 맵다.

목련 잎　　　　　　　　　　　목련 열매

목련 꽃봉오리　　　　　　　　목련 꽃

목련　나무줄기

목련　나무모양　　　　　　　　　　　　　　　　　　　목련　꽃봉오리(약재)

성 분 ▶ 꽃봉오리에는 정유가 들어 있으며 그 속에는 시트랄(citral), 유게놀(eugenol), 1,8-시네올(1,8-cineol), 베타-피넨(β-pinene), 올레산(oleic acid), 카프르산(capric acid) 등이 함유되어 있다. 뿌리에는 마그노플로린(magnoflorine), 잎과 열매에는 페오니딘(peonidin)의 배당체, 꽃에는 마그놀롤(magnolol), 호노키올(honokiol) 등이 함유되어 있다.

약리작용 ▶ 국부 침윤마취작용, 항알레르기작용, 항염작용, 혈압강하작용, 자궁흥분작용, 항혈소판 및 항응고작용, 항미생물작용, 항균작용, 진통 및 진정작용

용 도 ▶ 원예 및 조경용, 약용(꽃봉오리는 비염치료에 사용)

효 능 ▶ 꽃봉오리에 산풍한(散風寒), 통비규(通鼻竅)의 효능이 있다. 꽃봉오리는 한약명이 신이(辛夷)이며, 풍을 없애고 가래를 제거하며 구규(九竅)를 막히지 않게 소통시키는 효능이 있어, 코막힘, 축농증, 비염, 두통, 치통, 고혈압 등을 낫게 한다. 그 밖

에 항진균 작용이 있으며 방향약(芳香藥)으로 쓴다. 꽃은 한약명이 옥란화(玉蘭花)이며, 생리통과 불임증을 치료한다. 목련 추출물은 퇴행성 중추신경계질환 증상을 개선하고 골질환을 예방·치료하며, 췌장암, 천식 등을 낫게 한다는 연구결과도 있다.

약용법 ▶ 말린 꽃봉오리 4~12g을 물 1L에 넣고 반으로 줄 때까지 달여서 하루 2~3회로 나누어 마신다. 외용할 경우에는 가루 내어 환부에 바른다. 말린 꽃 4~12g을 물 1L에 넣고 반으로 줄 때까지 달여서 하루 2~3회로 나누어 마신다.

목련의 기능성 및 효능에 관한 특허자료

❖ **퇴행성 중추신경계 질환 증상의 개선을 위한 목련 추출물을 함유하는 기능성식품**

본 발명은 목련 추출물 또는 목련으로부터 단리된 에피유데스민(Epieudesmin)을 함유함을 특징으로 하는 퇴행성 중추신경계 질환 증상의 개선을 위한 기능성식품에 관한 것이다.

- 공개번호 : 10-2005-0111257, 출원인 : 대한민국

❖ **목련 추출물을 함유하는 무방부 화장료 조성물**

본 발명은 목련 추출물을 함유하는 무방부 화장료 조성물에 관한 것으로, 더욱 상세하게는 항균성을 갖는 목련 추출물을 함유하는 무방부 화장료 조성물에 관한 것이다.

- 공개번호 : 10-2009-0025645, 출원인 : (주)엘지생활건강

❖ **신이 추출물을 유효성분으로 함유하는 골 질환 예방 및 치료용 조성물**

본 발명은 신이 추출물을 유효성분으로 함유하는 골 질환 예방 및 치료용 조성물에 관한 것으로 본 발명에 의한 조성물은 독성이 적으며 파골세포의 형성 및 파골세포에 의한 골 흡수를 억제하여 효과적인 골 질환 치료제를 제공할 수 있다. 또한 최근 골 손상 치료에 쓰이는 비스포스포네이트 계열의 치료제의 단점인 턱뼈 괴사 및 뼈나 관절의 무력화와 같은 문제점을 보완할 수 있다.

- 공개번호 : 10-2012-0123626, 출원인 : 연세대학교 산학협력단

❖ **신이 추출물을 포함하는 췌장암 치료용 조성물 및 건강 기능성식품**

본 발명은 신이 추출물의 신규한 용도에 관한 것에 관한 것으로서, 보다 상세하게는 신이 에탄올 추출물을 유효성분으로 함유하는 췌장암 예방 및 치료용 조성물 및 식품학적으로 허용 가능한 식품보조 첨가제를 포함하는 신이 에탄올 추출물을 유효성분으로 함유하는 췌장암 예방용 기능성식품에 관한 것이다. 본 발명에 따른 췌장암 치료용 조성물 및 기능성식품은 췌장암 세포의 성장을 억제하고 세포 사멸을 유도하는 효과가 있어 췌장암 치료 및 예방에 효과적으로 사용할 수 있다.

- 공개번호 : 10-2012-0122439, 출원인 : (주)한국전통의학연구소

❖ **항천식 효능을 가지는 신이 추출물 및 신이로부터 분리한 리그난 화합물**

본 발명은 항천식 효능을 가지는 신이 추출물 및 신이로부터 분리한 리그난 화합물에 관한 것으로, 신이를 유기용매로 추출하여 얻어지는 본 발명의 신이 추출물 및 이로부터 분리되는 하기 화학식 1 내지 화학식 4의 리그난 화합물은 천식의 예방제, 치료제 및 치료 보조제를 비롯한 항천식 효능제로 유용하게 사용될 수 있다.

- 등록번호 : 10-0328478, 출원인 : 한국과학기술연구원

목련주

적용 병증
- **혈색불량(血色不良)** : 내장 질환으로 인한 혈색의 이상 현상과 생리불순이나 노화로 인하여 얼굴에 좀처럼 혈색이 돌지 않는 경우의 처방이다. 소주잔 1잔을 1회분으로 1일 1~2회씩, 12~20일 동안 음용한다.
- **코 막힌 데(鼻炎)** : 감기나 급성기관지염, 알레르기성 비염, 축농증 등이 원인이다. 소주잔 1잔을 1회분으로 1일 2~3회씩, 2~3일 동안 음용한다.
- **혈액순환(血液循環)** : 체내 혈액의 흐름을 원활하게 하기 위한 처방이다. 소주잔 1잔을 1회분으로 1일 1~2회씩, 10~25일 동안 음용한다.
- **기타 적응증** : 진통, 진해, 빈혈, 결핵, 곽란, 근육통, 동통, 사지동통

만드는 방법
- 약효는 꽃이 피기 전 꽃봉오리에 있다. 꽃봉오리를 채취하여 깨끗이 씻어 물기를 완전히 말린 다음 사용한다.
- 꽃봉오리 230g을 소주 3.6L에 넣고 밀봉한다.
- 5~7개월간 숙성시켜 음용하며, 1년 정도 숙성시킨 후에는 찌꺼기를 걸러내고 보관한다.

채취 및 구입 전국의 산중턱 숲속, 특히 깊은 산속 청정지역에서 꽃봉오리를 채취하여 사용한다.

맛 맛은 맵다. 설탕류를 가미하지 않는다.

주의사항
- 본 약술을 음용하는 중에 황기의 섭취를 금한다.
- 장복해도 해롭지는 않으나 치유되는 대로 음용을 중단한다.

목련 꽃(채취품)

묏대추나무

Ziziphus jujuba Mill.

이 명	산대추나무, 묏대추, 메대추, 멧대추, 산대추, 살매나무
한약명	산조인(酸棗仁), 산조인(山棗仁), 조인(棗仁), 산조실(酸棗實), 산조육(酸棗肉), 극자화(棘刺花), 극엽(棘葉), 극침(棘針), 산조수피(酸棗樹皮), 산조근(酸棗根), 산조근피(酸棗根皮)
과 명	갈매나무과(Rhamnaceae)
식물명 유래	산(뫼, 메)에서 야생하는 대추나무라는 뜻
식품원료 사용 가능 여부	가능(잎, 열매-씨앗 제외), 제한적 사용(씨앗)

생육특성   묏대추나무는 전국 각지에 분포하는 낙엽활엽관목 또는 소교목으로, 산비탈 양지나 인가 근처에서 자생하거나 재배하기도 한다. 건조 척박한 곳에서도 잘 견디며 공해에 강하여 도심지에서도 생장이 양호하다. 높이는 1~3m이나 10m까지 자라기도 한다. 오래된 가지는 갈색이고, 일년생가지는 녹색으로 가지 중간에 턱잎이 변한 가시가 있다. 잎은 어긋나며, 길이 2~6cm, 너비 1~2.5cm에 달걀 모양으로 윤기가 있고 가장자리에 둔한 톱니가 있으며 밑부분에 3개의 큰 맥이 발달한다. 꽃은 5~6월에 연한 녹색으로 피며, 잎겨드랑이의 취산꽃차례에 2~3송이씩 모여 달린다. 열매는 구형 또는 타원형의 핵과로 9~10월에 적갈색 또는 암갈색으로 익는데, 먹을 수 있으나 대추나무에 비하여 열매살이 적고 신맛이 있다.

사용부위 및 채취시기 ▶ 종자와 열매는 늦가을부터 초겨울까지, 뿌리와 뿌리껍질은 가을부터 이듬해 봄, 가시는 여름부터 겨울에 채취한다. 잘 익은 열매의 과육과 핵껍질을 제거하고 씨를 채취하여 햇볕에 말린다.

작용부위 ▶ 간, 심장, 담낭에 작용한다.

성질과 맛 ▶ 종자와 열매는 성질이 평(平)하고, 맛은 달고 시며, 독성이 없다. 뿌리와 뿌리껍질은 성질이 따뜻하고, 맛은 떫다. 가시는 성질이 차고, 맛은 맵다.

성 분 ▶ 열매에는 다량의 지방질과 단백질, 두 종의 스테롤(sterol)이 함유되어 있다. 베툴린산(betulic acid)과 베툴린(betulin)의 트리테르페노이드(triterpenoid)가 보고된

묏대추나무 잎   묏대추나무 꽃

묏대추나무 가시   묏대추나무 나무줄기

248

묏대추나무 열매

대추나무 열매(좌)와 묏대추나무 열매(우) 비교

대추나무 씨앗(좌)과 묏대추나무 씨앗(우) 비교

바 있고 주주보시드(jujuboside)라는 사포닌이 들어 있으며 이것의 과수분해물이 주주보게닌(jujubogenin)이다. 우리나라에서는 싸이클로펩타이드 알칼로이드(cyclopeptide alkaloid)로서 산조이닌(sanjoinine), n-메틸아시미로빈(n-methyl asimilobine), 카아베린(caaverine) 등이 밝혀졌다. 잎에는 루틴(rutin), 베르베린(berberine), 프로토핀(protopine), 세릴알코올(cerylalcohol), 비타민 C 및 사과산(malic acid), 주석산(tartaric acid) 등이 함유되어 있다.

약리작용 중추억제작용, 진정·최면작용, 진통 및 체온강하작용, 혈압강하작용, 혈중

묏대추나무 나무모양

지질저하작용, 동맥경화예방 및 치료작용, 화상치료작용, 면역증강작용, 자궁흥분작용

용 도 ▶ 약용(종자는 진정, 최면, 진통, 항산화, 면역기능 항진작용)

효 능 ▶ 씨에 양심보간(養心補肝), 영심안신(寧心安神), 염한(斂汗), 생진(生津)의 효능이 있다. 종인은 한약명이 산조인(酸棗仁)이며, 건위, 진통, 진정, 최면, 강온 작용이 있고 혈압강하, 항경련, 안신, 수렴 등의 효능이 있어, 불면, 불안, 초조, 번갈, 허한을 치료한다. 잠이 많을 때에는 생으로 먹고 불면, 불안, 초조에는 볶아서 쓴다. 산조인의 추출물은 성장호르몬 분비 촉진, 우울증의 치료에 사용할 수 있다는 연구결과가 있다. 열매는 한약명이 산조실(酸棗實)이며, 자양강장, 피로해소제로 쓴다. 뿌리와 뿌리 껍질은 한약명이 산조근피(酸棗根皮)이며, 출혈, 혈변, 화상, 고혈압, 유정(遺精), 임탁(淋濁), 백대(白帶)를 낫게 한다. 가시는 한약명이 극침(棘針)이며, 진통, 보신, 보정의 효능이 있어 심복통, 요통, 종기, 혈뇨, 정력감퇴, 발기불능, 유정을 치료한다. 말린 씨(종인)를 탕제에는 먼저 찧어 넣는다. 말린 씨 생품은 성질이 시원하므로 열증이나 번증에 의한 불면에 적합하고, 볶으면 성질이 따뜻해져서 심장과 비장의 기혈(氣血)이 다 부족하여 생긴 가슴 두근거림, 식욕부진, 다한(多汗), 불면에 적합하다.

약용법 ▶ 말린 종인 12~20g을 물 1L에 넣고 반으로 줄 때까지 달여서 하루 2~3회로 나누어 마신다. 열매 20~30개(3~5g)를 하루 2~3회 매 식후에 먹는다. 말린 뿌리와 뿌리껍질 15~30g을 물 1L에 넣고 반으로 줄 때까지 달여서 하루 2~3회로 나누어 마신다. 외용할 경우에는 달인 액을 졸여서 환부에 바른다. 말린 가시 3~6g을 물 1L에 넣고 반으로 줄 때까지 달여서 하루 2~3회로 나누어 마신다. 외용할 경우에는 달인 액을 환부에 바른다.

묏대추나무 종인(약재)

주의사항 ▶ 울화가 있거나 설사를 하는 사람은 복용에 주의한다.

묏대추나무의 기능성 및 효능에 관한 특허자료

❖ **산조인 추출물 또는 베툴린산을 유효성분으로 함유하는 성장호르몬 분비 촉진용 조성물**

본 발명의 산조인 추출물 또는 베툴린산은 성장호르몬 분비량을 현저하게 증가시키므로 소인증, 왜소증, 소아의 발육부진 및 성장저하와 같은 성장질환의 예방 및 치료에 유용하게 사용될 수 있다.

- 공개번호 : 10-2007-0093573, 출원인 : 한국한의학연구원

❖ **산조인 추출물을 유효성분으로 함유하는 속효성 우울증 예방 및 치료용 약학적 조성물**

본 발명의 산조인 추출물은 기존 우울증 치료제에 비하여 신속한 항우울 효과를 나타내므로, 상기 산조인 추출물은 우울증 예방 및 치료용 약학적 조성물 또는 상기 목적의 건강식품의 개발에 효과적으로 이용될 수 있다.

- 공개번호 : 10-2013-0086459, 출원인 : 경희대학교 산학협력단

❖ **산조인 성분을 함유한 진정제**

본 발명은 통상의 껌베이스에 볶거나 날것을 파쇄하거나 물과 혼합하여 달인 후 엑기스로 추출한 산조인 성분과 꿀을 첨가한 껌에 관한 것으로 껌을 씹을 때 각각 진정작용 또는 각성작용을 하게 하여 스트레스로 인해 각종 각성제와 진정제를 남용하는 현대인들을 위한 껌에 관한 것이다.

- 공개번호 : 10-2008-0090736, 출원인 : 김덕산

박새

Veratrum oxysepalum Turcz.

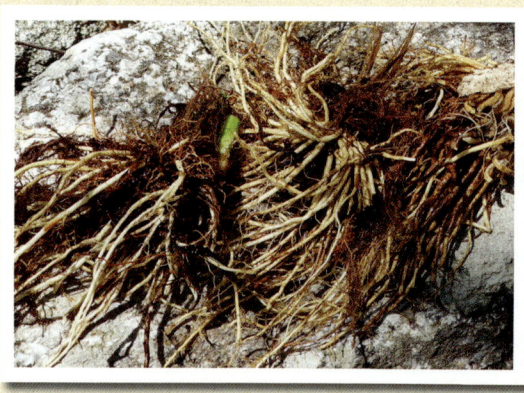

이 명	묏박새, 넓은잎박새, 꽃박새
한약명	여로(藜蘆), 여로두(藜蘆頭), 산총(山葱), 녹총(鹿葱)
과 명	백합과(Liliaceae)
식물명 유래	'박'은 둥근 형태를 의미하고 '새'는 풀을 의미하는 순우리말. 새싹과 잎이 둥근 형태로 자라는 풀이라는 뜻
식품원료 사용 가능 여부	식품원료 목록에 없음

생육특성 ▶ 박새는 전국 각지에 분포하는 여러해살이풀로, 깊은 산의 습지에서 무리지어 자란다. 높이는 1.5m 정도이며, 줄기가 곧게 서고 원주형으로 속이 비어 있다. 뿌리줄기는 짧고 굵으며 밑에서 굵고 긴 수염뿌리를 많이 낸다. 잎은 어긋나고, 밑부분에서 잎집만으로 원줄기를 둘러싼다. 큰 것은 길이 30cm, 너비 20cm 이상 되는 타원형으로, 나란히맥이 많고 주름이 져 있으며, 뒷면에 짧은 털이 나 있다. 꽃은 6~7월에 피는데, 지름이 2.5cm 정도이고 안쪽은 연한 황백색, 뒤쪽은 황록색으로 원추꽃차례에 밀생한다. 삭과는 9~10월에 달리고 달걀상 타원형의 삭과이며, 길이 2cm 정도에 윗부분이 3개로 갈라진다. 식물체에 강한 독성이 있다.

사용부위 및 채취시기 ▶ 뿌리와 뿌리줄기는 이른 봄(꽃대가 출현하기 전)과 가을(줄기가 시든 후)에 채취한다. 뿌리를 채취하여 줄기와 털 모양의 잎자루를 다듬어버리고 물에 씻어 햇볕에 말린다.

작용부위 간, 폐, 위에 작용한다.

성질과 맛 성질이 차고, 맛은 맵고 쓰고, 독성이 있다.

성 분 뿌리에는 제르빈(jervine), 슈도제르빈(pseudojervine), 루비제르빈(rubijervine), 콜히친(colchicine), 제르메린(germerine), 베르트로일-지가데닌(veratroyl-zygadenine) 등의 알칼로이드(alkaloid), 베타-시토스테롤(β-sitosterol) 등이 함유되어 있다.

약리작용 최토작용, 혈압강하작용, 항미생물작용, 살충작용

박새 잎

박새 꽃

박새 지상부

용 도 ▶ 약용(뿌리는 살균작용)

효 능 ▶ 뿌리 및 뿌리줄기에 용토풍담(涌吐風痰), 살충(殺蟲)의 효능이 있다. 풍담(風痰: 풍증을 일으키는 담 또는 풍증으로 인한 담)을 제거하고 벌레 독을 풀어주는 효능이 있어, 목에 가래가 낀 듯하고 목구멍이 붓고 아픈 증상, 황달, 간질, 오래된 말라리아, 피부질환을 치료한다. 또한 농약(살충제)의 원료로도 쓰인다.

약용법 ▶ 말린 뿌리와 뿌리줄기 0.3~0.9g을 가루 내어 또는 환으로 만들어 복용한다. 피부질환에는 가루 낸 것을 기름에 섞어 환부에 바른다. 민간에서는 치통에 진통제로 박새 뿌리를 사용하는 경우가 있으나, 독성이 있어 위험하다.

주의사항 ▶ 독성이 있으므로 전문가의 상담 없이 함부로 복용해서는 안 된다. 허약한 환자나 임산부는 복용에 주의한다. 일반적으로 세신, 작약, 인삼, 사삼, 단삼, 현삼, 고삼과는 함께 사용하지 않는다.

박새 뿌리(채취품)

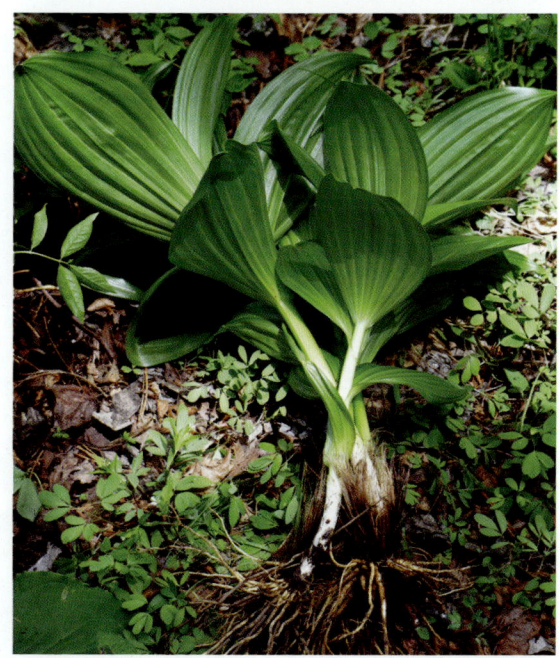

박새 전초(채취품)

박새의 기능성 및 효능에 관한 특허자료

❖ **박새 추출물을 이용한 피부 미백 및 주름 개선용 조성물**

본 발명은 티로시나아제 억제 활성과 엘라스타아제 저해 활성을 가지는 박새 추출물을 이용한 피부 미백 및 피부 주름 개선용 조성물을 개시한다.

- 출원번호 : 10-2019-0163561, 출원인 : 재단법인 경기도경제과학진흥원

박주가리

Metaplexis japonica (Thunb.) Makino

한약명 나마(蘿藦), 환란(芄蘭), 작표(雀瓢), 고환(苦丸), 나마자(蘿藦子), 천장각(天漿殼)

과 명 박주가리과(Asclepiadaceae)

식물명 유래 '박'과 '주가리(쪼가리, 작은 조각)'의 합성어로, 열매가 박과 비슷하고 익어서 벌어진 모습이 박이 쪼개진 모습을 닮아 박의 쪼가리라는 뜻

식품원료 사용 가능 여부 식품원료 목록에 없음

생육특성 박주가리는 전국 각지에 자생하는 덩굴성 여러해살이풀로, 양지바르고 건조한 곳에서 잘 자란다. 덩굴줄기는 길이가 3m 이상에 달하고, 자르면 젖 같은 액체가 나오며 뿌리줄기가 길게 뻗어 번식한다. 잎은 마주나며, 길이 5~10cm, 너비 3~6cm에 긴 심장 모양으로 끝이 뾰족하고 가장자리가 밋밋하다. 꽃은 7~8월에 옅은 자주색으로 피며, 잎겨드랑이에 총상꽃차례로 달린다. 꽃부리는 넓은 종 모양이고 5개로 깊게 갈라지며 안쪽에 털이 빽빽이 나 있다. 열매는 뿔 모양의 골돌과이며, 전면에 고르지 않은 작은 돌기가 있고, 종자는 편평한 거꿀달걀 모양이며 흰색 실 같은 털이 달려 있어 바람에 잘 날리고 8월에 익는다. 세계에는 수종, 우리나라에는 1종이 분포한다. 큰조롱에 비해서 꽃은 흰색 또는 연한 보라색이며, 꽃부리 갈래는 수평으로

퍼지고, 갈래 안쪽에 긴 털이 많으므로 구분된다. 박주가리와 유사한 식물로 큰조롱 (*Cynanchum wilfordii*)과 하수오(*Reynoutria multiflora*)가 있다. 같은 박주가리과의 큰조롱은 한약명이 백수오(백하수오)이고 은조롱이나 하수오라고도 불리는데, 이 하수오라는 이명 때문에 마디풀과에 속하는 하수오와 혼동하기 쉽다. 큰조롱은 박주가리처럼 줄기에서 유즙이 나오며 꽃이 연한 황록색인데, 하수오는 유즙이 없으며 꽃은 흰색이다.

▶ **사용부위 및 채취시기** ▶ 전초와 뿌리는 7~8월, 열매와 열매껍질은 가을에 채취한다.

▶ **작용부위** ▶ 전초는 비장, 신장에 작용한다. 열매는 신장에 작용하고, 열매껍질은 간, 폐에 작용한다.

▶ **성질과 맛** ▶ 전초는 성질이 평(平)하고, 맛은 달고 맵다. 열매는 성질이 따뜻하고, 맛은 달고 맵다. 열매껍질은 성질이 평(平)하고, 맛은 달고 매우며, 독성이 없다.

▶ **성 분** ▶ 뿌리에는 에스테르(ester)형 배당체와 벤조일라마논(benzoylramanone), 메타플렉시게닌(metaplexigenin), 이소람논(isoramanone), 사르코시틴(sarcositin) 등이 함유되어 있다. 잎과 줄기에는 프레그난(pregnane) 배당체와 d-시마로오스(d-cymarose), 디지톡소즈(digitoxose), 사르코스틴(sarcostin), 우텐딘(utendin), 메타플렉시게닌 (metaplexigenin) 등이 함유되어 있다.

박주가리 잎

박주가리 꽃

박주가리 지상부

약리작용 ▶ 항산화작용

용 도 ▶ 식용(종자), 약용(지상부와 뿌리는 성기능개선 및 해독작용), 도구용(종자의 털은 솜대용으로 사용)

효 능 ▶ 전초 및 뿌리에는 보정익기(補精益氣), 통유(通乳), 해독(解毒), 열매에는 보신익정(補腎益精), 생기지혈(生肌止血), 열매껍질에는 청폐화담(淸肺化痰), 산어지혈(散瘀止血)의 효능이 있다. 전초 또는 뿌리는 한약명이 나마(蘿藦)이며, 정기를 보하고 독을 풀어주며 젖이 잘 나오게 하는 등의 효능이 있어, 단독, 창독,

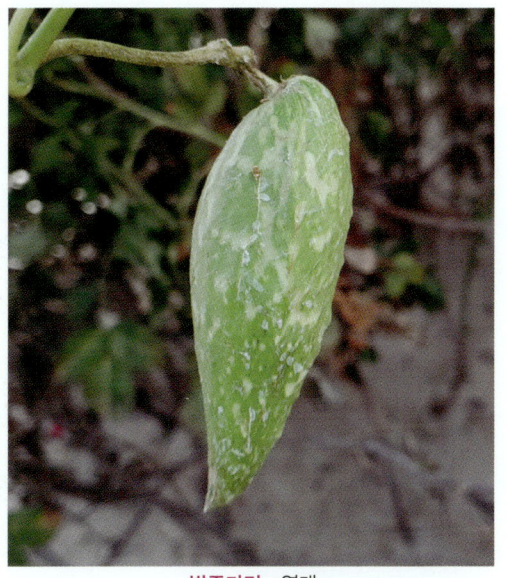

박주가리 열매

뱀이나 벌레 물린 상처 등의 치료와 발기불능, 신장이 허해서 오는 유정(遺精), 성행위를 지나치게 많이 하여 오는 기의 손상, 여성의 냉이나 대하, 젖이 잘 나오지 않는 증상에 사용할 수 있다. 잘 익은 열매껍질은 한약명이 천장각(天漿殼)이며, 폐의 기운을 깨끗하게 하고 가래를 없애며, 기침을 멎게 하고 발진이 돋게 하는 등의 효능이 있어, 해수, 백일해, 천식, 홍역 등의 치료에 쓴다.

약용법 ▶ 말린 전초 또는 뿌리 15~60g을 물 1L에 넣고 끓기 시작하면 불을 약하게 줄여 1/3로 줄 때까지 달여서 하루 2회로 나누어 마신다. 말린 열매껍질 6~9g을 물 1L에 넣고 끓기 시작하면 불을 약하게 줄여 1/3로 줄 때까지 달여서 하루 2회로 나누어 마신다. 외용할 경우에는 짓찧어 환부에 붙인다.

박주가리 뿌리(채취품)

박주가리 열매(채취품)

박주가리의 기능성 및 효능에 관한 특허자료

❖ 박주가리 추출물 또는 이의 분획물을 유효성분으로 함유하는 퇴행성 뇌질환 예방 및 치료용 조성물

본 발명은 박주가리 추출물 또는 상기 추출물의 에틸 아세테이트 또는 부탄올 분획물은 뇌허혈에 의해 유도되는 뇌신경세포 손상을 보호하는 효과를 나타내고, 신경행동학적 회복 효과 실험에서 뛰어난 회복 효과가 있으므로 퇴행성 뇌질환의 예방 및 치료용 조성물 또는 건강기능식품의 유효성분으로 유용하게 사용될 수 있다.

- 공개번호 : 10-2010-0052119, 출원인 : 경희대학교 산학협력단

박주가리주

적용 병증

- **음위(陰痿)** : 남성의 음경이 발기하지 않아 성교가 불가능한 경우의 처방이다. 노화현상의 하나이며, 젊은 사람에게는 과음, 과로, 영양부족 등으로 오는 경우가 있다. 소주잔 1잔을 1회분으로 1일 1~2회씩, 10~15일 동안 음용한다.
- **양신(養腎)** : 남성의 양기를 돋우고 생식기능을 튼튼히 하기 위한 처방이다. 양기가 없으면 매사에 기운이 없고 권태롭다. 소주잔 1잔을 1회분으로 1일 1~2회씩, 10~15일 동안 음용한다.
- **양위(養萎)** : 남성의 정력과 양기를 채워주기 위한 처방이다. 남성에게 정력이 없다면 모든 일에서 의욕을 상실한다. 소주잔 1잔을 1회분으로 1일 1~2회씩, 15~25일 동안 음용한다.
- **기타 적응증** : 강정, 허약체질 개선, 대하증, 유즙결핍, 출혈증

만드는 방법

- 약효는 전초와 열매에 있다. 오염되지 않은 곳에서 자란 것을 채취하여 생으로 쓰거나 말려서 사용한다.
- 생것 210g 또는 말린 것 180g을 소주 3.6L에 넣고 밀봉한다.
- 6~9개월간 숙성시켜 음용하며, 2년 정도 숙성시킨 후에는 찌꺼기를 걸러내고 보관한다.

채취 및 구입 산이나 들에서 채취한다.

맛 맛은 달고 약간 떫다. 설탕을 100g 정도 가미할 수 있다.

주의사항
- 본 약술을 음용하는 중에 가려야 하는 음식은 없다.
- 장복하는 것은 좋지 않다.

박주가리 열매(채취품)

반하

Pinellia ternata (Thunb.) Breitenb.

이 명	끼무릇, 가마귀수까락, 반화, 산마, 살마
한약명	반하(半夏), 지교(地交), 수옥(水玉), 수전(守田)
과 명	천남성과(Araceae)
식물명 유래	한자 이름 '반하(半夏)'에서 유래한 것으로, 여름의 중간쯤 음력 오월에 약효가 뛰어나다는 뜻
식품원료 사용 가능 여부	식품원료 목록에 없음

생육특성 반하는 전국 각지에 분포하는 여러해살이풀로, 물 빠짐이 좋은 양지나 반음지의 밭에서 자란다. 토질은 가리지 않고 산기슭의 산, 개간지 등 어떤 곳이든 재배가 가능하다. 높이는 20~40cm이고, 지름 1cm 정도의 땅속 덩이줄기에서 1~2개의 잎이 나온다. 잎은 3개의 작은잎으로 된 겹잎이며 잎자루는 길이가 10~20cm이고, 밑부분이나 위쪽에 1개의 살눈이 달린다. 작은잎은 길이 3~12cm, 너비 1~5cm에 긴 타원형 또는 선상 피침 모양으로 잎자루가 거의 없으며 가장자리가 밋밋하다. 꽃은 5~7월에 노란빛을 띤 흰색으로 피며, 꽃차례 밑부분에 암꽃이 달리고 윗부분에는 수꽃이 달리는데, 수꽃은 대가 없는 꽃밥만으로 이루어져 있다. 열매는 녹색의 작은 장과이며 8~10월에 맺힌다. 가련한 자태를 하고 있으며 이것이 자라는 때가

여름 중간이라 하여 반하(半夏)라고 하는, 계절감을 느끼게 하는 반가운 풀로서 성질도 강건하다. 간혹 꽃대의 안쪽에 자색을 띤 것을 자색반하라고 부르는데 아름다운 품종이다.

사용부위 및 채취시기 ▶ 덩이줄기를 여름철과 가을철에 채취하여, 씻어서 겉껍질과 수염뿌리를 제거하고 햇볕에 말린다.

작용부위 ▶ 폐, 비장, 위에 작용한다.

성질과 맛 ▶ 성질이 따뜻하고, 맛은 맵고, 독성이 있다.

성 분 ▶ 정유, 소량의 지방, 전분, 점액질, 니코틴(nicotine), 아스파라긴산(asparagin acid), 글루타민(glutamine), 캠페스테롤(campesterol), 콜린(choline), 다우코스테롤

반하 잎 / 반하 꽃 / 반하 열매 / 반하 뿌리(채취품)

반하 무리

반하 지상부   반하 덩이줄기(약재)

(daucosterol), 피넬리아렉틴(pinellia lectin), 베타-시토스테롤(β-sitosterol), 아네톨(anethole), 쇼가올(shogaol), 바이칼린(baicaline), 바이칼레인(baicalein), 진저롤(gingerol) 등이 함유되어 있다.

약리작용 ▶ 진토작용(법제반하), 최토작용(생반하), 진해거담작용, 항암작용, 조기 임신 길항작용, 항부정맥작용, 항궤양작용

용 도 ▶ 약용(덩이줄기는 거담, 진해, 항암작용)

효 능 ▶ 덩이줄기에 조습화담(燥濕化痰), 강역지구(降逆止嘔), 소비산결(消痞散結)의 효능이 있다. 구토를 억제하고 기침을 멎게 하며, 가래를 없애고 습사(濕邪)를 제거하며, 결린 것을 풀고 맺힌 것을 흩어지게 하며 종기를 가라앉히는 등의 효능이 있어, 오심, 구토, 반위(反胃), 기침, 가래, 어지럼증, 가슴이 두근거리면서 불안해하는 증상, 급성 위염, 구안와사, 반신불수, 간질, 경련, 부스럼이나 종기 등을 낫게 한다.

약용법 ▶ 말린 덩이줄기 4~12g을 물 1L에 넣고 1/3로 줄 때까지 달여서 하루 2~3회로 나누어 마신다. 처방에 따라 다른 약재와 배합하여 사용한다.

주의사항 ▶ 초오, 오두류의 약물과는 함께 쓰지 않는다. 진액 손상으로 인한 갈증이 심한 사람은 복용에 주의한다. 독성이 있으므로 반드시 정해진 방법에 따라 포제하여 사용해야 한다. 쪼개서 혀끝에 댔을 때 톡 쏘는 느낌이 없을 때까지 물에 담가 독성을 제거한다. 또는 생강 달인 물이나 백반 녹인 물에 끓여서 포제하여 쓰는데, 사용할 때에는 전문가의 지도를 받아야 한다. 독성이 있으므로 전문가의 상담 없이 함부로 복용해서는 안 된다.

반하 전초(채취품)

반하의 기능성 및 효능에 관한 특허자료

❖ 반하, 백출, 천마, 진피 등을 포함하는 한약제제 혼합물의 동맥경화 및 관련 질환의 예방 및 치료용 추출물과 약학 조성물

본 발명은 반하, 백출, 천마, 진피, 복령, 산사, 희렴 및 황련을 포함하는 한약제제 혼합물의 동맥경화 및 관련 질환의 예방 및 치료용 추출물과 이를 유효성분으로 포함하는 약학 조성물에 관한 것으로, 본 발명에 따른 추출물은 동맥경화 및 관련 질환의 예방 및 치료용 제재로 유용하게 사용될 수 있다.

- 등록번호 : 10-0787174, 출원인 : 동국대학교 산학협력단

방아풀

Isodon japonicus (Burm.f.) H.Hara

이 명	회채화
한약명	사릉간(四棱杆), 향다채(香茶菜), 연명초(延命草)
과 명	꿀풀과(Labiatae)
식물명 유래	한자 이름 '박하(薄荷)'의 다른 이름 '방하(芳荷)'에서 유래한 것으로, 박하처럼 식물체에서 독특한 향기가 난다는 뜻
식품원료 사용 가능 여부	가능(잎)

생육특성 방아풀은 전국 각지의 산과 들에서 자생하는 여러해살이풀로, 농가에서도 재배하기도 한다. 우리나라 각지의 산과 들에 자생하므로 전국 각처에 재배 할 수 있다. 높이는 50~100cm이고, 네모진 줄기가 곧게 서며 가지가 많이 갈라지고 부드러운 털이 아래를 향해 나 있다. 잎은 마주나며, 길이 6~15cm, 너비 3.5~7cm에 넓은 달걀 모양으로 표면은 녹색이며 뒷면은 연한색이고 맥 위에 잔털이 있으며 가장자리에 톱니가 있고, 밑부분이 갑자기 좁아져서 잎자루의 날개로 된다. 꽃은 8~9월에 연한 자주색으로 피며, 잎겨드랑이와 원줄기 끝에서 취산꽃차례가 마주나서 전체가 원추꽃차례를 이룬다. 꽃부리는 입술 모양으로, 윗입술 꽃잎은 4갈래로 갈라지고 아랫입술 꽃잎은 밋밋하며, 수술과 암술이 꽃부리 밖으로 나온다. 열매는 납작한 타원형의 분과

이며, 윗부분에 샘점이 있고 10월에 익는다. 죽어가는 환자를 살리는 기사 회생의 효과가 있다 해서 연명초(延命草)라는 이름이 붙었다.

사용부위 및 채취시기 ▶ 잎을 가을에 채취한다.

작용부위 ▶ 간, 심장, 비장에 작용한다.

성질과 맛 ▶ 성질이 시원하고, 맛은 쓰다.

성 분 ▶ 전초에는 쓴맛의 성분인 카우렌(kaurene) 계통의 디트르페노이드(diterpenoid) 화합물인 디하이드로엔메인(dihydroenmein), 엔메인(enmein), 엔메인-3-아세테이트(enmein-3-acetate), 이소도카르핀(isodocarpin), 노도신(nodosin), 이소도트리신(isodotricin), 오리도닌(oridonin), 포니시딘(ponicidin) 등이 함유되어 있다.

약리작용 ▶ 항종양작용, 면역증강작용, 항균작용

용 도 ▶ 약용(지상부는 항균, 항암작용)

효 능 ▶ 잎에 청열해독(淸熱解毒), 활혈소종(活血消腫)의 효능이 있다. 위를 튼튼하게 하고 혈액을 맑게 하며, 열을 내리고 독을 풀어주며, 통증을 멎게 하고 종기를 가라앉히는 등의 효능이 있어, 소화불량, 복통, 인후종통(咽喉腫痛), 옹종, 타박상, 뱀에 물린

방아풀 잎

방아풀 꽃

방아풀 열매

방아풀 지상부

상처 등을 치료한다. 또한 항암 효과가 있어 식도, 간, 유방의 암종(癌腫)에도 사용한다.

약용법 ▶ 말린 전초 9~15g을 물 1L에 넣고 끓기 시작하면 불을 약하게 줄여 1/3로 줄 때까지 달여서 하루 2~3회로 나누어 마신다. 가루 내어 복용하기도 한다. 외용할 경우에는 짓찧어 환부에 붙인다.

방아풀 전초(약재)

주의사항 ▶ 영남 지방에서는 추어탕이나 보신탕에 방아잎을 넣어 먹는데, 이것의 기원 식물은 배초향으로 방아풀과 다른 식물이다. 배초향은 씹으면 약간 쓴맛이 나면서도 강한 향기가 나는데, 방아풀은 쓴맛이 강하기 때문에 쉽게 구별할 수 있다.

방아풀의 기능성 및 효능에 관한 특허자료

❖ **방아풀 추출물을 함유하는 신경 염증 예방 및 치료용 조성물**

본 발명은 방아풀 추출물에서 정제한적 사용 천연화합물인 Glaucocalyxin A(GLA)가 미세교세포의 활성을 억제하는 효능을 가짐을 이용하여 미세교세포를 매개로 하는 신경 염증을 예방 및 치료할 수 있는 조성물과 이러한 방아풀 추출물을 추출하는 방법에 관한 것이다.

- 공개번호 : 10-2015-0017603, 출원인 : 건국대학교 산학협력단

배암차즈기

Salvia plebeia R.Br.

- **이 명** 배암차즈키, 뱀차조기, 배암배추, 뱀배추, 곰보배추
- **한약명** 여지초(荔枝草), 수양이(水羊耳), 과동청(過冬靑), 천명정(天明精)
- **과 명** 꿀풀과(Labiatae)
- **식물명 유래** '배암(뱀)'과 '차즈기(소엽)'의 합성어로, 뱀이 자주 나타나는 들녘에서 자라거나, 꽃이 뱀을 닮았다는 뜻 또는 차즈기와 비슷하지만 쓰임새가 그보다 못하다는 뜻
- **식품원료 사용 가능 여부** 가능(잎)

생육특성 배암차즈기는 전국 각지에 자생하는 두해살이풀로, 산과 들의 습지에서 자란다. 약간 습기 있는 들판, 논둑이나 개울가 등 습지에서 자란다. 높이는 30~70cm이고, 줄기가 네모지며 곧게 서고 아래를 향한 잔털이 빽빽이 나 있다. 근생엽은 모여나서 지면으로 퍼지지만 겨울을 나고 꽃이 필 때쯤 없어진다. 줄기잎은 마주나고, 길이 3~6cm, 너비 1~2cm에 긴 타원형으로 끝이 둔하며 밑부분이 뾰족하고 가장자리에 둔한 톱니가 있다. 꽃은 5~7월에 연한 자주색으로 피며, 줄기 윗부분의 잎겨드랑이에 총상꽃차례로 달린다. 꽃부리는 입술 모양이며, 꽃받침에 털과 샘점이 있다. 열매는 넓은 타원형의 4개의 분과이며 짙은 갈색으로 익는다.

사용부위 및 채취시기 전초를 6~7월에 채취한다.

작용부위 폐, 위에 작용한다.

성질과 맛 성질이 시원하고, 맛은 쓰고 매우며, 독성이 없다.

성 분 정유, 사포닌, 강심배당체와 호모플란타기닌(homoplantaginin), 유파폴린(eupafolin), 히스피둘린(hispidulin), 유파폴린-7-글루코시드(eupafolin-7-glucoside), 네피

배암차즈기 잎

배암차즈기 꽃

배암차즈기 지상부

배암차즈기 전초(채취품)

배암차즈기 전초(약재)

트린(nepitrin), 카페산(caffeic acid) 등이 함유되어 있다.

약리작용 ▶ 항미생물작용, 지해평천작용

효능 ▶ 전초에 청열해독(淸熱解毒), 양혈산어(凉血散瘀), 이수소종(利水消腫)의 효능이 있다. 피를 맑게 하고 독을 풀어주며, 소변이 잘 나가게 하고 기생충을 없애는 등의 효능이 있어, 기침, 가래, 감기, 편도염, 폐결핵, 토혈, 혈뇨, 치질, 국부 종기, 타박상, 피부병, 복수(腹水), 단백뇨 등을 치료한다. 생리불순, 냉증, 자궁출혈, 자궁염 등의 여성 질환에도 쓴다.

약용법 ▶ 말린 전초 9~30g(생것은 15~60g)을 물 1L에 넣고 1/3로 줄 때까지 달여서 하루 2~3회로 나누어 마신다. 가루나 환으로 만들어 복용하기도 한다. 외용할 경우에는 짓찧어 환부에 바른다. 또는 즙을 내어 입안에 머금거나 귀에 떨어뜨려 넣거나, 달인 물로 씻어낸다.

배암차즈기의 기능성 및 효능에 관한 특허자료

❖ 배암차즈기 추출물을 유효성분으로 하는 죽상동맥경화증 개선 및 예방 조성물

본 발명에 따른 방법으로 제조된 배암차즈기 추출물을 유효성분으로 하는 죽상동맥경화증 개선 및 조성물은 부작용이 없으면서 죽상동맥경화증의 발달단계 중 거품세포의 형성을 감소시키고, 이미 축적된 거품세포에서는 축적된 콜레스테롤을 외부로 유출하는 것을 촉진함으로써 죽상동맥경화증의 개선 및 예방할 수 있는 성분으로 제공될 수 있다.

- 공개번호 : 10-2013-0010941, 출원인 : 한림대학교 산학협력단

배초향

Agastache rugosa (Fisch. & C.A.Mey.) Kuntze

이 명	방앳잎, 방아잎, 중개풀, 방애잎, 방아풀
한약명	곽향(藿香), 배초향(排草香), 토곽향(土藿香), 두루자향(兜婁姿香)
과 명	꿀풀과(Labiatae)
식물명 유래	한자 이름 '배초향(排草香)'에서 유래한 것으로, 다른 풀의 향기를 밀쳐낼 정도로 그 향기가 강하다는 뜻
식품원료 사용 가능 여부	가능(잎), 제한적 사용(지상부)

생육특성 ▶ 배초향은 전국 각지에 분포하는 여러해살이풀로, 산과 들의 부엽질이 풍부한 양지나 반그늘에서 자란다. 햇볕이 잘 들고 다소 습한 보수력이 있는 비옥한 땅이 좋다. 그늘진 곳에서는 향기가 옅어진다. 높이는 40~100cm이고, 줄기는 곧게 서며 네모지고 윗부분에서 가지가 갈라진다. 줄기 표면에는 잔털이 적거나 없으며 단면의 중앙에는 흰색의 부드러운 속심이 있다. 잎은 마주나며, 길이 5~10cm, 너비 3~7cm에 달걀상 심장 모양으로 끝이 뾰족하고 가장자리에 둔한 톱니가 있다. 잎의 표면에는 털이 없으며, 뒷면에 약간의 털과 흰빛을 띠는 것도 있다. 꽃은 7~9월에 자주색으로 피며, 입술 모양의 꽃이 원줄기와 가지 끝의 이삭 모양 윤산꽃차례에 촘촘하게 달린다. 열매는 삼릉과상의 분과로 10~11월에 익는데, 짙은 갈색의 씨방에 미세한 종자

가 많이 들어 있다. 풀 전체에서 특유의 향기가 진하게 난다. '방아잎' 또는 '깨나물'이라고도 하며, 전체에서 강한 향기를 풍기는 방향성 식물이다.

사용부위 및 채취시기 ▶ 지상부를 6~7월에 가지와 잎이 무성할 때 채취하여, 낮에는 햇볕에 내놓고 밤에는 들여놓기를 마를 때까지 반복한다.

작용부위 ▶ 폐, 위, 비장에 작용한다.

성질과 맛 ▶ 성질이 약간 따뜻하고, 맛은 매우며, 독성이 없다.

성 분 ▶ 전초에는 정유 성분이 들어 있는데, 주성분은 메틸카비콜(methyl chavicol)이고, 그 밖에도 아네톨(anethole), 아니스알데하이드(anisaldehyde), 델타-리모넨(δ

배초향 잎

배초향 지상부

배초향 꽃

배초향 무리

-limonene), p-메톡시시남알데하이드(p-methoxycinnamaldehyde), 델타-피넨(δ-pinene) 등이 함유되어 있다.

약리작용 ▶ 항균작용, 항스피로헤타작용(항나선상균작용), 항바이러스작용

용 도 ▶ 약용(지상부는 소화력 증진, 여름철 설사나 구토에 사용)

효 능 ▶ 지상부에 거서해표(祛暑解表), 화습화위(化濕和胃)의 효능이 있다. 방향성 향기가 있어 건위, 진통, 소화를 돕고 감기 등에 효과가 있다. 또한 습사를 없애고 중초를 조화롭게 하며, 구토를 멎게 하고 표사(表邪)를 흩어지게 하며 더위 먹은 것을 낫게 한다. 그 밖에 복부팽만, 식욕부진, 설사, 설태가 두텁게 끼는 증상 등에도 사용한다.

약용법 ▶ 말린 지상부 6~10g을 물 1L에 넣고 끓기 시작하면 불을 약하게 줄여 1/3로 줄 때까지 달여서 하루 동안 나누어 마신다. 가루나 환으로 만들어 복용하기

배초향 지상부(채취품)

배초향 지상부(약재)

도 한다. 민간요법으로 옴이나 버짐에는 달인 물에 환부를 30분간 담그고, 구취가 날 때에는 달인 액으로 양치를 한다.

주의사항 진한 향기와 따뜻하고 매운 성질 때문에 음기를 손상하고 기를 소모할 우려가 있으므로, 혈액이 부족하거나 건조한 경우, 또는 음기가 부족한 경우에는 사용을 피한다. 오래 끓이는 것은 좋지 않다. 중국에서는 배초향과 비슷한 효능으로 꿀풀과의 여러해살이풀인 광곽향[廣藿香, *Pogostemon cablin* (Blanco.) Benth.]을 사용한다.

배초향의 기능성 및 효능에 관한 특허자료

❖ **당뇨 질환의 예방, 치료용 배초향 추출물 및 이를 포함하는 치료용 제제**

본 발명은 당뇨 질환의 예방, 치료용 배초향(방아, 곽향) 추출물 및 이를 포함하는 치료용 제제에 관한 것으로, 더욱 상세하게는 퍼록시좀 증식인자 활성자 수용체 감마(PPARɣ)의 활성화와 지방세포의 분화 조절, 인슐린 민감도의 증가를 일으키는 배초향 추출물에 관한 것이다.

- 공개번호 : 10-2011-0099369, 출원인 : 연세대학교 산학협력단

배초향주

적용 병증

- **행기(行氣)** : 숨결을 잘 통하게 하여 몸을 잘 움직이게 하기 위한 처방이다. 소주잔 1잔을 1회분으로 1일 1~2회씩, 7~15일 동안 공복에 음용한다.
- **더위병(暑病)** : 여름에 더위를 먹어서 발병하는 것으로, 소화불량과 구토 증세가 나타난다. 소주잔 1잔을 1회분으로 1일 2~3회씩, 5~6일 동안 공복에 음용한다.
- **한열왕래(寒熱往來)** : 병을 앓는 중에 추운 기운과 더운 기운이 번갈아 나타나는 경우에 광범위하게 쓸 수 있는 처방이다. 소주잔 1잔을 1회분으로 1일 1~2회씩, 3~4일 동안 공복에 음용한다.
- **기타 적응증** : 거담, 건위, 구토, 설사, 소화불량, 습기로 인하여 관절이 저리고 쑤시며 마비되는 병증, 중풍

만드는 방법

- 약효는 방향성(芳香性)이 있는 전초에 있다. 채취한 전초를 물에 씻어 말려 두고 적당히 썰어서 사용한다.
- 말린 전초 180g을 소주 3.6L에 넣고 밀봉한다.
- 4~6개월 이상 숙성시켜 음용하며, 18개월 정도 숙성시킨 후에는 찌꺼기를 걸러내고 보관한다.

채취 및 구입 주로 전국의 산이나 들의 습지 등 자생지에서 채취하여 사용한다.

맛 맛은 맵고 달다. 황설탕 100g을 가미할 수 있다.

주의사항
- 본 약술을 음용하는 중에 가려야 하는 음식은 없다.
- 장복해도 해롭지는 않으나 치유되는 대로 음용을 중단한다.

배초향 잎(채취품)

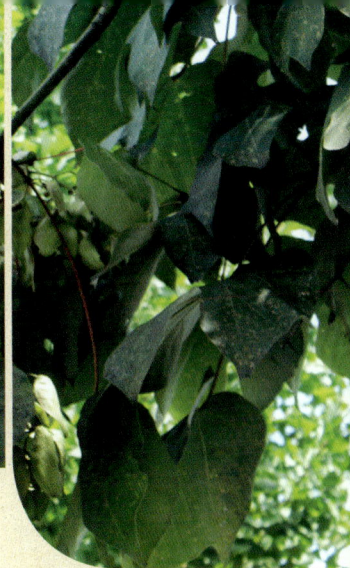

벽오동나무

Firmiana simplex (L.) W.Wight

이 명	벽오동, 청오동나무
한약명	오동자(梧桐子), 오동근(梧桐根), 오동백피(梧桐白皮), 오동엽(梧桐葉), 오동화(梧桐花)
과 명	벽오동과(Sterculiaceae)
식물명 유래	한자 이름 '벽오동(碧梧桐)'에서 유래한 것으로, 나무줄기에서 푸른빛이 나고 오동나무의 잎과 비슷하다는 뜻
식품원료 사용 가능 여부	가능(씨앗)

생육특성 벽오동나무는 중국과 인도차이나 원산의 낙엽활엽교목으로, 남부지방의 과수원 주위에 심거나 가로수로 심는다. 내한성이 약해 중부내륙에서는 1년생 지상부가 종종 동해를 받으나 연수가 경과하면 추위에 강해진다. 높이는 15m 정도이고, 굵은 가지가 벌어지며 나무껍질은 녹색이다. 잎은 어긋나고 가지 끝에서는 모여나며, 넓은 달걀 모양에 가장자리가 3~5개로 갈라지고 밑부분은 심장 모양이며 끝이 날카롭다. 어릴 때에는 표면에 털이 나 있다가 시간이 지나면 없어진다. 잎자루는 잎의 길이와 거의 같거나 잎보다 길다. 꽃은 암수한그루로 6~7월에 피는데 담황색이고, 하나의 원추꽃차례에 암꽃과 수꽃이 달린다. 꽃잎은 없고, 5장의 꽃받침조각은 긴 타원형이며 뒤로 젖혀진다. 열매는 골돌과이며, 익기 전에 5개로 벌어져서 둥근 종자가 드러나

고 10월에 성숙한다. 줄기의 나무껍질이 벽색으로 나타나기 때문에 벽오동이라 한다. 생장속도는 어릴 때는 빠르나 자람에 따라 보통이다. 목재의 변재는 담황백색, 심재는 담황갈색으로 뚜렷히 구분되지는 않으나 나이테는 뚜렷하다.

사용부위 및 채취시기 종자는 9~10월에 열매가 익었을 때, 뿌리는 9~10월, 나무껍질은 가을·겨울, 잎은 여름, 꽃은 6~7월에 채취한다.

작용부위 종자는 심장, 폐, 신장에 작용한다. 잎은 간, 심장, 신장에 작용한다.

성질과 맛 종자와 꽃은 성질이 평(平)하고, 맛은 달다. 뿌리는 성질이 평(平)하고 맛은 달며, 독성이 없다. 나무껍질은 성질이 시원하고, 맛은 달고 쓰다. 잎은 성질이 차고 맛은 쓰며, 독성이 없다.

벽오동나무 잎

벽오동나무 꽃

벽오동나무 열매

벽오동나무 나무줄기

벽오동나무 나무모양

벽오동나무 열매와 종자(채취품)

> **성 분** 열매에는 지방유, 카페인, 스테르쿨린산(sterculic acid), 나무껍질에는 펜토산(pentosan), 펜토스(pentose), 옥타코사놀(octacosanol), 루페논(lupenone), 갈락탄(galactan), 우론산(uronic acid), 잎에는 베타인(betaine), 콜린(choline), 헨트리아콘탄(hentriacontane), 베타-아미린(β-amyrin), 루틴(rutin), 베타-아미린-아세테이트(β-amyrin-acetate), 베타-시토스테롤(β-sitosterol) 등이 함유되어 있다.

> **약리작용** 혈압강하작용, 지혈작용, 진정작용

> **용 도** 식용(종자는 볶아서 커피 대용품으로 사용), 섬유용(나무껍질), 가구용, 약용(사지마비, 고혈압 등에 사용)

효능 ▶ 씨에는 순기화위(順氣和胃), 건비소식(健脾消食), 지혈(止血), 뿌리에는 거풍제습(祛風除濕), 조경지혈(調經止血), 해독요창(解毒療瘡), 나무껍질에는 거풍제습(祛風除濕), 활혈통경(活血通經), 잎에는 거풍제습(祛風除濕), 해독소종(解毒消腫), 강혈압(降血壓), 꽃에는 이습소종(利濕消腫), 청열해독(淸熱解毒)의 효능이 있다. 종자는 한약명이 오동자(梧桐子)이며, 위기(胃氣)를 조화롭게 하여 위통, 식체를 치료하고 고환이나 음낭이 커지면서 아랫배가 켕기고 아픈 병증과 어린아이의 구내염 등을 치료한다. 뿌리는 한약명이 오동근(梧桐根)이며, 풍습을 제거하고 혈액순환을 원활하게 하며 경락을 통하게 하여 타박상, 류머티즘에 의한 관절통, 월경불순, 장풍하혈 등을 치료한다. 나무껍질은 한약명이 오동백피(梧桐白皮)이며, 진통, 거풍(祛風), 활혈의 효능이 있어, 타박상, 류머티즘에 의한 마비통, 이질, 단독(丹毒), 월경불순 등을 치료한다. 잎은 한약명이 오동엽(梧桐葉)이며 청열, 해독, 거풍, 제습(蔘濕)의 효능이 있어, 류머티즘에 의한 동통, 마비, 창상출혈, 종기, 고혈압 등을 치료한다. 꽃은 한약명이 오동화(梧桐花)이며, 청열, 해독의 효능이 있고 부종, 화상 등을 치료한다. 외용할 경우에는 가루 내어 환부에 바른다.

약용법 ▶ 말린 종자 3~9g을 물 1L에 넣고 반으로 줄 때까지 달여서 하루 2~3회로 나누어 마신다. 외용할 경우에는 약간 태워 가루로 만들어서 환부에 바른다. 뿌리(9~15g), 나무껍질(10~30g), 잎(10~30g), 꽃(6~15g)도 같은 방법으로 사용한다.

주의사항 ▶ 생으로 먹는 것은 무익하고, 너무 많이 먹으면 귀가 먹먹해진다.

벽오동나무의 기능성 및 효능에 관한 특허자료

❖ **벽오동 추출물을 함유한 천연 항산화제 조성물 및 이의 제조 방법**

본 발명은 벽오동 추출물을 함유한 천연 항산화제 조성물 및 이의 제조 방법에 관한 것으로, 벽오동나무의 파쇄물 3 내지 15 중량%와 용매 85 내지 97 중량%를 용기에 충전하여 60 내지 150℃의 온도에서 상기 용매의 중량%가 45 내지 65가 될 때까지 가열한 후 건조하여 분말 성상의 항산화제 조성물 및 이의 제조 방법을 제공함으로써 우리나라 전역에 자생하고 있는 벽오동나무를 가지, 잎 및 열매 부분을 이용하여 강력한 항산화제를 대량 제조할 수 있으며, 독성이 없고 항산화도가 매우 높은 천연 지용성 물질로, 액상 및 분말 성상 등으로 제조가 가능함은 물론 다양한 기능성 물질의 부가가 용이한 효과가 있다.

- 공개번호 : 10-2005-0117975, 출원인 : 김진수

사용부위 및 채취시기 뿌리는 겨울부터 이듬해 봄, 잎은 여름, 열매는 가을에 채취한다.

작용부위 폐, 비장, 대장에 작용한다.

성질과 맛 성질이 시원하고, 맛은 쓰고 시다.

성 분 열매에는 포도당(glucose), 과당(fructose), 자당(sucrose), 아스코르브산(비타민 C)가 함유되어 있고, 잎, 나무껍질 등에는 세로토닌(serotonine)이 함유되어 있다.

약리작용 항산화작용, 항염작용, 항균작용, 항종양작용

용 도 약용(뿌리나 가지는 발열성 해수에 효과)

보리수나무 잎　　　　보리수나무 꽃

보리수나무 열매　　　보리수나무 열매(채취품)

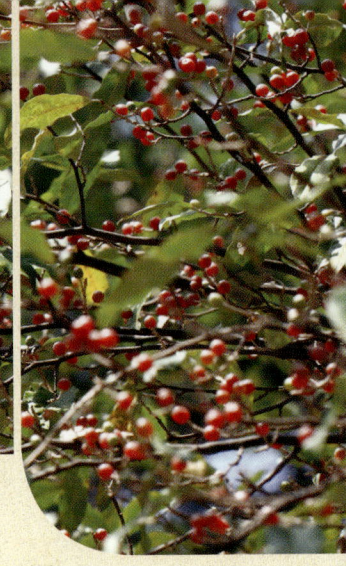

보리수나무

Elaeagnus umbellata Thunb.

이 명	볼네나무, 보리장나무, 보리화주나무, 보리똥나무, 산보리수나무, 벌레낭, 볼레낭
한약명	우내자(牛奶子), 호퇴자(胡頹子), 호퇴자엽(胡頹子葉), 호퇴자피(胡頹子皮)
과 명	보리수나무과(Elaeagnaceae)
식물명 유래	열매의 과육을 먹고 남은 씨앗이 보리를 닮은 나무라는 뜻
식품원료 사용 가능 여부	가능(잎, 열매)

생육특성 보리수나무는 평안남도 이남에 분포하는 낙엽활엽관목으로, 산기슭의 풀밭 또는 숲 가장자리, 계곡 주변에서 자생한다. 중용수로 양지에서도 잘 자라며 전국적으로 재배가 가능하고 적지에서 잘 자란다. 높이는 3~4m이고, 가지에는 가시가 있으며, 일년생가지는 은백색 또는 갈색이고, 곁뿌리가 잘 발달되어 있다. 잎은 어긋나고, 길이 3~7cm, 너비 1~3cm에 긴 타원형으로 잎끝이 짧고 뾰족하며 가장자리가 말려서 오그라들고 톱니가 없다. 꽃은 5~6월에 피는데, 새가지의 잎겨드랑이에 산형꽃차례로 달리며, 처음에는 흰색이다가 연한 노란색으로 변하고 방향성 향기가 있다. 열매는 지름 0.6~0.8cm로 둥글고 9~10월에 엷은 붉은색으로 익으며, 겉면이 갈색 또는 은색의 비늘털로 덮여 있다. 맹아력이 강하다.

보리수나무 나무모양

효능 ▶ 뿌리와 잎 및 열매에 청열지해(淸熱止咳), 이습해독(利濕解毒)의 효능이 있다. 뿌리와 잎, 열매는 한약명이 우내자(牛奶子)이며, 열을 내리고 출혈을 멎게 하며 소변이 잘 나가게 하는 효능이 있어, 해수, 하리, 이질, 임병, 붕루와 대하를 치료한다.

약용법 ▶ 말린 약재 15~30g(열매는 3~9g)을 물 1L에 넣고 반으로 줄 때까지 달여서 하루 2~3회로 나누어 마신다.

보리수나무의 기능성 및 효능에 관한 특허자료

❖ 보리수나무 열매를 주재로 한 약용술의 제조방법

본 발명의 생약을 주재로 한 약용 술 중 보리수나무 열매인 호뢰자를 주재한 신규의 약용술로, 잘 익은 호뢰자를 채취하여 수세건조하고, 이를 소주(25~30%)에 침지, 밀봉한 다음 음지에서 15~30일 동안 숙성발효시키고 여과한 여액을 다시 음지에서 2~3개월 2차 숙성발효시킨 능금산이나 주석산(tartaric acid) 등이 함유된 갈색의 약용 술이다. 이 약용 술은 보리수나무 열매의 자연적인 향과 맛을 그대로 유지하면서 인체의 자양강장, 허약체질, 육체피로 등에 탁월한 개선효과가 있는 것으로 본 발명은 산업적으로 매우 유용한 발명이다.

- 공개번호 : 10-1996-0007764, 출원인 : 박봉흠

복령

Wolfiporia extensa (Peck) Ginns

- **한약명** 복령(茯苓), 백복령(白茯苓), 적복령(赤茯苓), 복신(茯神), 복령피(茯苓皮), 복토(茯菟), 운령(雲苓), 송령(松苓)
- **과 명** 구멍장이버섯과(Polyporaceae)
- **식물명 유래** 한자 이름 '복령(茯苓)'에서 유래한 것으로, 소나무의 신령(神靈)스러운 것이 땅 속 깊이 잠복(潛伏)하여 있다는 뜻
- **식품원료 사용 가능 여부** 제한적 사용(균핵)

생육특성 복령은 벌채한 지 3~10년 된 땅속 10~30cm 깊이의 소나무 뿌리에서 기생하여 성장하는 균핵이다. 균사체는 구형이거나 울퉁불퉁하여 형체가 일정하지 않고, 지름은 보통 10~30cm이나 30cm 이상, 무게 1kg 이상까지 성장하는 것도 있다. 표면은 회갈색이나 적갈색이고, 속은 회백색의 육질로 되어 있다. 포자는 긴 타원형이며 흰색을 띠고 표면은 평활하다. 내부에 소나무 뿌리가 남아 있는 것은 복신, 뿌리가 없어지고 속이 흰 것은 백복령, 붉은 것은 적복령이라고도 한다.

사용부위 및 채취시기 균핵은 연중 수시로 채취할 수 있다. 균핵의 흙을 털고 겉껍질을 벗긴 다음 일정한 크기로 잘라서 햇볕에 말린다.

작용부위 ▶ 심장, 폐, 비장, 신장에 작용한다.

성질과 맛 ▶ 성질이 평(平)하고, 맛은 달고 담백하다.

성　분 ▶ 다당으로 파키모스(pachymose), 파키만(pachiman), 파키마란(pachymaran) 등이 있고, 트리테르페노이드(triterpenoid)로서 파킴산(pachymic acid), 에부리콜산(eburicoic acid), 디하이드로에부리콜산(dehydroeburicoic acid), 피니콜산(pinicolic acid) 외에 당, 무기물(철, 칼슘, 마그네슘, 칼륨, 나트륨), 스테롤(sterol)로서 에르고스테롤(ergosterol) 등이 함유되어 있다.

약리작용 ▶ 이뇨작용, 면역증강작용, 항종양작용, 진정작용, 항균작용

복령 소나무 뿌리에 달린 균핵　　복령 균핵(채취품)　　복령 균핵(단면)

복령 283

복령 복신(채취품)

복령 복신(판매품)

효 능 ▶ 균핵에 이수삼습(利水滲濕), 건비(健脾), 영심(寧心)의 효능이 있다. 소변을 원활하게 하여 부종, 요도염, 방광염 등에 사용하는데, 위를 튼튼하게 하고 정신을 안정시키는 효능이 있어 몸이 약한 사람에게 좋다. 따라서 인삼, 황기, 백출, 감초 등과 배합하면 위가 약하여 소화가 안 되고 설사하는 증상을 치료할 수 있다. 또한 담음으로 인한 해수, 구토, 신경과민에 의한 건망증, 유정, 심장부종에도 쓴다. 그 밖에 항균, 항종양, 혈당강하, 면역증강, 심장수축력 증가 작용과 궤양 예방 효과 등이 보고되었다.

복령 균핵(약재)

약용법 ▶ 자연산 복령은 7월부터 이듬해 3월 사이에 채취하고, 인공 재배한 복령은 종균을 접종한 2년 후 7~8월에 채취하여 사용한다. 말린 복령 10~15g을 다른 약초와 배합하여 달여서 마시거나 가루나 환으로 만들어 한 번에 복용한다. 소변이 자주 마렵고 요실금이 있을 때에는 같은 양의 백복령과 산약을 가루 내어 묽은 미음으로 만들어 먹는다.

주의사항 ▶ 정기(正氣)가 허해 속이 찬 증후로 인한 유정이나 소변을 자주 보는 사람은 복용에 주의한다.

복령의 기능성 및 효능에 관한 특허자료

❖ **복령 추출물을 유효성분으로 포함하는 다중약물내성 억제용 조성물**

본 발명은 다중약물내성(multidrug resistance, MDR) 억제능이 매우 뛰어난 복령 추출물을 유효성분으로 포함하는 다중약물내성 억제용 약학적 조성물을 제공한다. 본 발명의 조성물은 항암제에 내성을 나타내는 다중약물 내성 세포에서 보이는 항암제 내성을 극복할 수 있어, 약학적으로 유용한 다중 약물내성 억제용 조성물 및 항암보조제로 사용될 수 있다.

- 공개번호 : 10-2012-0124145, 출원인 : 경희대학교 산학협력단

❖ **복령피 추출물을 함유하는 퇴행성 신경질환의 예방, 개선 또는 치료용 조성물**

본 발명의 복령피(Poria cocos) 추출물을 유효성분으로 함유하는 퇴행성 신경질환 예방 또는 치료용 약학적 조성물 및 퇴행성 신경질환 예방 또는 개선용 식품 조성물에 관한 것으로, 본 발명의 조성물에 포함되는 유효성분인 복령피 추출물은 베타아밀로이드 생성 및 타우 인산화 억제, NGF 생성 촉진작용을 통한 신경세포 보호작용, 신경세포 보호 및 아세틸콜린에스터라제 억제를 통한 기억력 개선작용을 가짐으로써, 퇴행성 신경질환 예방 또는 치료용 약학적 조성물, 또는 상기 목적의 건강식품으로 유용하게 사용될 수 있다.

- 공개번호 : 10-2016-0075183, 출원인 : 동아에스티(주)

복분자딸기

Rubus coreanus Miq.

이 명	곰딸, 곰의딸, 복분자딸, 복분자, 고무딸
한약명	복분자(覆盆子), 복분자근(覆盆子根), 복분자경엽(覆盆子莖葉), 복분(覆盆), 오포자(烏藨子), 삽전포과(揷田泡果)
과 명	장미과(Rosaceae)
식물명 유래	한자 이름 '복분자(覆盆子)'와 고유어 '딸기'의 합성어로, 열매를 먹으면 오줌 줄기가 너무 세어 요강(동이)을 뒤엎을 정도로 정력과 신장을 좋게 한다는 뜻 또는 열매의 모양이 동이를 엎어놓은 것과 비슷하다는 뜻
식품원료 사용 가능 여부	가능(열매)

생육특성 복분자딸기는 중부와 남부 지방에 분포하는 낙엽활엽관목으로, 산기슭 양지 쪽에 자생하거나 재배하기도 한다. 높이는 3m 정도이고, 줄기는 곧게 서지만 끝이 휘어져 땅에 닿으면 뿌리를 내리며, 나무껍질은 자줏빛을 띠는 붉은색에 백분(白粉)으로 덮여 있고 갈고리 모양의 가시가 나 있다. 잎은 어긋나고 5~7개의 작은잎으로 된 깃꼴겹잎이며, 작은잎은 길이 3~7cm에 달걀 모양으로 끝이 뾰족하고 가장자리에는 불규칙하고 예리한 톱니가 있다. 잎의 표면과 뒷면의 맥 위에 솜털이 나 있고, 잎자루에는 굽은 가시가 있다. 꽃은 5~6월에 연홍색으로 피는데, 가지 끝이나 잎겨드랑이에 산방 또는 겹산형꽃차례로 달린다. 열매는 달걀 모양의 취합과이며, 7~8월에 붉게 익지만 점차 검게 된다. 하얀분을 쓴 듯한 줄기는 낙엽이 진 후 더욱 돋보이고 황폐지나

사방지의 1차 천이식생이며 맹아력이 강하다.

사용부위 및 채취시기 ▶ 덜 익은 열매는 7~8월, 뿌리는 연중 수시, 줄기와 잎은 봄부터 가을에 채취한다. 열매가 녹색에서 녹황색으로 변할 때 채취하여, 꼭지와 잎을 제거하고 끓는 물에 약간 데치거나 약간 찐 다음 꺼내어 말린다.

작용부위 ▶ 간, 신장, 방광에 작용한다.

성질과 맛 ▶ 열매는 성질이 따뜻하고, 맛은 달고 시다. 뿌리는 성질이 평(平)하고, 맛은 쓰며, 독성이 없다. 줄기와 잎은 성질이 평(平)하고, 맛은 약간 시고 짜며, 독성이 없다.

성 분 ▶ 열매에는 유기산(organic acid), 필수아미노산과 비타민 $B_2 \cdot E$, 주석산(tartaric acid), 엘라그산(ellagic acid), 베타-시토스테롤(β-sitosterol), 구연산, 트리테르페노이드

복분자딸기 잎

복분자딸기 꽃

복분자딸기 나무줄기와 가시

복분자딸기 나무모양

글리코시드(triterpenoid glycoside), 카보닉산(carvonic acid), 소량의 비타민 C, 당류, 뿌리 및 줄기와 잎에는 플라보노이드(flavonoid) 배당체가 함유되어 있다.

약리작용 ▶ 항균작용, 항미생물작용, 항종양작용, 에스트로겐 유사작용

용 도 ▶ 식용(과실), 약용(열매는 양기가 부족하거나 시력약화와 현기증에 사용)

효 능 ▶ 덜 익은 열매에 익신고정축뇨(益腎固精縮尿), 양간명목(養肝明目)의 효능이 있다. 덜 익은 열매는 한약명이 복분자(覆盆子)이며, 간과 신장을 보하고 혈기가 왕성하게 하는 효능이 있어, 정력감퇴, 발기불능, 유정 등을 낫게 한다. 열매 추출물은 기억력과 비뇨기능 개선, 골다공증, 우울증, 치매 등의 예방 및 치료 효과도 인정되고 있다. 뿌리는 한약명이 복분자근(覆盆子根)이며, 혈액순환을 원활하게 하고 출혈을 멎게 하여, 타박상, 비출혈, 토혈, 월경불순 등을 치료한다. 줄기와 잎은 한약명이 복분자경엽(覆盆子莖葉)이며, 눈을 밝게 하고 눈물이 저절로 흐르는 것을 낫게 하며, 치통, 부스럼 등을 치료한다.

약용법 ▶ 말린 열매 8~16g을 물 1L에 넣고 반으로 줄 때까지 달여서 하루 2~3회로 나누어 마신다. 또는 술을 담그거나 가루, 환, 고(膏)로 만들어 사용한다. 말린 뿌리 9~15g을 물 1L에 넣고 반으로 줄 때까지 달여서 하루 2~3회로 나누어 마신다. 외

복분자딸기 열매

복분자딸기 열매(채취품)

용할 경우에는 짓찧어 환부에 붙인다. 줄기와 잎은 즙을 내어 살균한 것이나 달인 액을 눈에 넣는다. 가루 내어 환부에 바르기도 한다.

주의사항 ▶ 신장이 약하고 소변이 찔끔찔끔 나오는 사람은 복용에 주의한다.

복분자딸기 열매(약재)

복분자딸기의 기능성 및 효능에 관한 특허자료

❖ **복분자 추출물을 함유하는 골다공증 예방 또는 치료용 조성물**

본 발명의 조성물은 조골세포 활성 유도뿐만 아니라 파골세포 활성 억제효과를 동시에 나타내므로 다양한 원인으로 인해 유발되는 골다공증의 예방 또는 치료에 유용하게 사용될 수 있다.

– 등록번호 : 10-0971039, 출원인 : 한재진

❖ **복분자 추출물을 포함하는 기억력 개선용 식품 조성물**

본 발명은 복분자 추출물을 유효성분으로 포함하는 기억력 개선용 식품 조성물에 관한 것으로, 인체에 무해하고 부작용이 문제되지 아니한 복분자 추출물을 유효성분으로 포함하는 기억력 개선용 식품 조성물에 관한 것이다.

– 공개번호 : 10-2012-0090140, 출원인 : 한림대학교 산학협력단 외

❖ **복분자 추출물을 이용한 비뇨 기능 개선용 조성물**

본 발명의 복분자 추출물은 비뇨 기능 개선용 의약품 및 건강기능성식품의 조성물로 제공할 수 있다.

– 등록번호 : 10-1043596, 출원인 : 전라북도 고창군

❖ **복분자 추출물을 포함하는 불안 및 우울증의 예방 및 치료용 약학조성물**

복분자 추출물을 포함하는 불안, 우울증 및 치매의 예방 및 치료와 기억 증진용 조성물에 관한 것으로, 현대인들의 불안, 우울증 및 치매의 예방 및 치료와 기억력 증진효과를 유발하는 약제 및 건강보조식품에 이용할 수 있다.

– 등록번호 : 10-0780333, 출원인 : 김성진

복사나무

Prunus persica (L.) Batsch

이 명	복숭아나무, 복성아나무, 복사, 복숭아, 똘복숭아, 산복숭아, 복송개낭
한약명	도인(桃仁), 도근(桃根), 도엽(桃葉), 벽도간(碧桃干), 도자(桃子), 도모(桃毛), 도화(桃花), 도지(桃枝), 도경백피(桃莖白皮), 도교(桃膠)
과 명	장미과(Rosaceae)
식물명 유래	'복성화', '복샹화'에서 '복숭아'로 변한 것으로, 열매에 털이 많아 털복숭이에서 복숭아라는 뜻 또는 복(福)을 주는 신선의 꽃(仙花)이라는 뜻
식품원료 사용 가능 여부	가능(열매-씨앗 제외), **제한적 사용**(꽃)

생육특성 복사나무는 중국 원산의 낙엽활엽소교목으로, 전국의 산과 들에서 자라거나 과수로 재배한다. 양수로서 음지에서는 생장이 불량하고 내건성이 약하다. 높이는 6m 정도이고, 줄기와 가지에 수지(樹脂)가 들어 있어 상처가 나면 분비된다. 일년생가지에는 털이 없고, 겨울눈에는 털이 나 있다. 잎은 어긋나고, 길이 8~15cm, 너비 1.5~3.5cm에 피침 모양으로 끝이 길게 뾰족해지며 가장자리에 둔한 잔톱니가 있다. 꽃은 4~5월에 잎보다 먼저 피는데, 빛깔은 흰색 또는 옅은 홍색이며 꽃잎과 꽃받침 조각이 각각 5개이다. 열매는 달걀상 원형의 핵과이고, 겉에 짧고 가는 털이 나 있으며, 7~9월에 노란색이나 붉은색으로 익는다. 열매살은 흰색 또는 노란색이고 속에 딱딱한 종자가 있으며, 종자 속에는 종인이 들어 있다. 약 2,000년경 전에 도입되었으며

맹아력이 좋다.

사용부위 및 채취시기 ▶ 종인은 7~8월, 뿌리는 연중 수시, 잎은 여름에 채취한다. 잘 익은 열매의 과육과 핵껍질을 제거하고 씨를 채취하여 햇볕에 말린다.

작용부위 ▶ 간, 심장, 대장에 작용한다.

성질과 맛 ▶ 종인은 성질이 평(平)하고, 맛은 쓰고 달다. 뿌리는 성질이 평(平)하고, 맛은 쓰고, 독성이 없다. 잎은 성질이 평(平)하고, 맛은 쓰고 맵다.

성 분 ▶ 종인에는 아미그달린(amygdalin), 정유, 지방유가 함유되어 있는데 지방유 중에는 주로 올레산(oleic acid), 글리세린, 소량의 리놀산글리세린(linoleic glycerin),

복사나무 잎   복사나무 꽃

복사나무 열매   복사나무 나무줄기

복사나무 나무모양

그 외 에멀신(emulsin)도 함유되어 있다. 뿌리에는 d-카테콜(d-catechol), 갈로일에피카테킨(galloylepicatechin), 잎에는 글리코시드(glycoside), 나린게닌(naringenin), 퀴닉산(quinic acid), 리코펜(licopen), 타닌(tannin), 니트릴글리코시드(nitrile glycoside)가 함유되어 있다.

약리작용 ▶ 혈관확장작용, 항응혈작용, 항혈전작용, 항염작용, 항알레르기작용, 진해작용

용 도 ▶ 약용(종자와 가지는 지혈, 진해, 진통, 항염효과)

효 능 ▶ 씨에는 활혈거어(活血祛瘀), 윤장통변(潤腸通便), 지해평천(止咳平喘), 뿌리에는 청열이습(淸熱利濕), 활혈지통(活血止痛), 소옹종(消癰腫), 잎에는 거풍청열(祛風淸熱), 조습해독(燥濕解毒), 살충(殺蟲)의 효능이 있다. 종인은 한약명이 도인(桃仁)이며, 어혈을 깨뜨려 없애고 진액을 생성하며, 장 기능을 원활하게 하고 기침을 멎게 하며 가래를 제거하여, 타박상, 류머티즘, 말라리아, 무월경, 종독, 변비 등을 낫게 한다. 뿌리는 한약명이 도근(桃根)이며, 황달, 토혈, 월경폐지, 옹종, 치창 등을 치료한다. 잎

복사나무 열매(채취품)

복사나무 씨(채취품)

은 한약명이 도엽(桃葉)이며 풍습(風濕)을 제거하고 열을 내리며 충을 죽이는 효능이 있어, 신경성 두통, 류머티즘, 습진, 종창 등을 치료한다. 복사나무의 추출물은 항산화 작용이 있고, 동맥경화증, 혈전 등의 예방 및 치료에도 사용할 수 있다.

복사나무 종인(약재)

약용법 ▶ 말린 종인 6~12g을 물 1L에 넣고 반으로 줄 때까지 달여서 하루 2~3회로 나누어 마신다. 외용할 경우에는 짓찧어 환부에 붙인다. 말린 뿌리 15~30g을 물 1L에 넣고 반으로 줄 때까지 달여서 하루 2~3회로 나누어 마신다. 외용할 경우에는 달인 액으로 환부를 씻어낸다. 말린 잎 3~6g을 물 1L에 넣고 반으로 줄 때까지 달여서 하루 2~3회로 나누어 마신다. 외용할 경우에는 달인 액을 환부에 바르거나 환부를 씻어낸다.

주의사항 ▶ 임산부는 복용을 금한다.

복사나무의 기능성 및 효능에 관한 특허자료

❖ 복사나무 추출물을 유효성분으로 함유하는 동맥경화증을 포함한 산화관련 질환 또는 혈전관련질환의 예방 및 치료용 조성물

본 발명은 복사나무 추출물을 함유하는 조성물에 관한 것으로서, 구체적으로 본 발명의 복사나무 추출물은 동맥경화증을 포함한 산화관련 질환 또는 혈전관련 질환의 예방 및 치료용 약학조성물로 유용하게 이용될 수 있다.

- 공개번호 : 10-2009-0018466, 출원인 : 동국대학교 산학협력단

붉나무

Rhus javanica L.(鴉膽子), *Rhus chinensis* Mill.(鹽膚子)

- **이 명** 오배자나무, 굴나무, 불나무, 염부목, 뿔나무, 동녕바치낭, 북낭, 북칠낭
- **한약명** 오배자(五倍子), 염부자(鹽膚子), 염부목근(鹽膚木根), 염부목근피(鹽膚木根皮), 염부엽(鹽膚葉), 염부목화(鹽膚木花)
- **과 명** 옻나무과(Anacardiaceae)
- **식물명 유래** 가을에 잎이 붉게 물들어 단풍이 유난히 곱고 붉은 나무라는 뜻
- **식품원료 사용 가능 여부** 식품원료 목록에 없음

생육특성 붉나무는 전국 각지에 분포하는 낙엽활엽소교목으로, 산기슭이나 산골짜기에서 자란다. 높이는 7m 정도이고, 굵은 가지가 드문드문 나오며 일년생가지에는 노란빛을 띤 갈색 털이 있고, 나무껍질에 상처를 주면 흰 수액이 나온다. 잎은 어긋나고 7~13개의 작은잎으로 된 깃꼴겹잎이며, 작은잎은 길이 5~12cm, 너비 2.5~6cm에 달걀 모양으로 끝이 뾰족하고 가장자리에 거친 톱니가 있다. 잎의 표면에는 짧은 털이 있고 뒷면에 갈색 털이 있으며, 잎줄기에 날개가 있다. 꽃은 암수딴그루 또는 잡성주로 8~9월에 피는데, 가지 끝의 원추꽃차례에 노란빛을 띤 흰색으로 달린다. 열매는 납작한 공 모양의 핵과로, 노란빛을 띤 갈색 털로 덮여 있으며 10~11월에 익는다. 열매의 겉에 소금 같은 흰색 물질이 생기는데 시고 짠맛이 나며, 이 때문에 붉나무를

'염부목'이라고도 부른다. 잎자루 날개에 진딧물의 일종이 기생하여 벌레혹(충영)을 만드는데, 벌레혹 안에는 날개 달린 암벌레가 1만 마리가량 들어 있으며, 근처의 이끼 틈에서 겨울을 지낸다. 충영을 오배자(五倍子)라 한다. 오배자는 붉나무에 오배자면충이 기생하여 생기는 벌레집으로서 오배자면충이 다 자라서 날벌레가 되면 구멍을 뚫고 나온다.

붉나무 잎

붉나무 꽃

붉나무 열매

붉나무 새순   붉나무 줄기

붉나무 벌레집

사용부위 및 채취시기 ▶ 열매는 10~11월, 뿌리와 뿌리껍질은 연중 수시, 잎은 여름, 벌레집은 가을에 채취한다. 열매가 잘 익었을 때 채취하여, 이물질을 제거하고 햇볕에 말린다. 벌레집은 표면이 회색이 될 때까지 끓는 물에 살짝 데치거나 쪄서 진드기를 죽인 뒤 꺼내어 말린다. 외형에 따라 '두배(肚倍)'와 '각배(角倍)'로 구분한다.

작용부위 ▶ 간, 폐, 대장, 신장에 작용한다.

붉나무 나무모양

성질과 맛 ▶ 열매는 성질이 시원하고, 맛은 시고 짜다. 뿌리는 성질이 평(平)하고, 맛은 시고 짜다. 뿌리껍질은 성질이 시원하고, 맛은 시고 짜다. 잎은 성질이 시원하고, 맛은 시고 약간 쓰다. 벌레집은 성질이 차고, 맛은 시고 떫다.

성 분 ▶ 열매에는 타닌(tannin)이 50~70% 함유되어 있으며 유기몰식자산(galic acid)이 2~4%, 그 외 지방, 수지, 전분이 함유되어 있으며 유기물에는 사과산(malic acid), 주석산(tartaric acid), 구연산 등이 함유되어 있다. 뿌리와 뿌리껍질에는 스코폴레틴 3,7,4-트리하이드록시플라본(scopoletin 3,7,4-trihydroxy flavone), 휘세틴(ficetin), 잎에는 퀘르세틴(quercetin), 메틸에스테르(methylester), 엘라그산(ellag acid), 벌레집에는 갈로타닌(gallotannin), 펜타갈로일글루코스(pentagalloylglucose)가 함유되어 있다. 벌레집에는 갈로타닌(gallotannin)이라는 타닌(tannin)을 함유하고 그 주성분은 펜타엔디갈로일글루코즈(penta-n-digalloyl-glucose)이며, 그 외 소량의 갈산(gallic acid), 지방, 수지 등이 함유되어 있다.

붉나무 벌레집(단면)

붉나무 벌레집(채취품)

붉나무 새순(채취품)

붉나무 벌레집(약재)

약리작용 수렴작용, 항균작용, 항종양작용, 피임작용(살정자작용-정자를 죽임)

용 도 염료용, 식용(열매는 두부용 간수), 약용(뿌리와 잎은 해열, 지열, 해독효과, 벌레집은 만성기침, 지혈작용)

효 능 열매에는 생진윤폐(生津潤肺), 강화화담(降火化痰), 염한(斂汗), 지리(止痢)), 뿌리에는 거풍습(祛風濕), 이수소종(利水消腫), 활혈산독(活血散毒), 뿌리껍질에는 청열이습(淸熱利濕), 해독산어(解毒散瘀), 잎에는 지해(止咳), 지혈(止血), 수렴(收斂), 해독(解毒), 벌레집에는 염폐강화(斂肺降火), 삽장지사(澁腸止瀉), 염한(斂汗), 지혈(止血), 수습염창(收濕斂瘡)의 효능이 있다. 열매는 한약명이 염부자(鹽膚子)이며, 수렴, 지사, 화담(化痰)의 효능이 있고 신경통, 관절염, 해수, 황달, 식은땀, 이질, 백선증, 두풍(頭風) 등을 치료한다. 뿌리는 한약명이 염부목근(鹽膚木根)이며, 거풍, 소종, 화습(化濕)의 효능이 있고 감기에 의한 발열, 해수, 타박상, 류머티즘에 의한 동통, 하리, 수종, 유선염, 주독 등을 치료한다. 뿌리껍질은 한약명이 염부목근피(鹽膚木根皮)이며, 청열, 해독의 효능이 있고 해수, 요통, 기관지염, 황달, 타박상, 어혈(瘀血), 외상출혈, 수종, 종독, 독사교상 등을 치료한다. 잎은 한약명이 염부엽(鹽膚葉)이며 수렴, 해독, 진해, 화담의 효능이 있다. 벌레집은 한약명이 오배자(五倍子)이며, 진해, 항균, 항염 작용이 있고 수렴(收斂), 지사제로 출혈, 설사, 식은땀을 멎게 하며, 구내염, 궤양, 습진, 창상, 화상, 동상 등의 치료에 쓴다. 붉나무의 추출물은 뇌기능 개선, 당뇨병의 예방 및 치료에도 사용할 수 있다.

약용법 ▶ 말린 열매 9~15g을 물 1L에 넣고 반으로 줄 때까지 달여서 하루 2~3회로 나누어 마신다. 가루 내어 복용하기도 한다. 외용할 경우에는 달인 액으로 환부를 씻거나 짓찧어 환부에 도포하거나 가루 내어 참깨기름 또는 들깨기름에 섞어 환부에 바른다. 말린 뿌리 및 뿌리껍질 9~15g(생것은 30~60g)을 물 1L에 넣고 반으로 줄 때까지 달여서 하루 2~3회로 나누어 마신다. 외용할 경우에는 열매와 같은 방법으로 사용한다. 말린 잎 9~15g(생것은 30~60g)을 물 1L에 넣고 반으로 줄 때까지 달여서 하루 2~3회로 나누어 마신다. 외용할 경우에는 짓찧어 환부에 바른다. 말린 벌레집 4~8g을 물 1L에 넣고 반으로 줄 때까지 달여서 하루 2~3회로 나누어 마신다. 외용할 경우에는 가루 내어 연고제 등과 섞어서 환부에 바른다.

붉나무의 기능성 및 효능에 관한 특허자료

❖ **뇌 기능 개선효과를 가지는 붉나무 추출물을 포함하는 약학조성물 및 건강식품조성물**

본 발명은 뇌 기능 개선효과를 가지는 성분인 붉나무 추출물을 포함하는 약학조성물 및 건강식품조성물에 관한 것으로 보다 상세하게는 붉나무로부터 추출된 담마레인 트리테르펜 화합물(3-hydroxy-3,19-epoxydammar-20,24-dien-22,26-olide)을 포함하는 것을 특징으로 하는 뇌 기능 개선용 약학조성물 및 건강식품조성물에 관한 것이다. 본 발명의 붉나무 추출물을 포함하는 약학조성물은 뇌 기능 개선의 효과를 가지는 바 뇌 관련 질환의 치료 및 예방에 유용하게 사용될 수 있을 것이며, 또한 본 발명의 붉나무 추출물을 포함하는 건강식품조성물은 일반 소비자가 거부감 없이 즐길 수 있는 기능성 건강식품을 제공하여 국민생활건강에 이바지할 수 있을 것이다.

- 공개번호 : 10-2011-0004691, 출원인 : 대한민국(농촌진흥청장)

❖ **붉나무 추출물을 포함하는 당뇨병 치료 또는 예방용 조성물**

본 발명은 붉나무 추출물을 유효성분으로 포함하는 당뇨병 치료 또는 예방용 조성물에 관한 것으로 붉나무 추출물은 알파-글루코시다제 저해효과가 우수할 뿐만 아니라, 프로틴 티로신 포스파타제(protein tyrosinephosphatase, PTP1B) 저해효과와 인슐린 저항성 완화효과가 우수하여 당뇨병의 치료 또는 예방 효과가 우수하다.

- 공개번호 : 10-2010-0128668, 출원인 : 목포대학교 산학협력단

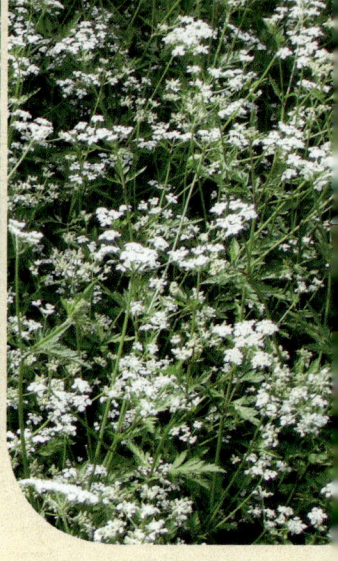

사상자

Torilis japonica (Houtt.) DC.

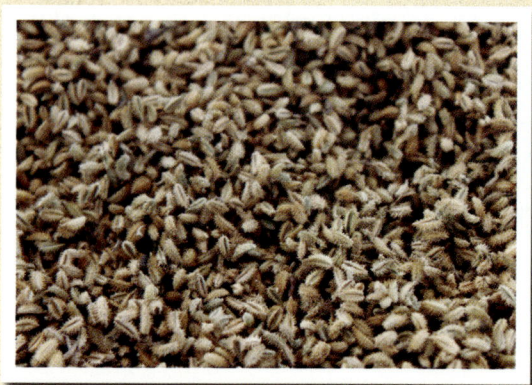

- **이 명** 뱀도랏, 진들개미나리
- **한약명** 사상자(蛇床子), 사미(蛇米), 사상실(蛇床實), 절의(竊衣)
- **과 명** 산형과(Umbelliferae)
- **식물명 유래** 한자 이름 '사상자(蛇床子)'에서 유래한 것으로, 뱀이 이 식물이 자라는 곳에 우글거리며 이 식물의 씨앗을 먹는다하여 뱀의 침대(침상, 평상)라는 뜻
- **식품원료 사용 가능 여부** 제한적 사용(열매)

생육특성 사상자는 전국 각지에 분포하는 두해살이풀로, 산과 들에서 흔하게 자란다. 높이는 30~70cm이고, 줄기가 곧게 서며 윗부분에서 가지를 내고 전체에 잔털이 나 있다. 잎은 어긋나고 3출엽이 2회 깃꼴로 갈라지며, 작은잎은 길이 5~10cm에 달걀상 피침 모양으로 끝이 뾰족하고 가장자리에 톱니가 있다. 잎자루는 밑부분이 넓어져서 잎집처럼 원줄기를 감싼다. 꽃은 6~8월에 흰색으로 피며, 5~9개의 작은 꽃자루에 6~20송이의 꽃이 줄기나 가지 끝에 겹산형꽃차례로 달린다. 열매는 달걀 모양으로 4~10개씩 달리며, 짧은 가시 같은 털이 있어 다른 물체에 잘 달라붙는다. 중국에서는 이 열매를 절의(竊衣)라고 하고, 벌사상자(*Cnidium monnieri*)의 열매를 사상자(蛇床子)라고 한다.

사용부위 및 채취시기 여름철과 가을철에 잘 익은 열매를 채취하여, 이물질을 제거하고 햇볕에 말린다.

작용부위 비장, 신장에 작용한다.

성질과 맛 성질이 따뜻하고, 맛은 맵고 쓰다.

성 분 열매에는 약 1.4%의 정유가 함유되어 있는데 주성분은 알파-카디넨(α-cadinene), 토릴렌(torilene), 토릴린(torilin) 등이고, 그 밖에 지방유로 페트로셀린(petroceline), 미리스틴(myristine), 올레인(oleine) 등이 함유되어 있다.

약리작용 항균작용, 살충작용, 성호르몬 유사작용

용 도 식용(어린순), 약용(열매는 설사, 회충구제 등에 사용)

사상자 잎

사상자 꽃

사상자 지상부

사상자 열매

사상자 열매(약재)

효능 ▶ 열매에 조습거풍(燥濕祛風), 살충지양(殺蟲止痒), 온신장양(溫腎壯陽)의 효능이 있다. 신장을 따뜻하게 하여 양기를 보충하며, 풍습을 제거하고 벌레를 죽이며 항진균, 수렴성 소염 작용이 있어, 신기허증(腎陽虛證), 풍습비통(風濕痺痛), 음부의 습진과 가려움증, 자궁이 한랭하여 온 불임, 음부 가려움증, 옴, 부스럼 등을 치료한다.

약용법 ▶ 말린 열매 4~12g을 물 1L에 넣고 끓기 시작하면 불을 약하게 줄여 1/3로 줄 때까지 달여서 하루 2~3회로 나누어 마신다. 가루나 환으로 만들어 복용하기도 한다. 복분자, 구기자, 오미자, 토사자(菟絲子) 등과 같은 양을 배합한 것을 '오자(五子)'라 하며 신장의 정기를 북돋우는 최고의 처방으로 사용했다.

주의사항 ▶ 양기를 보하고 습사를 말리는 작용을 하므로, 하초(下焦: 배꼽 아래의 부위로 콩팥, 방광, 대장, 소장 등의 장기를 포함)에 습열(濕熱)이 있거나 신음(腎陰)이 부족한 경우 또는 정이 단단하지 못하여 유정, 몽정 등으로 잘 흘러나가는 경우에는 사용하지 않는다.

사상자의 기능성 및 효능에 관한 특허자료

❖ **사상자 추출물을 함유하는 면역 증강용 조성물**

본 발명은 사상자의 추출물을 함유하는 면역 활성 증강을 위한 조성물에 관한 것으로, 보다 구체적으로 본 발명은 선천성 면역에 관계된 수용체인 TLR-2 및 TLR-4(Toll-like receptor 2 and 4)의 면역세포 내에서 활성 증진 효과, 실험동물에서 림프구 수의 증가 및 대장균 감염을 유도한 동물 모델의 면역 증강 효능이 우수하여 면역 저하증의 예방, 억제 및 치료에 우수한 면역 증강 효능을 갖는 식품, 의약품 및 사료 첨가제로서 유용하다.

- 공개번호 : 10-2010-0102756, 출원인 : 원광대학교 산학협력단

사위질빵

Clematis apiifolia DC.

이명	질빵풀, 사위질방, 위령선, 질빵풀, 넌출, 분지쿨, 쇠
한약명	여위(女萎), 만초(蔓楚), 모단만(牡丹蔓), 산목통(山木通)
과명	미나리아재비과(Ranunculaceae)
식물명 유래	'사위'와 '질빵'의 합성어로, 덩굴이 연약하기 때문에 사위의 지게 무게가 가볍도록 한 마음에서 유래한 이름이다. 사위가 메는 질빵(짐을 지는 멜빵 또는 줄)이라는 뜻
식품원료 사용 가능 여부	식품원료 목록에 없음

생육특성 사위질빵은 전국에서 분포하는 낙엽활엽 덩굴식물로, 산과 들에서 흔히 자란다. 덩굴줄기의 길이는 3~4m이고, 줄기에 세로 능선이 있으며 가지가 갈라져 옆의 나무나 다른 물체를 타고 올라간다. 일년생가지에는 잔털이 있다. 잎은 마주나고 1회 또는 2회 3출 겹잎이며, 작은잎은 길이 4~7cm, 너비 2.5~4cm에 달걀상 피침 모양으로 끝이 뾰족하고 가장자리에는 결각상의 톱니가 드문드문 있다. 잎의 표면에는 털이 있다가 점차 없어지며 뒷면 맥 위에 잔털이 있다. 꽃은 7~9월에 흰색으로 피는데, 꽃잎은 없으며 잎겨드랑이의 취산상 원추꽃차례에 4개의 꽃받침조각이 십자 모양으로 달린다. 열매는 좁은 달걀 모양 수과로 5~10개씩 모여 달리고, 흰색 또는 연한 갈색 털이 난 긴 암술대가 달려 있으며, 9~10월에 익는다. 돌이나 나무를 기어오르는 습성

이 있고 맹아력이 강하다.

사용부위 및 채취시기 ▶ 덩굴줄기를 가을에 채취한다.

작용부위 ▶ 간, 대장, 방광에 작용한다.

성질과 맛 ▶ 성질이 따뜻하고, 맛은 매우며, 독성이 약간 있다.

성 분 ▶ 덩굴줄기와 잎 등 전체에는 퀘르세틴(quercetin), 스테롤(sterol), 유기산, 소량의 알칼로이드(alkaloid)가 함유되어 있다.

용 도 ▶ 약용(줄기는 이질, 탈항, 부종, 신경통 등에 사용)

효 능 ▶ 덩굴줄기와 잎 및 뿌리에 거풍제습(祛風除濕), 온중이기(溫中理氣), 이뇨(利尿), 소식(消食)의 효능이 있다. 덩굴줄기는 한약명이 여위(女萎)이며, 진통의 효능이

사위질빵 잎

사위질빵 덩굴줄기

사위질빵 꽃

사위질빵 열매

사위질빵 나무모양

있고, 근골동통, 관절통, 설사, 탈항, 간질, 곽란, 임산부 부종 등을 치료한다.

약용법 말린 덩굴줄기 15~30g을 물 1L에 넣고 반으로 줄 때까지 달여서 하루 2~3회로 나누어 마신다.

주의사항 과량 복용하면 소화불량, 구토, 설사, 두통 등을 유발할 수 있다.

사위질빵 덩굴줄기(약재)

사위질빵의 기능성 및 효능에 관한 특허자료

❖ 사위질빵 또는 끈끈이대나물 추출물을 포함하는 피부염증 완화용 저자극성 화장품 조성물

본 발명은 사위질빵 또는 끈끈이대나물 추출물 중 하나 이상을 포함하는 피부염증 완화용 화장품 조성물에 관한 것으로, 특히 세포에서의 산화질소 발생을 감소시킴으로 항염 효과를 나타내며 또한 저자극성이어서, 상기 피부염증 완화용 화장품으로 효과적으로 사용될 수 있다.

- 공개번호 : 10-2018-0011008, 출원인 : 서울대학교 산학협력단

사위질빵 **305**

사철쑥

Artemisia capillaris Thunb.

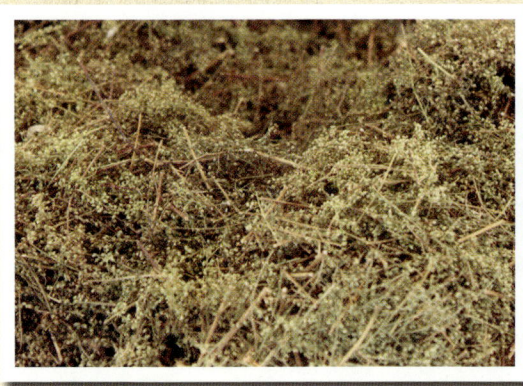

- **이 명** 애땅쑥, 인진쑥
- **한약명** 인진호(茵蔯蒿), 인진호(茵陳蒿, 因陳蒿), 인진(茵蔯), 마선(馬先)
- **과 명** 국화과(Compositae)
- **식물명 유래** 겨울에도 죽지 않고 사철(사계절) 살아있는 쑥이라는 뜻
- **식품원료 사용 가능 여부** **가능**(지상부)

생육특성 사철쑥은 전국 각지에 분포하는 여러해살이풀로, 언덕이나 들판의 풀숲, 강가나 바닷가의 모래땅에 자생한다. 높이는 30~100cm이고, 밑부분은 목질이 발달하여 나무처럼 되고 가지가 많이 갈라지며, 처음에는 부드러운 털로 덮여 있다. 잎은 꽃이 달리지 않는 가지 끝에 뭉쳐나고 긴 잎자루가 원줄기를 감싸며, 갈래조각은 실처럼 가늘고 보통 견모로 덮여 있다. 꽃이 피는 가지 중앙부의 잎은 어긋나고 2회 깃꼴로 갈라지며, 밑부분이 원줄기를 감싸고 위로 올라갈수록 작아진다. 꽃은 8~9월에 노란색으로 피는데, 지름 2mm 정도의 두상화가 원줄기 끝에 큰 원추꽃차례를 형성하고 꽃이 피기 전에는 밑으로 처진다. 열매는 수과를 맺는다. 머리모양꽃차례(두상화서) 가운데의 양성꽃은 열매를 맺지 못한다.

사용부위 및 채취시기 지상부는 봄철에 싹이 6~10cm 높이일 때 채취하거나, 가을철에 꽃봉오리가 발달하여 꽃이 피기 시작할 때 채취하여, 이물질과 오래된 줄기를 제거하고 햇볕에 말린다. 전자를 흔히 '면인진(綿茵蔯)'이라고 부르며, 후자를 흔히 '인진호(茵蔯蒿)' 또는 '화인진(花茵陳)'이라고 부른다.

작용부위 간, 담낭, 비장, 위에 작용한다.

사철쑥 새순 　　　　**사철쑥** 잎

사철쑥 열매

사철쑥 지상부

성질과 맛 ▶ 성질이 약간 차고(서늘하다고도 함), 맛은 쓰고 매우며, 독성이 없다(독성이 약간 있다고도 함).

성 분 ▶ 이담작용(利膽作用)의 유효성분인 스코파론(scoparone) 즉 6,7-디메톡시쿠마린(6,7-dimethoxycoumarin)을 함유하며, 함유율은 계절에 따라 다르며, 개화기가 가장 높다. 또 베타-피넨(β-pinene), 카필라린(capillarin), 카필린(capillin), 카필론(capillon), 카필렌(capillen) 등의 배당체를 함유한다.

약리작용 ▶ 이담작용, 간보호작용, 해열·진통·항염작용, 항미생물작용, 항종양작용

용 도 ▶ 식용(어린순), 약용(어린싹은 해열, 이뇨, 항균작용)

효 능 ▶ 지상부에 청리습열(淸利濕熱), 이담퇴황(利膽退黃)의 효능이 있다. 열을 내리고 염증을 없애며 소변이 잘 나가게 하여, 급성 열병, 두통, 황달, 소변불리, 요독증 등을 치료하고 간염의 해독, 담즙 분비 촉진 등에도 효과가 있다.

사철쑥 새순(채취품)   사철쑥 지상부(약재)

약용법 ▶ 말린 지상부 8~16g을 물 1L에 넣고 반으로 줄 때까지 중불에서 달여 하루 2~3회로 마신다. 이렇게 한 달 동안 복용하면 효과를 볼 수 있다. 민간에서는 쑥을 넣어 떡을 해 먹거나 즙을 내어 먹기도 한다. 입안이 허는 증세에는 달인 물로 자주 양치질한다.

주의사항 ▶ 몸 안의 습사(濕邪)를 제거하므로 열사가 속으로 들어가 어혈이 몰려서 생긴 황달에는 적당하지 않다. 허증의 황달, 용혈성황달이나 임산부는 복용에 주의한다.

사철쑥의 기능성 및 효능에 관한 특허자료

❖ **사철쑥 추출물을 유효성분으로 포함하는 호흡기 질환 개선용 조성물**

본 발명은 사철쑥(Artemisia capillaris Thunb.) 추출물을 유효성분으로 포함하는 호흡기 기능 강화 및 호흡기 질환 개선용 식품 조성물; 상기 식품 조성물을 포함하는 건강기능식품; 및 사철쑥 추출물을 유효성분으로 포함하는 호흡기 질환 예방 또는 치료용 약제학적 조성물에 관한 것이다. 본 발명의 사철쑥 추출물은 호중구 세포외 트랩(Neutrophil extracellular traps)의 네토시스(Netosis) 활성화를 억제하고, 기관지 상피세포주 NCI-H292 세포의 CSE(Cigarette Smoke Extraction)에 의한 염증성 사이토카인 발현을 억제하며, CSE와 PPE로 유도된 호흡기 질환 마우스 모델에서 폐 조직 손상을 억제하고, BALF 내 총 세포, 대식세포, 림프구, 호산구, 호중구 등 면역세포 침윤을 억제하며, BALF 및 폐 조직에서 염증성 사이토카인과 케모카인 분비를 억제하는 활성을 나타낸다.

– 공개번호 : 10-2021-0042034, 출원인 : 한국식품연구원

산국

Dendranthema boreale (Makino) Ling ex Kitam.[= *Chrysanthemum boreale* (Makino) Makino]

이 명 감국, 개국화, 나는개국화, 들국, 황국, 들국화

한약명 야국(野菊), 산국(山菊), 야국화(野菊花)

과 명 국화과(Compositae)

식물명 유래 한자 이름 '산국(山菊)'에서 유래한 것으로, 산에서 자라는 국화라는 뜻

식품원료 사용 가능 여부 **가능**(순, 꽃)

생육특성 산국은 전국 각지에 분포하는 숙근성 여러해살이풀로, 산지의 부엽질이 많고 햇빛이 들어오는 반그늘에서 자란다. 토양은 가리지 않는 편이며, 비옥한 곳에서 잘 자란다. 배수가 잘되는 양지바른 곳이 적당하고, 습한 곳보다 건조한 곳을 좋아하는 식물이다. 높이는 1~1.5m이고, 줄기가 모여나 곧게 서며 가지가 많이 갈라지고 전체에 짧은 흰색 털이 많다. 사방으로 많은 뿌리가 뻗어 있다. 근생엽은 꽃이 필 때 마르며, 줄기잎은 어긋나고 깃꼴로 깊게 갈라지며 길이 5~7cm, 너비 4~6cm에 타원상 달걀 모양이다. 갈래조각은 크기가 거의 비슷하며 가장자리에 날카로운 톱니가 있다. 꽃은 9~10월에 노란색으로 피는데, 원줄기와 가지 끝에 지름 1.5cm 정도의 두상화가 산형 비슷하게 달린다. 열매는 거꿀달걀 모양의 수과이며, 10~11월에 익는다.

들국화란 이름은 가을에 피는 국화과의 야생화들을 통칭하여 부르는 이름이다. 가을이 되면 찬바람이 이는 쓸쓸한 산기슭이나 들에 노랗게 피어 국화향기를 짙게 내뿜는 꽃이 바로 산국이다.

사용부위 및 채취시기 ▶ 전초를 여름에서 가을 사이에 채취한다.

작용부위 ▶ 간, 폐, 위에 작용한다.

성질과 맛 ▶ 성질이 시원하고, 맛은 쓰고 맵다.

성 분 ▶ 아피게닌(apigenin), 린나린(linarin), 세스키테르펜 락톤(sesquiterpene lactone), 캄퍼(camphor), 시스-크리산테놀(cis-chrysanthenol), 알파-투존(α-thujone), 1,8-시네올(1,8-cineole), 알파-피넨(α-pinene) 등이 함유되어 있다.

산국 잎 / 산국 종자 결실

산국 꽃봉오리 / 산국 꽃

산국 무리

약리작용 항균작용, 항종양작용, 혈압강하작용, 해열작용

용 도 원예 및 조경용, 약용(꽃봉오리는 혈압강하, 항균효과), 식용(어린순)

효 능 뿌리 또는 전초에 청열해독(淸熱解毒)의 효능이 있다. 열을 내리고 독을 풀어주며, 진정시키고 종기를 가라앉히는 효능이 있어, 두통, 감기로 인한 발열, 구내염, 기관지염, 폐렴, 위염, 장염, 림프샘염, 고혈압, 눈에 핏발이 서는 증

산국 지상부(약재)

산국 꽃(채취품)

산국 꽃(약재)

상, 옹종, 정창, 두훈 등을 낫게 한다. 꽃은 해독, 진정, 소종 등의 효능이 있어 두통과 어지럼증에 사용한다.

약용법 ▶ 말린 전초 6~12g(생것은 30~60g)을 물 1L에 넣고 1/3로 줄 때까지 달여서 하루 동안 차처럼 마신다. 꽃으로 술을 담그거나 차로 우려 마시기도 하고, 말려서 베갯속으로 사용하기도 한다.

주의사항 ▶ 위나 장이 냉한 사람은 지나치게 많이 복용하지 않도록 주의한다.

산국의 기능성 및 효능에 관한 특허자료

❖ **산국 증류액 성분을 포함하는 동맥경화 또는 심혈관질환의 예방 또는 치료용 조성물**

본 발명은 산국으로부터 수증기 증류법을 통해 분리되는 성분을 포함하는 심혈관 질환의 예방 및 치료용 조성물에 관한 것으로서, 더욱 상세하게는 혈관평활근세포의 이동과 증식 및 혈관평활근 조직의 성장 억제능을 갖는 산국 수증기 증류액 성분을 유효성분으로 하여 동맥경화증, 협심증, 고혈압, 뇌경색 등의 질환을 예방 및 치료하는 약학 조성물에 관한 것이다.

- 공개번호 : 10-2014-0038678, 출원인 : 호서대학교 산학협력단

산딸나무

Cornus kousa Bürger ex Hance

이 명 들메나무, 애기산딸나무, 준딸나무, 미영꽃나무, 박달나무, 쇠박달나무, 소리딸나무, 굳은산딸나무, 산달나무, 딸나무, 틀낭

한약명 사조화(四照花), 야여지(野茹枝), 야여지(野荔枝), 사조화과(四照花果), 사조화피(四照花皮)

과 명 층층나무과(Cornaceae)

식물명 유래 가을에 붉게 열리는 열매의 모양이 딸기를 닮았고 산에서 자라는 나무라는 뜻

식품원료 사용 가능 여부 가능(열매)

생육특성 산딸나무는 황해도, 경기도 및 충청도 이남에 분포하는 낙엽활엽교목으로, 산지의 숲에서 자란다. 건조에 약하며 반음수이지만 양지에서도 잘 자란다. 높이는 7~12m이고, 가지가 층을 이루어 수평으로 퍼지며, 줄기는 갈색으로 털이 있다가 점차 없어진다. 원뿌리와 곁뿌리가 있다. 잎은 마주나며, 길이 5~12cm, 너비 3.5~7cm에 달걀 모양으로 끝이 뾰족하고 밑부분은 넓은 쐐기 모양이며 가장자리가 물결 모양이다. 잎의 표면은 녹색, 뒷면은 회녹색을 띠며, 맥의 겨드랑이에 갈색 털이 빼빼이 나 있다. 꽃은 6~7월에 흰색으로 피는데, 짧은 가지 끝에 20~30개가 모여 달리며, 꽃잎 같은 4개의 하얀 포(苞)로 싸인다. 꽃잎과 수술은 각각 4개이다. 열매는 둥근 취과로 딸기처럼 모여 달리고, 9~10월에 붉은색으로 익는다. 종자를 둘러싸고 있는 꽃

턱은 육질이며 달고 먹을 수 있다. 백색의 꽃은 十자 모양을 이루고 예수님이 이 나무에서 운명하였다하여 성스러운 나무로 취급되고 기독교인들의 사랑을 받는다. 총포가 넓은 달걀모양인 것을 준딸나무, 총포가 꽃이 필때 녹색이고 피침형인 것을 소리딸나무라고 구분하기도 한다.

사용부위 및 채취시기 열매는 가을에, 꽃은 여름과 가을에, 나무껍질과 뿌리껍질은 연중 수시로 채취한다.

작용부위 간, 비장, 신장에 작용한다.

산딸나무 잎

산딸나무 종자 결실

산딸나무 꽃

산딸나무 나무줄기

산딸나무 열매

성질과 맛 ▶ 열매는 성질이 평(平)하고, 맛은 달고 쓰다. 꽃은 성질이 시원하고, 맛은 쓰고 떫다. 나무껍질과 뿌리껍질은 성질이 평(平)하고, 맛은 쓰고 떫으며, 독성이 없다.

성 분 ▶ 열매에는 갈산(gallic acid), 말산(malic acid), 주석산(tartaric acid), 구연산, 과당, 타닌(tannin), 이소퀘르세틴(isoquercitrin), 스테로이드 화합물(steroid) 등이 함유되어 있다. 잎에는 펜틸아세틸 퀘르세틴(pentaacetyl quercetin), 이소퀘르세틴(isoquercitrin), 갈산(gallic acid), 타닌(tannin) 등이 함유되어 있다.

산딸나무 나무모양

약리작용 ▶ 항산화작용, 항염작용, 항바이러스작용, 면역조절작용

용 도 ▶ 원예 및 조경용, 목재용, 약용(꽃과 열매는 지혈작용과 골절상에 사용)

효 능 ▶ 열매에는 구회(驅蛔), 소적(消積), 꽃에는 청열해독(淸熱解毒), 수렴지혈(收斂

止血), 나무껍질 및 뿌리껍질에는 청열해독(淸熱解毒)의 효능이 있다. 열을 내리고 출혈을 멎게 하며 강장, 피로해소, 수렴 등의 효능이 있어, 타박상, 골절통, 이질복통(痢疾腹痛), 팽만복통, 외상출혈, 습진, 단독 등을 치료한다.

약용법 ▶ 말린 열매 6~15g(말린 꽃, 나무껍질, 뿌리껍질은 9~15g)을 물 1L에 넣고 반으로 줄 때까지 달여서 하루 2~3회로 나누어 마신다. 외용할 경우에는 짓찧어서 환부에 바른다.

산딸나무 열매(채취품)

산딸나무의 기능성 및 효능에 관한 특허자료

❖ **산딸나무 잎 추출물을 포함하는 항당뇨 조성물**

본 발명은 제2형 당뇨병의 예방 및 치료제 성분을 포함하는 산딸나무 잎 추출물 및 이를 구성 성분으로 하는 당뇨병 치료 조성물에 관한 것으로, 상세하게는 퍼록시좀 증식 인자 수용체 감마(PPARγ)의 활성화와 전지방세포의 분화 조절을 통한 지방축적, 인슐린 민감성 증가를 일으키는 산딸나무 잎 추출물에 관한 것이다.

― 공개번호 : 10-2011-0097209, 출원인 : 농촌진흥청장·연세대학교 산학협력단

❖ **산딸나무 추출물을 유효성분으로 함유하는 염증성 장질환 치료 및 예방용 약학조성물**

본 발명은 산딸나무 추출물을 유효성분으로 함유하는 염증성 장질환 치료 및 예방용 약학조성물에 관한 것으로, 상기 산딸나무 추출물은 천연물질로서 부작용이 적으면서도 대장세포에서 단핵구 부착 등을 억제시키고, 염증성 사이토카인 예를 들어 MCP-1, IL-8의 발현을 감소시킴으로써 염증성 장질환의 치료제로 유용하게 사용할 수 있다.

― 공개번호 : 10-2009-0024397, 출원인 : 영남대학교 산학협력단

❖ **산딸나무 열매 추출물, 산딸나무 열매 분획물, 이로부터 분리된 트리테르펜계 화합물 또는 이의 약학적으로 허용 가능한 염을 유효성분으로 함유하는 고콜레스테롤혈증에 기인하는 심혈관 질환의 예방 및 치료용 약학적 조성물**

본 발명은 산딸나무 열매 추출물, 산딸나무 열매 분획물, 이로부터 분리된 트리테르펜계 화합물 또는 이의 약학적으로 허용 가능한 염을 유효성분으로 함유하는 고콜레스테롤혈증에 기인하는 심혈관 질환의 예방 및 치료용 약학적 조성물에 관한 것으로서, 특히 산딸나무 열매로부터 분리되어진 산딸나무 열매 추출물, 산딸나무 열매 분획물, 이로부터 분리된 트리테르펜계 화합물 또는 이의 약학적으로 허용 가능한 염은 천연물질로서 휴먼 아실 코에이(Human Acyl-CoA; hACAT)에 대한 억제효과를 나타내므로 고지혈증, 관상동맥심장병, 동맥경화증, 심근경색증 등과 같은 고콜레스테롤혈증에 기인하는 심혈관 질환의 예방 및 치료에 유용하게 사용될 수 있다.

― 공개번호 : 10-2011-0018671, 출원인 : 경희대학교 산학협력단

산마늘

Allium microdictyon Prokh.

이 명	명이나물, 멩이, 명이, 신선초, 맹이, 쪽집게풀
한약명	각총(茖葱), 산총(山葱), 격총(格葱), 산산(山蒜)
과 명	백합과(Liliaceae)
식물명 유래	산에서 자라는 마늘향이 나는 나물이라는 뜻. 다른 이름인 '명이나물'은 이 식물을 먹으면 명을 이어준다(命荑)는 뜻 또는 이 식물을 먹으면 귀가 밝아진다(明耳)는 뜻
식품원료 사용 가능 여부	가능(뿌리, 잎)

생육특성 산마늘은 지리산, 설악산, 울릉도의 숲속이나 북부 지방에 분포하는 여러해살이풀로, 토양에 부엽질이 풍부하고 습기가 약간 있는 반그늘에서 자란다. 꽃대의 높이는 40~70cm이고, 잎은 길이 20~30cm, 너비 3~10cm에 흰빛을 띤 녹색으로 넓고 크며 2~3개씩 달린다. 백합과의 여러해살이뿌리 다년초로 비늘줄기는 길이 4~7cm이고 바늘형이며 약간 굽고 겉껍질은 그물같은 섬유로 덮여 있으며 갈색이 돈다. 잎몸은 타원형 또는 달걀 모양이고 가장자리는 밋밋하며 밑부분이 잎집으로 되어 서로 감싼다. 꽃은 5~7월에 흰색으로 피며, 꽃대 끝에 산형꽃차례로 뭉쳐 달린다. 열매는 거꾸로 된 심장 모양의 삭과이고, 8~9월에 익어 검은색 종자가 달린다. 산마늘은 마늘과 달리 잎을 주로 식용하며, 전체에서 마늘 냄새가 나고, 비늘줄기가 하나로

이루어져 있다. 조선 고종 때 울릉도 개척령으로 본토에서 100여 명이 이주하였는데, 겨울이 되어 식량이 떨어지고 풍랑이 거세 양식을 구할 길이 없자 굶주림에 시달리다 눈 속에서 싹이 나오는 이 산마늘을 발견하고 삶아 먹으며 긴 겨울 동안 목숨을 이어 갔다고 하여, '명이나물'이라는 이명을 얻게 되었다고 한다. 고산성 식물로서 자생지에 따라 내륙형 및 울릉도형으로 현저한 외관상의 차이를 보인다. 내륙형은 잎이 좁고 잎의 섬유질이 연하여 어릴 때 식용으로 하기에 적합하다. 울릉도형은 잎이 넓고 둥근 형이며 섬유질이 내륙형에 비해 강하므로 뻣뻣한 느낌을 준다. 속명의 *Allium*은 고대 라틴명으로 '맵다', '냄새가 난다'의 의미를 지닌다. 강원도 높은 산지에 자라나, 산나물로 남획되어 개체수가 매우 적다.

산마늘 잎

산마늘 꽃

산마늘 지상부

산마늘 무리

| 사용부위 및 채취시기 | 비늘줄기를 8~9월에 채취한다. |

| 작용부위 | 심장, 위에 작용한다. |

| 성질과 맛 | 성질이 따뜻하고, 맛은 맵다. |

| 성 분 | 메틸알릴 이황화물(methylallyl disulfide), 디알릴 이황화물(dially disulfide), 사포닌(saponin), 케스토스(kestose), 네오케스토스(neokestose) 등이 함유되어 있다. |

| 약리작용 | 항산화작용, 항염증작용, 혈중지질저하작용, 간과 신장 보호작용 |

| 용 도 | 식용(전초), 약용(전초를 소화불량, 복통 등에 사용) |

산마늘 전초(채취품)

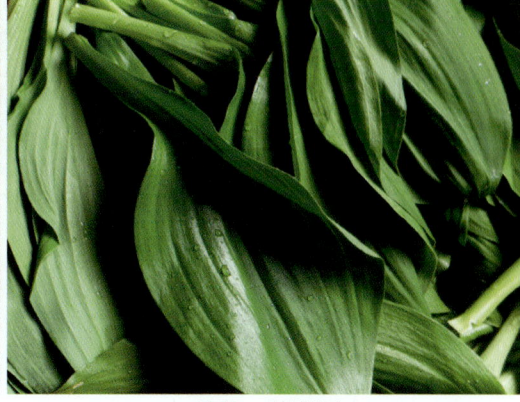
산마늘 잎(채취품)

효능 ▶ 비늘줄기에 산어(散瘀), 지혈(止血), 해독(解毒)의 효능이 있다. 위를 튼튼하게 하고 중초를 따뜻하게 하며 독을 풀어주는 효능이 있어, 심복통(心腹痛), 소화불량, 피부나 근육에 국부적으로 생긴 종기, 독충에 물린 상처 등을 치료한다.

약용법 ▶ 말린 비늘줄기 6~12g을 물 1L에 넣고 1/3로 줄 때까지 달여서 하루 2~3회로 나누어 마신다. 외용할 경우에는 신선한 것을 짓찧어 환부에 바른다. 생것 15~30g으로 즙을 내어 생채소 즙과 함께 먹으면 그 효능이 배가 된다. 어린잎은 섬유질이 연하여 식용하는데, 흔히 장아찌를 담가 먹는다.

주의사항 ▶ 진액이 말라 허화(虛火)가 심한 사람은 복용에 주의한다.

산마늘의 기능성 및 효능에 관한 특허자료

❖ **산마늘 추출물을 함유하는 암 예방 또는 치료용 조성물**

본 발명의 산마늘 추출물은 암 발생 또는 암 진행 시 나타나는 간극 결합부의 세포 내 신호전달(GJIC)의 억제를 회복시키는 효과가 있을 뿐만 아니라, 세포 독성도 없어서, 암 예방 또는 치료용 조성물의 유효성분으로 사용될 수 있다. 또한 산마늘은 우리나라 전역에서 서식하므로 구하기가 쉽고, 천연식물로부터 유래하므로 합성 약물에서 나타나는 부작용이 없다.

- 공개번호 : 10-2009-0100573, 출원인 : 덕성여자대학교 산학협력단

산수유

Cornus officinalis Siebold & Zucc.

이 명	산수유나무, 산시유나무, 약조, 석조, 수유
한약명	산수유(山茱萸), 촉조(蜀棗), 육조(肉棗), 약조(藥棗), 계족(鷄足)
과 명	층층나무과(Cornaceae)
식물명 유래	한자 이름 '산수유(山茱萸)'에서 유래한 것으로, 산에서 자라는 수유나무라는 뜻
식품원료 사용 가능 여부	가능(열매)

생육특성 산수유는 중부 이남에 분포하는 낙엽활엽소교목으로, 산비탈이나 인가 근처에서 자생하거나 재배한다. 대체로 비옥한 산간계곡, 산록부, 논둑, 밭둑의 공한지 등에서 생장이 양호하다. 높이는 7m 내외이며, 나무껍질은 연한 갈색이고 불규칙하게 벗겨지며, 일년생가지는 분록색이 돌고 처음에 짧은 털이 있으나 떨어진다. 잎은 마주나고 길이 4~12cm, 너비 2.5~6cm에 달걀상 피침 모양이며, 끝이 뾰족하고 가장자리가 밋밋하다. 잎의 표면은 녹색이고 누운 털이 약간 있으며, 뒷면은 연한 녹색 또는 흰빛이 돌며 맥 겨드랑이에 갈색 털이 빽빽이 난다. 꽃은 3~4월에 잎보다 먼저 피는데, 작고 노란 꽃이 산형꽃차례에 20~30송이씩 달린다. 열매는 긴 타원형의 핵과이며 8~10월에 붉은색으로 익는다. 1970년에 광릉지역에서 자생지가 발견되어 우리

나라 자생종임이 밝혀진 약용수이다. 3월 중순경이면 화사한 황금색 꽃이 피어 약 보름 간 계속되며 가을에 진주홍색으로 익는 열매가 겨울 내내 붙어 있는 아름다운 관상수이다. 전남 구례군 산동면이 산수유의 최대 집산지이다.

사용부위 및 채취시기 ▶ 열매살을 늦가을에서 초겨울에 채취한다. 열매가 붉은색으로 변할 때 채취하여, 약한 불에 쪼이거나 끓는 물에 살짝 데친 뒤 씨를 제거하고 말린다.

작용부위 ▶ 간, 신장에 작용한다.

성질과 맛 ▶ 성질이 약간 따뜻하고, 맛은 시고 떫으며, 독성이 없다.

성 분 ▶ 과육에는 코르누스타닌(cornustannin), 트라파인(trapain), 코르닌(cornin) 즉 벨베나린사포닌(verbenalin saponin), 타닌(tannin), 우르솔산(ursolic acid), 몰식자산(galic

산수유 잎

산수유 꽃

산수유 나무줄기

산수유 열매

산수유 열매와 씨앗(채취품)

산수유 열매(채취품)

산수유 열매(씨앗 제거, 약재)

acid), 사과산(malic acid), 주석산(tartaric acid), 비타민 A가 함유되어 있으며, 종자의 지방유에는 팔미틴산(palmitic acid), 올레산(oleic acid), 리놀산(linolic acid) 등이 함유되어 있다.

약리작용 ▶ 이뇨·강압작용, 항균작용, 항염작용, 항출혈쇼크작용

용 도 ▶ 원예 및 조경용, 약용(과육은 이뇨작용과 혈압 강하 작용)

효 능 ▶ 열매에 보익간신(補益肝腎), 수삽고탈(收澁固脫)의 효능이 있다. 열매살은 한약명이 산수유(山茱萸)이며, 자양강장, 강정, 보간, 보신, 수렴 등의 효능이 있고 항균, 혈압강하, 이뇨 작용이 있어, 현기증, 두통, 이명, 해수, 월경과다, 자궁출혈, 요슬둔

통(腰膝鈍痛), 발기불능, 유정, 빈뇨 등을 낫게 한다. 산수유 추출물은 항산화 작용이 있어 노화방지 등에 효과가 있다는 것이 밝혀졌다. 민간요법으로 식은땀, 야뇨증 등을 치료하는 데 쓰며, 차나 술로도 장복할 수 있다.

약용법 ▶ 말린 열매살 8~16g을 물 1L에 넣고 반으로 줄 때까지 달여서 하루 2~3회로 나누어 마신다.

주의사항 ▶ 습열(濕熱)로 인해 소변이 잘 안 나오거나 소변이 찔끔찔끔하고 껄끄러운 사람은 복용에 주의한다.

산수유 나무모양

산수유의 기능성 및 효능에 관한 특허자료

❖ **산수유 추출물을 함유하는 혈전증 예방 또는 치료용 조성물**

산수유 추출물을 유효성분으로 함유하는 약학조성물은 트롬빈 저해활성 및 혈소판 응집 저해 활성을 나타내어 혈전 생성을 효율적으로 억제할 수 있으며 추출액, 분말, 환, 정 등의 다양한 형태로 가공되어 상시 복용 가능한 제형으로 조제할 수 있는 뛰어난 효과가 있다.
- 공개번호 : 10-2013-0058518, 출원인 : 안동대학교 산학협력단

❖ **포제를 활용한 산수유 추출물을 함유하는 항노화용 화장료 조성물**

포제를 활용한 산수유 추출물을 함유하는 화장료 조성물은 프로콜라겐 생성 촉진 및 콜라게나제 발현 억제효과를 나타냈으며, 두 가지 활성의 복합 상승작용으로 인하여 우수한 피부주름 개선 및 항노화효과를 갖는다.
- 공개번호 : 10-2009-0128677, 출원인 : (주)아모레퍼시픽

❖ **항산화 활성을 증가시킨 산수유 발효 추출물의 제조 방법**

본 발명에 따른 추출 방법은 산수유를 증기로 찌고, 이를 락토바실러스 브레비스로 발효시킨 다음 열수 추출함으로써 로가닌 함량이 높고 항산화 활성을 증가시킨 산수유 발효 추출물을 효율적으로 얻을 수 있다.
- 공개번호 : 10-2012-0139462, 출원인 : 동의대학교 산학협력단

산수유주

적용 병증

- **신경쇠약(神經衰弱)** : 신경이 계속 자극을 받아서 피로가 쌓여 여러 가지 증상을 일으키는 병증이다. 두통, 불면증, 어지럼증, 귀울림, 지각 과민, 주의 산만, 기억력 감퇴 등의 증상이 나타난다. 소주잔 1잔을 1회분으로 1일 1~2회씩, 10일 동안 음용한다.
- **간염(肝炎)** : 간에 생기는 염증을 통틀어 이른다. 바이러스 감염이 주원인이며 그 밖에 약물, 알코올, 알레르기 등이 원인인 것도 있다. 소주잔 1잔을 1회분으로 1일 1~2회씩, 15~20일 동안 음용한다.
- **음위(陰痿)** : 남성의 음경이 발기하지 않아 성교가 불가능한 경우의 처방이다. 노화현상의 하나이며, 젊은 사람에게는 과음, 과로, 영양부족 등으로 오는 경우가 있다. 소주잔 1잔을 1회분으로 1일 1~2회씩, 15~25일 동안 음용한다.
- **기타 적응증** : 건위, 보간, 두통, 현기증, 심계항진, 늑막염, 요슬산통, 유정

만드는 방법

- 약효는 잘 익은 열매에 있다. 10~11월에 채취하여 종자를 제거하고 열매살을 건조시킨다.
- 말린 열매살 175g을 소주 3.6L에 넣고 밀봉한다.
- 3~4개월간 숙성시켜 음용하며, 15개월 정도 숙성시킨 후에는 찌꺼기를 걸러내고 보관한다.

채취 및 구입 약재상에서 구입한다. 재배지에서도 구입할 수 있다.

맛 맛은 시고 약간 떫다. 황설탕 100g을 가미하면 더욱 효과적이다.

주의사항
- 본 약술을 음용하는 중에 도라지와 방기 등의 섭취를 금하며, 소변 부실자는 음용을 금한다.
- 장복해도 해롭지는 않으나 종자까지 담근 술은 3일에 1일 정도 쉬어가며 음용하는 것이 좋다.
- 신맛이 강하므로 꿀 150~200g 정도 타거나 2배의 물로 희석하여 음용하는 것이 좋다.

산초나무

Zanthoxylum schinifolium Siebold & Zucc.

이 명	분지나무, 산추나무, 상초나무, 상초, 산초, 제피나무, 잰피, 개제피, 개제피낭
한약명	산초(山椒), 촉초(蜀椒), 화초(花椒), 초목(椒目), 화초경(花椒莖), 화초근(花椒根), 화초엽(花椒葉)
과 명	운향과(Rutaceae)
식물명 유래	한자 이름 '산초(山椒)'에서 유래한 것으로, 산에서 자라는 독특한 산초향이 나는 나무라는 뜻
식품원료 사용 가능 여부	가능(잎, 열매, 씨앗)

생육특성 산초나무는 전국 각지에 분포하는 낙엽활엽관목으로, 산기슭 또는 등산로 주변에 자생하거나 밭둑이나 마을 주위에 심어 가꾸기도 한다. 산야에서 흔히 자라며 내한성은 강하나 양수로서 내음성이 약하다. 높이는 3m 정도이며, 줄기에 3~5mm의 가시가 엇갈려 나고 일년생가지는 붉은빛을 띤 갈색으로 1개씩 떨어져 나는 가시가 있다. 잎은 어긋나고 13~21개의 작은잎으로 된 1회 깃꼴겹잎이며, 작은잎은 길이 1.5~5cm에 넓은 피침 모양으로 양끝이 좁고 가장자리에 물결 모양의 잔톱니가 있다. 꽃은 암수딴그루로 8~9월에 피며, 연한 녹색 꽃이 가지 끝에 산방꽃차례를 이루며 달린다. 열매는 둥근 삭과이며 10~11월에 녹갈색에서 홍색으로 익으면 3개로 갈라져서 검은색 종자가 나온다. 맹아력은 보통이다. 초피나무보다 그 가치가 적다.

사용부위 및 채취시기 ▶ 열매껍질은 가을, 뿌리는 연중 수시, 잎은 봄·여름에 채취한다. 잘 익은 열매를 채취하여, 햇볕에 말리고 씨와 이물질을 제거한다.

작용부위 ▶ 위, 신장, 비장에 작용한다.

성질과 맛 ▶ 열매껍질은 성질이 따뜻하고, 맛은 매우며, 독성이 약간 있다. 뿌리는 성질이 따뜻하고, 맛은 매우며, 독성이 약간 있다. 잎은 성질이 덥고, 맛은 매우며, 독성이 없다.

성 분 ▶ 열매에는 정유가 함유되어 있고, 산쇼아마이드(sanshoamide), α, β, γ-산쇼

산초나무 잎   산초나무 꽃

산초나무 가시   산초나무 나무줄기

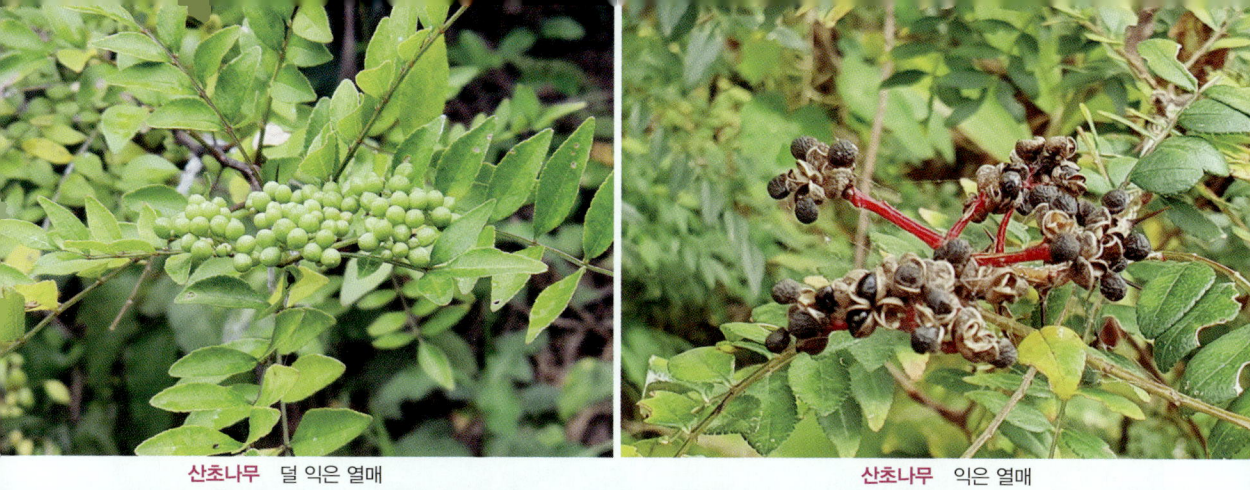

산초나무 덜 익은 열매 산초나무 익은 열매

산초나무 나무모양

올(α,β,γ-sanshool), 알파-테르피네올(α-terpineol), 게라니올(geraniol), 리모넨(limonene), 쿠믹알코올(cumic alcohol), 불포화유기산 등이 함유되어 있고, 열매껍질에는 버갑텐(bergapten), 타닌(tannin), 안식향산(benzoic acid), 뿌리에는 알칼로이드가 함유되어 있으며 주성분은 스킴미아닌(skimmianine), 베르베린(berberine), 애스쿨레틴(aesculetin), 디

산초나무 잎과 가지(채취품)

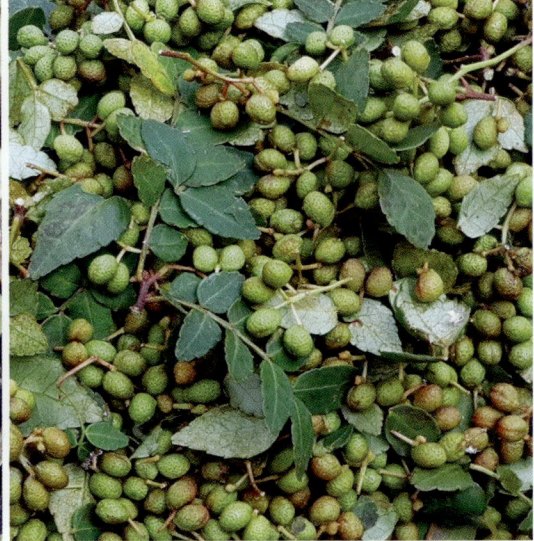
산초나무 열매(채취품)

메틸에테르(dimethylether), 잎에는 알부틴(arbutin), 마그노플로린(magnoflorine) 정유, 수지, 페놀성 성분이 함유되어 있으며 정유에는 메틸-n-노닐-케톤(methyl-n-nonyl-ketone)이 함유되어 있고, 생잎에는 베타-시토스테롤(β-sitosterol)이 함유되어 있다.

약리작용 국소마취 및 진통작용, 항염작용, 구충작용, 항균작용

용도 향신료(열매껍질), 식용(어린순), 약용(열매껍질은 벌과 뱀 해독제나 치질에 사용)

효능 열매껍질에는 온중지통(溫中止痛), 살충지양(殺蟲止痒), 종자에는 이수소종(利水消腫), 거담평천(祛痰平喘), 줄기에는 거풍산한(祛風散寒), 잎에는 온중산한(溫中散寒), 조습건비(燥濕健脾), 뿌리에는 산한(散寒), 제습(除濕), 지통(止痛), 살충(殺蟲)의 효능이 있다. 열매껍질은 한약명이 산초(山椒)이며, 중초를 따뜻하게 하여 한사를 흩어지게 하고 진통, 해독, 제습, 살충의 효능이 있어 심복냉통(心腹冷痛), 치통, 구토, 설사, 소화불량, 해수, 감기몸살, 습진, 피부 가려움증, 피부염 등을 치료한다. 항균시험에서 대장균, 적리균, 황색포도구균, 녹농균, 디프테리아균, 폐렴구균 및 피부사상균에 대한 억제 작용이 밝혀졌다. 뿌리는 한약명이 산초근(山椒根)이며, 방광염으로 인한 혈림(血淋)을 낫게 한다. 잎은 한약명이 산초엽(山椒葉)이며, 한적(寒積), 곽란, 각기,

피부염, 피부 가려움증 등을 치료한다. 산초나무의 추출물은 항균, 항바이러스, 항진균 작용이 있다.

산초나무 열매(약재)

약용법 ▶ 말린 열매껍질 3~6g을 물 1L에 넣고 반으로 줄 때까지 달여서 하루 2~3회로 나누어 마신다. 또는 가루나 환으로 만들어 복용한다. 외용할 경우에는 가루 내어 환부에 뿌린다. 말린 뿌리 9~15g을 물 1L에 넣고 반으로 줄 때까지 달여서 하루 2~3회로 나누어 마신다. 말린 잎 3~9g을 물 1L에 넣고 반으로 줄 때까지 달여서 하루 2~3회로 나누어 마신다. 외용할 경우에는 생잎을 짓찧어서 환부에 도포한다.

주의사항 ▶ 임산부는 복용에 주의한다.

산초나무의 기능성 및 효능에 관한 특허자료

❖ **산초나무 추출물을 유효성분으로 포함하는 천연 항균 조성물**

본 발명은 산초나무 추출물을 유효성분으로 포함하는 천연 항균 조성물에 관한 것이다. 특히 식중독균에 대하여 강한 살균효과를 가지며, 인체에 무해하고, 열 안정성이 우수한 산초나무 추출물 및 이를 포함하는 천연 항균 조성물을 제공한다.
- 공개번호 : 10-2004-0075263, 출원인 : 삼성에버랜드(주)

❖ **산초나무 추출물을 함유하는 항바이러스용 조성물**

본 발명은 산초나무 추출물을 함유하는 항바이러스용 조성물에 관한 것으로, 더욱 구체적으로 산초나무 추출물을 유효성분으로 함유하는 인플루엔자 바이러스 질환 예방 및 치료용 조성물에 관한 것이다.
- 공개번호 : 10-2011-0046193, 출원인 : 고려대학교 산학협력단

❖ **항진균 활성을 갖는 산초나무 추출물 또는 조성물**

본 발명은 항진균 활성을 갖는 산초나무 추출물 또는 그로부터 분리, 정제된 분획을 함유하는 항진균성 조성물에 관한 것이다. 본 발명의 조성물은 항진균능이 매우 우수하며 세포 독성이 없으므로 다양한 진균 감염증의 치료 및 예방을 위한 의약품 또는 건강기능식품으로 사용할 수 있다.
- 공개번호 : 10-2005-0035009, 출원인 : 김성덕

삼지구엽초

Epimedium koreanum Nakai

이 명	음양각, 가승마, 조선음양곽, 음양곽
한약명	음양곽(淫羊藿), 삼지구엽초(三枝九葉草), 선령비(仙靈脾), 천냥금(千兩金)
과 명	매자나무과(Berberidaceae)
식물명 유래	한자 이름 '삼지구엽초(三枝九葉草)'에서 유래한 것으로, 가지가 3개로 갈라지고 가지마다 잎이 3개씩 모두 9개가 달리는 풀이라는 뜻
식품원료 사용 가능 여부	제한적 사용(지상부)

생육특성 삼지구엽초는 강원도와 경기도 이북에 분포하는 여러해살이풀로, 산속이나 숲에서 자생한다. 약간 서늘한 온도조건이 좋고 특히 여름철의 고온조건은 피한다. 높이는 30cm 정도이며, 뿌리줄기는 단단하고 옆으로 뻗으며 잔뿌리가 많이 달리고 꾸불꾸불하다. 줄기는 보통 뭉쳐나서 곧게 자라며 밑부분이 비늘 같은 잎으로 둘러싸인다. 줄기 윗부분에서 3개의 가지가 갈라지고 가지 끝마다 3개의 잎이 달려 이 이름이 붙여졌다. 근생엽은 뭉쳐나고 잎자루가 길며, 줄기잎은 1~2개의 잎이 어긋나고 3개씩 2회 갈라진다. 작은잎은 길이 5~13cm, 너비 2~7cm에 달걀 모양으로 끝이 뾰족하고 밑부분이 심장 모양이며 가장자리에 털 같은 잔톱니가 있다. 꽃은 4~5월에 황백색으로 피는데, 원줄기 끝에 겹총상꽃차례를 이루며 아래를 향하여 달린다. 꽃잎은 4개

이고 긴 꿀주머니가 있다. 열매는 양끝이 뾰족한 원기둥 모양의 골돌과이고, 2개로 갈라진다. 잎이 3개씩 2회 갈라지므로 삼지구엽초라고 한다. 환경부에서 멸종위기종으로 지정하여 보호하고 있다.

사용부위 및 채취시기 ▶ 지상부를 여름부터 가을에 줄기와 잎이 무성할 때 채취하여, 햇볕에 말리거나 그늘에 말린다.

작용부위 ▶ 간, 신장에 작용한다.

성질과 맛 ▶ 성질이 따뜻하고, 맛은 맵고 달며, 독성이 없다.

성 분 ▶ 지상부(잎과 줄기)에는 주로 플라보노이드(flavone)류 화합물을 함유하고 이카린(icariin), 이카리시드(icariside) Ⅰ·Ⅱ, 에피메도시드(epimedoside) A, 에피메딘

삼지구엽초 잎   삼지구엽초 줄기

삼지구엽초 꽃봉오리   삼지구엽초 꽃

삼지구엽초 종자 결실

삼지구엽초 뿌리(채취품)

삼지구엽초 지상부

삼지구엽초 지상부(채취품)

(epimedin) A·B·C, 케릴알코올(cerylalcohol), 헤니트리아콘탄(henitriacontane), 파이토스테롤(phytosterol), 팔미트산(palmitic acid), 올레산(oleic acid), 리놀레산(linoleic acid), 뿌리에는 데스-O-메틸이카린(des-O-methylicariin) 등이 함유되어 있다.

약리작용 남성호르몬 유사작용, 혈당강하작용, 혈중지질저하작용, 면역증강작용, 진정작용, 항균작용, 항염작용

용 도 약용(잎과 뿌리는 진해, 거담, 소염, 항균 작용), 차용(줄기와 잎)

효 능 지상부에 보신양(補腎陽), 강근골(强筋骨), 거풍습(祛風濕)의 효능이 있다. 신(腎)을 보하여 양기를 튼튼하게 하고 풍사와 습사를 제거하는 등의 효능이 있어, 발기불능, 소변임력(小便淋瀝), 반신불수, 허리와 무릎의 무력증, 풍사와 습사로 인하여 결리고 아픈 증상, 기타 반신불수나 사지불인(四肢不仁), 갱년기 고혈압 등을 치료한다. 그 밖에 강장, 강정, 최음 효과가 있으며, 건망증, 신경쇠약, 히스테리 등에도 쓴다.

술을 담가 마셔도 같은 효과를 얻을 수 있다. 중국에서는 음양곽(E. brevicornu), 전엽음양곽(箭葉淫羊藿, E. sagittatum), 유모음양곽(柔毛淫羊藿, E. pubescens) 등을 사용한다.

약용법 ▶ 말린 지상부 4~12g을 물 1L에 넣고 끓기 시작하면 불을 약하게 줄여 1/3로 줄 때까지 달여서 하루 2회로 나누어 마신다. 풍습을 제거하는 데에는 말린 것을 생용(生用)하고, 신(腎)의 양기를 보하거나 몸을 따뜻하게 하여 한사를 흩어지게 하고자 할 때에는 양지유로 가공하여 사용한다. 민간에서는 남성불임에 지상부 15g을 차처럼 달여서 하루 동안에 나누어 마셨다. 또한 빈혈과 냉병 등의 치료에도 사용하였다.

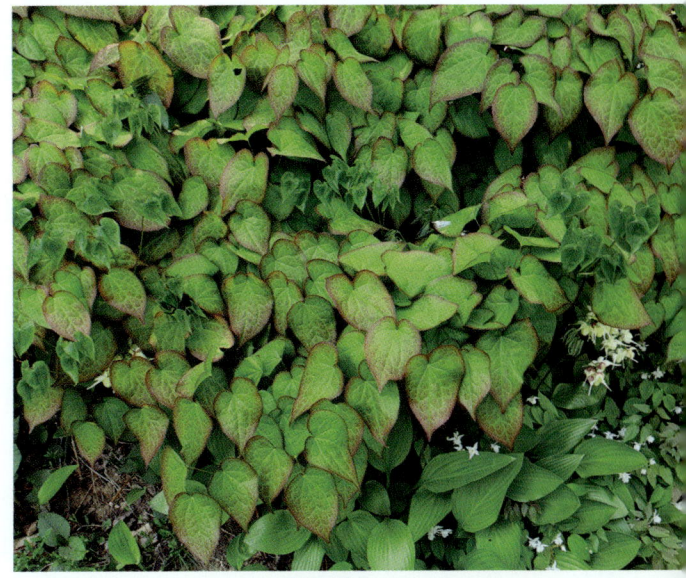

삼지구엽초 무리

주의사항 ▶ 성미가 맵고 따뜻하면서 양기를 튼튼하게 하는 작용이 있으므로, 음허로 쉽게 스트레스를 받는 경우에는 사용을 피한다. 꿩의다리 종류를 삼지구엽초로 잘못 알고 사용하는 사람이 있으나, 식물체의 기원이 다르므로 주의해야 한다. 삼지구엽초의 성분 중 이카린(자양강장 효과 있음)은 최음제로도 사용되는 성분으로 구토, 어지럼증과 같은 부작용 뿐 아니라 생식독성도 유발할 수 있어 복용에 주의가 필요하다.

삼지구엽초의 기능성 및 효능에 관한 특허자료

❖ **삼지구엽초 추출물을 포함하는 허혈성 뇌혈관 질환 예방 또는 개선용 조성물**

본 발명은 삼지구엽초 추출물을 포함하는 허혈성 뇌혈관 질환 예방 또는 개선용 조성물에 관한 것으로, 보다 상세하게는 뇌허혈에 민감하다고 알려져 있는 해마조직 CA1 영역의 신경세포 손상을 효과적으로 예방할 뿐만 아니라, 인체에 부작용을 발생시키지 않는 무해한 삼지구엽초 추출물을 포함하는 허혈성 뇌혈관 질환 예방 또는 개선용 조성물을 제공할 수 있다.

- 공개번호 : 10-2007-0092497, 출원인 : (주)네추럴에프앤피

삼지구엽초주

적용 병증
- **건망증(健忘症)** : 기억력에 장애가 생겨 어느 시기 동안 경험한 일을 전혀 떠올리지 못하는 증상이다. 소주잔 1잔을 1회분으로 1일 1~2회씩, 20~25일 동안 음용한다.
- **양신(養腎)** : 남성의 양기를 북돋우고 생식기능을 강화하기 위한 처방이다. 소주잔 1잔을 1회분으로 1일 1~2회씩, 20~30일 동안 음용한다.
- **기타 적응증** : 관절냉기, 사지동통, 노망, 마비증세, 불임증

만드는 방법
- 약효는 잎과 줄기에 있다. 여름이나 잎이 마르기 전 가을에 잎과 줄기를 함께 채취하여 씻은 다음 약간 말려 썰어서 사용한다.
- 말린 잎과 줄기 150g을 소주 3.6L에 넣고 밀봉한다.
- 3~4개월간 숙성시켜 음용하며, 15개월 정도 숙성시킨 후에는 찌꺼기를 걸러내고 보관한다.

채취 및 구입 시중 약재상에서 취급하며, 강원도 오대산 주위에서 자생하는 것을 직접 채취할 수 있다.

맛 맛은 맵고 달다. 꿀을 150g 넣고 15일 정도 숙성시키면 더욱 효과적이다.

주의사항
- 음기 허약자는 본 약술의 음용을 금한다.
- 장복해도 무방하다.

삼지구엽초 지상부(채취품)

삽주

Atractylodes ovata (Thunb.) DC.(= *Atractylodes japonica* Koidz.)

- **이 명** 백출, 상출
- **한약명** 백출(白朮), 출(朮), 산계(山薊), 천계(天薊), 산강(山薑)
- **과 명** 국화과(Compositae)
- **식물명 유래** '삽(틸)'과 '주(나물)'의 합성어로, 땅 속의 뿌리줄기는 길게 늘어져 털처럼 보이고 이 식물을 나물로 사용한다는 뜻
- **식품원료 사용 가능 여부** 제한적 사용(뿌리줄기, 잎, 순)

생육특성 삽주는 전국 각지에 분포하는 여러해살이풀로, 산지의 건조한 곳에서 자란다. 여름에는 다소 서늘한 반그늘진 수목 밑에 많다. 높이는 30~100cm이고, 줄기는 곧게 서며 경질(硬質)이고 윗부분에서 가지가 갈라진다. 뿌리줄기는 굵고 긴 육질이며 마디가 있고 단면에서 황갈색 선점을 보이며 특유의 향기가 난다. 근생엽은 꽃이 필 때 말라 없어지고, 줄기잎은 어긋나며 밑부분의 것은 깃꼴로 깊게 갈라진다. 갈래조각은 3~5개이고 길이 8~11cm에 타원형 또는 거꿀달걀상 긴 타원형으로 가장자리에 가시 같은 톱니가 있다. 윗부분의 잎은 갈라지지 않고 잎자루가 거의 없다. 꽃은 암수딴그루이며 7~10월에 흰색 또는 붉은색으로 피는데, 원줄기와 가지 끝에 지름 1.5~2cm의 두상화가 1개씩 달린다. 암꽃은 모두 흰색이고, 대롱꽃의 꽃부리는 끝이

5개로 갈라진다. 열매는 타원형의 수과로 은백색 털이 빽빽이 나 있으며, 갈색 갓털이 있고 9~10월에 익는다.

사용부위 및 채취시기 ▶ 뿌리줄기를 상강(霜降)부터 입동(立冬) 사이에 채취한다. 아래쪽 잎이 노랗게 마르고 위쪽 잎이 시들어갈 때 뿌리줄기를 채취하여, 흙모래를 제거하고 불에 쬐여 말리거나 햇볕에 말린 다음 수염뿌리를 제거한다.

작용부위 ▶ 비장, 위에 작용한다.

성질과 맛 ▶ 성질이 따뜻하고, 맛은 쓰고 달며, 독성이 없다.

성 분 ▶ 뿌리줄기에는 정유, 아트락티롤(atractylol), 아트락틸론(atractylon), 후물렌(humulene), 베타-엘레몰(β-elemol), 알파-쿠르쿠멘(α-curcumene), 푸르푸랄(furfural), 3β

삽주 잎

삽주 꽃봉오리

삽주 꽃

삽주 뿌리(채취품)

삽주 뿌리줄기(단면)

삽주 지상부

-아세톡시아트락틸론(3β-acetoxyatractylon), 아트락틸레놀라이드(atractylenolide) Ⅰ∼Ⅲ, 비타민 A 등이 함유되어 있다.

약리작용 ▶ 간보호작용, 이담작용, 이뇨작용, 면역증강작용, 항산화작용, 항종양작용, 혈당강하작용, 항응혈작용, 항균작용

용 도 ▶ 식용(어린순), 약용(뿌리줄기는 진정, 항균, 항암, 이뇨작용)

효 능 ▶ 뿌리줄기에 건비익기(健脾益氣), 조습이수(燥濕利水), 지한(止汗), 안태(安胎)의 효능이 있다. 풍사와 습사를 제거하고 비위를 튼튼하게 하며, 울체된 기를 풀어주고 땀을 내며 눈을 밝게 하는 등의 효능이 있어 식욕부진, 소화불량, 위염, 구토, 설사, 이질, 말라리아, 감기, 야맹증, 풍한으로 인한 습비(濕痺) 등을 치료한다.

약용법 ▶ 말린 뿌리줄기 4∼16g을 물 1L에 넣고 끓기 시작하면 불을 약하게 줄여 1/3로 줄 때까지 달여서 하루 2회로 나누어 마신다. 습사를 말리고 수도를 편하게 하기 위해서는 말린 것을 그대로 사용하고, 기를 보하고 비를 튼튼하게 하려면 쌀뜨물에 담갔다가 건져서 약한 불에 볶아 사용하면 좋다. 또한 건비지사(健脾止瀉)에는 갈색으

삽주 무리

로 볶아 사용한다. 민간에서는 체한 데나 소화불량에 가루 내어 5g 정도를 사용하였고, 만성위염에는 가루 낸 것을 하루 3회 4~6g씩 복용하였다.

주의사항 성질이 따뜻하고 건조하며 맛이 매워 음액(陰液)을 손상시킬 우려가 있으므로 음허내열(陰虛內熱: 음기가 허하고 내적으로 열이 있는 상태)이나 진액소모로 인한 갈증의 경우에는 사용을 피한다.

삽주 뿌리줄기(약재)

삽주의 기능성 및 효능에 관한 특허자료

❖ 항알레르기 효과를 가지는 백출(삽주) 추출물

본 발명은 항알레르기 효과를 가지는 백출(삽주) 추출물에 관한 것으로, 보다 구체적으로는 전통약재인 백출로부터 열탕 또는 유기용매를 이용하여 항알레르기 효과를 가지는 성분을 추출하는 방법 및 상기 추출된 물질을 함유하는 항알레르기 기능성 식품 또는 의약조성물에 대한 것이다.

− 공개번호 : 10-2005-0051741, 출원인 : 학교법인 건국대학교

삽주주

적용 병증

- **냉병(冷病)** : 냉감을 느끼지 않을 만한 온도에서 신체의 특정 부위만 차가움을 느끼는 증상으로, 주로 여성에게 많이 발생한다. 소주잔 1잔을 1회분으로 1일 1~2회씩, 10~20일 동안 음용한다.
- **당뇨(糖尿)** : 소변에 당분이 많이 섞여 나오는 병증으로, 소변량과 소변보는 횟수가 늘어나고, 갈증이 나서 물을 많이 마시게 된다. 소주잔 1잔을 1회분으로 1일 1~2회씩, 20~30일 동안 음용한다.
- **발한(發汗)** : 취한(取汗)이라고도 한다. 감기나 기타의 질병을 낫게 하려고 인위적으로 땀을 내고자 할 때의 처방이다. 소주잔 1잔을 1회분으로 1일 1~3회 정도 음용한다.
- **기타 적응증** : 건비위, 복통, 소화불량, 신장병, 위내정수(胃內停水), 위팽만증, 음위증

만드는 방법

- 약효는 방향성(芳香性)이 있는 뿌리에 있다. 11월에 채취하여 깨끗이 씻고 잘게 썰어 햇볕에 말린 다음 사용한다.
- 말린 뿌리 175g을 소주 3.6L에 넣고 밀봉한다.
- 6~8개월간 숙성시켜 음용하며, 2년 정도 숙성시킨 후에는 찌꺼기를 걸러 내고 보관한다.

채취 및 구입
약재상에서 많이 취급한다. 산지에서 직접 채취할 수도 있다.

맛
맛은 쓰고 약간 맵다. 황설탕 100g을 가미할 수 있다.

주의사항
- 본 약술을 음용하는 중에는 고등어, 복숭아, 오얏, 참새고기의 섭취를 금한다.
- 땀을 많이 흘리는 사람은 음용을 금한다.
- 장복해도 무방하지만, 3일에 하루 정도는 쉬어가며 복용한다.

삿갓나물

Paris verticillata M.Bieb.

이 명	삿갓풀, 자주삿갓나물, 자루삿갓풀, 삿갓대가리, 삿갓쟁이
한약명	조휴(蚤休), 상천제(上天梯)
과 명	백합과(Liliaceae)
식물명 유래	돌려나기하며 펼쳐진 잎의 모양이 삿갓을 닮은 나물이라는 뜻
식품원료 사용 가능 여부	식품원료 목록에 없음

생육특성 삿갓나물은 전국 각지에 분포하는 숙근성 여러해살이풀로, 습기가 많은 반그늘에서 잘 자란다. 산지의 숲속에서 자란다. 높이는 20~40cm이고, 땅속 뿌리줄기가 옆으로 길게 뻗으며, 마디마다 잔뿌리가 몇 개씩 뻗고, 끝에서 줄기가 나온다. 줄기 끝부분에 6~8개의 잎이 돌려나는데, 잎은 길이 3~10cm, 너비 1.5~4cm에 좁고 긴 타원형으로 끝이 갑자기 뾰족해지고 가장자리가 밋밋하며 잎자루가 없다. 꽃은 녹색이지만 한가운데는 노란색으로 6~7월에 피는데, 돌려난 잎 가운데에서 꽃대가 나와 그 끝에 1송이가 위를 향하여 핀다. 꽃잎은 길이 1.5~2cm에 실 모양이고 나중에 아래로 처진다. 열매는 둥근 장과이며, 9~10월에 자줏빛을 띠는 검은색으로 익는다. 뿌리에는 독성이 있다. 비슷하게 생긴 우산나물은 먹을 수 있지만 삿갓나물은 독성이

있어 식용해서는 안 된다. 우산나물의 잎 끝은 'V' 자 모양으로 갈라지지만, 삿갓나물은 잎이 길게 나온 것으로 구별할 수 있다.

사용부위 및 채취시기 ▶ 뿌리줄기를 가을에 채취한다.

작용부위 ▶ 간에 작용한다.

성질과 맛 ▶ 성질이 차고, 맛은 쓰며, 독성이 약간 있다.

성 분 ▶ 파이토스테릴-베타-디-글루코피라노사이드(phytosteryl-β-D-glucopyranoside), 파라덴(pariden), 파리스티닌(paristyhnin), 디오스게닌(diosgenin), 알칼로이드(alkaloid), 아미노산(amino acid) 등이 함유되어 있다.

약리작용 ▶ 진정·진통작용, 지해·평천작용, 정자활성 억제작용, 항균작용

용 도 ▶ 원예 및 조경용, 식용(어린순을 삶아 나물로 먹으나 주의 요함), 약용(뿌리줄기는 기관지염, 환부에 사용)

효 능 ▶ 뿌리줄기에 청열해독(淸熱解毒), 소종지통(消腫止痛), 식풍정경(熄風定驚)의 효능이 있다. 열을 내리고 기침을 멎게 하며, 독을 풀어주고 종기를 가라앉히는 등의 효능이 있어, 기침, 천식, 후두염, 편도염, 만성기관지염, 림프샘염, 피부나 근육에 국부적으로 생기는 종기, 부스럼, 연주창, 뱀에 물린 상처 등을 치료한다. 그 밖에 외상

삿갓나물 잎

삿갓나물 꽃

삿갓나물 지상부

삿갓나물 전초(채취품)

출혈과 어혈성 통증에도 사용한다.

약용법 ▶ 말린 뿌리줄기 4~12g을 물 1L에 넣고 1/3로 줄 때까지 달여 하루 2~3회로 나누어 마신다. 외용할 경우에는 짓찧어서 환부에 바른다. 또는 가루 내어 환부에 뿌리거나 물에 개어 바르기도 한다.

주의사항 ▶ 성미가 차고 독성이 있으므로, 비위가 허하고 찬 사람은 신중하게 사용하여야 한다. 임산부는 복용에 주의한다.

삿갓나물 뿌리줄기(약재)

삿갓나물의 기능성 및 효능에 관한 특허자료

❖ **삿갓나물 추출물을 유효성분으로 함유하는 항산화 효과 조성물**

본 발명은 삿갓나물 추출물을 유효성분으로 함유하는 조성물에 관한 것으로서, 본 발명에 따른 삿갓나물 추출물은 항산화 효과, 세포재생 효과, MMP-1 생성 억제 효과, 자외선 유도에 의한 MMP-1 생성 억제 효과, 콜라겐 합성 증진 효과, 멜라닌 생성 억제 효과, 주름개선 효과, 탄력개선 효과 및 보습 효과가 있어 각종 기능성 화장료의 유효성분으로 사용될 수 있다.

- 공개번호 : 10-2011-0119316, 출원인 : (주)코리아나화장품

상사화

Lycoris squamigera Maxim.

이 명 개가재무릇, 개난초, 이별초, 꽃무릇

한약명 녹총(鹿葱)

과 명 수선화과(Amaryllidaceae)

식물명 유래 한자 이름 '상사화(相思花)'에서 유래한 것으로, 봄에 잎이 나고 진 후 여름에 꽃이 피는 모습에서 꽃과 잎이 만나지 못하여 서로 그리워한다는 뜻

식품원료 사용 가능 여부 식품원료 목록에 없음

생육특성 상사화는 제주도를 포함하여 중부 지방 이남에 분포하는 여러해살이풀로, 산야에 자생하거나 관상용으로 재배하기도 한다. 토질은 사질양토에서 잘 자란다. 높이는 60cm 정도이며, 꽃줄기는 곧게 서고 약간 굵다. 비늘줄기는 지름 4~5cm에 넓은 달걀 모양이며 겉껍질은 검은빛을 띤 짙은 갈색이다. 잎은 길이 20~30cm, 너비 16~25cm에 넓은 줄 모양으로, 봄에 비늘줄기 끝에서 뭉쳐나고 6~7월에 마른다. 꽃은 8월에 연한 홍자색으로 피는데, 꽃줄기 끝에 4~8송이가 산형꽃차례를 이루며 달린다. 꽃덮이는 밑부분이 통 모양이고 6개로 갈라져서 비스듬히 퍼진다. 씨방은 하위(下位)이고 3실이며 열매를 맺지 못한다. '상사화(相思花)'라는 이름은 잎이 있을 때에는 꽃이 없고, 꽃이 필 때에는 잎이 없으므로, 잎과 꽃이

서로 그리워한다는 뜻에서 붙여졌다.

사용부위 및 채취시기 ▶ 비늘줄기를 이른 봄에서 6월 사이에 채취하여 물에 씻고 물기를 말린 다음 그대로 보관하거나 1cm 안팎의 두께로 잘라 그대로 또는 약하게 쪄서 햇볕에 말린다.

작용부위 ▶ 간, 폐, 방광에 작용한다.

성질과 맛 ▶ 성질이 평(平)하고(따뜻하다고도 함), 맛은 매우며, 독성이 약간 있다.

성 분 ▶ 비늘줄기에는 전분, 알칼로이드(alkaloid), 라이코린(lycorine), 슈도라이코린(pseudolycorine), 호모라이코린(homolycorine), 라이코레닌(lycorenine), 라이코라민(lycoramine), 타제틴(tazettine), 스쿠아미게린(squamigerine) 등이 함유되어 있다.

약리작용 ▶ 항염작용, 항산화작용

용 도 ▶ 약용(비늘줄기는 소아마비의 통증을 완화)

효 능 ▶ 비늘줄기에 해독(解毒), 거담(祛痰), 이뇨(利尿), 최토(催吐)의 효능이 있다. 가래를 없애고 소변이 잘 나가게 하며, 독을 풀어주고 종기를 가라앉히는 등의 효능이 있어, 부종, 옹종, 옴, 경증의 마비풍 등의 치료에 쓴다.

상사화 잎

상사화 꽃

상사화 지상부

상사화 비늘줄기(채취품)

상사화 비늘줄기(약재)

약용법 ▶ 말린 비늘줄기 1~3g을 물 1L에 넣고 끓기 시작하면 불을 약하게 줄여 1/3로 줄 때까지 달여서 하루 2회로 나누어 마신다. 외용할 경우에는 생것을 짓찧어 환부에 바르는데, 자기 전에 붙이고 다음 날 아침에 떼어낸다.

주의사항 ▶ 따뜻하고 매운맛으로 인하여 기혈을 손상시킬 우려가 있으므로 지나치게 많이 사용하지 않도록 주의한다. 몸이 허약한 사람, 임산부, 피부가 손상된 사람은 사용에 주의한다. 석산(石蒜)을 상사화로 잘못 사용하는 경우가 있으나, 석산에는 독성이 있으므로 구별해서 사용해야 한다.

상사화의 기능성 및 효능에 관한 특허자료

❖ **상사화 추출물을 함유하는 항바이러스 조성물**

본 발명은 상사화 추출물을 함유하는 항바이러스 조성물에 관한 것으로서, 더욱 상세하게는 인간, 돼지, 말, 조류 등을 감염시키는 인플루엔자 바이러스(influenza virus) 질환의 예방 또는 치료용 조성물에 관한 것이다. 본 발명의 상사화 추출물은 정상세포에 대한 독성이 낮으면서도 항바이러스 효과가 탁월하므로 이를 포함하는 조성물은 인플루엔자 바이러스 질환의 예방 및 병증 개선을 위한 식품 또는 약학 조성물 등에 유용하다.

– 등록번호 : 10-0740563-0000, 출원인 : (주)알앤엘바이오

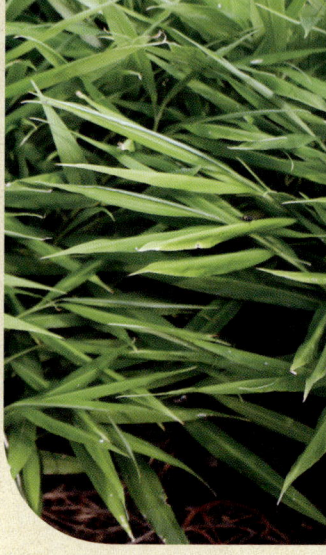

생강

Zingiber officinale Roscoe

이 명	새양
한약명	생강(生薑), 건강(乾薑), 자강(子薑), 자강(紫薑), 건강(干薑), 건강(干姜)
과 명	생강과(Zingiberaceae)
식물명 유래	한자 이름 '생강(生薑)'에서 유래한 것으로, 날것으로 사악한 기운을 막아내는 '강(薑)'이라는 뜻
식품원료 사용 가능 여부	가능(뿌리줄기, 뿌리, 줄기, 잎)

생육특성 생강은 동남아시아 원산의 숙근성 여러해살이풀로, 전국 각지에서 재배하고 있고 특히 남부 지방에서 많이 재배한다. 원래 열대지방 원산이므로 따뜻하고 습기가 적당한 곳이 좋다. 높이는 60cm 정도이고, 각 마디에서 잎집으로 만들어진 가짜줄기가 곧게 자라며 윗부분에서 잎이 2줄로 배열된다. 뿌리줄기는 굵고 옆으로 뻗으며, 굵은 덩어리 모양의 연한 노란색 다육질로 매운맛과 향기가 있다. 잎은 어긋나고, 양 끝이 좁은 선상 피침 모양이며 밑부분이 긴 잎집으로 된다. 우리나라에서는 꽃이 피지 않으나, 원산지인 열대 지방에서는 8~9월에 잎집으로 싸인 길이 20cm 정도의 꽃줄기가 나오고 그 끝에 꽃이삭이 달려 황록색의 꽃이 핀다. 꽃은 포 사이에서 나오고 꽃받침은 짧은 통 모양이며, 꽃부리의 끝부분은 3개로 갈라지고 갈라진 조각은 끝이 뾰족

하다. 생강이란 한자명 생강(生薑)에서 온 이름이다.

사용부위 및 채취시기 ▶ 뿌리줄기를 가을철과 겨울철에 채취하여, 수염뿌리와 흙모래를 제거한다.

작용부위 ▶ 폐, 위, 비장에 작용한다.

성질과 맛 ▶ 성질이 약간 따뜻하고, 맛은 매우며, 독은 없다.

성   분 ▶ 뿌리에는 주성분인 정유성분으로 진지베린(zingiberene)을 함유하고 그 외

생강 잎

생강 지상부

생강 재배밭

생강 *349*

생강 뿌리줄기(채취품)

생강 뿌리줄기(건강, 약재)

캄펜(camphene), 시네올(cineol), 비사볼렌(bisabolene), 알파-피넨(α-pinene), 미르센(myrcene), 트리시클렌(tricyclene), 알파-큐버빈(α-cubebene), 베타-엘레멘(β-elemene), 테르피놀렌(terpinolene), 2-헵타놀(2-heptanol), 리날롤(linalool), 네랄(neral) 등, 신미성분으로는 진저롤(gingerol), 진저론(zingerone), 쇼가올(shogaol) 등이며 그 밖에 갈라노락톤(galanolactone), 아미노산, 전분 등이 함유되어 있다.

약리작용 ▶ 진정작용, 항경련작용, 진통작용, 항염작용, 항균작용, 항구토·항멀미작용, 위점막보호작용, 간보호작용, 이담작용, 항혈소판응집작용, 항산화작용, 항미생물작용

용 도 ▶ 약용(뿌리줄기는 구토, 지사, 항염증, 진통, 억균작용)

효 능 ▶ 신선한 뿌리줄기에는 해표산한(解表散寒), 온중지구(溫中止嘔), 화담지해(化痰止咳), 해어해독(解魚蟹毒), 말린 뿌리줄기에는 온중산한(溫中散寒), 회양통맥(回陽通脈), 온폐화음(溫肺化飮)의 효능이 있다. 땀을 내어 체표의 사기를 걷어내고 중초를 따뜻하게 하며, 구토를 억제하고 가래를 삭이는 효능이 있어, 감기, 발열, 두통, 해수, 몸살, 체내의 수액 정체, 복통, 설사, 소화불량, 복부팽만 등을 치료하고, 반하, 천남성, 육류와 어패류의 독을 풀어준다. 또한 진저롤이 입안 점막을 자극하여 소화액 분비를 촉진시키고 장내의 이상 발효를 억제한다.

약용법 ▶ 뿌리줄기 4~12g을 물 1L에 넣고 반으로 줄 때까지 중불로 서서히 달인 후 아침저녁 식간 또는 식후에 복용하면 소화에 좋고 감기도 예방한다. 관절염에는 뿌리줄기 30g을 갈아 면포에 싸서 물 1L에 넣고 반으로 달여 환부를 찜질한다. 환부가 빨

갛게 될 때까지 찜질하면 효과가 있다. 뿌리줄기를 물과 믹서에 갈아서 꿀에 재워 냉장고에 보관해두고, 우유 한 잔에 한두 숟가락 넣어 마시면 성인병을 예방하는 효과가 있다. 잎을 잘게 썰어 헝겊 주머니에 넣고 욕조에 담아 목욕을 하면, 피로를 풀어주고 근육통에 좋으며 보습 효과도 있다.

생강 전초(채취품)

주의사항 ▶ 속에 열이 많은 사람은 과용하지 않도록 주의한다.

생강의 기능성 및 효능에 관한 특허자료

❖ 생강 유래 세포외 소포체 및 이의 용도

본 발명은 생강(Zingiber officinale)에서 유래된 세포외 소포체 및 이의 용도에 관한 것으로, 생강으로부터 유래된 항암 활성을 가지는 세포외 소포체, 상기 세포외 소포체를 유효성분으로 포함하는 암 예방 또는 치료용 약학 조성물 및 건강기능식품 조성물을 제공한다. 상기 생강 유래 세포외 소포체는 암 세포 내로 침투가 가능하고 암 세포의 증식, 침윤, 이동 등을 효과적으로 억제하는 등 우수한 항암 활성을 가져 효과적인 항암 조성물로 제공될 수 있다.

― 공개번호 : 10-2021-0039296, 출원인 : 경북대학교 산학협력단

❖ 생강잎 추출물을 유효성분으로 함유하는 혈전증의 예방 또는 치료용 약학적 조성물 및 건강 기능 식품

본 발명은 생강(Zingiberofficinale)의 잎(leaf) 추출물을 유효성분으로 함유하는 항혈전 조성물에 관한 것으로서, 보다 상세하게는, 수세 정선된 생강잎을 회수하고, 이로부터 조제한 생강잎 추출물을 유효성분으로 함유하는 혈액 응고 저해 및 혈소판 응집 저해를 통한 혈전증의 예방 또는 치료/개선용 약학적 조성물 및 건강 기능 식품에 관한 것이다. 본 발명의 혈전증의 예방 또는 치료용 약학적 조성물 및 건강 기능 식품의 유효성분으로서의 생강잎 추출물은 농도의존적으로 혈전 생성 관련 효소 저해, 혈액 응고 인자 저해 및 인간 혈소판 응집 저해에 의한 강력한 항혈전 활성을 나타냄과 동시에, 인간 적혈구에 대한 용혈활성을 전혀 나타내지 않고, 열 안정성이 우수하고, pH 2의 산성 조건 및 혈장 내에서도 혈전 생성 관련 효소 및 혈액 응고 인자 저해 효과의 손실이 나타나지 않으므로, 혈행 개선을 통해 허혈성 뇌졸중 및 출혈성 뇌졸중과 같은 혈전증의 예방 및 치료용으로 사용할 수 있을 것으로 기대되며, 상기 유효성분은 추출액, 분말, 환, 정 등의 다양한 형태로 가공되어 상시 복용이 가능한 형태로 조제할 수 있는 뛰어난 효과가 있으므로 제약 산업 및 식품 산업상 매우 유용한 발명이며, 생강 수확 후 폐기되는 잎을 이용하므로 불용 자원의 재이용 및 환경 보존에 기여할 수 있는 장점이 있다.

― 공개번호 : 10-2019-0021502, 출원인 : 안동대학교 산학협력단

석산

Lycoris radiata (L'Hér.) Herb.

이 명 가을가재무릇, 꽃무릇, 절간풀, 상사화, 노아산, 가을가제무릇

한약명 석산(石蒜), 오산(烏蒜), 독산(獨蒜)

과 명 수선화과(Amaryllidaceae)

식물명 유래 한자 이름 '석산(石蒜)'에서 유래한 것으로, 산기슭이나 습한 땅의 돌 틈 사이에서 자라고 땅속 비늘줄기의 모양이 마늘과 비슷하다는 뜻. 석산의 다른 이름 '꽃무릇'은 꽃이 무리 지어 핀다는 뜻

식품원료 사용 가능 여부 식품원료 목록에 없음

생육특성 석산은 남부 지방에 주로 분포하는 여러해살이풀로, 꽃무릇이라고도 한다. 습윤한 산기슭이나 풀밭에서 무리지어 자라고 전북 고창 선운사와 전남 영광 불갑사 등의 군락지가 유명하다. 우리나라 남부의 습한 야지에서 자란다. 높이는 30~50cm이고, 비늘줄기는 지름 3~4cm에 넓은 타원형이며 겉껍질이 흑갈색이다. 잎은 모여나고, 길이 30~40cm, 너비 15cm 정도에 줄 모양이다. 꽃은 9~10월에 붉은색으로 피는데, 잎이 없어진 비늘줄기에서 꽃대가 나오고 그 끝에 큰 꽃이 산형꽃차례로 달린다. 꽃덮이조각은 6개이고 거꿀피침 모양이며, 뒤로 말리고 가장자리에 주름이 있다. 수술은 6개이며 꽃 밖으로 길게 나온다. 꽃이 떨어진 다음 열매를 맺지 못하고 짙은 녹색의 잎이 나와 이듬해 봄에 시든다. 비늘줄기를 물에 담가 알칼로이드를 제거하면 좋

은 녹말을 얻을 수 있다.

사용부위 및 채취시기 ▶ 비늘줄기를 가을에 채취한다.

작용부위 ▶ 간, 폐, 위에 작용한다.

성질과 맛 ▶ 성질이 따뜻하고, 맛은 맵고 달며, 독성이 있다.

성 분 ▶ 비늘줄기에는 과당(frutose), 포도당(glucose), 서당(sucrose), 슈도라이코린(pseudolycorine), 노르플루비인(norpluviine), 라이코린(lycorine), 호모라이코린(homolycorine), 라이코레닌(lycorenine), 타제틴(tazettine), 라이코라민(lycoramine), 갈란타민(galanthamine) 등과 같은 여러 종류의 알칼로이드가 함유되어 있다. 그 밖에 20%의 전분과 식물의 생장 억제 및 항암작용이 있는 라이코리시디놀(lycoricidinol), 라이코리시딘(lycoricidine)이 함유되어 있다. 잎과 꽃에는 당류와 글리코사이드(glycoside)가 함유되어 있다.

약리작용 ▶ 진정작용, 해열·진통작용, 혈압강하작용, 항염작용, 최토작용, 요산배설촉진작용, 항종양작용, 항바이러스작용, 면역증강작용

용 도 ▶ 원예 및 조경용, 약용(비늘줄기는 인후염, 편도선염과 항암제로 사용)

석산 잎

석산 꽃

석산 무리

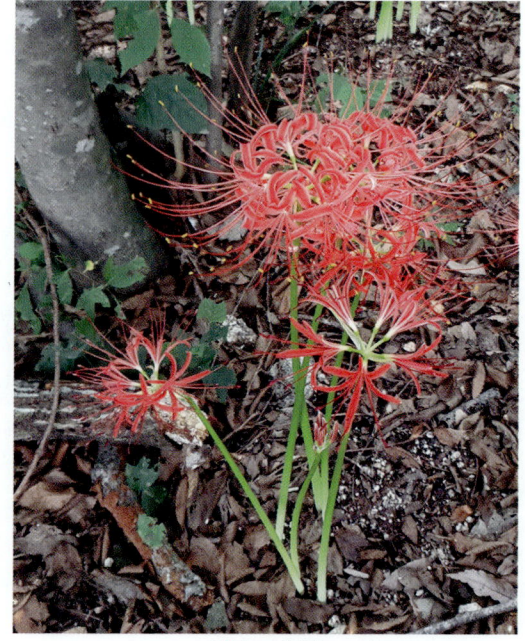
석산 지상부

효능 ▶ 비늘줄기에 거담최토(祛痰催吐), 해독산결(解毒散結)의 효능이 있다. 소변을 잘 나가게 하고 가래를 제거하며, 종기를 가라앉히고 구토가 나도록 도와주는 등의 효능이 있어, 인후와 편도가 부은 데, 림프샘염, 해수, 수종(水腫), 종기, 악창 등의 치료에 쓴다. 또한 복막염과 흉막염에 구토제로 사용하며, 치루와 자궁탈수에는 물에 달인 액으로 환부를 닦아낸다.

약용법 ▶ 말린 비늘줄기 1.5~3g을 물 1L에 넣고 끓기 시작하면 불을 약하게 줄여 1/3로 줄 때까지 달여서 하루 2회로 나누어 마신다. 외용할 경우에는 생

석산 비늘줄기(채취품)　　　　　　　석산 비늘줄기(약재)

것을 짓찧어 환부에 붙이거나, 달인 액으로 환부를 씻어낸다.

주의사항 ▶ 상사화와 혼동하는 사람이 더러 있으나, 다른 식물이므로 혼동하지 않도록 주의를 요한다. 석산은 독성이 있으므로 함부로 사용하면 안 된다. 특히 신체가 허약한 사람, 실사(實邪)가 없고 구역질을 하는 사람은 복용하면 안 된다. 몸이 허약한 사람, 임산부, 피부가 손상된 사람은 사용에 주의한다.

석산의 기능성 및 효능에 관한 특허자료

❖ **석산 추출물을 유효성분으로 포함하는 항균용 조성물**

본 발명의 석산 추출물은 식중독 병원균인 대장균, 녹농균, 살모넬라균 및 황색포도상구균에 대한 항균활성을 나타낼 뿐만 아니라 헬리코박터 파일로리균(helicobacter pylori)에 대한 항균활성도 우수하므로, 이를 유효성분으로 포함하는 본 발명의 조성물은 항균 용도로 유용하게 사용될 수 있다.

- 공개번호 : 10-2013-0079282, 출원인 : 태극제약(주), 영광군, 충남대학교 산학협력단

소엽

Perilla frutescens (L.) Britton var. *crispa* (Benth.) W.Deane

이 명 차즈기, 차조기, 자소, 적차조기, 좌소, 들깨, 소엽

한약명 자소엽(紫蘇葉), 자소자(紫蘇子), 소엽(蘇葉), 자소(紫蘇), 소경(蘇梗), 향소(香蘇)

과 명 꿀풀과(Labiatae)

식물명 유래 한자 이름 '소엽(蘇葉)'에서 유래한 것으로, 약성이 기운을 깨우거나 상쾌하게 하고 잎을 약용한다는 뜻. 소엽의 다른 이름 '차즈기'는 '자소(紫蘇)'에서 유래한 것으로, 식물 전체가 자색이고 약성이 상쾌하다는 뜻

식품원료 사용 가능 여부 가능(잎 및 끝가지, 씨앗)

생육특성 소엽은 중국 원산의 한해살이풀로, 산야에 자생하거나 마을 인근이나 밭에서 재배한다. 높이는 20~80cm이며, 줄기가 곧게 서고 네모지며 가지가 갈라진다. 식물체 전체에 자줏빛이 돌고 특유의 향기가 있다. 잎은 마주나고 잎자루가 길며, 넓은 달걀 모양으로 끝이 뾰족하고 가장자리에 톱니가 있다. 잎의 양면에 털이 있고, 뒷면 맥 위에 특히 긴 털이 있다. 꽃은 8~9월에 연한 자주색으로 피며, 원줄기와 가지 끝에 총상꽃차례로 달린다. 꽃부리는 짧은 통 모양이고 끝이 입술 모양이며, 아랫입술이 윗입술보다 약간 길다. 열매는 둥근 분과이고 꽃받침 안에 들어 있다. 전체적으로 자색을 띤다.

사용부위 및 채취시기 잎은 6~9월에 채취하여, 이물질을 제거하고 햇볕에 말린다. 가

을철에 열매가 잘 익었을 때 채취하여, 이물질을 제거하고 햇볕에 말린다.

작용부위 폐, 비장에 작용한다.

성질과 맛 성질이 따뜻하고, 맛은 맵다.

성 분 정유가 들어 있고, 그 중에 페릴알데히드(perillaldehyde), 페릴라케톤(perillaketone), 페릴알콜(perill alcohol), 엘-리모넨(l-limonene), 멘톨(menthol), 알파-피넨(α-pinene), 베타-피넨(β-pinene), 엘-리날룰(l-linalool), 캄펜(camphene) 등이 함유되어 있다.

약리작용 진정작용, 해열작용, 지해·거담·평천작용, 지혈작용, 항응혈작용, 혈당상승작용, 면역증강작용, 항미생물작용, 방부작용, 항균작용

소엽 잎

소엽 꽃

소엽 열매

소엽 지상부(채취품)

소엽 잎과 줄기(약재)

소엽 열매와 종자(채취품)

소엽 종자(약재)

용 도 ▶ 약용(잎은 감기, 구토, 설사의 치료 등에 사용, 종자는 천식, 변비 등에 사용, 줄기는 소화불량, 복통 등에 사용)

효 능 ▶ 잎에는 해표산한(解表散寒), 행기화위(行氣和胃), 열매에는 강기화담(降氣化痰), 지해평천(止咳平喘), 윤장통변(潤腸通便), 줄기에는 관흉이격(寬胸利膈), 순기안태(順氣安胎)의 효능이 있다. 잎은 방향성 건위제(健胃劑)로 진해, 진정, 거담 작용이 있으며, 잎을 따서 그늘에 말려 만든 분말은 혈액순환을 돕는 효과가 있다. 종자는 이뇨제로 발한, 진정, 진통, 진해, 흥분 작용이 있고, 혈액순환을 촉진하며 가래를 삭이고 건뇌출혈(健腦出血) 등 모든 뇌질환과 치질, 천식 등에 사용한다.

약용법 ▶ 말린 잎 4~12g을 물 300mL에 넣고 달여 마시거나, 피부병에는 목욕물로 사용하면 좋다. 특히 건뇌(健腦)에는 그늘에 말린 잎을 가루 내어 매 식후에 20g 정도 복용하면 아주 좋다. 생선이나 게를 먹고 식중독에 걸렸을 때 잎의 생즙을 마시거나

소엽 지상부

소엽 무리

잎을 삶아 먹는다.

주의사항 ▶ 장시간 달이면 안 된다. 맛이 매워 기운을 소모할 수 있어 열병이 있거나 몸이 허약한 사람은 복용에 주의한다.

소엽의 기능성 및 효능에 관한 특허자료

❖ **소엽 추출물을 유효성분으로 포함하는 미생물 균총 개선용 조성물**

소엽 추출물을 유효성분으로 포함하는 미생물 균총 개선용 조성물이 개시되며, 상기 조성물은 유해균의 생장은 억제하고, 유익균의 생장은 촉진할 수 있다.
- 공개번호 : 10-2019-0050356, 출원인 : 국민대학교 산학협력단

❖ **소엽 추출물을 유효성분으로 포함하는 알츠하이머성 치매 치료를 위한 뇌 조직 재생용 약제학적 조성물**

본 발명은 소엽 추출물을 유효성분으로 포함하는 알츠하이머성 치매 치료를 위한 뇌 조직 재생용 약제학적 조성물에 관한 것이다. 본 발명의 소엽 추출물을 유효성분으로 하는 알츠하이머성 치매 치료를 위한 뇌 조직 재생용 약제학적 조성물은 식용으로 사용되는 식물인 소엽에서 추출한 추출물을 유효성분으로 하는 것으로서, 베타-아밀로이드 응집체의 형성을 억제할 뿐만 아니라 이미 형성된 베타-아밀로이드 응집체를 분해시키는 효과가 있으므로 알츠하이머성 치매의 예방뿐만 아니라 이미 뇌조직에 베타-아밀로이드 응집체가 형성되어 뇌조직이 손상된 환자를 치료할 수 있는 현저한 효과를 발휘한다. 뿐만 아니라, 식용 가능한 천연물 유래 추출물을 그 유효성분으로 하므로, 부작용이나 세포 독성에 대한 문제가 없는 장점이 있다.
- 공개번호 : 10-2015-0061135, 출원인 : 단국대학교 천안캠퍼스 산학협력단

속단

Phlomis umbrosa Turcz.

- **이 명** 한속단, 단삼
- **한약명** 한속단(韓續斷), 조소(糙蘇)
- **과 명** 꿀풀과(Labiatae)
- **식물명 유래** 한자 이름 '속단(續斷)'에서 유래한 것으로, 부러진 뼈를 이어준다는 뜻
- **식품원료 사용 가능 여부** 가능(잎, 뿌리)

생육특성 속단은 전국 각지에 분포하는 여러해살이풀로, 산지의 습기가 많고 반그늘의 비옥한 토양에서 자란다. 높이는 1m 정도이고, 네모진 줄기가 곧게 서며 전체에 잔털이 있다. 뿌리에 굵은 덩이뿌리가 4~5개 정도 달린다. 잎은 마주나고 잎자루가 길며, 길이 13cm, 너비 10cm 정도에 심장상 달걀 모양으로 가장자리에 둔하고 규칙적인 톱니가 있다. 꽃은 7월에 붉은빛으로 피는데, 원줄기 윗부분에 윤산꽃차례가 마주나서 전체가 큰 원추꽃차례로 된다. 꽃부리는 입술 모양이고 꽃받침은 통 모양이며 갈래조각은 털 같은 돌기로 된다. 열매는 넓은 달걀 모양의 수과이며 꽃받침으로 싸여 익는다.

사용부위 및 채취시기 뿌리를 봄·가을에 채취하여 물에 씻고 줄기와 수염뿌리를 제거

한 다음 햇볕에 말린다.

작용부위 ▶ 간, 신장에 작용한다.

성질과 맛 ▶ 성질이 평(平)하고, 맛은 맵다.

성 분 ▶ 어린순에는 정유, 플라보노이드 배당체, 아미노산, 숙신산(succinic acid), 베토니신(betonicine), 스테로이드(steroid), 타닌(tannin), 뿌리에는 알칼로이드(alkaloid), 종자에는 유분, 이리도이드 움브로시드(iridoid umbroside)가 함유되어 있다.

약리작용 ▶ 항염작용, 항알레르기작용

용 도 ▶ 식용(어린순), 약용(뿌리와 지상부는 발열, 두통 등에 사용)

효 능 ▶ 뿌리 및 전초에 거풍화담(祛風化痰), 이습제비(利濕除痺), 해독소종(解毒消

속단 잎   속단 지상부

속단 꽃

속단 뿌리(약재)

腫)의 효능이 있다. 풍(風)을 제거하고 담(痰)을 없애며, 습을 제거하고 저린 것을 멎게 하며, 옹저나 상처가 부은 것을 해독하고 삭아 없어지게 하는 등의 효능이 있어, 감기, 해수, 관절통, 타박손상, 옹종 등을 치료한다. 간과 신장을 보하고 골절상을 치료하는 한약으로 쓰이는 속단(續斷)은 중국에서는 산토끼꽃과의 천속단(川續斷, *Dipsacus asperoides*)의 뿌리를 사용하며, 꿀풀과의 속단(韓續斷, *Phlomis umbrosa*)과는 다른 식물이다.

약용법 ▶ 말린 뿌리 4~12g을 물 1L에 넣고 1/3로 줄 때까지 달여서 하루 2~3회로 나누어 마신다. 가루 또는 환으로 만들어 복용하기도 한다. 외용할 경우에는 짓찧어 환부에 붙인다.

속단의 기능성 및 효능에 관한 특허자료

❖ **속단 추출물을 유효성분으로 포함하는 지질 관련 심혈관질환 또는 비만의 예방 및 치료용 조성물**

본 발명은 물, 알코올 또는 이들의 혼합물을 용매로 하여 추출되는 속단 추출물을 유효성분으로 함유하는 지질 관련 심혈관질환 또는 비만의 예방 및 치료용 조성물에 관한 것이다. 본 발명의 추출물은 고지방식이에 의한 체중 증가 및 체지방 증가를 억제하고, 지방분해 및 열대사를 촉진하며, 혈중지질인 트리글리세라이드(triglyceride), 총 콜레스테롤(total cholesterol)을 낮춤으로써 비만 증상을 개선시키므로, 지질 관련 심혈관질환 또는 비만의 예방 또는 치료제, 또는 상기 목적의 건강식품으로 유용하게 사용될 수 있다.

- 공개번호 : 10-2011-0114940, 출원인 : 사단법인 진안군친환경홍삼한방산업클러스터사업단

승마

Actaea heracleifolia (Kom.) J.Compton

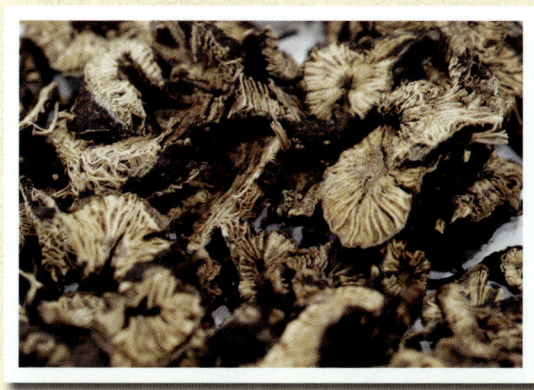

이 명	왜승마, 끼멸까리, 끼멸가리, 대삼엽승마, 서채
한약명	승마(升麻), 주승마(周升麻), 주마(周麻)
과 명	미나리아재비과(Ranunculaceae)
식물명 유래	한자 이름 '승마(升麻)'에서 유래한 것으로, 약성이 기운을 상승시키고 잎이 마(麻)와 비슷하다는 뜻
식품원료 사용 가능 여부	식품원료 목록에 없음

생육특성 승마는 중서부 해안 및 북부 지방에 분포하는 여러해살이풀로, 서해안 산지의 숲속에서 드물게 자란다. 높이는 1~2m이고, 줄기가 곧게 서며 대개 녹색으로 털이 없다. 뿌리는 다소 굵으며 자줏빛을 띤 검은색이다. 잎은 어긋나고 1~2회 3출 겹잎이며 잎자루가 길다. 작은잎은 길이 8~11cm, 너비 9~20cm에 달걀 모양으로 가장자리가 흔히 2~3개로 갈라지며 불규칙한 톱니가 있다. 꽃은 8~9월에 흰색으로 피며, 원줄기 윗부분에 커다란 원추꽃차례로 달리고 향기가 있다. 꽃잎은 2~3개이며 끝이 대개 2개로 갈라지고, 꽃받침조각은 4~5개이며 일찍 떨어진다. 열매는 거꿀달걀상 타원형의 골돌과이고, 끝에 갈고리처럼 휘어진 암술대가 남아 있으며, 10월에 익는다.

사용부위 및 채취시기 ▶ 뿌리줄기를 가을에서 이듬해 봄 사이에 채취하여, 흙모래를 제거하고 수염뿌리가 마를 때까지 햇볕에 말린 뒤, 불에 그슬리거나 수염뿌리를 제거하고 햇볕에 말린다.

작용부위 ▶ 폐, 비장, 위, 대장에 작용한다.

성질과 맛 ▶ 성질이 약간 차고, 맛은 맵고 약간 달다.

성 분 ▶ 뿌리줄기에는 시미시후진(cimicifugine), 살리실산(salicylic acid), 타닌(tannin), 카페산(caffeic acid), 페룰산(ferulic acid) 수지 등이 함유되어 있다.

약리작용 ▶ 해열작용, 진통작용, 진정작용, 항경련작용, 항염작용, 면역증강작용, 간보호작용, 진경작용(경련억제), 항균작용

용 도 ▶ 약용(뿌리줄기는 해열, 항염, 진통, 항경련, 해독작용)

효 능 ▶ 뿌리줄기에 발표투진(發表透疹), 청열해독(淸熱解毒), 승거양기(升擧陽氣)의 효능이 있다. 양기를 끌어올리고 표사를 발산시키며, 독을 풀어주고 발진이 잘 돋아나게 하는 효능이 있어, 감기, 발열, 두통, 인후종통, 급성전염병, 고혈압, 오래된 설사, 두드러기, 피부염, 탈항(脫肛), 자궁하수 등을 치료한다. 해열제와 해독제로 사용하며,

승마 잎

승마 꽃

승마 지상부

승마 뿌리(채취품)

승마 뿌리(약재)

대표적인 처방으로는 승마갈근탕과 청진탕이 있다.

약용법 ▶ 뿌리줄기 2~15g에 물 1L에 넣고 달인 액을 반으로 나누어 아침저녁으로 마신다. 외용할 경우에는 가루 내어 붙이거나 달인 액으로 양치질을 한다.

주의사항 ▶ 과량 복용하면 어지러움, 사지 떨림 등을 유발할 수 있다.

쑥

Artemisia indica Willd.

- **이 명** 바로쑥, 사재발쑥, 약쑥, 타래쑥, 속
- **한약명** 애엽(艾葉), 애구초(艾灸草), 애(艾)
- **과 명** 국화과(Compositae)
- **식물명 유래** 쑥은 옛말 쓰다의 의미로, 그 맛이 좋지 못하고 쓰다는 뜻 또는 새싹이 돋는다는 뜻
- **식품원료 사용 가능 여부** 가능(잎), 제한적 사용(줄기)

생육특성 쑥은 전국 각지에 분포하는 여러해살이풀로, 양지바른 풀밭에서 잘 자란다. 높이는 60~120cm이고, 줄기가 곧게 서며 능선이 있고 전체에 거미줄 같은 털이 빽빽이 난다. 뿌리줄기가 옆으로 길게 뻗으며 군데군데에서 새싹이 나와 번식한다. 근생엽과 밑부분의 잎은 나중에 쓰러지며, 헛턱잎이 있는 줄기잎은 어긋나고 길이 6~12cm, 너비 4~8cm에 타원형이며 깃꼴로 깊게 갈라진다. 갈래조각은 2~4쌍으로 뒷면에 흰색 털이 밀생하고 위로 올라갈수록 작아지며 갈래조각의 수도 줄어든다. 꽃이삭에 달린 잎은 줄 모양이다. 꽃은 7~9월에 연한 붉은색 또는 자주색으로 피는데, 꽃자루가 거의 없는 두상화가 한쪽으로 치우쳐서 달려 전체가 원추꽃차례로 된다. 열매는 수과이며 10월에 익는다. 동속식물 중 쑥과 겉모습이 비슷한 것은 모두 쑥이라

고 하는데, 그중에서 강화도와 인천 앞바다의 자월도에서 자생하는 쑥을 약용으로 많이 소비되고 품질도 우수하다. 그리고 음력 단오 전후에 채취하는 것은 이 시기에 약효가 가장 좋다고 알려져 있기 때문이다.

사용부위 및 채취시기 ▶ 잎과 어린줄기를 음력 단오 전후에 채취한다. 꽃이 피기 전에 잎과 어린줄기를 채취하여, 이물질을 제거하고 햇볕에 말린다.

작용부위 ▶ 간, 비장, 신장에 작용한다.

성질과 맛 ▶ 성질이 따뜻하고, 맛은 맵고 쓰다.

성 분 ▶ 정유 중에 시네올(cineol)이 많이 함유되어고, 이 밖에 베타-카리오필렌(β-caryophyllene), 리날룰(linalool), 아르테미시아알콜(artemisia alchool), 캄퍼(camphor), 보르네올(borneol), 테트라코사놀(tetracosanol), 베타-시토스테롤(β-sitosterol), 엘-이노시톨(l-inositol) 등이 함유되어 있다.

약리작용 ▶ 항균작용, 평천작용, 진해작용, 거담작용, 이담작용, 자궁흥분작용, 지혈작용

용 도 ▶ 식용(지상부), 약용(잎은 지혈, 항균, 진통, 진정, 조혈작용)

쑥 잎

쑥 지상부

쑥 무리 쑥 어린잎(채취품) 쑥 어린줄기(약재)

효능 ▶ 잎 및 어린줄기에 온경지혈(溫經止血), 산한지통(散寒止痛), 거습지양(祛濕止痒)의 효능이 있다. 주로 복통, 토사 또는 지혈제로 자궁 출혈, 비혈(鼻血) 등에 응용하면 효과가 좋다고 하였다. 또 신경통, 신장염, 통경제, 감기, 인후염, 일반정장제로서도 유효하므로 일반 가정의 상비약으로서 쑥을 채취해두고 사용하였다. 《본초서(本草書)》에는 쑥이 기혈(氣血)을 다스리고 한습(寒濕)을 쫓으며 자궁을 따뜻하게 하고 모든 출혈을 멎게 해준다고 되어 있다. 그리고 복부를 온(溫)하고 경락(經絡)을 고르게 하며 태아를 편하게 한다. 또 복통, 생리, 곽란으로 사지가 뒤틀리는 것을 다스린다고 기록되어 있다. 또 신경통, 관절염으로 고생하고 있는 사람들에게 뜸을 뜨면 좋다.

약용법 ▶ 말린 약재 3~9g을 물 1컵 정도의 물과 함께 달여 하루에 2회 나눠 마신다. 민간에서는 배가 아플 때 즙을 내어 아침 공복에 마시게 하였다. 또한 생잎을 즙을 내어 칼에 베인 데나 타박상에 바르며, 씨를 달인 물로 자궁을 보온하고 눈을 씻어 시력을 강하게 하는 데 사용하였다. 임산부가 하혈이 계속될 경우에도 생잎을 술에 담가 마시면 즉효가 있다고 하였다. 쑥으로 담근 술은 산기(疝氣), 대하증 치유에 효과가 좋기 때문에 여자들이 많이 만들어 먹는다.

쑥부쟁이

Aster yomena (Kitam.) Honda

이 명	권영초, 쑥부장이, 들국화, 마란, 자채, 권연초, 드릇국화
한약명	산백국(山白菊), 야백국(野白菊), 소설화(小雪花)
과 명	국화과(Compositae)
식물명 유래	'쑥'과 '부쟁이'의 합성어로, 이 식물이 쑥을 닮았고 부지깽이처럼 기다란 막대기 모양으로 자란다는 뜻
식품원료 사용 가능 여부	가능(잎)

생육특성 쑥부쟁이는 전국 각지에 분포하는 여러해살이풀로, 습기가 약간 있는 산과 들의 반그늘이나 양지에서 자란다. 높이는 30~100cm이고, 줄기가 곧게 서며 윗부분에서 가지를 친다. 뿌리줄기가 옆으로 길게 뻗으며, 원줄기가 처음 나올 때는 붉은빛이 돌지만 점차 녹색 바탕에 자줏빛을 띤다. 처음 올라온 근생엽은 꽃이 필 때 말라 죽는다. 줄기잎은 어긋나고, 길이 8~10cm, 너비 2.5~3.5cm에 피침 모양으로 끝이 뾰족하며 밑부분은 좁아져 잎자루처럼 된다. 잎의 표면은 녹색으로 윤이 나고 가장자리에 굵은 톱니가 있으며, 위로 갈수록 크기가 작아진다. 꽃은 7~10월에 피는데, 원줄기와 가지 끝에 두상화가 1송이씩 산방상으로 달리고, 혀꽃은 자주색, 대롱꽃은 노란색이다. 열매는 달걀 모양의 수과이고, 종자 끝에 붉은색 갓털이 있으며, 10~11월

에 익는다. 가새쑥부쟁이와 남원쑥부쟁이 사이에서 생긴 잡종이라고 한다. 일반적으로 들에서 자라는 쑥부쟁이류, 산국, 감국, 구절초 등을 통틀어서 들국화라고 부른다.

사용부위 및 채취시기 ▶ 뿌리가 달린 전초를 여름부터 가을에 채취한다.

작용부위 ▶ 간, 폐에 작용한다.

성질과 맛 ▶ 성질이 시원하고, 맛은 쓰고 맵다.

성 분 ▶ 캠페롤(kaempferol), 퀘르세틴(quercetin), 퀘르세틴람노사이드(quercetin rhamnoside), 퀘르세틴글루코람노사이드(quercetin glucorhamnoside), 캠페롤-3-글루코람노사이드(kaempferol-3-glucorhamnoside), 퀘르세틴글루코시드(quercetin glucoside), 사포닌(saponin), 탄수화물, 타닌, 단백질, 아미노산 등이 함유되어 있다.

약리작용 ▶ 진해작용, 평천작용, 거담작용, 항균작용, 항바이러스작용

쑥부쟁이 잎

쑥부쟁이 꽃

쑥부쟁이 무리

쑥부쟁이 어린순

쑥부쟁이 어린순(채취품)

쑥부쟁이 꽃(채취품)

쑥부쟁이 지상부(약재)

용 도 ▶ 식용(어린잎), 원예 및 조경용, 약용(지상부는 진해, 거담, 천식에 사용)

효 능 ▶ 전초 또는 뿌리에 청열해독(淸熱解毒), 거담진해(祛痰鎭咳), 양혈지혈(凉血止血)의 효능이 있다. 열을 내리고 독을 풀어주며, 기침을 멎게 하고 가래를 없애며, 풍을 제거하고 염증을 가라앉히는 등의 효능이 있어서, 감기, 기침, 발열, 편도염, 기관지염, 유선염, 종기나 부스럼 등, 뱀이나 벌레에 물린 상처 등을 치료한다.

약용법 ▶ 말린 전초 15~30g을 물 1L에 넣고 1/3로 줄 때까지 달여서 하루 2~3회로 나누어 마신다. 외용할 경우에는 짓찧어 환부에 붙인다.

쑥부쟁이의 기능성 및 효능에 관한 특허자료

❖ **쑥부쟁이 추출물을 함유하는 생리활성 조성물**

본 발명은 항산화 효과, 아질산염 제거 효과 및 항암 효과를 가지는 쑥부쟁이 추출물을 활성성분으로 하는 생리활성 조성물에 관한 것이다. 또한 쑥부쟁이 추출물이 폐암, 결장암 및 폐암 세포의 증식 억제에 미치는 효과를 조사한 결과 400mg/L 이상의 농도에서 모두 78% 이상의 억제 효과를 나타냈다.

— 공개번호 : 10-2013-0057145, 출원인 : 전남도립대학교 산학협력단

씀바귀

Ixeridium dentatum (Thunb.) Tzvelev

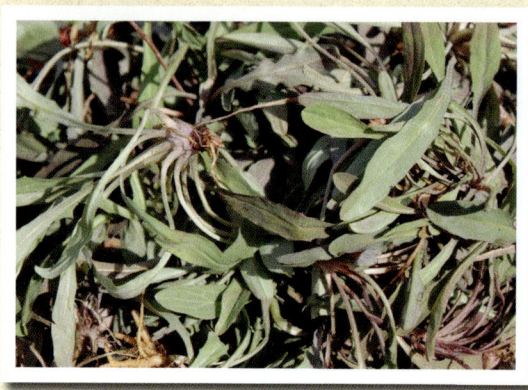

이 명	씸배나물, 씀바구나물, 쓴귀물, 싸랑부리, 꽃씀바귀, 흰씀바귀
한약명	고채(苦菜), 고거(苦苣), 산고매(山苦蕒)
과 명	국화과(Compositae)
식물명 유래	'씀(쓰다)'과 '바귀(박혀 있다)'의 합성어로, 이 식물은 쓴맛이 강하고 땅에 박혀 있다는 뜻
식품원료 사용 가능 여부	가능(뿌리, 잎)

생육특성 씀바귀는 전국 각지에 분포하는 여러해살이풀로, 산이나 들에서 흔히 자란다. 높이는 25~50cm이고, 가는 줄기가 곧게 서며 윗부분에서 가지가 갈라진다. 줄기와 잎을 자르면 쓴맛이 나는 흰색 즙이 나온다. 뿌리가 손가락 굵기만하게 굵고 길며, 뿌리에 영양가가 많다. 근생엽은 뭉쳐나고, 거꿀피침 모양으로 끝이 뾰족하며 밑부분이 좁아져 잎자루로 이어진다. 잎 가장자리에 치아 모양의 톱니가 있거나 깊이 팬 흔적이 있으며, 꽃이 필 때까지 남아 있다. 줄기잎은 2~3개로 길이 4~9cm에 피침 모양 또는 긴 타원형이며, 밑부분이 원줄기를 감싼다. 꽃은 5~7월에 노란색으로 피는데, 원줄기 끝에서 두상화가 산방꽃차례로 달린다. 열매는 수과로 10개의 능선이 있으며 9~10월에 맺힌다. 종자는 길이가 0.5~0.7cm이고 연한 갈색의 갓털이 있어서 바람에

날려 번식한다. 밭이나 들에 나며 겨울에도 죽지 않아, 일명 유동(遊冬)이라고도 한다. 씀바귀는 맛이 쓰다 하여 쓴나물, 쓴귀물, 씀배나물, 고채(苦菜) 등 많은 이름으로 불리는 봄나물이다.

사용부위 및 채취시기 ▶ 전초를 초봄에 채취한다.

작용부위 ▶ 심장, 간, 폐에 작용한다.

성질과 맛 ▶ 성질이 차고, 맛은 쓰며, 독성이 없다(독성이 약간 있다고도 함).

성 분 ▶ 지방족화합물(aliphatics), 트리페르페노이드(triperpenoids), 세스퀴테르펜(sesquiterpene), 락톤(lactones), 단백질, 당질, 비타민 A 등이 함유되어 있다.

약리작용 ▶ 항산화작용, 항염작용, 혈중지질저하작용

씀바귀 잎

씀바귀 종자 결실

씀바귀 꽃봉오리와 꽃

씀바귀 무리

용 도 ▶ 사료용, 식용(전초), 약용(심신을 편안하게 하고 악창과 이질에 사용)

효 능 ▶ 전초 또는 뿌리에 청열해독(淸熱解毒), 소종배농(消腫排膿), 양혈지혈(涼血止血)의 효능이 있다. 열을 내리고 폐의 열기를 식히며, 혈액순환을 원활하게 하고 종기를 가라앉히며 새살을 돋게 하는 생기 등의 효능이 있어, 골절, 타박상, 폐렴, 간염, 소화불량, 음낭습진, 종독 등을 치료한다. 5장(五藏)의 열기를 없애고 마음과 정신을 안정시키며 잠을 덜 자게 하고 악창을 낫게 한다.

씀바귀 지상부

씀바귀 뿌리(채취품)　　씀바귀 전초(채취품)

약용법 ▶ 말린 전초 10~15g을 물 1L에 넣고 끓기 시작하면 불을 약하게 줄여 1/3로 줄 때까지 달여서 하루 2회로 나누어 마신다. 음낭습진, 타박상 등 외용할 경우에는 신선한 것을 짓찧어 환부에 붙이거나, 물에 달여 환부를 씻어낸다.

주의사항 ▶ 성미가 차고 쓰기 때문에 비위가 냉한 경우에는 복용에 주의한다.

씀바귀의 기능성 및 효능에 관한 특허자료

❖ **씀바귀 또는 씀바귀 추출물을 활성성분으로 포함하는 궤양성 대장염 개선 및 치료용 조성물**

본 발명은 씀바귀 또는 씀바귀 추출물의 대장염 개선 및 치료 효과를 확인하여 씀바귀 또는 씀바귀 추출물을 활성성분으로 포함하여 대장염, 특히 궤양성 대장염의 개선 및 치료 효능을 가진 조성물에 관한 것으로서, 본 발명의 실시 예 및 시험 예에 의하면 씀바귀 추출물은 체중 변화, 장 길이 변화, 질병 활성도, 혈장 인터루킨-6 변화에 효과를 보였다. 따라서 본 발명에 따른 조성물을 종래의 물질을 대체하여 대장염 개선 또는 치료에 유용하게 사용할 수 있다.

- 공개번호 : 10-2012-0108079, 출원인 : 원광대학교 산학협력단

애기똥풀

Chelidonium majus L. subsp. *asiaticum* H.Hara

- **이 명** 까치다리, 젖풀, 씨아똥, 고개초
- **한약명** 백굴채(白屈菜), 백굴채근(白屈菜根)
- **과 명** 양귀비과(Papaveraceae)
- **식물명 유래** 줄기나 잎을 자르면 아기의 곱똥 같은 노란색의 유액이 나오는 풀이라는 뜻
- **식품원료 사용 가능 여부** 식품원료 목록에 없음

생육특성 애기똥풀은 전국 각지에 분포하는 두해살이풀로, 마을 근처의 양지바른 길가나 풀밭에서 자란다. 양지 또는 반그늘에서 재배하고 가급적으로 배수가 잘 되도록 한다. 높이는 30~80cm이며, 줄기는 가지가 많이 갈라지고 속이 비어 있으며, 분을 칠한 듯한 흰빛이 돌고 상처를 내면 등황색의 유액이 나온다. 뿌리는 곧고 땅속 깊이 들어가며 등황색이다. 잎은 어긋나고 1~2회 깃꼴로 갈라지며, 길이 7~14cm, 너비 5~10cm에 끝이 둥글고 가장자리에 둔한 톱니와 결각이 있다. 꽃은 5~8월에 노란색으로 피는데, 원줄기와 가지 끝에 산형꽃차례를 이루며 몇 개가 달리고, 꽃봉오리 상태에서는 잔털이 많이 나 있다. 열매는 좁은 원기둥 모양의 삭과이며, 9월경에 맺힌다. 애기똥풀은 줄기를 잘랐을 때 노란 액체가 뭉쳐 있는 모습이 마치 애기의 똥과 같

다고 하여 붙여진 이름이다. 전체가 분백색을 띠며 흰 깃털이 있다.

사용부위 및 채취시기 ▶ 전초를 여름철과 가을철에 꽃이 필 때 채취하여, 흙모래를 제거하고 그늘이나 햇볕에 말린다. 뿌리는 여름에 채취한다.

작용부위 ▶ 간, 폐, 신장에 작용한다.

성질과 맛 ▶ 전초는 성질이 시원하고, 맛은 쓰며, 독성이 있다. 뿌리는 성질이 따뜻하고, 맛은 쓰고 떫다.

성 분 ▶ 켈리도닌(chelidonine), 켈러리드린(chelerythrine), 프로토핀(protopine), 스틸로핀(stylopine), 베르베린(berberine), 콥티신(coptisine), 호모켈리도닌(homochelidonine), 켈리도닉산(chelidonic acid), 켈리도니올(chelidoniol), 상귀나린(sanguinarine), 알칼로이드(alkaloid), 사포닌(saponin), 플라보노이드(flavonoid), 강심배당체 등이 함유되어 있다.

약리작용 ▶ 진통작용, 진해작용, 거담작용, 평천작용, 항염작용, 항균작용, 항바이러스작용, 항종양작용

용 도 ▶ 원예 및 조경용, 약용(지상부는 경련을 풀어 주고 항종양 효과)

애기똥풀 잎 　　　　　　　　　　　애기똥풀 꽃

애기똥풀 종자 결실

애기똥풀 줄기에서 나온 유액

효 능 전초에는 진통(鎭痛), 지해(止咳), 이뇨(利尿), 해독(解毒), 뿌리에는 산어(散瘀), 지혈(止血), 지통(止痛), 해사독(解蛇毒)의 효능이 있다. 통증과 기침을 멎게 하고 독을 풀어주며, 소변을 잘 나가게 하고 종기를 가라앉히는 등의 효능이 있어 위장동통, 해수, 백일해, 기관지염, 간염, 황달, 간경화, 옴, 염증이나 종양으로 인한 부기 등을 치료한다. 벌레나 뱀에 물린 상처를 치료하는 데에도 사용한다.

애기똥풀 전초(약재)

애기똥풀 지상부

약용법 ▶ 말린 전초 3~6g을 물 1L에 넣고 1/3로 줄 때까지 달여서 하루 2~3회로 나누어 마신다. 외용할 경우에는 짓찧어 즙액을 환부에 바른다.

주의사항 ▶ 독성이 있으므로 신중하게 사용하여야 한다.

애기똥풀의 기능성 및 효능에 관한 특허자료

❖ **애기똥풀의 잎으로부터 분리한 스틸로핀을 유효성분으로 함유하는 항염 증제 조성물**

본 발명은 애기똥풀의 잎으로부터 분리한 스틸로핀(stylopine)을 유효성분으로 하는 항염증제 조성물에 관한 것이다. 보다 상세하게는, 상기 조성물은 스틸로핀을 유효성분으로 함유하여 일산화질소(NO), 프로스타글란딘 E2, 종양 괴사 인자-α, 인터류킨-1β 및 IL-6 생산, 유도성 일산화질소 합성효소(iNOS) 및 사이클로옥시제나제-2(COX-2) 발현을 억제하여 항염증반응을 나타내는 것이다.
- 공개번호 : 10-2005-0080882, 출원인 : 정헌택, 장선일, 채규윤, 권태오

양지꽃

Potentilla fragarioides L. var. *major* Maxim.

이 명	소시랑개비, 큰소시랑개비, 좀양지꽃, 애기양지꽃, 왕양지꽃
한약명	치자연(雉子筵), 치자연근(雉子筵根), 표자(瓢子), 만산홍(滿山紅)
과 명	장미과(Rosaceae)
식물명 유래	따뜻한 양지바른 곳에서 피어나는 꽃이라는 뜻
식품원료 사용 가능 여부	식품원료 목록에 없음

생육특성 양지꽃은 전국 각지에 분포하는 여러해살이풀로, 산기슭이나 풀밭의 양지바른 곳에서 자란다. 높이는 30~50cm이고, 줄기가 옆으로 비스듬히 서며 전체에 긴 털이 있다. 굵은 뿌리와 잔뿌리가 사방으로 뻗는다. 근생엽은 뭉쳐나 사방으로 비스듬히 퍼지며 잎자루가 길고, 3~9개의 작은잎으로 된 깃꼴겹잎이다. 작은잎은 길이 1.5~5cm, 너비가 1~3cm에 넓은 타원형으로 맥 위에 털이 많으며 가장자리에 톱니가 있다. 끝에 있는 3개의 작은잎은 크기가 비슷하고, 밑부분에 달린 것은 아래로 내려갈수록 점점 작아진다. 턱잎은 타원형이고 가장자리가 밋밋하다. 꽃은 4~6월에 노란색으로 피는데, 꽃줄기가 길게 자라고 그 끝에 취산꽃차례를 이루며 달린다. 열매는 달걀 모양의 수과이며, 길이는 2mm 정도이고 세로로 잔주름이 있고, 6~8월에 익는다.

양지꽃 잎   양지꽃 꽃

양지꽃 지상부

- **사용부위 및 채취시기** ▶ 전초를 여름에 채취한다.
- **작용부위** ▶ 간에 작용한다.
- **성질과 맛** ▶ 성질이 따뜻하고, 맛은 달고 약간 맵다.
- **성 분** ▶ d-카테콜(d-catechol), d-카테킨(d-catechin) 등이 함유되어 있다.
- **약리작용** ▶ 항산화작용
- **용 도** ▶ 식용(어린순), 약용(지상부는 소화촉진작용, 뿌리는 지혈작용)
- **효 능** ▶ 전초에는 활혈화어(活血化瘀), 양음청열(養陰淸熱), 뿌리에는 지혈(止血)의

양지꽃 무리

효능이 있다. 중초에 기를 더하고 음기를 보하며 출혈을 멎게 하는 효능이 있어, 신체허약, 토혈, 코피, 기능성 자궁출혈, 자궁근종 출혈, 월경과다 등을 치료한다.

약용법 ▶ 말린 전초 9~15g을 물 1L에 넣고 1/3로 줄 때까지 달여서 하루 2~3회로 나누어 마신다.

양지꽃 전초(약재)

양지꽃의 기능성 및 효능에 관한 특허자료

❖ **양지꽃 추출물을 유효성분으로 함유하는 인지기능 장애의 예방, 개선 또는 치료용 조성물**

본 발명은 양지꽃 추출물을 유효성분으로 함유하는 인지기능 장애의 예방, 개선 또는 치료용 조성물에 관한 것으로, 더욱 상세하게는 본 발명의 양지꽃 추출물은 항산화 작용, 아밀로이드 베타 응집 저해 작용, 신경세포의 보호 효과 및 뇌세포의 염증 억제 효과를 지님으로써, 인지기능 장애의 예방, 개선 또는 치료용 조성물로서 유용하게 사용할 수 있다.

- 출원번호 : 10-2016-0138995, 출원인 : 한국 한의학 연구원

억새

Miscanthus sinensis Andersson var. *purpurascens* (Andersson) Matsum.

- **이 명** 자주억새, 왕쎄, 미꾸젱이, 어욱, 어워기, 어웍
- **한약명** 망근(芒根), 망경(芒莖), 파망(笆芒), 파모(笆茅)
- **과 명** 벼과(Gramineae)
- **식물명 유래** 옛 이름 '어웍새'에서 유래한 것으로, 왕(어웍)을 물리칠 정도로 왕성하게 자라는 뿌리를 가진 풀(새)이라는 뜻 또는 잎이 날카로워 상처를 내는 억센 풀이라는 뜻
- **식품원료 사용 가능 여부** 가능(순)

생육특성 억새는 전국 각지에 분포하는 여러해살이풀로, 산 정상이나 들판의 양지에서 자란다. 높이는 1~2m이고, 굵고 짧은 뿌리줄기가 있으며 줄기가 모여나서 큰 포기를 이룬다. 잎은 길이 40~70cm, 너비 1~2cm에 줄 모양이고, 끝이 갈수록 뾰족해지며 가장자리에 잔톱니가 있어 까끌거린다. 밑동은 긴 잎집으로 되어 있으며 털이 없고, 잎혀는 흰색 막질이며 위쪽 가장자리에 짧은 털이 있다. 잎맥은 여러 개인데, 가운데 맥이 희고 굵다. 꽃은 9월에 희거나 누런 갈색으로 피는데, 줄기 끝에 작은 꽃이삭이 부채꼴이나 산방꽃차례로 촘촘히 달린다. 뿌리는 약용하고 줄기와 잎은 가축 사료나 지붕을 잇는 데 쓴다.

사용부위 및 채취시기 뿌리와 줄기를 가을부터 겨울에 채취한다.

작용부위 ▶ 간, 폐, 방광에 작용한다.

성질과 맛 ▶ 성질이 평(平)하고, 맛은 달다.

성　분 ▶ 줄기에는 펜토스(pentose)와 헥소스(hexose) 등의 다당분과 트리글리세리드(triglyceride), 페놀산(phenolic acid), 스테롤에스터(sterol ester), 스테롤(sterols) 등을 함유하고, 화수에는 푸루닌(prunin), 미스칸토사이드(miscanthoside) 등이 함유되어 있다.

용　도 ▶ 도구용(줄기와 잎을 지붕에 사용), 원예 및 조경용, 약용(뿌리줄기는 이뇨, 해열, 해독작용)

효　능 ▶ 줄기에는 청열이뇨(淸熱利尿), 해독(解毒), 산혈(散血), 뿌리에는 지해(止咳), 이뇨(利尿), 활혈(活血), 지갈(止渴)의 효능이 있다. 뿌리와 줄기를 분리하여 사용한다.

억새 잎

억새 꽃

억새 지상부

억새 뿌리(채취품)

억새 전초(약재)

억새 무리

뿌리는 지상경을 제거하고 햇볕에 말려 사용하는데, 기혈을 통하게 하고 갈증을 멎게 하는 효능이 있어 기침병, 백대하, 소변불리, 임병을 치료하는 데 쓴다. 줄기는 맹수에게 물린 상처를 치료하는 데 사용한다. 줄기나 뿌리에 갈근(葛根)을 배합하여 진하게 달여 마시면 해열, 해독, 이뇨 등의 효능이 있고 어혈을 없애며 풍사를 치료한다.

약용법 ▶ 말린 약재 10~20g을 물 1L에 넣고 1/3로 줄 때까지 달여서 하루 2~3회로 나누어 마신다.

주의사항 ▶ 임산부는 복용에 주의한다.

억새의 기능성 및 효능에 관한 특허자료

❖ **억새꽃 추출물을 유효성분으로 함유하는 탈모 방지 또는 발모 촉진용 조성물**

본 발명은 억새꽃 추출물을 유효성분으로 함유하는 탈모 방지 또는 발모 촉진용 약학 조성물에 관한 것이다. 억새꽃 추출물은 만성 스트레스를 유발시킨 C57BL/6 암컷 마우스에서 스트레스의 영향으로 발현량이 증가하는 TGF-β1의 발현량을 감소시켜 모발 성장에 좋은 영향이 있음을 확인하고, 생체 내 시험을 실시하여 탈모 또는 발모에 탁월한 효과가 있음을 나타냈다.

- 등록번호 : 10-1467731-0000, 출원인 : 중앙대학교 산학협력단

엉겅퀴

Cirsium japonicum Fisch. ex DC. var. *maackii* (Maxim.) Matsum.

이명	가시엉겅퀴, 가시나물, 항가새, 항가시나물, 야옹화, 소왕이, 소웽이
한약명	대계(大薊), 마계(馬薊), 호계(虎薊), 자계(刺薊)
과 명	국화과(Compositae)
식물명 유래	옛 이름 '한(크다)'과 '거식(가시)'의 합성어에서 유래한 것으로, 큰 가시가 있는 식물이라는 뜻 또는 '엉귀'와 '귓귀'의 합성어로 엉기는 귀신풀이라는 뜻. 피를 엉기게 하는 성질이 있어 붙은 이름
식품원료 사용 가능 여부	**가능**(순, 잎, 전초)

생육특성 엉겅퀴는 전국 각지에 분포하는 여러해살이풀로, 산과 들의 물 빠짐이 좋은 양지에서 자란다. 해가 잘 들면서도 조석으로 서늘하며 공중습도가 높은 곳이 좋으며 건조가 계속되는 곳은 좋지 않다. 높이는 50~100cm이고, 줄기가 곧게 서며 가지가 갈라지고, 전체에 흰 털과 거미줄 같은 털이 있다. 근생엽은 꽃이 필 때까지 남아 있고 줄기잎보다 크며, 길이 15~30cm, 너비 6~15cm에 피침상 타원형으로 밑부분이 좁고 6~7쌍의 깃꼴로 갈라진다. 줄기잎은 피침상 타원형에 깃꼴로 갈라져 밑부분이 원줄기를 감싸고, 갈라진 가장자리가 다시 갈라지며 결각상의 톱니와 가시가 있다. 꽃은 6~8월에 원줄기와 가지 끝에서 1송이씩 피는데, 꽃부리는 자주색 또는 적색이다. 열매는 수과이며 9~10월에 맺히고, 갓털은 흰색에 길이가 1.6~1.9cm이다. '가시나

물'이라 하여 결각진 잎의 톱니가 모두 가시로 되어 있어서 다치면 따끔거린다. 옛날에 스코틀랜드에 침입한 바이킹의 척후병이 성 밑에 난 엉겅퀴가시에 찔려 비명을 지르는 바람에 성내의 병사들이 깨어나 바이킹을 물리쳤다 하여 구국의 공로로 스코틀랜드의 국화가 된 것으로 유명한 식물이다.

사용부위 및 채취시기 ▶ 전초 또는 뿌리를 여름부터 가을에 꽃이 피었을 때 채취하여, 이물질을 제거하고 햇볕에 말린다.

작용부위 ▶ 간, 심장에 작용한다.

성질과 맛 ▶ 성질이 시원하고, 맛은 달고 쓰다.

엉겅퀴 잎과 꽃봉오리

엉겅퀴 꽃

엉겅퀴 지상부

엉겅퀴 꽃(채취품) 엉겅퀴 잎(채취품)
엉겅퀴 전초(채취품) 엉겅퀴 뿌리(약재)

성 분 ▶ 펙토리나린(pectolinarin), 타락사스테릴 아세테이트(taraxasteryl acetate), 베타-아미린 아세테이트(β-amyrin acetate), 스티그마스테롤(stigmasterol), 알파-아미린(α-amyrin), 베타-아미린(β-amyrin), 베타-시토스테롤(β-sitosterol), 아플로탁센(aplotaxene), 사이페린(cyperene), 이눌린(inulin) 등이 함유되어 있다.

약리작용 ▶ 지혈작용, 혈압강하작용, 항균작용

용 도 ▶ 식용(어린잎), 원예 및 조경용, 약용(전초 또는 뿌리는 지혈, 종기, 고혈압, 신경통에 사용)

효 능 ▶ 전초 또는 뿌리에는 양혈지혈(涼血止血), 산어해독소옹(散瘀解毒消癰)의 효

엉겅퀴 새순

능이 있다. 혈액의 열을 내리고 출혈을 멎게 하며, 어혈을 없애고 종기를 가라앉히는 등의 효능이 있어 감기, 백일해, 토혈, 비출혈, 혈뇨, 혈변, 자궁출혈, 고혈압, 장염, 신장염, 대하, 종기를 치료하는 데 쓴다.

약용법 ▶ 말린 약재 9~15g을 물 1L에 넣고 1/3로 줄 때까지 달여서 하루 2~3회로 나누어 마신다. 또는 가루나 즙을 내어 복용한다. 외용할 경우에는 짓찧어서 환부에 붙인다.

주의사항 ▶ 비위가 차고 허하면서 어혈과 적체가 없는 경우에는 사용을 피한다.

엉겅퀴의 기능성 및 효능에 관한 특허자료

❖ **대계(엉겅퀴) 추출물을 포함하는 골다공증 예방 또는 치료용 조성물**

본 발명은 골다공증 예방 또는 치료용 조성물에 관한 것으로, 보다 상세하게는 대계(엉겅퀴) 추출물을 유효성분으로 함유하는 골다공증 예방 또는 치료용 약학적 조성물 및 건강식품에 관한 것이다. 본 발명의 대계 추출물을 포함하는 조성물은 파골세포 분화 및 관련 유전자 발현의 억제 효과가 뛰어나므로 골다공증의 예방 및 치료용으로 유용하게 사용될 수 있다.

— 공개번호 : 10-2012-0044450, 출원인 : 한국한의학연구원

엉겅퀴주

적용 병증

- **보양(補陽)**: 남성의 양기(陽氣: 정기, 정신력과 기력, 생명의 원천이 되는 원기)를 돋우는 처방이다. 소주잔 1잔을 1회분으로 1일 1~2회씩, 20~25일 동안 음용한다.
- **보혈(補血)**: 혈액을 보하여 기를 더하기 위한 처방이다. 소주잔 1잔을 1회분으로 1일 1~2회씩, 10~20일 동안 음용한다.
- **위염(胃炎)**: 위의 점막에 생기는 염증성 질환으로, 위가 쓰리고 아프며 소화기능에 장애가 온다. 소주잔 1잔을 1회분으로 1일 1~2회씩, 8~12일 동안 음용한다.
- **기타 적응증**: 혈액순환 개선, 관절염, 대하, 부종, 사혈, 신경통, 심근경색

만드는 방법

- 약효는 전초와 뿌리에 있다. 잎은 개화기에, 뿌리는 가을에서 이듬해 봄 사이에 채취하여 물로 씻은 다음 물기를 말려 사용하거나 햇볕에 말려 썰어서 사용한다.
- 생뿌리는 180g, 말린 뿌리는 130g을 소주 3.6L에 넣고 밀봉한다.
- 5~6개월 이상 숙성시켜 음용하며, 2년 정도 숙성시킨 후에는 찌꺼기를 걸러내고 보관한다.

채취 및 구입 약재상에서 구입한다. 산이나 들에서 직접 채취할 수도 있다.

맛 맛은 쓰고 약간 달다. 당류를 가미하지 않는다.

주의사항
- 본 약술을 음용하는 중에 가려야 하는 음식은 없다.
- 장복해도 해롭지는 않으나 치유되는 대로 음용을 중단한다.

엉겅퀴 잎줄기(약재)

여로

Veratrum maackii Regel var. *japonicum* (Baker) Shimizu

한약명 여로(藜蘆), 여로두(藜蘆頭), 녹총(鹿蔥)
과 명 백합과(Liliaceae)
식물명 유래 한자 이름 '여로(藜蘆)'에서 유래한 것으로, 검은색(藜) 껍질이 갈대(蘆)같이 생긴 줄기를 싸고 있다는 뜻
식품원료 사용 가능 여부 식품원료 목록에 없음

생육특성 여로는 전국 각지에서 자생하는 여러해살이풀로, 습기가 많은 반그늘이나 양지바른 풀밭에서 흔히 자란다. 풀밭 및 산지의 나무 밑에서 자란다. 높이는 40~60cm이고, 잎집이 서로 감싸 원줄기처럼 되며, 밑부분이 흑갈색 섬유로 싸여서 종려나무의 밑동처럼 보인다. 뿌리줄기는 짧고 잔뿌리가 많이 나며 땅속으로 비스듬히 들어간다. 잎은 줄기 아랫부분에서 어긋나고, 잎집이 원줄기를 완전히 둘러싼다. 밑부분의 잎은 길이 20~35cm, 너비 3~5cm에 좁은 피침 모양이며, 밑부분이 점차 좁아져서 위로 올라갈수록 줄 모양으로 된다. 꽃은 7~8월에 자줏빛을 띠는 갈색으로 피는데, 원추꽃차례의 밑부분에는 수꽃, 윗부분에는 수꽃과 암꽃이 모두 달린다. 열매는 타원형의 삭과이며, 9~10월경에 달리고 끝에 암술머리가 남아 있다. 사슴이 병에

걸렸을 때 먹는 파맛이 나는 풀이라 하여 '녹총(鹿蔥)'이라 부르기도 한다.

사용부위 및 채취시기 ▶ 뿌리를 이른 봄과 가을에 채취하여 줄기와 털 모양의 잎자루를 제거하고 물에 씻어 햇볕에 말린다.

작용부위 ▶ 간, 폐, 위에 작용한다.

성질과 맛 ▶ 성질이 차고, 맛은 맵고 쓰며, 독성이 있다.

성 분 ▶ 알칼로이드계 베라트라민(veratramine), 베라틴(veratine), 제르빈(jervine), 슈도제르빈(pseudojervine), 루비제르빈(rubijervine), 콜히친(colchicine), 게르메린(germerine), 베라트로일-지가데닌(veratroylzygadenine), 베타-시토스테롤(β-sitosterol) 등이 함유되어 있다.

여로 잎

여로 꽃

여로 지상부

여로 덜 익은 열매

여로 익은 열매

약리작용 ▶ 최토작용, 혈압강하작용, 항미생물작용, 살충작용

용 도 ▶ 약용(뿌리는 살균작용)

효 능 ▶ 뿌리 및 뿌리줄기에 용토(涌吐), 살충(殺蟲)의 효능이 있다. 구토를 촉진시키며 살충작용이 있어, 풍담(風痰: 풍증을 일으키는 담병)을 토하게 하고 벌레의 독을 제거한다. 두통, 목구멍이 붓고 아픈 증세, 비식(鼻瘜: 콧속에 군살이 생겨서 콧구멍을 가로막는 증상), 설사, 오래된 말라리아, 중풍으로 인하여 담이 쌓인 증상과 간의 내풍으로 인한 간질, 황달, 옴, 악성 화농성 종기 등을 치료한다. 늑막염에 걸렸을 때 달여 마시면 모든 농즙을 토해내고 치유되므로 늑막풀이라고도 부른다.

여로 뿌리(약재)

여로 무리

약용법 ▶ 말린 뿌리 0.3~0.9g을 물 1L에 넣고 1/3로 줄 때까지 달여서 하루 2~3회로 나누어 마신다. 환이나 가루로 만들어 복용하기도 한다. 외용할 경우에는 가루를 물에 개어 환부에 바르거나 코 안에 넣는다.

주의사항 ▶ 독성이 있으므로 반드시 전문가의 처방에 따라 써야 한다. 허약한 환자나 임산부는 복용에 주의한다. 일반적으로 세신, 작약, 인삼, 사삼, 단삼, 현삼, 고삼과는 함께 사용하지 않는다.

여로의 기능성 및 효능에 관한 특허자료

❖ **여로 등의 혼합 추출물을 유효성분으로 포함하는 비만의 예방 또는 치료용 조성물**

본 발명은 인삼 및 여로의 혼합 추출물을 유효성분으로 포함하는 비만의 예방 또는 치료용 조성물에 관한 것이다. 본 발명에 따른 인삼 및 여로의 혼합 추출물은 비만 동물 모델에서 체중 및 백색지방 증가를 억제하고, 혈중 총 콜레스테롤, 중성지방, LDL 수치를 낮추는 우수한 효과를 가지고 있어, 비만의 예방 또는 치료에 유용하게 사용될 수 있다.

- 공개번호 : 10-2014-0074560, 출원인 : 원광대학교 산학협력단

여주

Momordica charantia L.

- **이 명** 긴여주, 여지, 여자, 유자, 쓴오이
- **한약명** 고과(苦瓜), 홍고낭(紅姑娘), 양과(凉瓜), 고과근(苦瓜根), 고과엽(苦瓜葉)
- **과 명** 박과(Cucurbitaceae)
- **식물명 유래** 한자 이름 '여지(荔枝)'에서 유래한 것으로, 여지에서 '여주'로 발음이 변한 것
- **식품원료 사용 가능 여부** 가능(순, 잎, 열매-씨앗 제외)

생육특성 여주는 열대 아시아 원산의 덩굴성 한해살이풀로, 전국에서 재배하는 귀화식물이다. 덩굴줄기는 가늘고 길이 1~3m까지 자라며, 덩굴손으로 다른 물건을 감아 올라간다. 잎은 어긋나고 잎자루가 길며, 가장자리가 손꼴로 갈라지고 갈래조각은 다시 갈라지며 대개 톱니가 있다. 꽃은 6~8월에 노란색으로 피는데, 잎겨드랑이에 1송이씩 달리고 꽃부리는 5개로 깊게 갈라진다. 열매는 긴 타원형이며 혹 같은 돌기로 덮여 있고, 8~9월에 황적색으로 익으면 불규칙하게 갈라져 홍색 육질로 싸인 종자가 나온다. 성숙한 종자를 싸고 있는 육질은 달지만 열매껍질은 쓴맛이 있다.

사용부위 및 채취시기 열매는 가을 이후, 뿌리와 잎은 여름부터 가을에 채취한다.

여주 꽃

여주 잎 여주 열매

작용부위 ▶ 심장, 비장, 폐에 작용한다.

성질과 맛 ▶ 성질이 차고, 맛은 쓰다.

성 분 ▶ 카란틴(charantin), 세로토닌(serotonin), 글루탐산(glutamic acid), 알라닌(alanine), 페닐알라닌(phenylalanine), 프롤린(proline), 시트룰린(citrulline), 펙틴(pectin), 팔미트산(palmitic acid), 스테아르산(stearic acid), 올레산(oleic acid), 리놀레산(linoleic acid), 베타-시토스테롤-베타-디-글루코시드(β-sitosterol-β-d-glucoside), 5,25-스티그마스타디엔-3β-올-베타-디-글루코시드(5,25-stigmastadien-3β-ol-β-d-glucoside) 등이 함유되어 있다.

약리작용 ▶ 혈당강하작용, 항암작용, 항바이러스작용, 면역증강작용

용 도 ▶ 약용(열매는 일사병, 이질 등에 사용)

효 능 ▶ 열매에는 거서조열(祛暑潮熱), 명목(明目), 해독(解毒), 뿌리에는 청습열(淸濕

여주 열매(채취품)

여주 무리

熱), 해독(解毒), 잎에는 청열해독(淸熱解毒)의 효능이 있다. 열매는 더위를 식히고 열을 내리며, 독을 풀어주고 눈을 밝게 하는 등의 효능이 있어, 열병으로 답답하고 갈증이 나는 증상, 열사병, 이질, 눈이 붉게 충혈되고 아픈 증상, 옹종, 단독, 악창 등을 치료한다. 뿌리는 열을 내리고 독을 풀어주는 효능이 있어, 이질, 변혈, 정창종독, 풍화통(風火痛)을 치료한다. 또 심한 치통에 쓰인다. 잎은 위병, 이질, 종독을 치료한다.

여주 열매(약재)

약용법 ▶ 말린 열매 6~15g(생것은 30~60g)에 물 1L를 넣고 달여서 반으로 나누어 아침저녁으로 마신다.

주의사항 ▶ 비위가 허약하고 속이 찬 사람은 복용에 주의한다.

여주의 기능성 및 효능에 관한 특허자료

❖ **여주 추출물 및 마늘 추출물을 포함하는 비만의 개선, 예방 또는 치료용 조성물**

본 발명은 여주(*Momordica charantia*) 추출물, 마늘(*Allium sativum* L.) 추출물 또는 이의 혼합물을 유효성분으로 포함하는 비만의 개선, 예방 또는 치료용 조성물에 관한 것으로, 상기 조성물은 지방세포의 분화 및 지방대사 및 당 대사를 조절하는 PPAR-γ의 발현을 효과적으로 억제시킨다.

- 출원번호 : 10-2014-0004921, 출원인 : 한국식품연구원

연꽃

Nelumbo nucifera Gaertn.

이 명	연, 불좌수, 연의, 연화, 연예
한약명	연자육(蓮子肉), 연육(蓮肉), 연자(蓮子), 연자심(蓮子心), 우절(藕節), 하엽(荷葉)
과 명	수련과(Nymphaeaceae)
식물명 유래	'연'과 '꽃'의 합성어로, 옛 이름 '녓곶' 또는 '련곳'에서 유래한 것. '연(蓮)'은 꽃과 열매가 서로 이어져 있다는 뜻
식품원료 사용 가능 여부	가능(뿌리, 잎, 꽃, 씨앗-심 제외), 제한적 사용(씨 중의 심)

생육특성 연꽃은 아시아 남부와 오스트레일리아 원산의 여러해살이 수초로, 우리나라에서는 주로 중부 이남의 습지나 마을 근처의 연못에서 자라며 재배하기도 한다. 못 또는 늪지에 난다. 높이는 1~2m까지 자라고, 굵은 원주형 뿌리가 옆으로 길게 뻗으며 마디가 많고 가을철에는 특히 끝부분이 굵어진다. 잎은 뿌리줄기에서 나와 수면보다 높이 올라오며, 잎자루가 길고 물에 잘 젖지 않는다. 지름 40cm 정도의 둥근 방패 모양으로, 잎맥이 사방으로 퍼지며 가장자리가 밋밋하다. 잎자루는 겉에 가시가 있고 속에 있는 구멍은 뿌리줄기의 구멍과 통한다. 꽃은 7~8월에 연한 홍색 또는 흰색으로 피는데, 뿌리에서 나온 꽃줄기 끝에 지름 15~20cm의 꽃이 1송이 달린다. 꽃줄기와 잎자루에는 가시가 나 있다. 열매는 타원형의 수과이며, 종자가 꽃받침의 구멍에 들어

있고 검게 익으면 먹을 수 있다.

사용부위 및 채취시기 ▶ 종자와 배아(익은 종자에서 빼낸 녹색의 심)는 늦가을, 뿌리줄기와 뿌리줄기 마디는 연중 수시, 잎은 6~9월에 채취한다. 잘 익은 열매를 채취하여 열매 껍질과 배아를 제거한 후 종자를 말린다. 잘 익은 종자에 있는 배아를 채취하여 햇볕에 말린다. 뿌리줄기를 채취하여 마디 부분만 잘라 씻어서 햇볕에 말리고 수염뿌리를

연꽃 잎   연꽃 꽃

연꽃 지상부

연꽃 연방 / 연꽃 종자(채취품) / 연꽃 껍질을 벗긴 종자(채취품) / 연꽃 종자(약재) / 연꽃 배아(약재) / 연꽃 잎(약재)

제거한다. 잎을 채취하여 햇볕에 70~80% 정도 말린 후 잎자루를 제거하고 반원형으로 자르거나 부채꼴로 잘라 다시 말린다.

작용부위 ▶ 종자는 심장, 비장, 신장에 작용한다. 뿌리줄기는 간, 폐, 위에 작용한다. 잎은 간, 비장, 위에 작용한다.

400

연꽃 뿌리줄기(채취품)   연꽃 뿌리줄기(약재)

성질과 맛 ▶ 부위에 따라 조금씩 차이가 있다. 종자는 성질이 평(平)하고, 맛은 달고 떫다. 배아는 성질이 차고, 맛은 쓰다. 뿌리줄기는 성질이 평(平)하고, 맛은 달고 떫다. 잎은 성질이 평(平)하고, 맛은 쓰다.

성 분 ▶ 종자에는 알탈로이드(alkaloid)로서 리엔지닌(liensinine), 누시페린(nuciferine), 로투신(lotusine), 네페린(neferine), 아이솔리엔시닌(isoliensinine), 프로누시페린(pronuciferine) 등 이외에 하이퍼린(hyperine), 루틴(rutin) 등과 또한 다량의 전분, 라피노즈(raffinose), 단백질, 칼슘, 인, 철 등을 함유한다. 잎에는 로메린(roemerine), 누시페린(nuciferine), 아르메파빈(armepavine), 프로누시페린(pronuciferine), 리리오데닌(liriodenine), 아노나인(anonaine), 퀘르세틴(quercetin), 이소퀘르시트린(isoquercitrin), 넬룸보사이드(nelumboside) 등이 함유되어 있다.

약리작용 ▶ 혈압강하작용, 진정·최면작용, 지혈작용

용 도 ▶ 식용(어린싹), 술용(연잎주), 차용(연꽃차), 약용(열매와 종자는 암에 사용, 잎은 버섯해독에 사용, 생연근은 감에 체하거나 코피날 때 사용)

효 능 ▶ 종자에는 보비지사(補脾止瀉), 지대(止帶), 익신삽정(益腎澁精), 양심안신(養

心安神), 배아에는 청심안신(淸心安神), 교통심신(交通心腎), 삽정지혈(澁精止血), 뿌리줄기의 마디에는 수렴지혈(收斂止血), 화어(化瘀), 잎에는 청서화습(淸暑化濕), 승발청양(升發淸陽), 양혈지혈(凉血止血)의 효능이 있다. 연자육(蓮子肉, 종자)은 비(脾)를 보하여 설사를 낫게 하고 신기(腎氣)를 더해주어 소변이나 정액이 흘러나오는 것을 멎게 하는 효능이 있다. 또한 정신이 안정되게 하여 꿈이 많아 숙면을 취하지 못하는 증상을 낫게 하고, 임질, 대하를 치료하는 데에도 쓴다. 연자심(蓮子心, 배아)은 심열(心熱)을 내려 정신을 안정시키고 출혈을 멎게 하며, 신장 기능을 강화하여 유정을 낫게 하고 비트는 것처럼 몹시 아픈 증상을 치료한다. 우절(藕節, 뿌리줄기)은 열을 내리고 어혈을 제거하며, 출혈을 멎게 하고 독을 풀어주는 효능이 있어 가슴이 답답하고 열이 나며 목이 마르는 증상, 주독, 토혈, 열이 하초에 몰려 생기는 임질을 치료한다. 하엽(荷葉, 잎)은 서열(暑熱)의 사기를 제거하며 습사를 없애고 청양(淸陽)의 기운을 몸 전체로 퍼뜨리며 출혈을 멎게 한다. 수렴제 및 지혈제로 사용하거나, 민간요법으로 야뇨증 치료에 쓴다.

약용법 ▶ 말린 종자 15~25g을 물 1L에 넣고 1/3로 줄 때까지 달여서 하루에 나누어 마신다. 또는 환이나 가루로 만들어 복용한다. 말린 잎 10~15g을 물 1L에 넣고 1/3로 줄 때까지 달여서 하루에 나누어 마신다. 또는 환이나 가루로 만들어 복용한다.

주의사항 ▶ 배가 더부룩하고 변비가 심한 사람은 과용하지 않도록 한다.

연꽃의 기능성 및 효능에 관한 특허자료

❖ **연잎 추출물 및 타우린을 함유하는 대사성 질환 예방 및 치료용 조성물**

본 발명은 고지혈증 또는 지방간 예방 및 치료용 조성물에 관한 것으로서, 보다 상세하게는 연잎 추출물 및 타우린을 유효성분으로 함유하는 대사성 질환인 고지혈증 또는 지방간 예방 및 치료용 조성물에 관한 것이다.

- 등록번호 : 10-1176435, 출원인 : 인하대학교 산학협력단

연자주

적용 병증

- **흉통(胸痛)** : 심장과 비장 사이에 밤알만 하게 혈액이 뭉쳐 다니며 통증이 오는 경우의 처방이다. 소주잔 1잔을 1회분으로 1일 3~4회씩, 7~12일 동안 음용한다.
- **다몽(多夢)** : 꿈을 지나치게 많이 꾸어, 수면 부족이나 피로감 등이 생기는 경우의 처방이다. 소주잔 1잔을 1회분으로 1일 2~3회씩, 7~10일 동안 음용한다.
- **노화방지(老化防止)** : 특히 피부가 늘어지는 것을 방지하는 처방이다. 소주잔 1잔을 1회분으로 1일 2~3회씩, 20~30일 동안 음용한다.
- **기타 적응증** : 건망증, 불면증, 신경쇠약, 비염, 부종, 근골위약, 대하

만드는 방법

- 약효는 종자에 있다. 종자를 구입하여 물로 깨끗이 씻은 다음 말려두고 사용한다.
- 종자(연자육) 200g을 소주 3.6L에 넣고 밀봉한다.
- 12개월 이상 숙성시켜 음용하며, 그대로 보관, 사용해도 된다.

채취 및 구입 채소가게에서 말리지 않은 것을 구입할 수 있다. 산지(産地)에서 9월부터 이듬해 4월까지 채취한 것을 구입하여 사용한다.

맛 맛은 달고 떫다. 백설탕을 100g 정도 가미할 수 있다.

주의사항
- 본 약술을 음용하는 중에 지황(생지황, 건지황, 숙지황)의 섭취와 쇠붙이의 접촉을 금한다.
- 여러 날(20일 이상) 장복하여도 무방하다.

연꽃 종자(약재)

오갈피나무

Eleutherococcus sessiliflorus (Rupr. & Maxim.) S.Y.Hu

- **이 명** 오갈피, 서울오갈피나무, 서울오갈피, 아관목
- **한약명** 오가피(五加皮), 남오가피(南五加皮), 오가엽(五加葉), 오가과(五加果)
- **과 명** 두릅나무과(Araliaceae)
- **식물명 유래** 한자 이름 '오가피(五加皮)'에서 유래한 것으로, 잎이 5갈래로 갈라지고 수피(나무껍질)를 약용하는 나무라는 뜻
- **식품원료 사용 가능 여부** 가능(잎, 열매, 뿌리껍질 및 줄기껍질, 순)

생육특성 오갈피나무는 전국 각지에 분포하는 낙엽활엽관목으로, 산지의 그늘진 곳에서 자란다. 높이는 3~4m이고, 뿌리 근처에서 가지가 많이 나와 사방으로 퍼지며, 줄기는 회갈색이고 털이 없이 가시가 드물게 있다. 잎은 어긋나고 작은잎 3~5개로 된 손꼴겹잎이며, 작은잎은 거꿀달걀 모양 또는 타원형으로 가장자리에 겹톱니가 있다. 잎의 표면은 짙은 녹색, 뒷면은 옅은 녹색에 털이 없으며, 잎맥 위에 잔털이 나 있다. 꽃은 8~9월에 자주색으로 피며, 가지 끝에 취산상으로 배열된 산형꽃차례에 달린다. 열매는 편평한 타원형의 장과이며 10월에 검게 익는다. 옛부터 불로장생의 영약으로 《신농본초경》에도 올라 있는 자양강장의 약초다. 잎이 5개로 손가락모양으로 갈라졌기 때문에 오갈피나무라 부른다. 맹아력이 좋다.

사용부위 및 채취시기 ▶ 뿌리껍질은 이른 봄부터 초여름, 나무껍질은 가을 이후, 잎은 봄·여름에 채취한다. 나무껍질 또는 뿌리껍질을 채취하여 겉껍질을 제거하고 햇볕에 말린다.

작용부위 ▶ 간, 신장에 작용한다.

성질과 맛 ▶ 뿌리껍질 및 나무껍질은 성질이 따뜻하고, 맛은 맵고 쓰다. 잎은 성질이 평 (平)하고, 맛은 맵다. 열매는 성질이 따뜻하고, 맛은 달고 약간 쓰며, 독성이 없다.

성 분 ▶ 나무껍질 및 뿌리껍질에는 아칸토시드(acanthoside) A·B·C·D, 시링가레시놀(syringaresinol), 타닌(tannin), 팔미틴산(palmitic acid), 강심배당체, 세사민(sesamin), 사비닌(savinin), 사포닌(saponin), 안토사이드(antoside), 캠페리트린(kaempferitrin), 다우코스테롤(daucosterol), 글루칸(glucan), 쿠마린(coumarin), 비타민 A·B 등이 함유되어 있

오갈피나무 잎　　　　　오갈피나무 꽃

오갈피나무 어린순　　　오갈피나무 가시

오갈피나무 열매 오갈피나무 열매(채취품)
오갈피나무 나무줄기 오갈피나무 나무껍질(약재)
오갈피나무 뿌리(채취품) 오갈피나무 뿌리(약재)

다. 정유성분으로 4-메틸살리실알데하이드(4-methylsailcyl aldehyde)도 함유되어 있다. 잎에는 강심 배당체, 정유, 사포닌 및 여러 종류의 엘레우테로사이드(eleutheroside), 쿠마린(coumarin) X, 베타-시토스테린(β-sitosterin), 카페인산(caffeic acid), 올레아놀릭산(oleanolic acid), 콘페릴알데히드(conferylaldehyde), 에틸에스테르(ethylester), 세사민(sesamin) 등이 함유되어 있다.

오갈피나무 나무모양

약리작용 항염작용, 진통작용, 항스트레스작용, 면역증강작용, 성호르몬 유사작용

용 도 약용(나무껍질과 뿌리껍질은 이수, 해독작용)

효 능 뿌리껍질 및 나무껍질에는 거풍제습(祛風除濕), 보익간신(補益肝腎), 강근장골(强筋壯骨), 이수소종(利水消腫), 잎에는 거풍제습(祛風除濕), 활혈지통(活血止痛), 청열해독(清熱解毒), 열매에는 보간신(補肝腎), 강근골(强筋骨)의 효능이 있다. 뿌리껍질과 나무껍질은 한약명이 오가피(五加皮)이며, 자양강장, 강정, 강심, 면역증강에 특효가 있다. 또한 보간, 보신, 진통, 진정, 항종양, 항염증 작용이 있어 타

오갈피나무 줄기(채취품)

박상, 관절염, 신경통, 요통, 마비통증, 각기, 불면증 등을 치료하며, 간세포 보호 작용과 항지간(抗脂肝) 작용도 있다. 잎은 한약명이 오가엽(五加葉)이며, 심장병 치료에 효과적이고 피부 풍습이나 가려움증, 타박상, 어혈 등을 치료한다. 오갈피 추출물은 골다공증, 위염, 위궤양, 치매, C형 간염 등의 치료에 효과가 있다.

약용법 ▶ 말린 뿌리껍질과 나무껍질 8~16g을 물 1L에 넣고 반으로 줄 때까지 달여서 하루 2~3회로 나누어 마신다. 타박상이나 염좌 등에 외용할 경우에는 짓찧어 환부에 바른다. 말린 잎 6~15g을 물 1L에 넣고 반으로 줄 때까지 달여서 하루 2~3회로 나누어 마신다. 피부 풍습이나 가려움증에는 생잎을 식용하고, 타박상이나 어혈에 외용할 경우에는 짓찧어서 환부에 바른다.

오갈피나무의 기능성 및 효능에 관한 특허자료

❖ **오갈피 추출물의 골다공증 예방 또는 치료용 약학적 조성물**
본 발명의 오갈피 추출물은 골다공증, 퇴행성 골 질환 및 류머티즘에 의한 관절염과 같은 골 질환의 예방 또는 치료에 유용하게 사용될 수 있다.
- 등록번호 : 10-0399374, 출원인 : (주)오스코텍

❖ **오갈피 추출물을 유효성분으로 함유하는 위장 질환의 예방 또는 치료용 조성물**
본 발명에 따른 오갈피 추출물은 위염, 위궤양 및 십이지장궤양 등의 위장 질환의 예방 또는 치료에 유용하게 사용될 수 있다.
- 등록번호 : 10-1120000, 출원인 : (주)휴럼

❖ **오갈피 추출물을 포함하는 치매 예방 또는 치료용 조성물**
본 발명은 오갈피 추출물을 포함하는 치매 예방 또는 치료용 조성물에 관한 것이다. 본 발명에 따른 상기 오갈피 추출물은 오가피에 물, 증류수, 알코올, 핵산, 에틸아세테이트, 아세톤, 클로로포름, 메틸렌 클로라이드 또는 이들의 혼합 용매를 첨가하여 추출된 것이다.
- 공개번호 : 10-2005-0014710, 출원인 : (주)바이오시너젠·성광수

❖ **오갈피 열매 추출물을 유효성분으로 함유하는 암 예방 및 치료용 약학적 조성물**
본 발명은 오갈피 열매 추출물, 오가피 열매 분획물, 이로부터 분리된 화합물 또는 이의 약학적으로 허용 가능한 염을 유효성분으로 함유하는 암 질환의 예방 및 치료용 약학적 조성물에 관한 것으로, 암세포의 증식 억제 활성을 가짐으로써 종래의 암 치료제에 비해 천연물을 사용하여 부작용을 현저히 감소시킬 수 있다.
- 공개번호 : 10-2012-0085048, 출원인 : 정선군·경희대학교 산학협력단

❖ **오갈피 추출물을 포함한 C형 간염 치료제**
본 발명은 오갈피속 나무(뿌리, 줄기, 가지 부분의 껍질)의 추출물을 포함하는 C형 간염 치료제에 관한 것으로, 오가피 추출물은 C형 간염 단백질 분해효소에 대한 강한 저해 활성을 나타내므로 C형 간염 치료제로 유용하게 사용될 수 있을 뿐만 아니라 각종 식음료에 포함되어 사용될 수 있다.
- 공개번호 : 10-1999-0047905, 출원인 : (주)엘지

오동나무

Paulownia coreana Uyeki

이 명	오동, 머귀나무, 백동나무, 조선오동나무
한약명	동피(桐皮), 포동수피(泡桐樹皮), 백동피(白桐皮), 동목피(桐木皮), 동엽(桐葉), 포동과(泡桐果)
과 명	현삼과(Scrophulariaceae)
식물명 유래	한자 이름 '오동(梧桐)'에서 유래한 것
식품원료 사용 가능 여부	식품원료 목록에 없음

생육특성 오동나무는 평안남도와 경기도 이남에 분포하는 낙엽활엽교목으로, 우리나라 특산종이며 마을 부근 유휴지에서 심어 가꾸기도 한다. 높이는 15m 내외이고, 줄기가 통직하며 지름 80cm까지 자란다. 나무껍질은 담갈색이고 세로로 암갈색의 거친 줄이 있으며, 원뿌리가 있고 곁뿌리가 사방으로 길게 뻗는다. 잎은 마주나고, 길이 15~23cm, 너비 12~29cm에 달걀상 원형으로 오각형에 가깝고 끝이 뾰족하며 가장자리에 톱니가 없다. 어린잎에는 톱니가 있고 잎자루에 잔털이 있다. 꽃은 5~6월에 자주색으로 피며 가지 끝의 원추꽃차례에 달리는데, 끝이 다섯 갈래로 갈라진 대롱 모양이다. 열매는 달걀 모양의 삭과이며, 길이 3cm 정도에 끝이 뾰족하고 10~11월경에 익는다. 오동나무는 참오동과 같이 자라며 겉모양이 비슷하지만 잎뒷면에 다갈색 털

오동나무 잎 오동나무 꽃

오동나무 열매 오동나무 나무줄기

이 있고 꽃부리에 자줏빛이 도는 점선이 없다. 참오동나무는 울릉도 원산으로 전국에 많이 식재되고 있으며 꽃잎에 자주색 줄이 세로로 있는 것이 특징이다.

사용부위 및 채취시기 ▶ 나무껍질은 연중 수시, 잎은 봄·여름, 열매는 10~11월에 채취한다.

작용부위 ▶ 잎은 심장, 간, 신장에 작용한다. 열매는 위, 신장에 작용한다.

성질과 맛 ▶ 나무껍질은 성질이 차고, 맛은 쓰다. 잎은 성질이 차고, 맛은 쓰며, 독성이 없다. 열매는 성질이 약간 차고, 맛은 쓰다.

성 분 ▶ 나무껍질에는 시린진(syringin), 잎에는 우루소릭산(ursolic acid), 글루코사이드(glucoside), 폴리페놀(polyphenol), 열매에는 에레오스테아릭산(eleostearic acid), 지방산, 플라보노이드(flavonoid), 알칼로이드(alkaloid) 등이 함유되어 있다.

약리작용 ▶ 항균작용, 항바이러스작용, 진해·거담·평천작용, 항암작용, 살충작용, 중

추신경계에 대한 작용

용도 ▶ 악기용(목재), 가구용(목재), 약용(나무껍질은 치질에 내복하고 타박상에 붙여서 사용, 잎은 종기와 악창에 찧어 붙여 구더기를 구제하는 데 사용)

효능 ▶ 나무껍질에는 거풍제습(祛風除濕), 소종해독(消腫解毒), 꽃에는 청폐이인(淸肺利咽), 해독소종(解毒消腫), 열매에는 화담(化痰), 지해(止咳), 평천(平喘), 잎에는 청열해독(淸熱解毒), 지혈소종(止血消腫), 뿌리에는 거풍지통(祛風止痛), 해독활혈(解毒活血)의 효능이 있다. 나무껍질은 한약명이 동피(桐皮)이며 타박상, 어혈, 종기, 습진, 피부염, 단독, 치질, 위염, 장염 등을 치료한다. 잎은 한약명이 동엽(桐葉)이며 옹종, 창상출혈, 정창 등을 치료한다. 열매는 한약명이 포동과(泡桐果)이며, 기침, 가래, 천식, 기관지염을 치료하고 황색포도구균, 티푸스균, 대장균에 대한 항균작용이 있다.

오동나무 나무모양

오동나무 나무껍질(약재)

약용법 ▶ 말린 나무껍질 15~30g을 물 1L에 넣고 반으로 줄 때까지 달여서 하루 2~3회로 나누어 마신다. 외용할 경우에는 짓찧거나 달인 액을 환부에 바른다. 말린 잎 15~30g을 물 1L에 넣고 반으로 줄 때까지 달여서 하루 2회로 나누어 마신다. 말린 열매 15~30g을 물 1L에 넣고 반으로 줄 때까지 달여서 하루 2~3회로 나누어 마신다.

오동나무의 기능성 및 효능에 관한 특허자료	❖ 오동나무 수피의 물 추출물을 포함하는 항균성 천연염료 및 이를 이용한 항균 섬유 본 발명에서는 오동나무의 수피의 물 추출물을 포함하는 천연 항균물질과 항균성 천연염료 및 이를 섬유에 염색시켜 제조되는 항균 섬유를 제공한다. - 공개번호 : 10-2003-0093040, 특허권자 : 최순화

오동나무 411

옻나무

Toxicodendron verniciftuum (Stokes) F.A.Barkley

이 명	옻나무, 참옻나무, 옻칠낭, 칠낭, 옻칠
한약명	건칠(乾漆), 건칠(干漆), 칠(漆), 생칠(生漆), 칠수피(漆樹皮), 칠수목심(漆樹木心)
과 명	옻나무과(Anacardiaceae)
식물명 유래	도료 및 약재로 사용하는 옻이 나오는 나무라는 뜻
식품원료 사용 가능 여부	제한적 사용(줄기, 가지)

생육특성 옻나무는 전국 각지에 분포하는 낙엽활엽교목으로, 산지에서 자생하거나 재배하기도 한다. 높이 20m 내외로 자라고, 줄기가 굵고 황색이며 어릴 때는 털이 있으나 차츰 없어진다. 잎은 어긋나고 1회 홀수깃꼴겹잎이며, 작은잎은 9~11장이고 길이 7~20cm, 너비 3~6cm에 달걀 모양 또는 타원상 달걀 모양으로 잎끝이 점차적으로 날카로워지며 가장자리는 밋밋하다. 꽃은 5~6월에 황록색으로 피는데, 단성이나 양성 또는 잡성주로 잎겨드랑이에 원추꽃차례를 이루며 달린다. 꽃받침조각과 꽃잎이 각각 5개 있으며, 수꽃은 5개의 수술이 있고 암꽃은 5개의 작은 수술과 암술대가 3개로 갈라진 1개의 암술이 있다. 열매는 편구형의 핵과로 털이 없고 윤채가 있으며, 9~10월경에 연한 노란색으로 익는다. 환공재로 나무갗은 거칠고 광택이 강하

며 연하다. 도장과 마무리가 잘되고 습기와 수분에 견디는 힘이 좋다.

사용부위 및 채취시기 수지는 4~5월, 나무껍질과 뿌리껍질은 봄·가을, 목질부는 연중 수시로 채취한다.

작용부위 간, 비장에 작용한다.

성질과 맛 생칠은 성질이 따뜻하고, 맛은 매우며, 독성이 강하다. 건칠은 성질이 따뜻하고, 맛이 매우며, 독성이 있다. 나무껍질과 목질부는 성질이 따뜻하고, 맛은 매우며, 독성이 조금 있다.

성 분 생품 수지의 한약명을 생칠(生漆)이라고 하는데, 이 생칠을 가공한 건조품을 건칠(乾漆)이라고 한다. 건칠의 성분은 생칠 중의 우르시올(urushiol)이 라카아제(laccase)라는 효소의 작용으로 공기 중에서 산화되어 생성된 검은색의 수지상 물질을 가공한 건조품이다. 생칠은 나무껍질을 긁어 상처를 내어 나오는 지방액을 모아서 저장하였다가 사용한다. 수지는 스텔라시아닌(stellacyanin), 라카아제(laccase), 페놀라아제(phenolase), 타닌(tannin)과 콜로이드질도 함유되어 있다. 콜로이드(colloid)질의 주요 성분은 다당류로 글루크론산(glucuronic acid), 갈락토스(galactose), 자일로스(xylose)도 함유되어 있다.

옻나무 잎

옻나무 꽃

옻나무 덜 익은 열매 　　　옻나무 익은 열매

옻나무 나무껍질(약재) 　　　옻나무 목질부(약재)

약리작용 ▶ 진경작용(경련억제), 혈액응고 촉진작용

용 도 ▶ 칠용(옻칠), 식용(어린순-주의), 원예 및 조경용, 약용(수지는 강장제, 위장병, 오랜 어혈, 부인병, 통경약으로 사용)

효 능 ▶ 수지에는 살충(殺蟲), 수지 가공 건조품에는 파어통경(破瘀通經), 소적살충(消積殺蟲), 종자에는 활혈지혈(活血止血), 온경지통(溫經止痛), 잎에는 활혈해독(活血解毒), 살충염창(殺蟲斂瘡), 뿌리에는 활혈산어(活血散瘀), 통경지통(通經止痛), 나무껍질 및 뿌리껍질에는 접골(接骨), 심재에는 행기활혈지통(行氣活血止痛)의 효능이 있다. 수지는 한약명이 생칠(生漆)이고, 이 생칠을 가공한 건조품은 건칠(乾漆)이라고 한다. 건칠은 해열, 진해, 소염, 건위, 통경, 살충, 소적(消積) 등의 효능이 있고 어혈, 말라리아, 월경폐지, 관절염 등을 치료한다. 나무껍질과 뿌리껍질은 한약명이 칠수피(漆樹皮)이며 골절, 타박상을 치료하는 데 쓰고, 특히 흉부 손상에 효과적이다. 목질부는 한

약명이 칠수목심(漆樹木心)이며, 진통, 행기(行氣)의 효능이 있고 심위기통(心胃氣痛)을 치료한다.

약용법 건칠 2~4g을 가루나 환으로 만들어 하루 2~3회로 나누어 복용한다. 건칠은 탕제에 넣는 것이 적합하지 않다. 말린 나무껍질 10~15g을 물 1L에 넣고 반으로 줄 때까지 달여서 하루 2~3회로 나누어 마신다. 또는 닭 한 마리에 말린 나무껍질 3~15g을 넣고 고아서 먹는다. 외용할 경우에는 짓찧어서 술에 볶아 환부에 붙인다. 말린 목질부 3~6g을 물 1L에 넣고 반으로 줄 때까지 달여서 하루 2~3회로 나누어 마신다. 옻나무의 추출물은 간 질환의 예방 및 치료에 효과적이라는 연구결과가 발표되었다.

주의사항 옻이 체질에 맞지 않거나 알레르기를 일으키는 사람은 복용을 금한다. 임신부나 신체허약자는 주의하여 복용한다.

옻나무 나무줄기

옻나무 나무모양

옻나무의 기능성 및 효능에 관한 특허자료

❖ **옻나무로부터 분리된 추출물 및 플라보노이드 화합물들을 함유한 간질환 치료제**

본 발명은 옻나무의 극성용매 또는 비극성용매 가용추출물 및 그 분획물로부터 분리된 푸스틴 및 설퍼레틴 화합물을 함유하는 간기능 개선, 간세포 섬유화에 따른 간경화 예방 및 치료를 위한 조성물에 관한 것으로서 담도 결찰하여 간 섬유화를 유도한 군에서 발생하는 AST, ALT, SDH, γ-GT 활성을 저해할 뿐만 아니라 총 빌리루빈, 히드록시프롤린 및 MDA 농도량을 유의성 있게 억제하여 간질환의 예방 및 치료에 효과적이고 안전한 의약품 및 건강보조식품을 제공한다.

− 공개번호 : 10-2004-0043255, 출원인 : 학교법인 상지학원

용담

Gentiana scabra Bunge

이 명	초룡담, 초용담, 룡담, 용담초, 섬용담, 과남풀, 선용담, 거친과남풀, 초롱단, 초동단
한약명	용담(龍膽), 초용담(草龍膽), 용담초(龍膽草), 지담초(地膽草)
과 명	용담과(Gentianaceae)
식물명 유래	한자 이름 '용담(龍膽)'에서 유래한 것으로, 잎은 까마중의 한자 이름인 용규(龍葵)와 비슷하고 뿌리와 뿌리줄기의 맛이 용의 쓸개처럼 쓰다는 뜻
식품원료 사용 가능 여부	식품원료 목록에 없음

생육특성 용담은 전국 각지에 분포하는 숙근성 여러해살이풀로, 산과 들의 양지바른 풀밭에서 자란다. 높이는 20~60cm이고, 줄기가 곧게 서나 꽃이 필 무렵에는 옆으로 눕는다. 줄기에 4개의 가는 줄이 있고, 뿌리줄기는 짧으며 굵은 수염뿌리가 사방으로 뻗는다. 잎은 마주나고 잎자루가 없으며, 길이 4~8cm, 너비 1~3cm에 피침 모양으로 가장자리가 밋밋하고 3개의 큰 맥이 있다. 잎의 표면은 녹색이고 뒷면은 회백색을 띤 연한 녹색이다. 꽃은 8~10월에 자주색으로 피며, 윗부분의 잎겨드랑이와 끝에 달리는데, 꽃이 많이 달리면 줄기가 옆으로 처지고 바람에도 쓰러진다. 쓰러진 잎과 잎 사이에서 꽃이 많이 피기 때문에 줄기가 상했다고 해서 끊어내서는 안 된다. 열매는 삭과로 10~11월에 맺히고 시든 꽃부리와 꽃받침이 달려 있으며, 씨방에 작은 종자들이

많이 들어 있다.

사용부위 및 채취시기 ▶ 뿌리를 봄철과 가을철에 채취하여, 씻어서 말린다.

작용부위 ▶ 간, 담낭에 작용한다.

성질과 맛 ▶ 성질이 차고, 맛은 쓰다.

성 분 ▶ 고미배당체인 젠티오피크린(gentiopicrin), 젠티아닌(gentianine), 젠티아노스(gentianose), 스웨르티아마린(swertiamarin), 스웨로시드(sweroside), 트리플로로시드(trifloroside), 잔틴(xanthine) 유도체인 젠티신(gentisin), 당류인 젠티오비오스(gentiobiose), 수크로오즈(sucrose), 색소 등이 함유되어 있다.

용담 잎

용담 꽃봉오리

용담 꽃

용담 지상부

용담 뿌리줄기(약재)

약리작용 간보호작용, 이담작용, 건위작용, 항염작용, 항알레르기작용

용 도 원예 및 조경용, 약용(뿌리는 소화작용, 간기능항진, 항염증작용)

효 능 뿌리 및 뿌리줄기에 청열조습(淸熱燥濕), 사간담화(瀉肝膽火)의 효능이 있다. 간담(肝膽)의 열을 내리고 하초(下焦)의 습열을 제거하며, 위를 튼튼하게 하고 염증을 없애는 등의 효능이 있어 두통, 눈에 핏발이 서는 증상, 인후통, 황달, 간질, 간열증(肝熱症), 소화불량, 담낭염, 뇌염, 방광염, 요도염 등을 치료한다.

용담 뿌리(채취품)

용담 전초(채취품)

약용법 ▶ 말린 뿌리 4~8g을 물 1L에 넣고 1/3로 줄 때까지 달여서 하루 2~3회로 나누어 마신다.

주의사항 ▶ 쓰고 찬 성질이 강하므로 과다하게 복용하면 비위를 손상시킬 수 있어 장기간 복용은 주의하고, 전문가의 처방에 따라 신중하게 사용해야 한다.

용담의 기능성 및 효능에 관한 특허자료

❖ 용담 추출물의 분획물을 유효성분으로 포함하는 당뇨병 전증 또는 당뇨병의 예방 또는 치료용 조성물

본 발명은 용담 추출물의 특정 분획물의 당뇨병 전증 또는 당뇨병의 예방 또는 치료용 조성물에 관한 것이다. 상기 조성물은 생체 내 독성이 없으면서도, 인간 장내분비세포에서의 GLP-1의 분비를 촉진하고 혈당 강하 효능을 가지므로, 당뇨병 전증 또는 당뇨병의 예방 또는 치료에 효과적인 의약품 또는 건강기능식품으로 사용할 수 있다.

- 공개번호 : 10-2014-0147482, 출원인 : 경희대학교 산학협력단

용담주

적용 병증

- **위산과다(胃酸過多)** : 위액의 산도가 비정상적으로 높거나 위에서 분비되는 염산의 양이 많아 염증을 일으키는 상태로, 가슴이 쓰리고 위통이 있거나 구역질이 나기도 한다. 소주잔 1잔을 1회분으로 1일 1~2회씩, 7~10일 동안 음용한다.
- **식욕부진(食慾不振)** : 식욕이 줄어들거나 없는 상태를 말한다. 소주잔 1잔을 1회분으로 1일 1~2회씩, 3~4일 동안 음용한다.
- **요도염(尿道炎)** : 임균, 포도상 구균, 대장균 등의 감염으로 인하여 요도에 염증이 생기는 병증이다. 요도에 가려움증과 통증이 느껴지고 심하면 요도에서 고름이나 점액이 나온다. 소주잔 1잔을 1회분으로 1일 2~3회씩, 10~12일 동안 음용한다.
- **기타 적응증** : 보간, 간염, 황달, 담낭염, 방광염, 오한, 하초습열

만드는 방법

- 약효는 뿌리에 있다. 뿌리를 구입하여 물에 씻어 말린 다음 사용한다.
- 말린 뿌리 130g을 소주 3.6L에 넣고 밀봉한다.
- 6개월 이상 숙성시켜 음용하며, 2년 정도 숙성시킨 후에는 찌꺼기를 걸러내고 보관한다.

채취 및 구입 약령시장에서 구입하거나 산지(産地)에서 채취하여 사용한다. 전국에 분포하며 산과 들에서 자생한다.

맛 맛은 몹시 쓰다. 황설탕 150g을 가미할 수 있다.

주의사항
- 본 약술을 음용하는 중에 지황, 쇠붙이를 멀리하고, 더운 음식을 금한다.
- 치유되는 대로 음용을 중단한다.

우산나물

Syneilesis palmata (Thunb.) Maxim.

이 명	섬우산나물, 대청우산나물, 삿갓나물
한약명	토아산(兎兒傘), 일파산(一把傘), 칠리마(七里麻)
과 명	국화과(Compositae)
식물명 유래	새순이 올라와 잎이 벌어지기 전 처진 모양이 우산을 닮은 나물이라는 뜻
식품원료 사용 가능 여부	**가능**(잎)

생육특성 우산나물은 전국 각지에 분포하는 여러해살이풀로, 산지의 나무 밑 그늘에서 군락을 이루며 자생한다. 낙엽수림 밑이나 북향의 경사지가 이상적이다. 습기있는 땅을 좋아하지만 물이 고이는 곳에서는 썩기 쉽고 겨울에는 얼기 쉬우므로 피한다. 높이는 70~120cm이고, 줄기에 털이 있다가 없어지며 가지가 없고 2~3개의 잎이 달린다. 지하부에 짧은 뿌리줄기가 옆으로 뻗는다. 첫째 잎은 꽃이 피기 전에 윗부분에 달려 있는데, 지름 35~40cm로 둥글고 손바닥 모양으로 7~9갈래 깊게 갈라지며, 갈래조각은 흔히 2개씩 2회 갈라지고 가장자리에 날카로운 톱니가 있다. 잎끝이 뾰족하고 털이 있다가 없어지며, 잎자루가 길고 밑부분이 원줄기를 둘러싼다. 둘째 잎은 작고 잎자루가 짧으며 갈래조각이 5개 정도이다. 꽃은 6~9월에 연한 붉은색으로 피며, 지

름 0.8~1cm의 두상화가 원추꽃차례에 달린다. 총포는 원통 모양이며 7~13개의 작은 꽃이 들어 있다. 열매는 원통형의 수과로 양끝이 좁고 10월에 익는다. 종자에는 갈색 갓털이 있어 바람에 잘 날아간다. 잎이 새로 나올 때 우산이 펼쳐지듯이 나오므로 이 이름이 붙여졌다. 우산나물은 옛날부터 즐겨 이용된 향기로운 산나물의 하나이다. 새 순이 올라와서 잎이 채 벌어지기 전의 모양이 우산 같기도 하고 삿갓모양 같기도 해서 붙여진 이름이다. 참나물처럼 향긋하면서 독특한 향기가 있는 것이 특색이다.

사용부위 및 채취시기 ▶ 뿌리 혹은 전초를 봄과 여름에 채취한다.

작용부위 ▶ 간, 심장에 작용한다.

성질과 맛 ▶ 성질이 약간 따뜻하고, 맛은 맵고 쓰다. 《중화본초》에는 독성이 약간 있다고 되어 있다.

우산나물 어린순

우산나물 잎

우산나물 지상부

우산나물 꽃봉오리

우산나물 뿌리(채취품)

우산나물 전초(채취품)

우산나물 무리

성 분 ▶ 세코피롤리지딘(secopyrrolizidine), 아세틸시네일레신(acetylsyneilesine), 시네일레신(syneilesine), 세네시오닌(senecionine), 겔마크렌(germacrene), 글루탐산(glutamic acid), 라이신(lysine), 아르기닌(arginine), 알라닌(alanine), 폴리페놀(polyphenols), 세스퀴테르펜(sesquiterpenes), 플라보노이드(flavonoid), 알칼로이드(alkaloids) 등이 함유되어 있다.

약리작용 ▶ 항산화작용, 항암작용, 혈액응고 저해작용

용 도 ▶ 원예 및 조경용, 식용(어린순), 약용(뿌리와 지상부는 사지마비, 관절염, 요통, 타박상에 사용)

효 능 ▶ 뿌리 또는 전초에 거풍제습(祛風除濕), 서근활혈(舒筋活血), 해독소종(解毒消腫)의 효능이 있다. 풍사와 습사를 없애고 독을 풀어주며, 혈액순환을 원활하게 하고 종기를 가라앉히며 통증을 멎게 하는 등의 효능이 있어 풍사와 습사로 인한 마비 증상, 관절동통, 부스럼과 종기, 타박상 등을 치료한다.

우산나물 어린순(채취품)

약용법 ▶ 말린 전초 10~15g을 물 1L에 넣고 1/3로 줄 때까지 달여서 하루 2~3회로 나누어 마신다. 외용할 경우에는 짓찧어서 환부에 붙인다.

주의사항 ▶ 임산부는 복용에 주의한다. 우산나물은 독성이 없어 식용가능한 나물로 널리 알려져 있으나, 성분 중 피롤리지딘 알칼로이드(pyrrolizidine alkaloid)인 시네일레신(syneilesine)은 강한 세포독성이 있어 향후 연구와 주의가 필요하다.

우산나물의 기능성 및 효능에 관한 특허자료

❖ **우산나물 추출물을 유효성분으로 포함하는 염증 질환의 예방 또는 치료용 약학적 조성물**

본 발명은 우산나물 추출물의 염증 질환 치료 용도에 관한 것으로, 보다 상세하게는 우산나물 추출물을 유효성분으로 포함하는 염증 질환의 예방 또는 치료용 약학적 조성물 및 염증 질환 개선용 건강기능식품에 관한 것이다. 본 발명의 우산나물 추출물은 염증 매개인자인 NO, iNOS, IL-1β, IL-6 및 TNF-α의 생성을 효과적으로 감소시킬 수 있으며, 이러한 염증 매개인자들의 발현 억제 기작이 TRIF(TIR-domain-containing adapter-inducing interferon-β)-의존성 신호 및 인플라마좀(inflammasomes) 활성 조절을 통해 이루어지는바, 이러한 우산나물 추출물을 유효성분으로 포함하는 조성물은 염증성 질환 및 NLRP3 인플라마좀-매개된 질환을 예방하거나 치료할 수 있는 의약품 소재로서 유용하게 사용될 수 있다. 특히 우산나물은 천연소재로서 식용 가능하므로 이로부터 유래한 추출물을 포함하는 본 발명의 염증 질환 예방 또는 치료용 조성물은 장기간 사용에도 안전한 이점을 가진다.

- 공개번호 : 10-2017-0013543, 출원인 : 건국대학교 글로컬산학협력단

유자나무

Citrus junos Siebold ex Tanaka

이 명	산유자나무, 유자, 소유지, 유지낭
한약명	등자(橙子), 등자피(橙子皮), 등자핵(橙子核)
과 명	운향과(Rutaceae)
식물명 유래	한자 이름 '유자(柚子)'에서 유래한 것으로, 색이 윤기가 나고 모양이 술통(柚) 같은 열매(子)가 열리는 나무라는 뜻
식품원료 사용 가능 여부	가능(열매, 씨앗)

생육특성 유자나무는 중국 원산의 상록활엽관목으로, 제주도와 남부 지방 일부에서 심어 가꾼다. 높이는 4m에 달하며, 가지에 길고 뾰족한 가시가 나 있다. 잎은 어긋나며, 타원형 또는 긴 달걀 모양으로 끝이 조금 오목하게 들어가고 가장자리가 밋밋하거나 얕은 물결 모양의 톱니가 있다. 잎자루에 넓은 날개가 있다. 꽃은 5~6월에 흰색으로 피는데, 잎겨드랑이에 1개 또는 2개씩 달리고, 꽃잎과 꽃받침조각은 각각 5개이다. 열매는 지름 4~7cm의 편구형 장과이며, 10~11월에 밝은 노란색으로 익는다. 열매껍질은 겉이 울퉁불퉁하고 방향성 향기가 있으며 신맛이 강하다. 귤속(*Citrus*) 중에서 추위에 가장 강하다.

사용부위 및 채취시기 열매와 열매껍질을 10~11월에 채취한다.

작용부위 ▶ 열매와 열매껍질은 폐, 위에 작용한다. 종자는 위, 신장, 방광에 작용한다.

성질과 맛 ▶ 열매는 성질이 시원하고, 맛은 시다. 열매껍질은 성질이 따뜻하고, 맛은 쓰고 맵다. 종자는 성질이 약간 따뜻하고, 맛은 쓰다.

성 분 ▶ 열매에는 정유성분으로 제라니알(geranial), 리모넨(limonene), 리모닌(limonin), 노밀린(nomilin) 등이 함유되어 있고, 그 외 테르펜(terpenes), 알데하이드(aldehyde), 케톤(keton), 페놀(phenol), 알코올, 에스테르(ester), 쿠마린(coumarin)류, 헤스페리딘(hesperidin), 구연산(citric acid), 말산(malic acid), 사과산, 호박산(succinic acid), 지방유, 단백질, 당류, 펙틴(pectin), 비타민 C 등이 함유되어 있다. 열매껍질에는 헤스페리딘(hesperidin), 정유, 펙틴, 카로틴(carotene) 등이 함유되어 있고, 정유

유자나무 잎 유자나무 꽃
유자나무 덜 익은 열매 유자나무 익은 열매

유자나무 나무모양

의 주성분은 제라니알(geranial), 리모넨 등이며, 또 겔마크렌(germacrene) B·D, 오바쿨락톤(obaculactone), 노밀린(nomilin), 비사이클로겔마크렌(bicyclogermacrene)이 분리되기도 했다.

약리작용 ▶ 항산화작용, 항피로작용

용 도 ▶ 약용(열매는 소화, 알코올분해 작용)

효 능 ▶ 열매에는 강역화위(降逆和胃), 이기관흉(理氣寬胸), 소영(消癭), 성주(醒酒), 해어해독(解魚蟹毒), 열매껍질에는 쾌기이격(快氣利膈), 화담강역(化痰降逆), 소식화위(消食和胃), 해정(解酲), 살어해독(殺魚蟹毒), 종자에는 이기지통(理氣止痛)의 효능이 있다. 열매는 한약명이 등자(橙子)이며, 주독과 생선독을 풀어주고 구토, 구역질 등을 치료한다. 열매껍질은 한약명이 등자피(橙子皮)이며 위를 튼튼하게 하고 독을 풀어주며 가래를 없애는 효능이 있어 구토, 만성 위장병 등을 치료한다. 열매와 열매껍질 추출물은 뇌질환, 심장질환, 당뇨 등의 예방 및 치료에 효과적이다.

약용법 ▶ 말린 열매 10~30g을 물 1L에 넣고 반으로 줄 때까지 달여서 하루 2~3회

유자나무 덜 익은 열매(채취품)

유자나무 익은 열매(채취품)

유자나무 열매껍질(약재)

유자나무 종자(약재)

로 나누어 마신다. 말린 열매껍질 3~9g을 물 1L에 넣고 반으로 줄 때까지 달여서 하루 2~3회로 나누어 마신다.

유자나무의 기능성 및 효능에 관한 특허자료

❖ **유자 추출물을 함유하는 뇌혈관 질환의 예방 또는 치료용 조성물**

본 발명의 유자 추출물을 포함하는 조성물은 뇌세포에 대한 보호효과를 나타낼 뿐만 아니라, 허혈성 뇌혈관 질환인 뇌경색 억제에도 뛰어난 효능이 있으므로 다양한 뇌혈관 질환의 예방 또는 치료에 유용하게 사용될 수 있다.
- 등록번호 : 10-1109174, 출원인 : 건국대학교 산학협력단 외

❖ **유자 추출물을 유효성분으로 함유하는 심장 질환의 예방 또는 치료용 조성물**

본 발명의 유자 추출물을 포함하는 조성물은 심근세포에 대한 보호효과를 나타낼 뿐만 아니라, 허혈성 심장 질환인 심근경색 억제에도 뛰어난 효능이 있으므로 다양한 심장 질환의 예방 또는 치료에 유용하게 사용될 수 있다.
- 등록번호 : 10-1109771, 출원인 : 건국대학교 산학협력단 외

❖ **유자 과피 추출물을 유효성분으로 포함하는 항당뇨 조성물 및 이의 제조 방법**

본 발명에 의한 항당뇨 조성물은 혈당, 당화혈 색소 및 혈중 지질의 수치 감소, 인슐린 감수성 개선을 통해 항당뇨효과를 제공할 수 있다.
- 공개번호 : 10-2013-0001510, 출원인 : 한국식품연구원 외

으름덩굴

Akebia quinata (Houtt.) Decne.

이 명 으름, 목통, 으름나무, 우룸쭐, 우름, 우르름줄, 조령, 으름덤불, 먹통

한약명 목통(木通), 목통근(木通根), 팔월찰(八月札)

과 명 으름덩굴과(Lardizabalaceae)

식물명 유래 옛 이름 '이흐름'에서 유래한 것으로, 줄기에 구멍이 있어 공기나 물이 잘 소통하여 소변을 잘 나오게 하는 덩굴이라는 뜻 또는 열매의 과육이 얼음처럼 보이고 식감이 얼음 같다는 뜻

식품원료 사용 가능 여부 가능(잎, 열매)

생육특성 으름덩굴은 전국 각지에 분포하는 낙엽활엽 덩굴나무로, 산기슭 계곡에서 자란다. 여러 나무를 군식하거나 반그늘에 심는 것이 열매가 잘 맺힌다. 덩굴줄기는 길이 5m 내외로 뻗어나가고, 가지는 갈색에 털이 없으며 껍질눈이 돌출한다. 뿌리는 길고 비대해 있으며, 지표면 가까이에 퍼져 있다. 잎은 오래된 가지에서는 모여나고 새가지에서는 어긋나며, 3~5장의 작은잎으로 된 손꼴겹잎이다. 잎자루는 가늘고 길다. 작은잎은 거꿀달걀 모양 또는 타원형에 잎끝이 약간 오목하고 양면에 털이 나 없으며 가장자리가 밋밋하다. 꽃은 암수한그루로 4~5월에 자줏빛을 띤 갈색으로 피며, 잎과 더불어 짧은 가지의 잎 사이에서 나오는 짧은 총상꽃차례에 달린다. 꽃잎은 없고 3개의 꽃받침잎이 있다. 열매는 긴 타원형의 장과이며, 10월에 자줏빛을 띤 갈색 또는

갈색으로 익으면 복봉선으로 벌어져 종자가 나온다. 열매껍질은 두껍고 과육은 먹을 수 있다.

사용부위 및 채취시기 ▶ 덩굴줄기는 가을철에 채취하여, 잔가지를 제거하고 그늘에서 말린다. 뿌리와 열매는 9~10월에 채취한다.

작용부위 ▶ 심장, 소장, 방광에 작용한다.

성질과 맛 ▶ 덩굴줄기는 성질이 차고, 맛은 쓰다. 뿌리는 성질이 평(平)하고, 맛은 쓰다. 열매는 성질이 평(平)하고, 맛은 약간 쓰다.

성 분 ▶ 열매에는 당류가 함유되어 있고, 덩굴줄기에는 아케보시드(akeboside), 아케빈(akebin), 베툴린(betulin), 미오이노시톨(myoinositol), 자당 등을 함유하고 있으며 아

으름덩굴 잎 으름덩굴 덩굴줄기

으름덩굴 암꽃 으름덩굴 수꽃

으름덩굴 열매

으름덩굴 열매(채취품)

으름덩굴 나무모양

케빈(akebin)이 가수분해되면 헤드라게닌(hederagenin), 올레아놀릭산(oleanolic acid), 포도당과 람노스(rhamnose)가 생성된다. 또 칼슘이 함유되어 있다. 뿌리에는 스티그마스테롤(stigmasterol), 베타-시토스테롤(β-sitosterol), 베타-시토스테롤-베타-디-글루코시드(β-sitosterol-β-d-glucoside) 등이 함유되어 있다.

약리작용 이뇨작용, 강심작용, 항균작용

용 도 식용(어린잎), 차용(어린잎), 원예 및 조경용, 섬유용(노끈), 약용(줄기와 뿌리는 부종에 사용, 나무껍질은 눈병에 사용, 잎은 젖이 부족할 때 사용, 열매는 울화증에 사용)

효 능 덩굴줄기에는 이뇨통림(利尿通淋), 청심제번(淸心除煩), 통경하유(通經下乳), 뿌리에는 거풍제습(祛風除濕), 활혈행기(活血行氣), 이뇨(利尿), 해독(解毒), 열매에는 소간화위(疏肝和胃), 활혈지통(活血止痛), 연견산결(軟堅散結), 이소변(利小便)의 효능이 있다. 덩굴줄기는 한약명이 목통(木桶)이며 이뇨작용과 항균·항염 작용, 병원성 진균에 대한 억제작용이 있고 진통, 진정, 사화(瀉火), 혈맥통리(血脈通利) 등의 효능이 있어, 소변불리, 소변혼탁, 수종, 부종, 전신의 경직통, 유즙불통 등을 치료한다. 뿌리는 한약명이 목통근(木桶根)이며 보신, 보정, 활혈, 행기(行氣), 이뇨, 거풍 등의 효능이 있어 타박상, 관절통, 소변곤란, 헤르니아 등을 치료한다. 열매는 한약명이 팔월찰(八月札)이며 진통, 이뇨, 활혈 등의 효능이 있고 번갈, 요통, 혈뇨, 탁뇨, 요로결석, 월경통, 헤르니아, 이질 등을 치료한다. 으름덩굴의 종자 추출물은 암 예방과 치료에 효과적이다.

으름덩굴 뿌리(채취품)

약용법 ▶ 말린 덩굴줄기 4~12g을 물 1L에 넣고 반으로 줄 때까지 달여서 하루 2~3회로 나누어 마신다. 말린 뿌리 9~15g을 물 1L에 넣고 반으로 줄 때까지 달여서 하루 2~3회로 나누어 마신다. 또는 즙을 내어 마시거나 술을 담가 마셔도 된다. 외용할 경우에는 뿌리를 짓찧어서 환부에 붙인다. 말린 열매 9~15g(대량으로 사용할 경우 30~60g)을 물 1L에 넣고 반으로 줄 때까지 달여서 하루 2~3회로 나누어 마신다. 또는 술을 담가 아침저녁으로 마셔도 된다.

으름덩굴 잎과 가지(채취품)

주의사항 ▶ 진액이 손상되고 기운이 약한 사람이 소변을 자주 보거나 저절로 나오는 경우 및 임산부는 복용에 주의한다.

으름덩굴 덩굴줄기(약재)

| **으름덩굴**의 기능성 및 효능에 관한 특허자료 | ❖ **으름덩굴 종자 추출물을 포함하는 항암 조성물 및 그의 제조 방법**
본 발명은 으름덩굴 종자 추출물을 포함하는 항암 조성물 및 그의 제조 방법에 관한 것으로, 본 발명의 조성물은 우수한 항암성을 나타내며, 이에 추가적으로 전호, 인삼 또는 울금 추출물을 처방하여 보다 증강된 항암효과를 얻을 수 있어 암의 예방 또는 치료제로서 유용하게 사용할 수 있다.
- 공개번호 : 10-2005-0087498, 출원인 : 김숭진 |

으름덩굴주

적용 병증

- **당뇨(糖尿)** : 소변에 당분이 많이 섞여 나오는 병증으로, 소변량과 소변 보는 횟수가 늘어나고, 갈증이 나서 물을 많이 마시게 된다. 소주잔 1잔을 1회분으로 1일 2~3회씩, 90~180일 동안 음용한다.
- **번열(煩熱)** : 몸에 열이 몹시 나고 가슴이 답답하며 괴로운 증세로, 팔다리가 병적으로 달아오른다. 소주잔 1잔을 1회분으로 1일 3~4회씩, 3~4일 동안 음용한다.
- **이명증(耳鳴症)** : 귓속에서 잡음이 들리는 병적인 상태로, 귓병, 알코올 의존증, 고혈압 등이 그 원인이다. 소주잔 1잔을 1회분으로 1일 2~3회씩, 15~20일 동안 음용한다.
- **기타 적응증** : 혈액순환 개선, 인후통증, 신경통, 관절염, 방광염, 부종, 통풍

만드는 방법

- 약효는 줄기나 익은 열매에 있다. 줄기나 열매를 채취하여 물로 깨끗이 씻고 줄기는 말린 다음, 열매는 생으로 사용한다.
- 말린 줄기는 200g, 익은 열매는 250g을 소주 3.6L에 넣고 밀봉한다.
- 줄기는 8개월, 익은 열매는 4개월 이상 숙성시켜 음용하며, 줄기는 18개월, 열매는 12개월 정도 숙성시킨 후에는 찌꺼기를 걸러내고 보관한다.

채취 및 구입 특별히 취급하는 곳은 없다. 산지(産地)에서 채취하여 사용한다. 황해도 이남에 분포하며 산기슭, 들, 숲속에서 자생한다.

맛 줄기는 쓰고 열매는 달다. 열매에 황설탕 100g을 가미하여 사용할 수 있다.

주의사항
- 본 약술을 음용하는 중에 가려야 하는 음식은 없다.
- 임산부는 음용을 금한다. 기준량 이상을 음용하면 유산할 수도 있다.
- 장복해도 해롭지는 않으나 치유되는 대로 음용을 중단한다.

으아리

Clematis mandshurica Rupr.

- **이 명** 큰위령선, 좀으아리, 긴잎으아리, 들으아리, 북참으아리, 위령선, 응아리, 큰으아리, 저슬사리
- **한약명** 위령선(威靈仙), 영선(靈仙), 능소(能消), 철각위령선(鐵脚威靈仙), 철선련(鐵線連)
- **과 명** 미나리아재비과(Ranunculaceae)
- **식물명 유래** '아리다'는 의미로 아린 맛이 난다는 뜻 또는 '응어리'라는 의미로 응어리진 것을 제거하는 효과가 있다는 뜻
- **식품원료 사용 가능 여부** 가능(잎)

생육특성 으아리는 함경북도부터 백두대간에 분포하는 낙엽활엽 덩굴식물로, 들이나 산기슭에서 자란다. 덩굴줄기는 길이 2m 정도로 뻗으며, 덩굴손처럼 구부러진 잎자루로 다른 물체를 감아 올라간다. 줄기는 목질화되지 못하고 겨울에 말라 죽는다. 짧고 굵은 뿌리줄기에서 흑갈색의 가늘고 긴 뿌리들이 뭉쳐 난다. 잎은 마주나고 5~7개의 작은잎으로 된 깃꼴겹잎이며, 작은잎은 달걀 모양 또는 타원형으로 양면에 털이 없고 가장자리가 밋밋하며, 잎자루가 구부러져서 덩굴손과 같은 구실을 한다. 꽃은 6~8월에 흰색으로 피는데, 줄기 끝이나 잎겨드랑이의 취산꽃차례에 10~30개가 달린다. 열매는 달걀 모양의 수과로 9~10월에 익으며, 흰색 털이 난 암술대가 꼬리처럼 달린다. 으아리속의 속명 *Clematis*는 덩굴손을 의미하고, 잎자루

가 덩굴손같이 물체에 얽히는 것이 으아리속의 특징이다.

사용부위 및 채취시기 뿌리와 뿌리줄기를 가을철에 채취하여, 흙모래를 제거하고 햇볕에 말린다.

작용부위 간, 방광에 작용한다.

성질과 맛 성질이 따뜻하고, 맛은 맵고 짜며, 독성이 없다.

성 분 뿌리에는 아네모닌(anemonin), 아네모놀(anemonol), 스테롤(sterol), 락톤(lactone), 프로토아네모닌(protoanemonin), 사포닌(saponin), 페놀류(phenol), 아미노산(amino acid), 당류 등이 함유되어 있다.

약리작용 진통작용, 이담작용, 분만촉진작용, 항미생물작용

으아리 잎

으아리 종자 결실

으아리 꽃

으아리 열매

으아리 뿌리(채취품)   으아리 뿌리(약재)

용 도 ▶ 원예 및 조경용, 약용(진통과 항균작용이 있어 타박상과 통증 등에 사용)

효 능 ▶ 뿌리 및 뿌리줄기에 거풍습(祛風濕), 통경락(通經絡)의 효능이 있다. 풍사와 습사를 제거하고 통증을 가라앉히며 경락을 통하게 하는 등의 효능이 있어 각종 신경통, 근육통, 통풍, 관절염, 수족마비, 각기병, 편도염, 볼거리, 간염, 황달 등에 사용한다.

으아리 무리

약용법 ▶ 말린 뿌리 및 뿌리줄기 4~12g을 물 1L에 넣고 끓기 시작하면 불을 약하게 줄여 1/3로 줄 때까지 달여서 하루 2회로 나누어 마신다. 환이나 가루로 만들어 복용하기도 한다. 외용할 경우에는 짓찧어 환부에 붙인다. 민간에서는 구안와사, 류머티즘성 관절염, 편도염의 치료에 사용하기도 한다.

주의사항 ▶ 약성이 매우 강하여 기혈을 소모시킬 우려가 있으므로 기혈이 약한 사람이나 임산부는 신중하게 사용해야 한다.

으아리의 기능성 및 효능에 관한 특허자료

❖ 으아리 추출물을 유효성분으로 포함하는 피부상태 개선용 조성물

본 발명은 으아리 추출물을 유효성분으로 포함하는 피부상태 개선용 화장료, 약제학적 및 식품 조성물에 관한 것이다. 본 발명의 조성물은 콜라겐 합성을 증대시키고 콜라겐을 분해시키는 효소인 콜라게나아제의 활성을 억제시켜 우수한 주름 개선 및 피부재생 효능을 가진다. 또한 활성산소에 의하여 손상된 세포의 재생을 촉진시켜 우수한 피부 노화 방지 효능을 가진다.

- 공개번호 : 10-2014-0117055, 출원인 : 바이오스펙트럼(주)

으아리주

적용 병증

- **발한(發汗)**: 감기나 기타의 질병을 낫게 하려고 인위적으로 땀을 내고자 할 때의 처방이다. 소주잔 1잔을 1회분으로 1일 2~3회 정도 음용한다.
- **근육통(筋肉痛)**: 근육이 쑤시고 아픈 증상에 처방한다. 소주잔 1잔을 1회분으로 1일 1~2회씩, 10~15일 동안 음용한다.
- **마비증세(痲痹症勢)**: 신경이나 근육이 형태의 변화 없이 기능을 잃어, 감각이 없어지고 힘을 제대로 쓰지 못하게 된 경우의 처방이다. 소주잔 1잔을 1회분으로 1일 1~2회씩, 7~15일 동안 음용한다.
- **기타 적응증**: 안면마비, 언어장애, 각기, 관절통, 신경통, 통풍, 풍습, 한열왕래

만드는 방법

- 약효는 뿌리에 있다. 가을에서 이듬해 봄 사이에 채취하여 햇볕에 말린다.
- 말린 뿌리 150g을 소주 3.6L에 넣고 밀봉한다.
- 6~8개월간 숙성시켜 음용하며, 18개월 정도 숙성시킨 후에는 찌꺼기를 걸러내고 보관한다.

채취 및 구입 전국의 산기슭에 자생하는 것을 채취한다.

맛 맛은 약간 쓰다. 황설탕 100g을 가미하여 사용할 수 있다.

주의사항
- 본 약술을 음용하는 중에 가려야 하는 음식은 없다.
- 치유되는 대로 음용을 중단한다.

으아리 뿌리(약재)

은방울꽃

Convallaria keiskei Miq.

- **이 명** 비비추, 초롱꽃, 영란, 오월화, 향수화, 초옥란
- **한약명** 영란(鈴蘭), 향수화(香水花)
- **과 명** 백합과(Liliaceae)
- **식물명 유래** 은색 방울을 닮은 흰 꽃이 꽃차례로 달린다는 뜻
- **식품원료 사용 가능 여부** 식품원료 목록에 없음

생육특성 은방울꽃은 전국 각지에 분포하는 숙근성 여러해살이풀로, 산지에서 자생한다. 높이는 20~35cm이고 줄기는 털이 없이 매끄러우며, 뿌리줄기가 옆으로 길게 뻗어 군데군데에서 새순이 나오고 밑에서 수염뿌리가 난다. 잎이 나기 전 밑부분에서 막질의 칼집 모양 잎이 나와 자라고, 그 속에서 2개의 잎이 나와 밑부분을 서로 감싸며 원줄기처럼 된다. 잎몸은 길이 12~18cm, 너비 3~7cm에 긴 타원형 또는 달걀상 타원형으로 끝이 뾰족하고 가장자리가 밋밋하다. 잎의 표면은 짙은 녹색이고 뒷면은 연한 흰빛이 돈다. 꽃은 4~5월에 흰색으로 피며, 작은 종 모양의 꽃 10송이 정도가 총상꽃차례에 한쪽으로 치우쳐 아래를 향하여 달린다. 열매는 둥근 장과이며, 7월에 붉게 익는다. 꽃이 아름다워서 분재로 만들거나 정원에 관상용으로 많이 심는다.

식물전체가 유독하다. 아름다운 꽃도 유독하며, 먹음직스러워 보이는 어린 싹도 위험하다. 잘못 먹으면 심부전증을 일으켜 죽음에까지 이를 수 있는 극독식물이다.

사용부위 및 채취시기 ▶ 전초는 꽃이 피는 시기, 뿌리는 8월경에 채취한다.

작용부위 ▶ 심장, 방광에 작용한다.

성질과 맛 ▶ 성질이 따뜻하고, 맛은 달고 쓰며, 독성이 있다.

성 분 ▶ 잎과 뿌리에는 콘발라톡신(convallatoxin), 콘발라톡솔(convallatoxol), 콘발로사이드(convalloside), 디글리코케리오톡신(deglycocheriotoxin), 카르데노라이드(cardenolides), 마자로시드(majaloside), 카로테노이드(carotenoid), 클로로필(chlorophyll) 등이 함유되어 있으며, 독성물질은 잎보다 뿌리 부분에 많다.

약리작용 ▶ 강심작용, 진정작용, 이뇨작용

은방울꽃 잎

은방울꽃 열매

은방울꽃 꽃

은방울꽃 지상부

은방울꽃 뿌리(채취품)

은방울꽃 전초(채취품)

용 도 ▶ 원예용(관상용), 약용(지상부는 강심, 이뇨 등에 사용)

효 능 ▶ 전초 또는 뿌리에 온양이수(溫陽利水), 활혈거풍(活血祛風)의 효능이 있다. 심장 기능을 강화하고 소변이 잘 나가게 하며 혈액순환을 원활하게 하는 등의 효능이 있어 심장쇠약, 소변불리, 부종, 타박상 등에 쓴다.

약용법 ▶ 말린 전초 3~6g을 물 1L에 넣고 끓기 시작하면 불을 약하게 줄여 1/3로 줄 때까지 달여서 하루 2~3회로 나누어 마신다. 가루 내어 매회 0.3~0.6g을 복용하기도 한다.

주의사항 ▶ 독성이 있으므로 전문가의 도움 없이 규정량 이상 사용하면 안 된다. 또한 급성 심근염, 심장내막염 등에는 사용을 금한다.

은방울꽃의 기능성 및 효능에 관한 특허자료

❖ **은방울꽃 추출물을 함유하는 피부 보습 및 탄력 개선 조성물**

본 발명은 은방울꽃, 은매화꽃 및 수선화꽃의 추출물 중에서 선택된 하나 이상을 함유하는 화장료 조성물에 관한 것으로, 보다 상세하게는 상기 추출물을 유효성분으로 함유하여 피부에 수분을 더욱 원활히 공급하고 들떠 있는 각질을 감소시켜 피부결을 부드럽게 할 뿐만 아니라, 피부 수분 손실을 개선하여 궁극적으로 피부 수분량의 증가와 피부 탄력도 개선 효과를 나타내는 화장료 조성물에 관한 것이다.

- 공개번호 : 10-2011-0051880, 출원인 : (주)아모레퍼시픽

음나무

Kalopanax septemlobus (Thunb.) Koidz.

이 명	엄나무, 개두릅나무, 당엄나무, 당음나무, 멍구나무, 엉개나무, 가시엄낭
한약명	해동피(海桐皮), 해동수근(海桐樹根), 자추수피(刺楸樹皮), 정동피(釘桐皮), 자동피(刺桐皮)
과 명	두릅나무과(Araliaceae)
식물명 유래	옛 이름 '엄나모'에서 유래한 것으로, 엄(새싹)이 돋는 나무라는 뜻 또는 음나무를 '아목(牙木)'이라 하여 엄니(날카로운 이)처럼 날카로운 가시가 있는 나무라는 뜻
식품원료 사용 가능 여부	가능(나무껍질, 줄기, 잎, 순)

생육특성 음나무는 전국 각지에 분포하는 낙엽활엽교목으로, 산기슭 양지쪽 길가에서 자란다. 높이는 20~25m이며, 가지가 굵고 가시가 많이 나 있다. 어려서 달린 가지는 오래되면 떨어지고, 나무껍질은 회갈색이며 불규칙하게 세로로 갈라진다. 잎은 어긋나고 가장자리가 5~9개로 깊게 갈라지며, 잎끝이 길게 뾰족하고 가장자리에 톱니가 있다. 갈래조각은 달걀 모양이고 잎자루는 잎보다 길다. 꽃은 7~8월에 황록색으로 피는데, 겹산형꽃차례를 이루며 달린다. 열매는 공 모양에 가까운 핵과이며, 9~10월 검게 익는다. 농촌에서는 잡귀의 침입을 막기 위하여 음나무의 가지를 대문 위에 꽂아 두었다고 한다.

사용부위 및 채취시기 나무껍질은 연중 수시, 뿌리는 늦여름부터 가을에 채취한다. 나무껍질을 채취하여 겉껍질을 제거하고 햇볕에 말린다.

작용부위 간, 신장에 작용한다.

성질과 맛 나무껍질은 성질이 평(平)하고, 맛은 쓰고 맵다. 뿌리는 성질이 평(平)하고, 맛은 쓰고 약간 매우며, 독성이 없다.

성 분 나무껍질에는 에리트랄린(erythraline), 에리트로이딘(erythroidine), 히파포린(hypaphorine), 베타인(betaine), 트리테르펜사포닌(triterpene saponin)으로 카로파낙스사포닌(kalopanaxsaponin) A·B·G·K, 페리칼프사포닌(pericarpsaponin) P13, 헤데라사포닌(hederasaponin) B, 픽토시드(pictoside) A가 함유되어 있고 리그난(lignan)으로 리리오덴드린(liriodendrin)이 함유되어 있으며 페놀 화합물(phenolic compound)로 코니페린

음나무 잎   음나무 꽃
음나무 열매   음나무 어린순

음나무 나무줄기와 가시 **음나무** 나무모양

(coniferin), 카로파낙신(kalopanaxin) A·B·C, 기타 포리아세치렌(polyacetylen) 화합물, 타닌(tannin), 플라보노이드(flavonoid), 쿠마린(coumarin), 글루코시드(glucoside), 알칼로이드(alkaloid)류, 정유, 유기산, 레신(resin), 전분 등이 함유되어 있다. 뿌리에는 다당류가 함유되어 있고 가수분해 후에 갈락투론산(galacturonic acid), 글루코스(glucose), 아라비노스(arabinose), 갈락토스(galactose), 글루칸(glucan), 펙틴(pectin)질이 함유되어 있다.

약리작용 ▶ 항균작용, 항염작용

용 도 ▶ 건축 및 가구재, 식용(어린순), 차용(잎), 약용(사지마비와 환부 치료약으로 사용)

효 능 ▶ 나무껍질에는 거풍습(祛風濕), 통경락(通經絡), 살충지양(殺蟲止痒), 뿌리에는 양혈산어(涼血散瘀), 거풍제습(祛風除濕), 해독(解毒)의 효능이 있다. 나무껍질은 한약명이 해동피(海桐皮)이며, 풍습을 제거하고 혈액순환을 원활하게 하며, 벌레를 죽이는 등의 효능이 있어 류머티즘에 의한 근육마비, 근육통, 관절염, 허리와 다리의 통증, 가려움증, 구내염 등을 치료한다. 또 항산화 작용과 항염, 항진균, 항종양, 혈당강하, 지질저하 작용 등이 있으며, 수렴, 진통약으로 쓴다. 뿌리 또는 뿌리껍질은 한약명이 해동수근(海桐樹根)이며, 혈액의 열을 내리고 어혈을 흩어지게 하며 풍습을 제거하는 등의 효능이 있어 장풍치혈(腸風痔血), 타박상, 류머티즘에 의한 골통 등을 치

음나무 나무줄기(채취품)

음나무 어린순(채취품)

료한다. 음나무 추출물은 HIV 증식 억제 활성으로 AIDS(후천성 면역 결핍증), 퇴행성 중추신경계 질환 등에 치료 효과가 있다.

약용법 ▶ 말린 나무껍질 4~14g을 물 1L에 넣고 반으로 줄 때까지 달여서 하루 2~3회로 나누어 마신다. 외용할 경우에는 짓찧거나 가루 낸 것을 기름에 개어 환부에 붙이거나

음나무 나무껍질(약재)

달인 액으로 환부를 씻는다. 말린 뿌리 9~15g을 물 1L에 넣고 반으로 줄 때까지 달여서 하루 2~3회로 나누어 마신다. 외용할 경우에는 짓찧어 환부에 붙인다.

주의사항 ▶ 비위가 허약하고 찬 사람이나 임산부는 복용에 주의한다.

음나무의 기능성 및 효능에 관한 특허자료

❖ **HIV 증식 억제 활성을 갖는 음나무 추출물 및 이를 유효성분으로 함유하는 AIDS 치료제**

본 발명은 HIV 억제 활성을 갖는 음나무 추출물 및 이를 유효성분으로 함유하는 AIDS 치료제에 관한 것이다. 본 발명의 음나무 추출물은 HIV 역전사효소 활성 억제, 프로테아제 활성 억제, 글루코시다제 활성 억제 및 HIV 증식 억제 활성이 뛰어나므로 AIDS를 치료하고 진행을 억제시키며 감염을 억제하는 데 유용하게 사용될 수 있다.
- 공개번호 : 10-2005-0045117, 특허권자 : 유영법·최승훈·심범상·안규석

❖ **음나무 추출물을 함유하는 퇴행성 중추신경계 질환 증상의 개선을 위한 기능성 식품**

본 발명은 음나무 추출물 및 음나무로부터 단리된 디하이드로디하이드로코니페릴 알코올(Dihydrodehydroconiferyl alcohol)을 함유함을 특징으로 하는 퇴행성 중추신경계 질환 증상 개선을 위한 기능성 식품에 관한 것이다.
- 공개번호 : 10-2005-0111258, 특허권자 : 충북대학교 산학협력단

익모초

Leonurus japonicus Houtt.

- **이 명** 임모초, 개방아, 육모초, 눈벨레기낭, 눈비애기쿨, 충자, 충위자
- **한약명** 익모초(益母草), 충위자(茺蔚子), 익모초자(益母草子), 익명(益明)
- **과 명** 꿀풀과(Labiatae)
- **식물명 유래** 한자 이름 '익모초(益母草)'에서 유래한 것으로, 여성(어머니)에게 유익한 풀이라는 뜻
- **식품원료 사용 가능 여부** 제한적 사용(지상부)

생육특성 익모초는 전국 각지에 분포하는 두해살이풀로, 들에서 자생하며 농가에서 약용작물로 재배하거나 관상용으로 재배하기도 한다. 높이는 1m 이상 자라고, 줄기가 곧게 서며 둔하게 사각이 지고 가지가 갈라진다. 흰색 털이 있어 전체가 흰빛을 띤 녹색으로 보인다. 잎은 마주나는데, 근생엽은 달걀상 원형이며 가장자리에 둔하게 팬 흔적이 있고 꽃이 필 때 없어진다. 줄기잎은 3개로 갈라지고 갈래조각은 깃꼴로 다시 2~3개로 갈라지며 톱니가 있다. 꽃은 7~8월에 홍자색으로 피며, 윗부분의 잎겨드랑이에 층층으로 달려 윤산꽃차례를 이룬다. 꽃받침은 종 모양이고 5개로 갈라지며, 꽃부리는 입술 모양이고 2갈래로 갈라지며 아랫입술은 다시 3개로 갈라진다. 열매는 넓은 달걀 모양의 분과로, 꽃받침 속에 들어 있으며 9~10월에 익는다. 종자는 약간 편

평하며 3개의 능각이 있어 단면이 삼각형처럼 보인다. 부인병을 치료하는 데 효과가 있어 익모초(益母草)라는 이름이 붙여졌다.

사용부위 및 채취시기 ▶ 지상부는 여름, 종자는 가을에 채취한다. 신선한 지상부를 쓸 때는 봄철에 싹이 났을 때부터 초여름에 꽃피기 전까지 채취한다. 지상부를 말려서 쓸 때는 여름철에 줄기와 잎이 무성하고 꽃이 아직 피지 않았거나 피기 시작했을 때 채취하여, 햇볕에 말리거나 길게 썰어 햇볕에 말린다. 종자는 열매가 잘 익었을 때 지상부를 베어, 햇볕에 말려 열매를 채취하고 이물질을 제거한다.

작용부위 ▶ 간, 심포, 방광에 작용한다.

성질과 맛 ▶ 성질이 약간 차고, 맛은 쓰고 매우며, 독성이 없다.

성 분 ▶ 리누린(leonurine), 스타키드린(stachydrine), 리누리딘(leonuridine), 리누리닌

익모초 잎

익모초 꽃

익모초 종자 결실

익모초 지상부(약재)

익모초 지상부

익모초 종자(약재)

(leonurinine), 루틴(rutin), 안식향산(benzoic acid), 라우릭산(lauric acid), 리놀렌산(linolenic acid), 푸마르산(fumaric acid), 올레산(oleic acid), 스테롤, 비타민 A, 아르기닌(arginine), 스타키오스(stachyose) 등이 함유되어 있다.

약리작용 ▶ 자궁흥분작용, 중추흥분작용, 이뇨작용, 항균작용, 혈소판응집저해작용, 항혈전작용, 면역증강작용

용도 ▶ 약용(지상부는 생리나 생리통과 산후 자궁수축 등 부인과 질환에 상용)

효능 ▶ 지상부에는 활혈조경(活血調經), 이뇨소종(利尿消腫), 청열해독(淸熱解毒), 종자에는 활혈조경(活血調經), 청간명목(淸肝明目)의 효능이 있다. 지상부는 혈액순환을 원활하게 하고 어혈을 제거하며, 월경을 조화롭게 하고 수기(水氣)를 없애는 효능이 있어, 월경통, 월경불순, 산후출혈, 어혈복통(瘀血腹痛), 붕루, 타박상, 소화불량, 급성 신염, 소변불리, 혈뇨, 식욕부진 등을 치료한다. 또한 혈압 강하, 이뇨, 진정, 진통 작용이 있다. 종자는 열을 내리고 풍을 제거하며 혈액순환을 원활하게 하는 효능이 있

익모초 무리

어, 월경불순, 대하, 산후 어혈복통, 간열두통(肝熱頭痛), 눈이 충혈되고 아픈 증상 등을 치료한다.

약용법 ▶ 지상부 말린 약재를 가루 내어 12~20g(말린 종자는 6~20g) 정도를 물 500mL에 넣고 끓기 시작하면 불을 약하게 줄여 반으로 줄 때까지 달여서 하루 2회로 나누어 마신다. 민간에서는 손발이 차고 월경이 고르지 못한 여성의 부인병을 치료하거나 대하증을 치료하는 데 이 방법을 썼다. 산후 배앓이에는 꽃이 필 무렵 채취한 지상부를 짓찧어서 즙을 내어 마시는데, 한 번에 익모초즙 한 숟가락에 술을 약간 섞어 하루 3회 마신다. 또한 여름에 더위를 먹고 토하면서 설사를 할 때에는 즙을 내어 한 번에 1~2숟가락씩 자주 마신다.

주의사항 ▶ 빈혈이 있거나 어혈이 없을 때, 월경량이 과다할 때, 동공이 확장된 사람에게는 사용을 금한다.

익모초의 기능성 및 효능에 관한 특허자료

❖ **익모초 추출물을 함유하는 고혈압의 예방 및 치료용 약학 조성물**

본 발명은 익모초 추출물을 함유하는 조성물에 관한 것으로, 본 발명의 익모초 추출물은 ACE(안지오텐신 전환효소)를 저해함으로써 안지오텐신 전환효소의 작용으로 발생하는 혈압상승을 효과적으로 억제할 뿐만 아니라, 인체에 대한 안전성이 높으므로, 이를 함유하는 조성물은 고혈압의 예방 및 치료용 약학 조성물 및 건강기능식품으로 유용하게 이용될 수 있다.

― 등록번호 : 10-0845338, 출원인 : 동국대학교 산학협력단

익모초주

적용 병증
- **방광허랭(膀胱虛冷)** : 방광이 튼튼하지 못하고 약하며 냉한 것을 말한다. 소주잔 1잔을 1회분으로 1일 2~3회씩, 15~20일 동안 음용한다.
- **두훈(頭暈)** : 머리가 찔끔찔끔하여 어지럽고 눈앞이 캄캄한 증상이다. 소주잔 1잔을 1회분으로 1일 2~3회씩, 4~7일 동안 음용한다.
- **추위 탈 때** : 그리 춥지 않은 날씨에 남들보다 몸이 몹시 떨리는 경우의 처방이다. 소주잔 1잔을 1회분으로 1일 2~3회씩, 4~6일 동안 음용한다.
- **기타 적응증** : 갑상선염, 구토, 맹장염, 생리통, 대하, 산후복통, 급성 신장병

만드는 방법
- 약효는 지상부나 종자에 있다. 지상부나 종자를 구입하여 물로 깨끗이 씻어 물기를 없앤 다음 지상부는 말려서 사용한다.
- 종자는 180g, 말린 지상부는 200g을 소주 3.6L에 넣고 밀봉한다.
- 종자는 10개월, 말린 지상부는 6개월 이상 숙성시켜 음용하며, 종자는 2년, 지상부는 1년 정도 숙성시킨 후에는 찌꺼기를 걸러내고 보관한다.

채취 및 구입 일반 약재상이나 약령시장에서 쉽게 구할 수 있다. 또는 농가에서 채취가 가능하다.

맛 맛은 맵고 쓰다. 백설탕 100g을 가미하여 사용할 수 있다.

익모초 지상부(약재)

주의사항
- 취급 중에 구리나 쇠붙이(철)의 접촉을 금한다.
- 본 약술을 음용하는 중에 고삼, 복령을 멀리하고, 폐가 약하거나 폐에 열이 있을 경우는 음용을 금한다.
- 장복해도 해롭지는 않으나 치유되는 대로 음용을 중단한다.

인동덩굴

Lonicera japonica Thunb.

- **이 명** 인동, 금은화, 능박나무, 털인동덩굴, 우단인동, 섬인동, 연동줄, 인동넝쿨
- **한약명** 인동등(忍冬藤), 금은화(金銀花), 인동(忍冬), 인동화(忍冬花)
- **과 명** 인동과(Caprifoliaceae)
- **식물명 유래** 한자 이름 '인동(忍冬)'에서 유래한 것으로, 잎과 줄기가 겨울에도 시들지 않고 푸르게 견디는 덩굴이라는 뜻
- **식품원료 사용 가능 여부** 제한적 사용(꽃봉오리, 잎 및 줄기)

생육특성 인동덩굴은 전국 각지에 분포하는 반상록활엽 덩굴성 관목으로, 산과 들의 양지바른 곳에서 자생한다. 곳에 따라 겨울에도 잎이 떨어지지 않기 때문에 인동이라고 한다. 덩굴줄기는 3m 내외로 뻗으며 오른쪽으로 다른 물체를 감아 올라간다. 일년생가지는 적갈색에 털이 빽빽이 나 있고 속은 비어 있다. 잎은 마주나고, 길이 3~8cm, 너비 1~3cm에 넓은 피침 모양 또는 긴 달걀 모양으로 잎끝이 뾰족하고 가장자리는 밋밋하다. 어린 대에 달린 잎은 깃처럼 갈라진다. 꽃은 6~7월에 피는데 1~2개씩 잎겨드랑이에 달리며, 처음에 흰색이었다가 3~4일이 지나면 노란색으로 변하므로 '금은화(金銀花)'라는 이름이 붙여졌다. 꽃부리는 입술 모양이고 끝이 5갈래로 그중 1개가 깊게 갈라져서 뒤로 젖혀지며 겉에 털이 빽빽이 나 있다. 열매

는 둥근 장과이며 9~10월에 검은색으로 익는다.

사용부위 및 채취시기 ▶ 덩굴줄기와 잎은 가을과 겨울에 채취하여, 햇볕에 말린다. 꽃봉오리는 꽃이 완전히 피기 전인 5~6월에 채취하여 바람이 잘 통하는 그늘에서 말린다.

작용부위 ▶ 심장, 폐, 위에 작용한다.

성질과 맛 ▶ 잎과 덩굴줄기, 꽃봉오리는 성질이 차고, 맛은 달다.

성 분 ▶ 잎과 덩굴줄기에는 로니세린(lonicerin), 루테올린(luteolin) 등의 플라보노이드류가 함유되어 있으며, 줄기에는 타닌(tannin), 알칼로이드(alkaloid)가 함유되어 있다. 그 외 클로로겐산(chlorogenic acid), 카페산(caffeic acid), 베노테르핀(venoterpine), 바닐산(vanillic acid), 로가닌(loganin), 세코실로가닌(secoxyloganin), 보겔로시드(vogeloside), 스코폴레틴(scopoletin), 베타-시토스테롤(β-sitosterol) 등도 함유되어 있다. 꽃봉오리

인동덩굴 잎

인동덩굴 열매

인동덩굴 꽃봉오리

인동덩굴 꽃

인동덩굴 나무모양

인동덩굴 꽃봉오리(약재)

인동덩굴 덩굴줄기(약재)

에는 정유, 리날룰(linalool), 피넨(pinene), 시트로넬롤(citronellol), 알파-테르피네올(α-terpineol), 카바크롤(carvacrol), 유게놀(eugenol), 루테올린(luteolin), 이노시톨(inositol), 로니세린, 사포닌 중에 헤데라게닌(hederagenin), 클로로게닌산(chlorogenic acid), 긴놀(ginnol), 아우로잔틴(auroxanthin) 등이 함유되어 있다.

▶ 약리작용 ▶ 항미생물작용, 항독작용, 항염·해열작용, 혈중지질저하작용, 중추흥분작용, 항균작용, 항염작용

▶ 용 도 ▶ 디자인용, 차용(줄기, 잎), 원예 및 조경용, 가구용, 약용(꽃은 맹장염, 간염, 장염에 사용, 잎은 종기, 화상, 류마티스 등에 사용, 인동물에 목욕하면 습창, 관절통, 타박상에 효과)

▶ 효 능 ▶ 잎 및 덩굴줄기에는 청열해독(淸熱解毒), 소풍통락(疏風通絡), 꽃봉오리에는 청열해독(淸熱解毒), 소산풍열(疏散風熱)의 효능이 있다. 덩굴줄기와 잎은 한약명이 인동등(忍冬藤)이며, 열을 내리고 경락을 소통시키며 독을 풀어주는 효능이 있고, 항균·

항진균 및 항바이러스 작용과 수렴, 이뇨 작용이 있어 감기몸살의 발열, 세균성 적리, 전염성 간염, 근골동통(筋骨疼痛), 종기, 부스럼 등을 치료한다. 꽃은 한약명이 금은화(金銀花)이며, 열을 내리고 독을 풀어주며, 몸속에 쌓인 풍열(風熱)을 흩어지게 하고 혈액을 맑게 하며 설사를 멎게 하는 효능 있어, 감기 발열, 혈리, 외상 감염, 종독, 치루, 귀밑샘염, 패혈증, 장염, 종기, 두드러기 등을 치료한다. 민간에서는 해독 작용

인동덩굴 뿌리(채취품)

이 강하고 이뇨와 미용 작용이 있다고 하여 차나 술을 만들기도 한다.

약용법 ▶ 말린 덩굴줄기와 잎 10~40g을 물 1L에 넣어 반으로 줄 때까지 달여서 하루 2~3회로 나누어 마신다. 외용할 경우에는 달인 액으로 환부를 씻거나 달인 액을 졸여서 고(膏)로 만들어 환부에 붙이거나 가루 내어 기름에 섞어서 환부에 바른다. 말린 꽃봉오리 8~20g을 물 1L에 넣고 반으로 줄 때까지 달여서 하루 2~3회로 나누어 마신다.

주의사항 ▶ 비위가 허약하고 찬 사람은 복용에 주의한다.

인동덩굴의 기능성 및 효능에 관한 특허자료

❖ **성장호르몬 분비 촉진 활성이 뛰어난 인동 추출물, 이의 제조 방법 및 용도**
본 발명의 인동초 추출물은 강력한 성장호르몬 분비 촉진 활성을 나타냄은 물론 천연 약재로서 안전성이 확보되어 있으므로 성장호르몬 분비 촉진제용 의약품, 화장품 및 식품 등으로 유용하게 사용될 수 있다.
- 공개번호 : 10-2005-0005633, 출원인 : (주)엠디바이오알파

❖ **자외선에 의한 세포 변이 억제 효과를 갖는 인동 추출물을 포함하는 조성물**
본 발명에서는 인동을 이용하여 자외선에 의한 세포 손상 또는 세포 변이에 따른 질환을 방지, 억제할 수 있는 추출물 및 그 추출 방법을 제안한다. 본 발명에 따라 얻어진 인동 추출물은 예를 들어 자외선 노출로 인한 세포 계획사(apoptosis), 세포막 변이, 세포분열 정지, DNA 변이와 같은 핵 성분의 파괴 등을 억제할 수 있음을 확인하였다.
- 공개번호 : 10-2009-0001237, 출원인 : 순천대학교 산학협력단

인동주

적용 병증

- **충수염(蟲垂炎)** : 맹장염과 같은 말이다. 막창자(맹장)의 아래 끝에 붙어 있는 가느다란 관 모양의 돌기에 염증이 생겨, 오른쪽 아랫배에 심한 통증이 있고, 발열, 메스꺼움, 구토 등의 증상이 나타난다. 만성의 경우에는 소주잔 1잔을 1회분으로 1일 1~2회씩, 7~10일 동안 음용한다.
- **방광염(膀胱炎)** : 방광 점막에 염증이 생기는 병증으로, 소변이 자주 마렵고 요도에 통증이 느껴진다. 소주잔 1잔을 1회분으로 1일 1~2회씩, 5~10일 동안 음용한다.
- **혈변(血便)** : 대변에 혈액이 묻어 나오는 병증으로, 소장과 대장 또는 항문 질환 등으로 발전한다. 소주잔 1잔을 1회분으로 1일 1~2회씩, 5~7일 동안 음용한다.
- **기타 적응증** : 타박상, 관절통, 근골통, 더위로 인한 발진, 귀밑샘염, 매독, 통풍

만드는 방법

- 약효는 잎과 줄기에 있다. 잎과 줄기를 깨끗이 씻어 그늘에서 말린다.
- 말린 잎과 줄기 200g을 소주 3.6L에 넣고 밀봉한다.
- 4~6개월간 숙성시켜 음용하며, 18개월 정도 숙성시킨 후에는 찌꺼기를 걸러내고 보관한다.

채취 및 구입 약재상에서 구입할 수 있다.

맛 맛은 쓰고 떫다. 흑설탕을 100g 정도 첨가할 수 있다.

주의사항
- 본 약술을 음용하는 중에 가려야 하는 음식은 없다.
- 치유되는 대로 음용을 중단한다.

인동덩굴 덩굴줄기(약재)

인동덩굴

일본목련

Magnolia obovata Thunb.

이 명	떡갈후박, 왕후박, 황목련, 후박나무
한약명	후박(厚朴), 적박(赤朴), 천박(川朴), 후피(厚皮), 중피(重皮)
과 명	목련과(Magnoliaceae)
식물명 유래	일본 원산의 목련이라는 뜻
식품원료 사용 가능 여부	식품원료 목록에 없음

생육특성 일본목련은 일본 원산의 낙엽활엽교목으로, '향목련'이라고도 한다. 원산지에서는 높이 20m, 지름 1m 정도 자라고, 관상 가치가 있어 정원이나 공원에 심는다. 해가 잘 들고 표토가 깊고 배수가 잘 되는 비옥한 땅을 좋아한다. 가지가 굵고 엉성하며 나무껍질은 연한 회색이다. 잎은 어긋나지만 가지 끝에서는 모여달린 것 같고, 길이 20~40cm, 너비 13~25cm에 거꿀달걀상 긴 타원형으로 끝이 뾰족하고 가장자리는 밋밋하다. 잎의 표면에는 털이 없고 뒷면에는 흰색 잔털이 있다. 꽃은 5~6월에 연한 노란빛이 도는 유백색으로 피는데, 가지 끝에 1개씩 위를 향하여 달리고 지름이 15cm 정도이며 향기가 강하다. 꽃잎은 6~9개이고 거꿀달걀 모양이며 약간 육질이다. 열매는 길이 15cm 내외의 타원형으로 구과처럼 생겼고, 10월에 홍자색으로 익는다. 종자

는 골돌 속에 2개씩 들어 있고 익으면 벌어져서 흰색 실에 매달린다. 열매 말린 것을 후박과 또는 후박실이라 하며 독특한 향기가 있다.

사용부위 및 채취시기 ▶ 나무껍질을 4~6월에 채취하여, 끓는 물에 살짝 삶은 뒤 그늘지고 습윤한 곳에 쌓아두어 내표면이 자갈색이나 갈색으로 변할 때까지 말린 다음 습기를 먹어 부드러워지면 꺼내어 통 모양으로 말아서 말린다.

작용부위 ▶ 비장, 위, 폐, 대장에 작용한다.

성질과 맛 ▶ 성질이 따뜻하고, 맛은 쓰고 맵다.

일본목련 잎 / 일본목련 꽃

일본목련 열매

일본목련 나무줄기

일본목련 일본목련 잎(좌)은 목련 잎(우)보다 2~3배 크다.

성 분 ▶ 정유의 주성분은 유데스몰(eudesmol), 그 외 알파-피넨(α-pinene), 베타-피넨(β-pinene), p-시멘(p-cymene), 캄펜(camphene), 리모넨(limonene), 리날롤(linalool), 보르닐아세테이트(bornyl aceyate), 알파-코파엔(α-copaene), 엘레몰(elemol), 구아이올(guaiol), 베타-구아이엔(β-guaiene) 등과 디페닐(diphenyl) 화합물로서는 마그놀롤(magnolol), 이소마그놀롤(isomagnolol), 호노키올(honokiol), 테트라하이드로마그놀롤(tetrahydromagnolol) 등, 알카로이드(alkaloid)로서 마그노큐라린(magnocurarine), 마그노플로린(magnoflorin) 등, 그 외 시나픽알데하이드(sinapic aldehyde), 베타-시토스테롤(β-sitosterol), 마그나트리올(magnatriol) B 등을 함유한다.

약리작용 ▶ 혈압강하작용, 근육이완작용, 항궤양작용, 중추억제작용, 위액분비 억제작용, 십이지장경련 억제작용, 항미생물작용, 항종양작용

용 도 ▶ 약용(나무껍질은 소화, 해수, 천식에 사용하고, 항균작용)

효 능 ▶ 나무껍질에 조습소담(燥濕消痰), 하기제만(下氣除滿)의 효능이 있다. 중초를 따뜻하게 하여 기를 내리고 위를 튼튼하게 하며, 담을 제거하고 소변이 잘 나가게 하는 등의 효능이 있어 소화불량, 복통, 설사, 구토, 해수, 천식 등을 치료한다. 또한 위

일본목련 열매(채취품)

일본목련 나무껍질(약재)

일본목련 나무모양

염, 위경련, 기침이 나고 숨이 찬 데, 기관지염, 기관지천식 등에 쓴다.

약용법 ▶ 말린 나무껍질 4~12g을 물 1L에 넣고 반으로 줄 때까지 달여서 하루 2~3회로 나누어 마신다. 가루나 환으로 만들어 복용하기도 한다.

주의사항 ▶ 임산부는 복용에 주의해야 하며, 택사, 초석, 한수석과는 함께 배합하지 않는다.

일본목련의 기능성 및 효능에 관한 특허자료

❖ **일본 목련 추출물을 유효성분으로 함유하는 불안장애의 예방 또는 치료용 약학적 조성물**

본 발명은 일본 목련 추출물을 유효성분으로 함유하는 불안장애의 예방 또는 치료용 약학적 조성물에 관한 것이다. 구체적으로, 본 발명의 일본 목련 추출물은 세포 수준에서 염증성 마커 및 전염증성 사이토카인의 발현을 억제할뿐만 아니라, 마우스 동물 모델에서 농도 의존적으로 항불안 활성을 나타내고, 전염증성 사이토카인 및 신경염증 관련 단백질의 발현을 억제하는 반면 세로토닌의 발현을 촉진하며, 세포독성이나 근육 이완의 부작용이 나타내지 않으므로써, 상기 일본 목련 추출물은 불안장애의 예방, 개선 또는 치료 용도로 유용하게 사용될 수 있다.

- 공개번호 : 10-2022-0030235, 출원인 : 충북대학교 산학협력단

작약

Paeonia lactiflora Pall.

이 명	함박꽃, 함박초, 자약, 모과작약
한약명	작약(芍藥), 적작약(赤芍藥), 백작약(白芍藥), 금작약(金芍藥)
과 명	작약과(Paeoniaceae)
식물명 유래	한자 이름 '작약(芍藥)'에서 유래한 것으로, 이시진의 《본초강목》에서는 '작약(婥約)'이라고도 하는데 꽃이 아름답고 보기 좋다는 뜻
식품원료 사용 가능 여부	제한적 사용(뿌리)

생육특성 작약은 중국 원산의 여러해살이풀로, 꽃이 아름답기 때문에 약용 재배뿐만 아니라 관상용으로 화분 재배도 많이 하고 있다. 깊은 산속의 수림 밑에서 나고, 추운지방보다 따뜻한 곳에서 잘 자란다. 높이는 50~80cm이고, 줄기는 한 포기에서 여러 개가 나와 곧게 서며, 뿌리는 방추형으로 굵고 길다. 잎은 어긋나고 밑부분의 것은 2회 3출겹잎이다. 작은잎은 피침 모양 또는 달걀 모양이나 때로는 2~3개로 갈라지며, 양면에 털이 없고 가장자리가 밋밋하다. 잎의 표면은 짙은 녹색이고 잎맥과 잎자루는 붉은색을 띤다. 윗부분의 것은 3출겹잎 또는 홑잎이며, 표면에 광택이 있고 가장자리가 밋밋하다. 꽃은 5~6월에 흰색 또는 적색으로 피는데, 원줄기 끝에 지름 10cm 정도의 큰 꽃이 1송이씩 달린다. 꽃의 생김새가 모란과 비슷하나 꽃잎이

10~13장으로 더 많고 꽃 피는 시기도 모란보다 조금 늦어 모란과 쉽게 구별할 수 있다. 열매는 달걀 모양의 골돌과로 끝이 갈고리 모양으로 굽으며, 8월 중순경에 익으면 복봉선으로 갈라져서 둥근 종자가 나온다. 흰색 꽃이 피는 것을 백작약(白芍藥), 적색 꽃이 피는 것을 적작약(赤芍藥)이라 하고 있으나 이는 정확하지 않다(백작약 기원의 꽃이 붉은색인 것도 있음). 또는 작약을 끓는 물에 잠깐 삶은 후 뿌리껍질을 벗기고 말린 것을 백작약(白芍藥), 뿌리껍질을 그대로 말린 것을 적작약(赤芍藥)이라 구분하기도 한다. 현재 우리나라, 중국, 일본 등 주요 작약 재배국의 농가에서는 대개 *Paeonia lactiflora* Pall.을 재배하고 있으며, *Paeonia japonica* Miyabe et Takeda를 비롯하여 백작약

작약 꽃(흰색)

작약 꽃(붉은색)

기원의 작약은 그 수량성이 너무 낮아서 농가에서 재배를 하지 않고 있는 실정이다.

사용부위 및 채취시기 ▶ 이른 봄 또는 가을에 뿌리를 채취하여 물에 씻은 다음 잔뿌리를 제거하고 햇볕에 말린다.

작용부위 ▶ 간, 비장에 작용한다.

성질과 맛 ▶ 성질이 약간 차고, 맛은 쓰고 시다.

성 분 ▶ 뿌리에는 파에오니플로린(paeoniflorin), 파에오놀(paeonol), 파에오닌(paeonin), 알비플로린(albiflorin), 벤조일파에오니플로린(benozoylpaeonifloin), 안식향산(benzoic acid), 아스파라긴, 지방유, 타닌(tannin), 갈로타닌(gallotannin), 베타-시토스테

작약 잎

작약 꽃봉오리

작약 종자 결실

작약 뿌리(채취품)

롤(β-sitosterol), 수크로즈(sucrose), 정유, 수산칼슘, 전분, 단백질, 수지 등이 함유되어 있다.

약리작용 ▶ 중추억제작용, 진경작용(경련억제), 항염작용, 항궤양작용, 면역증강작용, 항균작용, 간보호작용, 해독작용, 항종양작용, 항암작용

용 도 ▶ 원예 및 조경용, 약용(뿌리는 위, 십이지장궤양에 효과)

효 능 ▶ 백작약에는 양혈조경(養血調經), 염음지한(斂陰止汗), 유간지통(柔肝止痛), 평억간양(平抑肝陽), 적작약에는 청열양혈(淸熱凉血), 산어지통(散瘀止痛)의 효능이 있다. 통증과 경련을 멎게 하고 열을 내리며, 혈액을 생성하고 땀을 그치게 하며 소변이 잘 나가게 하는 등의 효능이 있어, 두통, 치통, 복통, 위통, 설사복통, 식은땀을 흘리는 증상, 신체허약증, 월경불순, 월경이 멈추지 않는 증상, 대하증 등의 치료에 사용한다.

약용법 ▶ 말린 뿌리와 감초를 1회 3~5g씩, 300mL의 물에 넣고 약한 불에서 반으로 달여 아침저녁 식후에 2주일 정도 마신다. 가루 내어 복용하면 위경련과 신경통 치료

작약 지상부

작약 무리

에 좋고 당귀를 배합하면 효과가 좋다. 작약은 부인병에 쓰는 사물탕(四物湯)에 천궁, 당귀, 숙지황과 함께 기본으로 들어간다. 집 안 베란다에서 키우면서 복통, 설사 등의 경련성 동통에 바로 채취하여 사용할 수 있다.

주의사항 성질이 차므로 위나 장이 냉한 사람의 복통, 설사에는 주의한다. 여로(藜蘆)와 함께 사용하면 안 된다.

작약 뿌리(약재)

작약의 기능성 및 효능에 관한 특허자료

❖ **작약 추출물의 유산균 발효물을 유효성분으로 포함하는 항비만 조성물**

본 발명은 작약 추출물의 유산균 발효물을 유효성분으로 포함하는 항비만 조성물에 관한 것으로, 보다 상세하게는 작약 추출물의 유산균 발효물을 유효성분으로 함유하는 비만, 지방간 및 이상지질혈증으로 이루어진 군에서 선택된 1종 이상의 질환 예방 또는 치료용 약학적 조성물, 식품 조성물에 관한 것이다. 본 발명의 작약 추출물 유산균 발효물은 지질을 분해하여 소화 및 흡수를 촉진하는 리파아제(lipase) 저해 활성이 매우 우수하고, 천연 소재인 작약과 김치 유래의 유산균을 사용하여 인체에 부작용이 없으므로, 비만, 지방간 및/또는 이상지질혈증의 예방, 개선 또는 치료용 식품 및 의약품에 유용하게 활용될 수 있을 것으로 기대된다.

- 공개번호 : 10-2021-0147975, 출원인 : 한국생명공학연구원

잔대

Adenophora triphylla (Thunb.) A.DC. var. *japonica* (Regel) H.Hara

이 명	갯딱주, 가는잎딱주, 층층잔대, 딱주, 운엽사삼, 잔디, 잔다구뿌리
한약명	사삼(沙蔘), 남사삼(南沙蔘), 사엽사삼(四葉沙蔘), 지모(知母)
과 명	초롱꽃과(Campanulaceae)
식물명 유래	옛 이름 '잔다괴'에서 유래한 것으로, '잔(가늘고 작은)'과 '다(대나무 또는 작대기)'와 '괴(명사화 접미사)'의 합성어로, 가늘게 자라는 작대기 같다는 뜻 또는 자잘한 대가 촘촘히 올라온다는 뜻
식품원료 사용 가능 여부	가능(뿌리, 순)

생육특성 잔대는 전국 각지에 분포하는 여러해살이풀로, 산과 들에서 자생하며 높이 40~120cm로 자란다. 줄기가 곧게 서고 전체에 잔털이 있으며, 뿌리는 굵고 도라지처럼 엷은 황백색을 띤다. 뿌리의 질은 가볍고 절단하기 쉬우며, 절단면은 유백색을 띠고 빈틈이 많다. 근생엽은 잎자루가 길고 거의 원형이며 꽃이 필 무렵 말라 죽는다. 줄기잎은 3~5개가 돌려나거나 마주나기 또는 어긋나기하며, 길이 4~8cm, 너비 0.5~4cm에 긴 타원형, 달걀상 타원형, 피침 모양 또는 넓은 줄 모양으로 양끝이 좁고 가장자리에 톱니가 있다. 꽃은 7~9월에 하늘색이나 보라색으로 피는데, 길이 1.5~2cm의 종 모양 꽃이 원줄기 끝에 엉성한 원추꽃차례를 이루며 달린다. 열매는 삭과이며 꽃받침이 달린 채로 익어 술잔 비슷한 모양이고 10월경에 익으면 능선 사이

에서 터진다. 갈색 씨방에는 먼지 같은 작은 종자들이 많이 들어 있다. 대표적인 산나물의 하나로 '딱주'라 부르기도 한다.

사용부위 및 채취시기 ▶ 뿌리를 봄과 가을에 채취한다. 수염뿌리와 코르크를 제거한 후 씻어서 말린다.

작용부위 ▶ 폐, 위에 작용한다.

성질과 맛 ▶ 성질이 약간 차고, 맛은 달며, 독성이 없다.

성 분 ▶ 트리테르페노이드사포닌(triterpenoid saponin)과 전분, 시토스테롤(sitosterol), 타락세론(taraxerone), 옥타코사노익산(octacosanoic acid) 등이 함유되어 있다.

약리작용 ▶ 면역증강작용, 거담작용, 항균작용, 강심작용

용 도 ▶ 식용(어린순, 뿌리), 약용(뿌리는 감기나 폐질환의 거담제로 사용)

효 능 ▶ 뿌리에 양음청폐(養陰淸肺), 익위생진(益胃生津), 화담(化痰), 익기(益氣)의 효능이 있다. 원기를 왕성하게 하고 폐를 깨끗하게 하여 기침 가래를 멎게 하며, 열을 내리고 종기를 가라앉히는 등의 효능이 있어 해수, 폐결핵성 해수, 옹종(종기) 등을 치

잔대 잎

잔대 꽃봉오리와 꽃

잔대 종자 결실

잔대 뿌리(채취품)

잔대 꽃(채취품)

잔대 뿌리(약재)

료한다. 특히 각종 독성을 해독하는 효능이 뛰어나고 자궁 수축 기능이 있어 출산 후 회복기의 산모에게 매우 유용하다.

약용법 ▶ 말린 뿌리 9~20g을 물 1L에 넣어 끓기 시작하면 불을 약하게 줄여 1/3로 줄 때까지 달여서 하루 2~3회로 나누어 마신다. 환이나 가루로 만들어 복용하기도 한다. 민간에서는 주로 독성을 제거하는 데 썼으며, 산후조리에는 다음의 방법으로 약용하였다. 말린 뿌리 100~150g을 대추 100g과 함께 푹 달인 다음 삼베에 거른 것에, 잘 익은 늙은 호박의 속을 작게 토막 내어 넣고 푹 삶아 다시 삼베에 거른다. 여기에 막걸리 1병을 넣고 끓여서 하루 2~3회 한 대접씩 먹으면 산후 부기를 빼주고 자궁 수축 효과가 있어 산모의 산후 회복에 도움을 준다.

주의사항 성미가 달고 차므로 풍사와 한사로 인하여 기침을 하는 경우나 비위가 허하고 찬 경우에는 적당하지 않다. 여로(藜蘆)는 배합 금기이다.

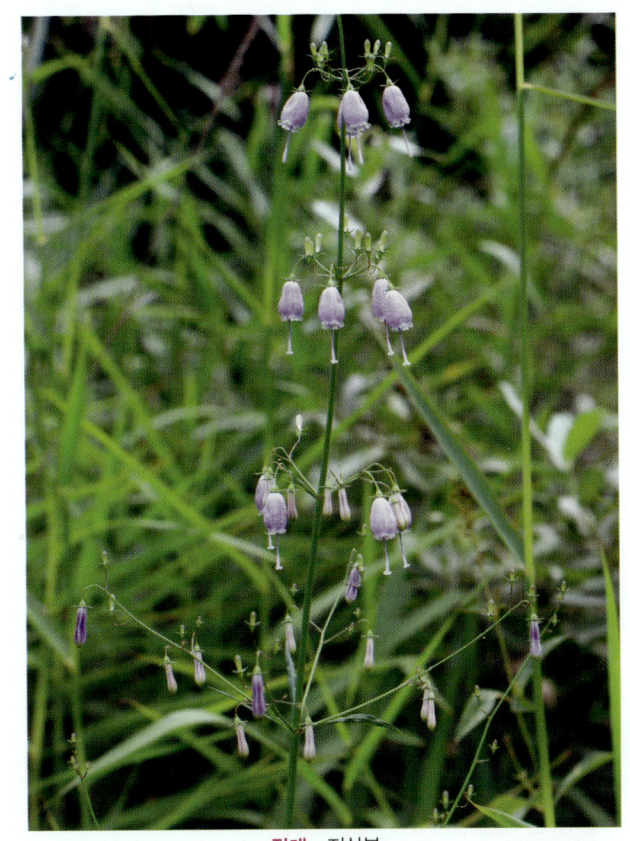

잔대 지상부

잔대의 기능성 및 효능에 관한 특허자료

❖ **잔대로부터 추출된 콜레스테롤 생성 저해 조성물**

본 발명은 잔대의 에탄올 추출물을 유효성분을 포함하는 콜레스테롤 생성 저해기능을 갖는 조성물 및 그 제조방법에 관한 것으로, 잔대의 유효성분이 콜레스테롤 생합성 과정 중 후반부 경로에 관여하는 효소를 특이적으로 저해하는 것을 특징으로 한다. 이러한 본 발명은 현재 가장 많이 복용되는 스타틴(statin)계 약물이 콜레스테롤 생합성 전반부에 작용하면서 부작용을 동반하고 있는 것과는 달리 콜레스테롤 생합성 후반부에 작용함으로써 부작용이 적은 치료제나 건강식품의 성분으로써 유용하게 사용될 수 있다.

− 공개번호 : 10-2003-0013482, 출원인 : (주)한국야쿠르트

잔대주

적용 병증

- **경련증(痙攣症)** : 전신 또는 신체 일부의 근육이 자신의 의사와는 관계없이 급격히 수축하는 현상이다. 소주잔 1잔을 1회분으로 1일 3~4회씩, 8~10일 동안 음용한다.
- **한열왕래(寒熱往來)** : 병을 앓는 중에 추운 기운과 더운 기운이 번갈아 나타나는 증상이다. 소주잔 1잔을 1회분으로 1일 3~4회씩, 5~6일 동안 음용한다.
- **자양강장(滋養强壯)** : 몸에 영양분을 공급하여 영양불량이나 허약함을 개선하고 오장(五臟)의 기운을 튼튼하게 하는 일로, 특히 병후 쇠약해진 경우에 원기를 북돋우기 위한 처방이다. 소주잔 1잔을 1회분으로 1일 2~3회씩, 20~25일 동안 음용한다.
- **기타 적응증** : 보폐기, 거담, 해수

만드는 방법

- 약효는 뿌리나 꽃에 있다. 뿌리는 수시, 꽃은 7~9월 개화기에 구입하거나 채취하여 물로 깨끗이 씻고 물기를 없앤 다음 그대로 사용한다.
- 생뿌리는 230g, 생꽃은 200g을 소주 3.6L에 넣고 밀봉한다.
- 뿌리는 8개월, 꽃은 3개월 이상 숙성시켜 음용한다. 뿌리는 그대로 보관하고, 꽃은 8개월 정도 숙성시킨 후에는 찌꺼기를 걸러내고 보관한다.

채취 및 구입 일반 시장이나 약재상에서 소량으로 구입할 수 있다.

맛 맛은 달다. 꿀을 100g 정도 가미하여 사용할 수 있다.

주의사항
- 본 약술을 음용하는 중에 가려야 하는 음식은 없다.
- 여러 날(20일 이상) 장복하여도 무방하다.

잔대 뿌리(약재)

잣나무

Pinus koraiensis Siebold & Zucc.

- **이 명** 홍송, 오엽송, 오립송
- **한약명** 해송자(海松子), 송자(松子), 송자인(松子仁)
- **과 명** 소나무과(Pinaceae)
- **식물명 유래** '잣'과 '나무'의 합성어로, 뾰족하다는 뜻 또는 먹을 수 있는 자원으로 '젖'과 같은 어원이라는 뜻
- **식품원료 사용 가능 여부** 가능 (잎, 씨앗)

생육특성 잣나무는 전국 각지에 분포하는 상록침엽교목으로, 해발고도 1,000m 이상에서 자란다. 높이가 30m, 줄기의 지름은 1m에 달하고, 나무껍질은 흑갈색이며 비늘 모양으로 갈라져 불규칙하게 떨어진다. 원뿌리와 잔뿌리 모두 왕성하다. 잎은 바늘 모양으로 짧은 가지 끝에 5개씩 모여나고 3개의 능선이 있으며, 양면에 흰색의 기공선이 5~6줄씩 있고 가장자리에 잔톱니가 드물게 있다. 꽃은 4~5월에 암수한그루로 피는데, 수꽃이삭은 황색으로 새가지 밑에 달리며, 암꽃이삭은 연한 홍자색으로 새가지 끝에 달린다. 열매는 길이 12~15cm, 지름 6~8cm에 긴 달걀 모양의 구과(毬果)이며 10~11월에 결실한다. 열매 속의 종자는 달걀상 삼각형으로 날개가 없고 양면에 얇은 막이 있으며, 다음 해 9~10월에 익으며 한 구에 약 100개의 잣이 생산된다. 소나무의

목재 색깔이 흰색을 띠는 데 반하여 잣나무는 붉은 황색을 많이 띠므로 일명 홍송이라고도 한다. 또 소나무는 잎이 2개씩 달려있는 2엽송인데 반하여 잣나무는 잎이 5개씩 달려있는 5엽송이다.

사용부위 및 채취시기 ▶ 가을에 잣송이를 따서 약하게 두드려 종자를 채취하여 말린다.

작용부위 ▶ 간, 폐, 위, 대장에 작용한다.

성질과 맛 ▶ 성질이 약간 따뜻하고, 맛은 달며, 독성이 없다.

성 분 ▶ 종자에는 지방유, 단백질, 아브시스산(abscisic acid), 리놀레산(linoleic acid), 옥타데카디에노산(octadecadienoic acid), 옥타데카트리에노산(octadecatrienoic acid), 에이코사트리에노산(eicosatrienoic acid) 등이 함유되어 있다.

약리작용 ▶ 동맥경화 억제작용

용 도 ▶ 식용, 가구용, 술용, 원예 및 조경용, 약용(열매는 관절염, 마른기침, 변비 등에 사용)

잣나무 잎과 수꽃

잣나무 나무줄기

잣나무 열매(채취품)

잣나무 열매와 씨앗(채취품)

효능 ▶ 종자에 윤조(潤燥), 양혈(養血), 거풍(祛風)의 효능이 있다. 종자는 한약명이 해송자(海松子)이며, 몸에 영양을 공급하여 체질을 건강하게 하고 기를 보하며, 혈액의 열을 식히고 폐와 장을 윤활하게 하며 풍을 제거하는 등의 효능이 있어 풍병과 비병, 어지럼증, 마른기침, 토혈, 변비 등을 치료한다. 잎 추출물은 혈중 콜레스테롤을 내려주고 당뇨의 예방과 치료에 효과적이다.

잣나무 종자(약재)

약용법 ▶ 말린 종자 10~15g을 물 1L에 넣고 반으로 줄 때까지 달여서 하루 2~3회로 나누어 마신다.

주의사항 ▶ 변이 묽고 설사를 자주 하거나 담음체질인 사람은 복용에 주의한다.

잣나무의 기능성 및 효능에 관한 특허자료

❖ **잣나무 잎 추출물을 유효성분으로 함유하는 혈중 콜레스테롤 강하용 조성물**

본 발명은 혈당 그리고 콜레스테롤을 조절하는 데 있어서의 잣나무 잎 추출물의 용도 및 이용 방법에 관한 것이다. 본 발명에 따른 추출물은 췌장세포에서 인슐린 분비 결핍으로 인한 체중 감소를 억제하며 혈당을 강하할 뿐만 아니라, 혈중 콜레스테롤 수준을 낮추며 지질 대사를 개선하고 신장 기능 저하를 억제하며 탁월한 항당뇨효과를 나타낸다. 따라서 안전한 치료제, 건강식품, 건강기능식품 및 식품 원료물질로 제조될 수 있다.

- 공개번호 : 10-2012-0074269, 출원인 : (주)메테르젠

저령

Polyporus umbellatus (Pers.) Fr.

- **한약명** 저령(豬苓), 축령(豕零), 가저시(猳猪屎), 지오도(地烏桃)
- **과 명** 구멍장이버섯과(Polyporaceae)
- **식물명 유래** 한자 이름 '저령(豬苓)'에서 유래한 것으로, 색깔과 모양이 돼지[猪]의 똥과 비슷하게 생기고 신령[苓]스럽다는 뜻
- **식품원료 사용 가능 여부** 가능(균핵)

생육특성 활엽수림의 오리나무, 참나무과의 살아 있는 뿌리에 달라붙어 형성되는 균류이다. 균핵은 불규칙한 덩어리 모양으로 생강과 비슷하고, 표면이 울퉁불퉁하며 겉껍질은 흑갈색, 단면은 흰색이 도는 담갈색이다. 균핵은 높이 10~20cm, 지름 12~20cm에 전체적으로 복잡하게 가지를 친 대와 갓으로 되어 있다. 대는 밑동에서 가지가 서너 번 갈라지며 각 가지 끝에서 갓이 퍼지는데, 갓은 표면이 누런 흰색 또는 누런 갈색이고 지름 1~4cm에 둥근 깔때기 모양이다. 갓 아랫면의 관공은 자루에 내려붙고, 홀씨는 긴 타원형이며 한쪽 끝이 뾰족하고 밋밋하다.

사용부위 및 채취시기 균핵을 봄과 가을에 채취하여, 물에 씻은 다음 흙모래를 제거하고 햇볕에 말린다.

저령 균핵(채취품)

작용부위 ▶ 신장, 방광에 작용한다.

성질과 맛 ▶ 성질이 평(平)하고, 맛은 달고 담담하다.

성 분 ▶ 다당류로서 글루칸(glucan) 등이 있고, 스테로이드(steroid)로서는 에르고스테롤(ergosterol) 등이며, 폴리포루스테론(polyporusterone), 유기산으로서 알파-하이드록시테트라코산(α-hydroxytetracosanic acid) 등이다. 그 외 비오틴(biotin), D-만노스(D-mannose), D-갈락토스(D-galactose), D-글루코스(D-glucose) 등을 함유하고 있다.

저령 균핵(약재)

약리작용 ▶ 이뇨작용, 면역증강작용, 항암작용, 간보호작용, 항균작용

효 능 ▶ 균핵에 이수삼습(利水渗濕)의 효능이 있다. 열을 내리고 갈증을 멎게 하며, 소변이 잘 나가게 하고 종양을 삭이는 등의 효능이 있어, 각종 신장질환, 신염, 소변불리, 빈뇨, 급성요도염, 각기(脚氣), 백대하, 부종, 간경화, 설사, 입안이 마르는 증상 등을 치료한다.

약용법 ▶ 말린 저령 8~16g을 물 1L에 넣고 반으로 줄 때까지 달여서 하루 2~3회로 나누어 마신다. 환이나 가루로 만들어 복용하기도 한다.

주의사항 ▶ 저령은 복령(茯苓)과 비슷하게 이수삼습(利水渗濕)의 효능이 있지만, 복령의 보익(補益)작용이 없어 많은 양을 복용하면 신기(腎氣)를 손상시킬 우려가 있으므로 장기복용을 금하며, 수습(水濕)이 없는 경우에는 사용할 수 없다.

저령의 기능성 및 효능에 관한 특허자료

❖ **저령버섯으로부터 약리학적 활성다당체(베타-글루칸)분획 추출**

본 발명은 저령버섯(*Polyporus umbellatus*) 자실체로부터 약리학적 활성 다당체(β-glucan 포함)분획을 추출하여 분자량 범위를 설정하였다.

－ 공개번호 : 특2001-0108709, 출원인 : 이용규

전나무

Abies holophylla Maxim.

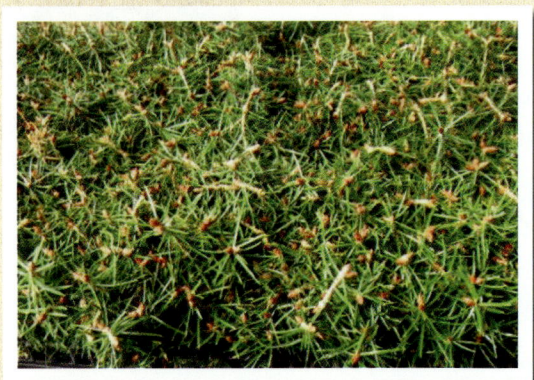

이 명	저수리, 젓나무
한약명	삼송(杉松), 종목(樅木), 백송(白松)
과 명	소나무과(Pinaceae)
식물명 유래	옛 이름 '젓나모'에서 유래한 것으로, 상처가 나면 흰 젓(젖)이 나오는 나무라는 뜻 또는 가지와 잎이 퍼져 납작해 음식 전과 같이 착착 포갤 수 있는 나무라는 뜻
식품원료 사용 가능 여부	식품원료 목록에 없음

생육특성 전나무는 전국 각지에 분포하는 상록침엽교목으로, 해발 1,000m 이상의 깊은 산지에서 자라는 고산식물이며 흔히 멋진 경관을 위한 풍치수로 심는다. 줄기는 높이 40m, 지름 1.5m에 달하며, 나무껍질은 암갈색으로 거칠고 갈라지며 작은 가지는 회갈색에 털이 없거나 간혹 있고 얕은 홈이 있다. 뿌리는 지표면 가까이에 퍼져 있다. 겨울눈은 달걀 모양이고 털이 없으나 수지가 약간 있다. 잎은 나선상 배열하며 길이 4cm, 너비 0.2cm로 줄 모양으로 끝이 뾰족하고 뒷면에 흰색 기공선이 있다. 꽃은 양성화로 4월 하순경에 피는데, 수꽃이삭은 길이 0.15cm에 원통형으로 황록색이고, 암꽃이삭은 2~3개가 인접하여 달리며 길이 3.5cm에 긴 타원형이다. 열매는 길이 10~12cm, 지름 3.5cm 정도에 원통형의 구과(毬果)이며 10월에 익는다. 종자는 달걀

상 삼각형에 연한 갈색이고 날개가 있다. 우리나라에 원래부터 있었던 전나무는 추운 지방을 좋아하는데, 주로 이북의 고산지대와 고원지대에 자라고 있다. 남쪽지방에는 일본 전나무가 심어지는데 일본에서 건너온 이 나무는 따뜻한 곳을 좋아한다. 전나무는 국내 산지 1,000m 이상에서 자라며 분비나무나 구상나무와 비교하여 수피가 거칠고 잎끝이 뾰족하며, 구과의 포는 밖으로 나오지 않는다. 전국적으로 조경수 및 가로수 등으로 널리 식재되고 있다.

사용부위 및 채취시기 ▶ 잎은 봄부터 가을에, 뿌리껍질은 연중 수시로 채취한다.

작용부위 ▶ 간, 신장에 작용한다.

전나무 새잎 전나무 잎
전나무 열매 전나무 나무줄기

전나무 나무모양

성질과 맛 ▶ 성질은 평(平)하고, 맛은 떫고 조금 맵다.

성 분 ▶ 정유성분으로 모노테르펜(monoterpene)인 3-카린(3-carene), 알파-피넨(α-pinene), 보르닐 아세테이트(bornyl acetate) 등이 함유되어 있으며, 세스퀴테르펜(sesquiterpene)으로는 베타-카리오필렌(β-caryophyllene), 후물렌(humulene), 알파-비사보롤(α-bisabolol) 등이 함유되어 있다.

약리작용 ▶ 항균 및 항진균작용, 항박테리아작용, 항산화작용, 항염작용, 항궤양작용

용 도 ▶ 원예 및 조경용, 가구재, 건축재

효 능 ▶ 잎 및 나무껍질에 거풍습(祛風濕)의 효능이 있다. 민간에서는 잎과 싹이 붙은 어린가지를 류머티즘, 감기에 목욕 재료로 쓰고, 괴혈병에 달여 마신다. 또한 잎과 나무껍질을 달인 물을 위·십이지장궤양 치료에 사용한다. 가지를 건류한 기름으로 고약을 만들어 근염, 척수신경근염, 급성 혈류장애에 바른다. 생송진은 지혈 작용이 있

전나무 종자(채취품)

전나무 잎과 열매(채취품)

어 출혈성 상처를 아물게 하므로 외용한다. 폐결핵에는 송진을 먹거나 잎을 태운 연기를 들이마신다.

약용법 ▶ 자궁출혈, 몸이 찬 데, 설사, 잇몸병, 위장병에 생잎과 가지 15g을 물 1L에 넣고 달여서 마신다. 관절 아픈 데에는 달인 물로 찜질한다.

전나무의 기능성 및 효능에 관한 특허자료

❖ **전나무 메탄올 추출물, 이의 분획물 또는 이들로부터 분리한 화합물을 포함하는 최종당화산물 관련 질환의 예방 또는 치료용 조성물**

본 발명은 전나무 메탄올 추출물, 이의 분획물 또는 이들로부터 분리한 화합물을 포함하는 최종당화산물 관련 질환의 예방 또는 치료용 약학적 조성물, 건강기능식품 및 사료 조성물에 관한 것이다.
– 출원번호 : 10-2017-0005285, 출원인 : 가천대학교 산학협력단, 성균관대학교 산학협력단

❖ **전나무 잎 추출물을 포함하는 증류주의 제조방법**

전나무 잎 추출물을 유효성분으로 포함하는 증류주의 제조방법이 제공된다.
– 출원번호 : 10-2022-0021747, 출원인 : (주)인산가, 신라대학교 산학협력단

조각자나무

Gleditsia sinensis Lam.

이 명	참조각자나무, 개주염나무, 중국주엽
한약명	조협(皂莢), 조각자(皂角刺), 조각(皂角), 조협자(皂莢刺)
과 명	콩과(Leguminosae)
식물명 유래	한자 이름 '조각자(皂角刺)'에서 유래한 것으로, 색이 검고(皂) 뿔(角)같이 큰 가시(刺)가 달려 있는 나무라는 뜻
식품원료 사용 가능 여부	식품원료 목록에 없음

생육특성 ▶ 조각자나무는 중국 원산의 낙엽활엽교목으로, 중부 지방에서는 월동이 가능하다. 높이 20~30m까지 자라며, 나무껍질은 흑회색이고 작은 가지 같은 가시가 나는데, 가시는 큰 것이 길이 10cm, 지름 1cm 이상으로 방추형 비슷하며 단면이 둥글고 갈라진다. 잎은 어긋나고 3~6쌍의 작은잎으로 된 깃꼴겹잎이며, 작은잎은 길이 1~9cm, 너비 0.5~3.5cm에 긴 타원형 또는 피침 모양으로 양끝이 좁고 가장자리에 물결 모양의 둔한 톱니가 있다. 꽃은 6월에 녹황색으로 피며, 짧은 가지 끝의 이삭꽃차례에 총상으로 달린다. 열매는 길이 20cm, 너비 3cm의 편평한 협과로 10월에 익으며, 비틀리지 않고 쪼개면 매운 냄새가 난다. 마른 열매를 흔들면 속에서 종자가 움직이면서 소리가 난다. 종자는 편평한 타원형이고 겉껍질은 황갈색으로 반들반들하다.

조각자나무는 주엽나무와 비슷하지만 가시의 횡단면이 둥글고 꼬투리가 비틀어지거나 꼬이지 않는다.

사용부위 및 채취시기 열매는 가을철에 채취하여, 이물질을 제거하고 말린다. 가시는 연중 아무 때나 채취하여, 그대로 말리거나 신선할 때 절편하여 말린다.

작용부위 간, 위, 폐, 대장에 작용한다.

성질과 맛 열매는 성질이 따뜻하고, 맛은 맵고 짜며, 독성이 약간 있다. 가시는 성질이 따뜻하고 맛은 매우며, 독성이 없다.

조각자나무 잎과 가시

조각자나무 열매

조각자나무 나무줄기

조각자나무 나무모양

성 분 ▶ 열매에는 트리테르페노이드(triterpenoid)계 사포닌(saponin)인 글레딧시아 사포닌(gleditsia saponin) B·C·D, 타닌(tannin), 글레디닌(gledinin) 등이 함유되어 있고, 이 외에 세릴알코올(ceryl alcohol), 노나코산(nonacosane), 스티그마스테롤(stigmasterol), 시토스테롤(sitosterol) 등이 함유되어 있다. 가시에는 트리테르페노이드 사포닌(triterpenoid saponin), 타닌(tannin), 트리아칸틴(triacanthine) 등이 함유되어 있다.

약리작용 ▶ 거담작용, 항균작용, 용혈작용

용 도 ▶ 약용(열매는 가래를 제거하는 데 사용, 가시는 농을 없애는 데 사용)

효 능 ▶ 열매에는 거담개규(祛痰開竅), 산결소종(散結消腫), 가시에는 소종탁독(消腫托毒), 배농(排膿), 살충(殺蟲)의 효능이 있다. 열매는 풍담(風痰)과 습독(濕毒)을 제거하고 인체의 아홉 구멍을 열어주며, 기생충을 없애고 맺힌 것을 풀어주며 종기를 가라앉히는 등의 효능이 있어, 중풍으로 인한 안면신경마비, 돌발적인 두통, 해수 및 가래가 끓는 증상, 개선(疥癬)과 나병을 치료한다. 가시는 풍(風)을 막아주고 독을 풀어주며

조각자나무 가지(채취품)

조각자나무 열매(약재)

부기를 가라앉히고 농(膿)을 배출시키는 효능이 있어, 풍증, 옹종, 창독, 나병, 선창(癬瘡), 출산 시 태반이 나오지 않는 증상을 치료한다. 또한 몸속 기생충을 없애고 가래를 제거하며, 항균, 항진균, 항트리코모나스 작용이 있다.

약용법 열매는 1회에 0.6~1.5g을 가루 내어 복용한다. 가시는 가루 내어 기름에 개어서 환부에 바른다.

주의사항 용량을 과다하게 복용하면 구토와 설사를 일으키므로 주의가 필요하고, 임산부는 복용에 주의한다.

조각자나무의 기능성 및 효능에 관한 특허자료

❖ 조각자나무로부터 추출한 생약 성분으로 된 항암제

본 발명은 조각자나무를 채집, 수집, 선정하고, 기원을 감정한 후 동정하고, 대한약전 시험법에 따라 상기 생약을 세절하고, 생약 중량 100g의 5~9배인 300~900g의 증류수를 상기 생약에 주입하고, 상기 탕액이 100g이 될 때까지 3~6시간 중탕시켜 추출한 조각자나무로부터 추출한 생약성분의 항암제에 관한 것으로서, 수득된 생약성분이 암세포 Sarcoma 180 Cell에 항암효과가 있음을 특징으로 한다.

― 출원번호 : 10-1998-0020160, 출원인 : 최영태

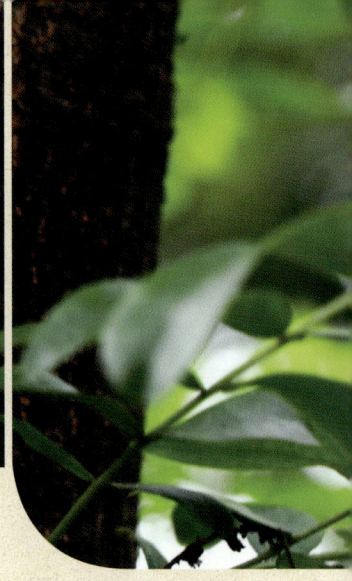

주엽나무

Gleditsia japonica Miq.

이 명	주엽나무, 조각자나무, 조각자
한약명	조협(皂莢), 조각자(皂角刺), 조각(皂角), 조협자(皂莢刺)
과 명	콩과(Leguminosae)
식물명 유래	한자 이름 '조협(皂莢)'에서 유래한 것으로, 열매가 색이 검고(皂) 꼬투리(莢)처럼 생겼다는 의미인데 조협의 발음에서 'ㅎ'음이 탈락하면서 변한 것
식품원료 사용 가능 여부	가능(순, 잎)

생육특성 주엽나무는 함경북도를 제외한 전국에 분포하는 낙엽활엽교목으로, 낮은 산골짜기나 냇가에서 자란다. 높이는 20m에 달하며, 줄기가 굵고 가지가 사방으로 퍼지며 작은가지는 녹색이고, 가지가 퇴화한 가시가 있다. 편평한 가시가 발달하지만 늙은 나무에는 가시가 적어진다. 나무껍질은 흑갈색 또는 암회색으로 매끈매끈하며, 사마귀 모양의 껍질눈이 많다. 잎은 어긋나고 1~2회 깃꼴겹잎이며, 작은잎은 달걀상 타원형 또는 긴 타원형으로 양끝이 둥글고 가장자리에 물결 모양의 톱니가 있다. 꽃은 잡성 일가화이며, 5~6월에 황록색으로 피어 총상꽃차례에 달린다. 열매는 길이 20cm, 너비 3cm 정도의 협과로, 비틀려 꼬여 있으며 10월에 익는다. 완전히 익은 열매의 내피 속에는 끈적끈적한 잼 같은 달콤한 물질이 들어 있어 이것을 '주엽'이라 해

서 주엽나무라는 이름이 붙게 되었다고 한다. 주엽나무는 국내에 자생하는 특산식물로 가시가 약간 납작하다.

사용부위 및 채취시기 열매는 가을철에 채취하여, 이물질을 제거하고 말린다. 가시는 연중 아무 때나 채취하여, 그대로 말리거나 신선할 때 절편하여 말린다.

작용부위 간, 폐, 위에 작용한다.

성질과 맛 성질이 따뜻하고, 맛은 맵다.

주엽나무 잎

주엽나무 꽃

주엽나무 열매

주엽나무 나무줄기와 가시

주엽나무 나무모양

성 분 ▶ 트리테르페노이드 사포닌(triterpenoid saponin), 글레디닌(gledinin), 글레딧신(gleditsin), 노나코산(nonacosan), 세릴알코올(cerylalcohol) 등이 함유되어 있다.

약리작용 ▶ 거담작용, 항균작용, 용혈작용

용 도 ▶ 원예 및 조경용, 약용(열매는 강한 거담작용이 있어 천식과 객담에 사용)

효 능 ▶ 열매에는 거담개규(祛痰開竅), 산결소종(散結消腫), 가시에는 소종탁독(消腫托毒), 배농(排膿), 살충(殺蟲), 종자에는 윤장통변(潤腸通便), 거풍산열(祛風散熱), 화담산결(化痰散結)의 효능이 있다. 열매는 풍을 제거하고 가래를 삭이는 등의 효능이 있어 중풍에 의한 신경마비, 해수천식, 혈변, 옹종 등을 치료한다. 종자는 변비, 장풍하혈(腸風下血), 하리복통(下利腹痛), 종독(腫毒) 등을 치료한다. 열매와 종자는 거담·이뇨·해독제로, 기관지염, 변비, 복통, 피부질환 치료에 효과가 있다. 가시는 혈압강하, 항염증, 배농, 소종 등의 효능이 있어 부스럼, 옹종, 창독(瘡毒), 출산 시 태반이 배출되지 않는 증상 등을 치료한다.

주엽나무 열매(약재)

약용법 열매 1~1.5g을 가루나 환으로 만들어 복용한다. 종자와 가시는 각각 4~12g에 물 1L를 넣고 달여서 반으로 나누어 아침저녁으로 복용한다. 또는 1~1.5g을 가루나 환으로 만들어 복용한다. 외용할 경우에는 달인 액으로 씻거나 짓찧어서 붙인다.

주의사항 체력이 약한 사람, 객혈을 하는 사람, 임산부는 복용에 주의한다.

주엽나무의 기능성 및 효능에 관한 특허자료

❖ **조협 추출물을 포함하는 구강질환 예방 또는 치료용 조성물**

본 발명은 조협 추출물을 포함하는 구강 질환 예방, 개선 또는 치료를 위한 조성물에 관한 것으로, 인체에 안전하면서도 우수한 효과를 갖는 구강질환 예방, 개선 또는 치료용 조성물에 관한 것이다.
- 출원번호 : 10-2016-0026551, 출원인 : (주)엘지생활건강

❖ **조협 추출물을 포함하는 골다공증 예방 및 치료용 조성물**

본 발명은 조협 추출물의 골다공증 예방 또는 치료 효과와 골 손실 및 파골세포 분화 억제 효과에 관한 것으로, 상기 조협 추출물은 세포독성이 없으면서, 파골세포의 분화 및 액틴 고리 형성을 억제하고, 파골세포의 분화 전사인자, 파골세포의 분화 관련 유전자, 골 흡수 관련 유전자 및 파골세포의 융합 관련 유전자의 발현을 억제하므로, 이를 골 손실 억제 용도 또는 골 질환 예방 또는 치료 용도로 유용하게 이용할 수 있다.
- 출원번호 : 10-2020-0175090, 출원인 : 경희대학교 산학협력단

중나리

Lilium leichtlinii Hook.f. subsp. *maximowiczii* (Regel) J.Compton

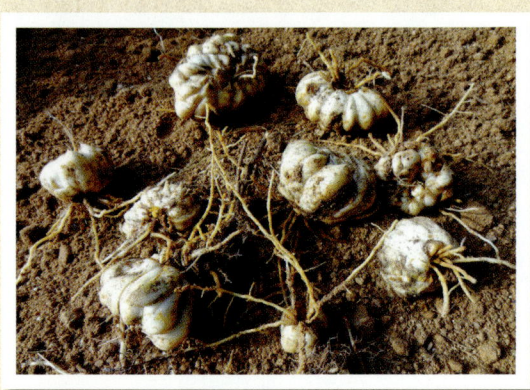

이 명	단나리
한약명	대화권단(大花卷丹), 백합(百合)
과 명	백합과(Liliaceae)
식물명 유래	참나리에 비해 작고 땅나리에 비해서는 큰 나리라는 의미로 중간 정도의 나리라는 뜻 또는 꽃이 하늘과 땅의 중간인 옆을 향해 피는 나리라는 뜻
식품원료 사용 가능 여부	가능(순, 비늘줄기, 잎)

생육특성 중나리는 경기 북부 이북과 강원도 일원, 지리산 고지대에 분포하는 여러해살이풀로, 해안이나 산지의 풀밭에서 자란다. 주로 하천변이나 경사면에서 다른 잡초들과 어울려 자생하거나 산지에서 자라고, 비교적 햇볕이 잘 들고 물빠짐이 좋은 곳에서 자란다. 높이는 1m 정도이고, 줄기가 곧게 서며 윗부분에서 가지가 갈라진다. 어릴 때는 흰색 솜털이 있고 밑부분에 젖꼭지 모양의 돌기가 있다. 비늘줄기는 지름 3~4cm로 둥글고 뿌리가 내리며, 땅속에서 옆으로 뻗다가 땅 위로 나와 새 비늘줄기를 만든다. 잎은 어긋나고 줄기를 따라 촘촘하게 올라가며, 길이 8~15cm, 너비 0.5~1.2cm에 넓은 줄 모양으로 가장자리는 밋밋하지만 원줄기와 더불어 작은 돌기가 있다. 꽃은 7~8월에 황적색으로 피며, 원줄기와 가지 끝에 2~10송이가 아래를 향하

여 달린다. 꽃잎은 길이 6~8cm에 피침 모양이고 안쪽에 자주색 반점이 많이 있으며 뒤로 말린다. 열매는 원주형의 삭과이고 9~10월에 갈색으로 익으며, 안에는 둥글고 편평한 종자가 들어 있다. 참나리와 생김새가 비슷한데, 줄기를 따라 올라가며 갈색의 작은 이차 비늘줄기가 달리지 않는다는 점이 다르다. 중나리는 참나리 다음으로 키가 커지는 대형의 자생나리이다. 중나리는 종자 결실이 잘 되지 않는 대신 구경에서 땅속 줄기가 30~50cm 정도로 뻗어나가 새싹이 돋아나오고 땅속 줄기의 마디에는 자구를 왕성히 형성시켜 증식되는 특성을 지닌다.

사용부위 및 채취시기 ▶ 비늘줄기를 이른 봄과 가을에 채취한다.

작용부위 ▶ 심장, 폐, 비장에 작용한다.

성질과 맛 ▶ 성질이 차고, 맛은 달고 약간 쓰다.

성 분 ▶ 비늘줄기에 많은 녹말과 소량의 단백질, 지방을 함유하고 있으며 미량의 콜히친(콜키신, colchicine)이라는 성분이 함유되어 있다.

약리작용 ▶ 진정작용, 거담작용, 항염작용, 진통작용

용 도 ▶ 식용(비늘줄기의 전분), 관상용, 색소용(꽃), 차용(꽃, 비늘줄기), 약용(비늘주기는 결핵, 기침, 가래, 불면증, 신경쇠약, 불안증 등에 사용, 잎과 줄기는 항염, 진통 효과가 있어 으깨어 환부에 사용)

중나리 잎

중나리 꽃

중나리 열매

중나리 비늘줄기(채취품)

중나리 지상부

효능 ▶ 비늘줄기에 자양강장(滋養强壯), 진정(鎭靜), 거담(祛痰)의 효능이 있다. 폐의 기운을 윤활하게 하여 기침을 멎게 하고 가래를 제거하며, 심열을 내려 정신을 안정시키고 몸을 튼튼하게 하는 등의 효능이 있어 폐결핵, 폐렴, 백일해, 기관지염, 후두염, 신경쇠약, 신체허약증, 종기, 역질(疫疾), 유방염 등을 치료한다.

약용법 ▶ 말린 비늘줄기 9~30g을 물 1L에 넣고 1/3로 줄 때까지 달여서 하루 2~3회로 나누어 마신다. 죽을 쑤어 먹기도 한다.

주의사항 ▶ 성미가 달고 찬 약재이므로 풍사와 한사로 인한 해수, 중초가 차고 변이 무른 증상에는 사용할 수 없다.

중나리 전초(채취품)

쥐똥나무

Ligustrum obtusifolium Siebold & Zucc.

이 명	개쥐똥나무, 남정실, 검정알나무, 귀똥나무, 싸리버들, 백당나무, 청쥐똥나무
한약명	수랍과(水蠟果), 수랍수(水蠟果)
과 명	물푸레나무과(Oleaceae)
식물명 유래	다 익은 까만 열매가 쥐의 똥을 닮았다고 붙여진 이름
식품원료 사용 가능 여부	식품원료 목록에 없음

생육특성 쥐똥나무는 전국 각지에 분포하는 낙엽활엽관목으로, 산기슭이나 계곡에서 자라며 흔히 산울타리로 심는다. 자연상태에서 음수로 자라지만 충분한 광선을 요구한다. 높이는 2~4m이고, 가지가 많이 갈라진다. 가지는 가늘고 잿빛을 띤 흰색이며, 어린가지에는 잔털이 나 있으나 2년지에는 없다. 잎은 마주나며, 길이 2~7cm, 너비 0.7~2.5cm에 긴 타원형으로 끝이 둔하고 밑부분이 넓게 뾰족하며 가장자리는 밋밋하다. 꽃은 5~6월에 흰색으로 피는데, 가지 끝에 총상 또는 겹총상꽃차례를 이루며 많이 달린다. 꽃부리는 통 모양이고 끝이 4개로 갈라지며, 꽃받침은 녹색으로 4개의 톱니와 잔털이 있다. 열매는 길이 0.6~0.7cm에 둥근 달걀 모양의 장과이며 10월에 검은색으로 익는다. 다 익은 열매가 쥐똥같이 생겨서 이 이름이 붙여졌다. 생장이 빠

쥐똥나무 잎

쥐똥나무 꽃

쥐똥나무 열매

르고 잔가지가 많이 나고 맹아력이 강해 정형적인 수형 조성이 가능하며 적응성이 높아 어느 곳에서나 식재가 가능하다.

사용부위 및 채취시기 ▶ 열매를 10~11월에 채취한다.

작용부위 ▶ 심장, 신장에 작용한다.

성질과 맛 ▶ 성질이 평(平)하고, 맛은 달며, 독성이 없다.

성 분 ▶ 열매에는 1-알파-테르피네올(1-α-terpineol), 페놀(phenol), 알파-코파엔(α-copaene), 베타-큐베빈(β-cubebene) 등이 함유되어 있다. 잎에는 올레우로페인(oleuropein), 페놀릭 글리코사이드(phenolic glycoside) 등이 함유되어 있다. 그 외 10-하이드록시리구스트로사이드(10-hydroxyligustroside), 이보탈락톤(ibotalactone) A·B, 이보타세로트산(ibotacerotic acid) 등을 함유하고 있다.

약리작용 ▶ 항산화작용, 항허혈작용, 혈중지질저하작용, 혈당강하작용, 항종양작용

용 도 ▶ 원예 및 조경용, 약용(열매는 식은땀을 흘리는 데 사용)

쥐똥나무 나무모양

쥐똥나무 열매(채취품)

효능 ▶ 열매에 강장(强壯), 지혈(止血)의 효능이 있다. 열매는 한약명이 수랍과(水蠟果)이며 몸을 튼튼하게 하고 출혈을 멎게 하는 등의 효능이 있어, 신체허약, 식은땀, 유정, 토혈, 혈변 등을 치료한다.

약용법 ▶ 말린 열매 6~15g을 물 1L에 넣고 반으로 줄 때까지 달여서 하루 2~3회로 나누어 마신다.

쥐똥나무의 기능성 및 효능에 관한 특허자료

❖ 쥐똥나무속 식물 열매와 홍삼 함유 청국장 분말로 이루어진 항당뇨 활성 조성물

본 발명은 쥐똥나무속(*Ligustrum*) 식물 열매 분말 또는 추출물과 홍삼 함유 청국장 분말이 0.5 내지 1 : 1로 이루어진 항당뇨 활성 조성물 및 이를 유효성분으로 함유하는 당뇨병 예방 또는 치료용 약학 조성물 및 기능성 식품 조성물에 관한 것으로, 본 발명에 따른 조성물은 당뇨 유발 동물에서 혈당을 유의적으로 강하시킬 수 있어 당뇨병의 예방 및 치료에 매우 우수한 효과가 있다.

− 공개번호 : 10-2010-0081116, 출원인 : 김순동

지칭개

Hemisteptia lyrata (Bunge) Fisch. & C.A.Mey.

이 명	지칭개나물
한약명	이호채(泥胡菜)
과 명	국화과(Compositae)

식물명 유래 옛 이름 '즈츰개'에서 유래한 것으로, '즈츰(지치다)'과 '개(접미사)'의 합성어로 모양과 효능이 엉겅퀴와 비슷하지만 그보다 못하다는 뜻 또는 상처 난 곳에 잎과 뿌리를 짓찧어 바르는 풀이라는 뜻

식품원료 사용 가능 여부 가능(순, 잎)

생육특성 지칭개는 중부 이남에 분포하는 두해살이풀로, 건조한 양지 또는 반그늘의 밭이나 들에서 자란다. 평지의 길가나 빈터, 밭둑에서 자란다. 높이는 60~80cm이고, 줄기가 곧게 서며 속은 비어 있고 윗부분에서 많은 가지가 갈라진다. 근생엽은 꽃이 필 때 말라 없어지고, 줄기 밑부분에 달린 잎은 길이 7~21cm에 거꿀피침 모양 또는 피침상 타원형으로 밑부분이 좁아지며, 잎의 가장자리에 톱니가 있고 깃꼴로 갈라진다. 중앙부의 잎은 잎자루가 없고 긴 타원형에 깃꼴로 깊게 갈라지며, 위로 올라갈수록 선상 피침 모양 또는 줄 모양으로 된다. 꽃은 5~7월에 홍자색으로 피며, 줄기나 가지 끝에서 두상화가 1송이씩 위를 향하여 달린다. 열매는 긴 타원형의 수과이고, 검은 빛을 띤 갈색으로 15개의 모가 난 줄이 있으며, 갓털은 흰색에 깃 모양이고 2줄이다.

지칭개속(*Hemisteptia*)에는 지칭개 1종만이 속한다.

사용부위 및 채취시기 전초 또는 뿌리를 여름부터 가을에 채취한다.

작용부위 간, 심장, 대장에 작용한다.

성질과 맛 성질이 차고, 맛은 맵고 쓰다.

성 분 헤미스텝신(hemistepsin), 이소암베르보인(isoamberboin), 8-하이드록시잘루자닌(8-hydroxyzaluzanin) C, 헵타데카-1,7,9,13,15-펜타넨-11-와인(heptadeca-1,7,9,13,15-pentanen-11-yne) 등이 함유되어 있다.

약리작용 항균작용, 항염작용, 항산화작용

용 도 약용(지상부는 청열작용, 출혈, 골절, 치루 등에 사용)

지칭개 잎

지칭개 꽃

지칭개 종자 결실

지칭개 지상부

효능 ▶ 전초 또는 뿌리에 청열해독(淸熱解毒), 산결소종(散結消腫)의 효능이 있다. 열을 내리고 독을 풀어주며, 어혈을 제거하고 종기를 가라앉히는 등의 효능이 있어서 종기와 부스럼, 외상출혈, 골절, 유방염, 치루 등을 치료한다.

약용법 ▶ 말린 전초 9~15g을 물 1L에 넣고 1/3로 줄 때까지 달여서 하루 2~3회로 나누어 마신다.

지칭개 전초(채취품)

외상출혈이나 골절상에는 짓찧어 환부에 붙이거나 달인 액으로 환부를 닦아낸다.

지칭개의 기능성 및 효능에 관한 특허자료	❖ 지칭개에서 분리된 유효성분인 헤미스텝신을 함유하는 혈당 강하용 제약 조성물 본 발명은 구아노리드 형태의 헤미스텝신, 특히 지칭개에서 분리된 α,β-불포화 세스퀴테페노이드락톤을 포함하는 혈당 강하용 제약 조성물에 관한 것이다. 구아노리드 형태의 헤미스텝신을 포함하는 본 발명의 혈당 강하용 제약 조성물은 종래의 당뇨병 치료제보다 활성이 우수하고 부작용 등의 문제가 적어 당뇨병 치료에 매우 효과적이다. - 공개번호 : 10-2002-0065950, 출원인 : 양민석, 박기훈

찔레꽃

Rosa multiflora Thunb.

이 명	찔레나무, 설널네나무, 새버나무, 질꾸나무, 들장미, 가시나무, 질누나무, 민찔레나무, 털찔레, 야장미, 새비나무, 새비낭, 찔루
한약명	영실(營實), 장미화(薔薇花), 장미근(薔薇根)
과 명	장미과(Rosaceae)
식물명 유래	옛 이름 '딜위'에서 유래한 것으로, '딜(찌르다)'과 '위(명사화 접미사)'의 합성어로 가시가 달려 찔리는 꽃이라는 뜻
식품원료 사용 가능 여부	가능(순, 잎, 열매, 꽃잎)

생육특성 ▶ 찔레꽃은 전국 각지에 분포하는 낙엽활엽관목으로, 산기슭이나 양지바른 냇가와 골짜기에서 자란다. 습기가 많은 하천이나 호반 주변에서 많이 자라며 배수가 잘 되는 양지바른 곳이 좋다. 높이는 2m 정도이고 가지가 많이 갈라지며, 가지는 덩굴처럼 서로 엉켜 끝부분이 밑으로 처지고 억센 가시가 많이 나 있다. 잎은 어긋나고 5~9개의 작은잎으로 된 깃꼴겹잎이며, 작은잎은 길이 2~4cm에 타원형 또는 넓은 달걀 모양으로 양끝이 좁고 가장자리에 잔톱니가 있다. 턱잎은 가장자리에 빗살 같은 톱니가 있고, 밑부분이 잎자루와 합쳐진다. 꽃은 5~6월에 흰색 또는 연한 붉은색으로 피는데, 새 가지 끝에 원추꽃차례를 이루며 달리고 방향성의 향기가 있다. 꽃잎은 거꿀달걀 모양이고, 꽃받침조각은 바소꼴이며 뒤로 젖혀지고 안쪽에 털이 빽빽이 있다.

열매는 둥근 수과이며, 10월에 붉은색으로 익는다.

사용부위 및 채취시기 ▶ 열매는 9~11월, 꽃은 5~6월, 뿌리는 연중 수시로 채취한다. 열매가 붉은색으로 익었을 때 채취하여, 꼭지와 꽃받침조각을 제거하고 약하게 찐 다음 햇볕에 말린다.

작용부위 ▶ 간, 신장, 위에 작용한다.

성질과 맛 ▶ 열매는 성질이 시원하고, 맛은 시다. 꽃은 성질이 시원하고, 맛은 쓰고 떫으며, 독성이 없다. 뿌리는 성질이 시원하고, 맛은 쓰고 떫다.

성 분 ▶ 꽃에는 아스트라갈린(astragalin), 정유, 2,5,5-트리메틸헵타디엔(2,5,5-trimethylheptadiene), 메틸게라네티트(methyl geranate), 뿌리에는 톨멘틱산

찔레꽃 잎

찔레꽃 꽃

찔레꽃 줄기와 가시

찔레꽃 열매

찔레꽃 나무모양

(tormentic acid), 베타-시토스테롤(β-sitosterol), 로사물틴(rosamultin), 뿌리껍질에는 타닌(tannin), 생잎에는 카수아릭틴(casuarictin), 클로로겐산(chlorogenic acid), 비타민 C, 열매에는 멀티플로린(multflorin), 루틴(rutin), 베타-시토스테롤(β-sitosterol), 스코파론(scoparone), 살리실산(salicylic acid), 쿼르세틴(quercetin), 갈산(gallic acid), 쿼르시트린(quercitrin), 멀티플로린(multflorin), 지베렐린(gibberellin), 지방유가 함유되어 있는데 지방유에는 팔미틴산(palmitic acid), 리놀산(linolic acid), 리놀렌산(linolen acid), 스테아린산(stearin acid) 등이 들어 있다. 열매껍질에는 리코펜(licopene), 알파-카로틴(α-carotene)이 함유되어 있다.

약리작용 ▶ 항혈전작용, 혈중지질저하작용, 항동맥경화작용, 사하작용

용 도 ▶ 식용(어린순), 원예 및 조경용, 약용(열매와 뿌리는 불면증, 항피로, 정력감퇴 등에 사용)

효 능 ▶ 열매에는 청열해독(淸熱解毒), 거풍활혈(祛風活血), 이수소종(利水消腫), 꽃에는 청서(淸暑), 화위(和胃), 활혈지혈(活血止血), 해독(解毒), 뿌리에는 청열해독(淸熱解毒), 거풍제습(祛風除濕), 활혈조경(活血調經), 고정축뇨(固精縮尿), 소골경(消骨鯁)의 효

찔레꽃 열매(채취품)

찔레꽃 꽃(약재)

능이 있다. 열매는 한약명이 영실(營實)이며, 열을 내리고 혈액순환을 원활하게 하며, 독을 풀어주고 소변이 잘 나가게 하는 효능이 있어, 신장염, 소변불리, 부종, 각기, 창개옹종, 월경복통 등을 치료한다. 꽃은 한약명이 장미화(薔薇花)이며, 각종 출혈에 지혈 효과가 있고 여름철 더위에 지쳤을 때나 당뇨로 입이 마를 때, 위가 불편할 때 치료 효과가 있다. 뿌리는 한약명이 장미근(薔薇根)이며, 열을 내리고 습사를 제거하며 혈액순환을 원활하게 하는 효능이 있어 폐농양, 당뇨, 이질, 관절염, 사지마비, 토혈, 비출혈, 월경불순, 타박상 등을 치료한다. 찔레꽃의 추출물은 항산화 작용이 있어 노화 방지와 성인병 치료에 효과가 있다.

약용법 ▶ 말린 열매 15~30g을 물 1L에 넣고 반으로 줄 때까지 달여서 하루 2~3회로 나누어 마신다. 외용할 경우에는 짓찧어서 환부에 붙이거나, 달인 액으로 환부를 씻는다. 말린 꽃 3~6g을 물 1L에 넣고 반으로 줄 때까지 달여서 하루 2~3회로 나누어 마신다. 외용할 경우에는 가루 내어 환부에 뿌린다. 말린 뿌리 10~15g을 물 1L에 넣고 반으로 줄 때까지 달여서 하루에 나누어 마신다. 외용할 경우에는 짓찧어서 환부에 붙인다.

찔레꽃의 기능성 및 효능에 관한 특허자료

❖ **항산화 활성을 가지는 찔레꽃 추출물을 포함하는 식품 조성물**

본 발명은 항산화 활성을 가지는 찔레꽃 추출물을 포함하는 식품 조성물에 관한 것이다. 구체적으로 본 발명은 프로시아니딘 B₃(프로시아니딘(cyanidin) B₃)를 함유하며 항산화 활성을 가지는 찔레꽃 추출물을 포함하는 식품 조성물에 관한 것이다. 본 발명에 따른 찔레꽃 추출물 및 이를 포함하는 조성물은 활성산소에 의해 유발되는 질병의 치료 또는 예방, 식품의 품질 유지 및 피부의 산화에 의한 손상을 방지하는 데 매우 유용하게 사용될 수 있다.

- 공개번호 : 10-2005-0040123, 특허권자 : (주)이롬

찔레주

- **치통(齒痛)** : 충치, 풍치 등의 원인으로 이가 쑤시거나 몹시 아픈 증상이다. 소주잔 1잔을 1회분으로 1일 1~2회씩, 10~20일 동안 음용한다.
- **급경련통(急痙攣痛)** : 배가 쑤시는 듯이 심하게 아픈 것이 간격을 두고 되풀이되는 증상이다. 예전에는 산통(疝痛)으로 불렸다. 소주잔 1잔을 1회분으로 1일 1~2회씩, 5~10일 동안 음용한다.
- **통경(痛經)** : 월경 기간 전후에 하복부와 허리에 생기는 통증이다. 소주잔 1잔을 1회분으로 1일 3~5회 음용한다.
- **기타 적응증** : 혈액순환 개선, 감기, 관절염, 수종, 신장병, 음위증, 풍사와 습사로 인한 병증

- 약효는 열매에 있다. 9~10월에 채취하여 햇볕에 말려두고 사용한다.
- 말린 열매 200g을 소주 3.6L에 넣고 밀봉한다.
- 6~8개월간 숙성시켜 음용하며, 2년 정도 숙성시킨 후에는 찌꺼기를 걸러내고 보관한다.

채취 및 구입 산이나 들에서 직접 채취하거나, 가을에는 약재상에서 구입할 수 있다.

맛 맛은 시고 떫다. 황설탕 150g을 가미하여 사용할 수 있다.

주의사항
- 본 약술을 음용하는 중에 가려야 하는 음식은 없다. 단, 과다 복용하면 설사를 할 수 있다.
- 장복해도 해롭지는 않으나 치유되는 대로 음용을 중단한다.

찔레꽃 열매(채취품)

참나리

Lilium lancifolium Thunb.

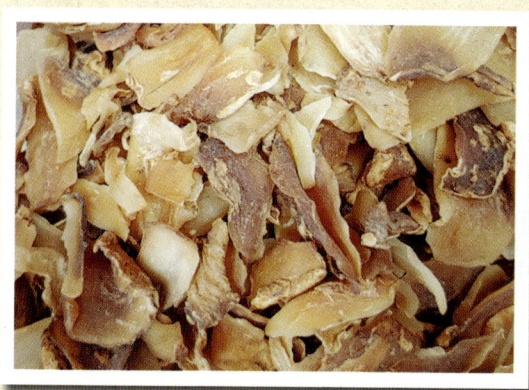

이 명	나리, 백합, 알나리, 당개나리
한약명	백합(百合), 백백합(白百合), 산저(蒜藷), 야백합(野百合)
과 명	백합과(Liliaceae)
식물명 유래	진짜(참) 나비처럼 아름다운 꽃(나리) 또는 먹는 나물이라는 뜻
식품원료 사용 가능 여부	가능(뿌리, 비늘줄기, 꽃잎)

생육특성 참나리는 전국 각지에 분포하는 숙근성 여러해살이풀로, 산과 들에서 자라고 관상용으로 재배하기도 한다. 햇볕이 잘 들고 토양이 비옥한 곳에서 자란다. 높이는 1~2m이며, 줄기가 곧게 서고 검은빛을 띤 자주색 점이 빽빽이 있으며 어릴 때는 거미줄 같은 흰색 털이 나 있다. 둥근 비늘줄기가 원줄기 아래에 달리고 그 밑에서 뿌리가 나온다. 잎은 어긋나고, 길이 5~18cm, 너비 0.5~1.5cm에 피침 모양으로 줄기에 다닥다닥 붙는다. 잎겨드랑이에는 흑갈색 살눈이 하나씩 달려 있다가 땅에 떨어지면 뿌리를 내리고 싹을 틔운다. 꽃은 7~8월에 피는데, 원줄기와 가지 끝에 4~20송이가 아래를 향하여 달린다. 꽃덮이조각은 6개이고, 피침 모양으로 황적색 바탕에 흑자색 점이 퍼져 있으며 뒤로 말린다. 열매를 맺지 못하고, 잎겨드랑

이의 살눈(주아)이 땅에 떨어져 발아하거나 비늘조각으로 번식한다. 참나리는 꽃빛이 붉고 꽃잎이 뒤로 말렸다하여 '권단(卷丹)'이라고도 하는데 우리나라 산야에 흔히 자라고 있고 옛날부터 비늘줄기를 식용 또는 약용하여 어느 가정에나 한 두 포기는 있을 정도로 친숙한 식물이다.

사용부위 및 채취시기 ▶ 비늘줄기를 가을철에 채취하여 씻은 후, 비늘조각을 떼어내어 끓는 물에 약간 데치고 말린다.

작용부위 ▶ 심장, 폐에 작용한다.

성질과 맛 ▶ 성질이 차고, 맛은 달며, 독성이 없다.

참나리 잎

참나리 꽃

참나리 주아

참나리 지상부　　　　　　　　　　　　　　　　참나리 무리

성 분 ▶ 콜히친(colchicine) 등 다종의 알카로이드(alkaloid), 레갈로시드(regaloside), 카로티노이드(carotenoid), 비타민 B_1·B_2·C, 판토텐산(pantothenic acid), 베타-카로티노이드(β-carotenoid), 전분, 당류, 단백질, 지방 등이 함유되어 있다.

약리작용 ▶ 기관지확장작용, 진해·평천·거담작용, 항스트레스작용, 진정최면작용, 면역증강작용, 항암작용

용 도 ▶ 약용(비늘줄기는 가슴이 뛰고 잠을 못 이루는 데 사용)

효 능 ▶ 비늘줄기에 양음윤폐(養陰潤肺), 청심안신(淸心安神)의 효능이 있다. 폐의 기운을 윤활하게 하고 기침을 멎게 하며, 심열을 내려 정신을 안정시키고 몸을 튼튼하게 하는 등의 효능이 있어서 해수, 폐결핵, 정신불안, 신체허약 등에 쓰며, 폐나 기관지 관련 질환에 널리 응용할 수 있다. 또한 진정 작용과 항알레르기 작용이 있고 백혈구 감소증에도 효과가 있다.

약용법 ▶ 말린 비늘조각 9~30g을 물 1L에 넣고 끓기 시작하면 불을 약하게 줄여 1/3로 줄 때까지 달여서 하루 2회로 나누어 마신다. 죽을 쑤어 먹기도 한다. 또한 산조인(酸棗仁), 원지(遠志) 등을 배합하여 신경쇠약이나 불면증 등을 치료한다.

참나리 꽃(채취품) 참나리 꽃(약재)
참나리 비늘줄기(채취품) 참나리 비늘조각(약재)

주의사항 활설(滑泄)한 특성이 있으므로 중초(中焦)가 차고 변이 무른 경우 또는 풍사나 한사로 인하여 담이 많고 기침이 많은 경우에는 사용을 금한다.

참나리의 기능성 및 효능에 관한 특허자료

❖ **참나리 추출물을 함유하는 염증성 질환 및 천식의 예방 및 치료용 약학적 조성물**

본 발명은 참나리 인경 추출물을 유효성분으로 함유하는 염증 질환 또는 천식의 예방 또는 치료용 조성물에 관한 것이다. 본 발명의 조성물은 in vivo 및 in vitro에서 우수한 염증 억제 및 천식 억제 효과를 나타내며 세포독성은 없으므로, 염증 또는 천식 질환의 예방 또는 치료에 유용하게 이용될 수 있다.

- 공개번호 : 10-2010-0137223, 출원인 : 한국생명공학연구원

참빗살나무

Euonymus hamiltonianus Wall.

이 명	물뿌리나무, 화살나무, 흰참빗살나무
한약명	서남위모(西南衛矛), 사면목(絲綿木)
과 명	노박덩굴과(Celastraceae)
식물명 유래	대나무가 없는 지역에서 참빗의 살을 만들 정도로 쓰임새가 좋은 나무라는 뜻 또는 진짜로 빛살(햇볕)에 잘 견디는 나무라는 뜻
식품원료 사용 가능 여부	가능(잎)

생육특성 참빗살나무는 전국 각지에 분포하는 낙엽활엽소교목으로, 산록 지대의 냇가 근처에서 자란다. 산기슭, 산 중턱, 하천 유역에 자라며 양지와 음지 모두에서 잘 자라고 내한성이 강하며 수분이 적당한 사질양토를 좋아한다. 높이는 보통 2~3m이고 8m 정도에 이르는 것도 있으며, 나무껍질은 회갈색으로 평활하고 털이 없다. 잎은 마주나며, 길이 5~15cm, 너비 2~8cm에 피침상 긴 타원형으로 끝이 뾰족하고 밑부분은 둥글며 가장자리에 둔한 잔톱니가 있다. 꽃은 5~6월에 연한 녹색으로 피며, 작은 꽃 십여 송이가 전년지의 잎겨드랑이에 취산꽃차례로 달린다. 열매는 길이와 너비가 각각 0.4~0.8cm인 거꿀삼각상 심장형의 삭과이며, 밑으로 갈수록 좁아지고 4개의 능선이 있다. 10~11월에 붉은색으로 익으면 능선을 따라 4개로 갈라져서 주홍색 종

참빗살나무 잎   참빗살나무 꽃
참빗살나무 열매   참빗살나무 나무줄기

자가 드러난다. 참빗살나무는 변이가 많다.

사용부위 및 채취시기 ▶ 나무껍질과 열매를 연중 수시로 채취한다.

작용부위 ▶ 간, 신장에 작용한다.

성질과 맛 ▶ 성질이 약간 따뜻하고, 맛은 달고 약간 쓰다.

성 분 ▶ 쿠마린(coumarins) 성분으로 유오니디올(euonidiol), 유오니사이드(euoniside)가 분리되었고, 글루티난 트리테르펜(glutinane triterpenes), 디테르페노이드(diterpenoids), 플라보노이드 글리코시드(flavonoid glycosides), 플라본(flavone), 루테올린-7-메틸에테르(luteolin-7-methyl ether), 베타-카로틴(β-carotene), 칼륨, 인, 칼슘, 마그네슘, 무기질, 비타민 B_1·B_2·C, 나이아신(niacin), 그 외 세포독성 성분인 유니모사이드(euonymoside) A 등이 함유되어 있다.

약리작용 ▶ 항산화작용

효 능 ▶ 뿌리, 뿌리껍질, 나무껍질, 가지, 잎에 거풍습(祛風濕), 강근골(强筋骨), 활

참빗살나무 나무껍질(약재)

참빗살나무 열매(채취품)

참빗살나무 나무모양

혈해독(活血解毒)의 효능이 있다. 혈액의 열을 내리고 풍을 제거하며 종기를 가라앉히는 등의 효능이 있어, 근육통, 풍습으로 인한 관절염, 풍습성 마비 통증, 요통, 혈전증(血栓症) 등을 치료한다. 가지와 나무껍질은 민간에서 진통, 진해, 구충 등에 쓰거나 암 치료제로 사용한다.

약용법 ▶ 말린 약재 15~30g에 물 200mL을 넣고 달여서 하루 2회 복용한다. 근육통, 관절통, 피부염, 옻이 오른 데에는 달인 액을 바르거나 찜질을 한다.

참빗살나무의 기능성 및 효능에 관한 특허자료

❖ **참빗살나무 추출물을 포함하는 인지장애 관련 질환의 예방 또는 치료용 조성물**

본 발명은 참빗살나무(*Euonymus hamiltonianus* Wall.) 추출물을 포함하는 인지장애 관련 질환의 예방 또는 치료용 조성물에 관한 것으로, 구체적으로 참빗살나무 추출물 또는 이의 분획물을 포함하는 인지장애 관련 질환의 예방 또는 치료용 약학적 조성물, 식품 조성물 및 치료 방법에 관한 것이다. 본 발명의 참빗살나무 추출물 또는 이의 분획물은 기억능력 및 인지능력 향상 효과를 나타내므로, 치매, 알츠하이머병, 기억장애 등의 인지장애 관련 질환의 예방 또는 치료에 유용하게 사용될 수 있다.

- 출원번호 : 10-2017-0060312, 출원인 : 한국과학기술연구원

천궁

Ligusticum officinale (Makino) Kitag.

이 명	궁궁이, 토천궁, 일천궁
한약명	천궁(川芎), 궁궁(芎藭), 산국궁(山鞠芎), 무궁(撫芎)
과 명	산형과(Umbelliferae)
식물명 유래	한자 이름 '천궁(川芎)'에서 유래한 것으로, 중국 사천(四川) 지방에서 자라는 것이 품질이 좋다는 뜻 또는 활 모양인 사람의 머리에 이르러 두뇌의 모든 질병을 치료하므로 궁궁(芎藭)이라고 불리기도 함
식품원료 사용 가능 여부	제한적 사용(뿌리줄기)

생육특성 천궁은 중국 원산의 여러해살이풀로, 전국 각지에서 약용식물로 재배하고 있다. 높이는 30~60cm이고, 줄기가 곧게 자라며 속이 비어 있고, 가지가 갈라진다. 땅속 뿌리줄기는 비대한 덩어리 모양으로 약간 염주상(念珠狀)이고 특유의 냄새가 있다. 표면은 황갈색이며 거친 주름이 평행으로 돌기되어 있다. 잎은 어긋나고 2회 3출 깃꼴겹잎이며, 근생엽은 잎자루가 길고 줄기잎은 위로 올라갈수록 점차 작아지며 밑부분이 잎집으로 되어 줄기를 감싼다. 작은잎은 달걀 모양 또는 피침 모양으로 가장자리에 결각과 예리한 톱니가 있다. 꽃은 8~9월에 흰색으로 피는데, 줄기나 가지 끝에 겹산형꽃차례를 이루며 달린다. 열매는 달걀 모양으로 열리지만 성숙하지 않는다. 천궁의 본래 이름은 '궁궁(芎藭)'이였는데, 특히 중국 쓰촨[四川] 지방의 것이 품질이 우수

하여 다른 지방의 것과 구분하기 위해 '천궁(川芎)'이라고 부르던 것이 식물 이름으로 굳어진 것으로 보인다. 우리나라에서는 고려시대부터 기록이 나타나며,《동의보감》에는 '궁궁이'라고 기록하고 있고《탕액본초》에서 처음으로 '천궁'이라고 하였다. 중국에서 천궁이 도입되기 전 우리나라에 자생하던 궁궁이는 *Angelica polymorpha* Maxim.이며 천궁보다 크게 자란다.

사용부위 및 채취시기 ▶ 뿌리줄기를 늦가을에 줄기 위의 마디가 뚜렷하게 돌출되고 약간 보라색을 띨 때 채취하여, 흙모래를 제거하고 햇볕에 말린 뒤 건조기에 말리고 수염뿌리를 제거한다.

작용부위 ▶ 간, 담낭, 심포에 작용한다.

성질과 맛 ▶ 성질이 따뜻하고, 맛은 매우며, 독성이 없다.

성 분 ▶ 뿌리에는 정유로서 크니딜라이드(cnidilide), 리구스틸라이드(ligustilide), 네오크니딜라이드(neocnidilide), 부틸프탈라이드(butylphthalide), 세다노익산(sedanoic acid) 등, 알카로이드(alkaloid)로서 테트라메틸피라존(tetramethylpyrazone), 페롤리린(perlolyrine), 리구스트라진(ligustrazine), 아데닌(adenine), 콜린(choline), 트리메틸아민(trimethylamine) 등, 유기산으로서 페롤산(ferulic acid), 4-하이드록시-3-부틸프탈라이드

천궁 잎

천궁 꽃

천궁 무리

(4-hydroxy-3-butylphthalide), 엽산(folic acid), 바닐산(vanillic acid), 카페인산(caffeic acid), 팔미트산(palmitic acid), 리놀렌산(linolenic acid), 프로토카테츄산(protocatechuic acid), 크리소파놀(chrysophanol) 등이 함유되어 있다. 그 외 비타민 A·E, 엽산, 베타-시토스테롤(β-sitosterol), 지방유 등을 함유한다.

약리작용 ▶ 관상동맥순환작용, 말초혈관확장작용, 혈압강하작용, 항혈전작용, 진정작용, 항방사선작용, 항진균작용, 항종양작용

용 도 ▶ 식용(어린순), 약용(뿌리줄기는 진통, 진정, 항궤양, 항균작용)

효 능 ▶ 뿌리줄기에 활혈행기(活血行氣), 거풍지통(祛風止痛)의 효능이 있다. 혈액순환을 원활하게 하고 기의 순환을 도우며, 풍사를 제거하고 통증과 경련을 멎게 하는 등의 효능이 있어 두통, 빈혈, 복통, 월경부조, 가슴이나 옆구리가 찌르는 듯 아픈 증상, 풍사나 습사로 인하여 결리고 아픈 증상, 부인병 등을 치료한다.

약용법 ▶ 말린 뿌리줄기 4~12g을 물을 넣고 달여서 복용하거나, 가루 또는 환으로 만들어 복용한다. 다른 약재와 배합하여 차나 탕제의 형태로 복용하는 경우가 많고,

천궁 지상부

천궁 뿌리(채취품)

천궁 뿌리줄기(약재)

약선 재료로 활용하기도 한다. 향이 강한 약재이므로 음식 주재료의 맛이나 향에 영향을 미치지 않도록 최소량(기준 용량의 10~20%)을 사용하는 것이 좋다. 민간에서는 두통에 쓰는데, 쌀뜨물에 담가두었다가 말린 천궁을 부드럽게 가루 내어 4:6의 비율로 꿀에 재운 다음 한 번에 3~4g씩 하루 3회, 식전에 복용한다.

주의사항 ▶ 맛이 맵고 성질이 따뜻하기 때문에 기를 위로 끌어올리고 발산하는 작용이 있다. 따라서 기가 상역해서 생긴 구토나, 간양이 치밀어 생긴 두통, 월경과다에는 사용을 피하는 것이 좋다.

천궁의 기능성 및 효능에 관한 특허자료

❖ **천궁 추출물을 함유하는 신경변성 질환 예방 또는 치료용 약학조성물**

본 발명은 신경교세포에 의해 야기되는 신경염증에 있어서 천궁 추출물이 활성화된 신경소교세포의 전염증 매개인자를 억제함으로써 신경염증 억제에 효능을 가질 수 있도록 하는 신경변성 질환 예방 또는 치료용 약학조성물 및 건강기능식품과 그러한 천궁 추출물을 추출하는 추출 방법에 관한 것이다.

- 공개번호 : 10-2014-0148168, 출원인 : 건국대학교 산학협력단

천궁주

적용 병증

- **반신불수(半身不隨)** : 전신 근육의 역할을 조절하는 신경이 마비되어 몸의 한쪽 또는 전체를 잘 움직이지 못하는 경우의 처방이다. 소주잔 1잔을 1회분으로 1일 3~4회씩, 15~25일 동안 음용한다.
- **치매증(癡呆症)** : 대뇌 신경세포의 손상으로 인하여 지능, 의지, 기억 등이 상실되는 병증이다. 주로 노인에게 나타난다. 소주잔 1잔을 1회분으로 1일 2~3회씩, 15~25일 동안 음용한다.
- **조루증(早漏症)** : 성교할 때에 남성의 사정(射精)이 비정상적으로 빠르게 이루어지는 병증이다. 소주잔 1잔을 1회분으로 1일 2~3회씩, 7~10일 동안 음용한다.
- **기타 적응증** : 현기증, 두통, 복통, 입냄새, 통경, 대하, 부인병, 전립선비대

만드는 방법

- 약효는 방향성(芳香性)이 강한 뿌리에 있다. 뿌리를 구입하여 끓는 물에 1시간 정도 담가두었다가 그늘에서 2일 정도 말려서 사용한다.
- 말린 뿌리 180g을 소주 3.6L에 넣고 밀봉한다.
- 8개월 이상 숙성시켜 음용한다.

채취 및 구입 약령시장에서 구입할 수 있다.

맛 맛은 맵다. 황설탕 100g을 가미하여 사용한다.

주의사항
- 본 약술을 음용하는 중에 가려야 하는 음식은 없다.
- 취급 중에 불의 사용을 금한다. 여러 날(20일 이상) 복용을 금한다.

천궁 뿌리줄기(약재)

천남성

Arisaema amurense Maxim. f. *serratum* (Nakai) Kitag.

이 명	가새천남성, 넓은잎천남성, 무늬넓은잎천남성, 청사두초, 톱니아물천남성
한약명	천남성(天南星), 남성(南星), 사육곡(蛇六穀), 호장(虎掌)
과 명	천남성과(Araceae)
식물명 유래	한자 이름 '천남성(天南星)'에서 유래한 것으로, 뿌리가 둥글고 희며 모양이 남쪽 하늘의 별 노인성(老人星)과 비슷하다는 뜻 또는 그 약성이 강해 하늘에서 양기가 가장 강한 남쪽 노인성(老人星)에 해당한다는 뜻
식품원료 사용 가능 여부	식품원료 목록에 없음

생육특성 천남성은 전국 각지에 분포하는 여러해살이풀로, 산지의 습하고 그늘진 곳에서 자란다. 높이는 15~30cm이고, 줄기는 곧게 서는데 겉은 녹색이나 때로 자주색 반점이 있기도 하다. 덩이뿌리는 지름 2~4cm에 편평한 구형이며, 주위에 작은 알줄기가 2~3개 달리고 윗부분에서 수염뿌리가 사방으로 퍼지고, 알줄기 위의 비늘조각은 얇은 막질이다. 잎은 줄기에 1개가 달려 5~11개의 작은잎으로 갈라지며, 작은잎은 달걀상 피침 모양으로 양 끝이 뾰족하고 가장자리에 톱니가 있다. 꽃은 5~7월에 피고 육수꽃차례로 달리며, 깔때기 모양의 불염포(육수꽃차례의 꽃을 싸는 포가 변형된 것)는 윗부분이 모자처럼 앞으로 꼬부라지고 끝이 뾰족하다. 열매는 장과이며 옥수수알처럼 달리고 10~11월에 붉게 익는다. 둥근잎천남성은 잎 가장자리가 밋밋한 전연(온전한

잎)이고, 천남성은 둥근잎천남성의 변종으로 소엽에 톱니가 있는 것을 말한다.

사용부위 및 채취시기 ▶ 덩이뿌리를 가을과 겨울에 줄기와 잎이 시들 때 채취하여, 수염뿌리 및 겉껍질을 제거하고 말린다.

작용부위 ▶ 간, 폐, 비장에 작용한다.

성질과 맛 ▶ 성질이 따뜻하고, 맛은 쓰고 매우며, 독성이 있다.

성 분 ▶ 덩이뿌리에는 트리테르페노이드 사포닌(triterpenoid saponin), 안식향산(benzoic acid), 아미노산(amino acid), 델타-만니톨(δ-mannitol), 베타-시토스테롤(β-sitosterol), 전분, 그외 Ca, P, Mg, Zn 등 21종의 무기원소 등이 함유되어 있다.

천남성 잎

천남성 꽃

천남성 열매

천남성 덩이뿌리(채취품)

천남성 지상부

천남성 덩이뿌리(약재)

약리작용 ▶ 거담작용, 항종양작용, 진정작용, 진통작용, 항경련작용, 항산화작용

용 도 ▶ 약용(덩이뿌리는 항경련, 진정, 진통, 항암 작용)

효 능 ▶ 덩이뿌리에 조습화담(燥濕化痰), 거풍지경(祛風止痙), 산결소종(散結消腫)의 효능이 있다. 습사를 말리고 가래를 삭이며, 풍사를 제거하고 경련을 멎게 하며, 종기를 가라앉히고 뭉친 것을 흩어지게 하는 등의 효능이 있어, 해수, 중풍, 어지럼증, 구안와사, 반신불수, 종기, 경풍(驚風), 파상풍, 뱀이나 벌레 물린 상처를 치료한다.

약용법 ▶ 말린 덩이뿌리 4~12g을 물 1L에 넣고 1/3로 줄 때까지 달여서 마신다. 또는 가루나 환으로 만들어 복용한다. 독성이 강하므로 가공에 주의해야 한다.

천남성 무리

주의사항 건조한 성미가 매우 강하여 음기를 상하게 하고 진액을 말리는 부작용이 생길 수 있으므로 열이 매우 높은 경우, 혈이 허하며 풍사가 동하는 경우, 음기가 허하고 건조한 담이 있는 경우, 그리고 임산부의 경우는 사용을 금한다. 독성이 있으므로 전문가의 상담 없이 함부로 복용해서는 안 된다.

천남성의 기능성 및 효능에 관한 특허자료

❖ **천남성 추출물을 함유하는 탈모 방지 및 발모 촉진용 조성물**

본 발명은 천남성 추출물을 함유하는 탈모 방지 및 발모 촉진용 조성물에 관한 것으로서, 본 발명에 따른 천남성 추출물 및 분획물은 모낭을 성장기 중기 또는 후기로 분화시키며, TGF-β 및 프로락틴을 억제하고, IGF 및 태반성 락토겐을 증가시키며, VEGF, c-kit, PKC-α 및 FGF의 발현을 증가시켜서 탈모를 방지하고 발모를 촉진시키는 효과가 있다.

- 공개번호 : 10-2010-0009725, 출원인 : 우석대학교 산학협력단

천문동

Asparagus cochinchinensis (Lour.) Merr.

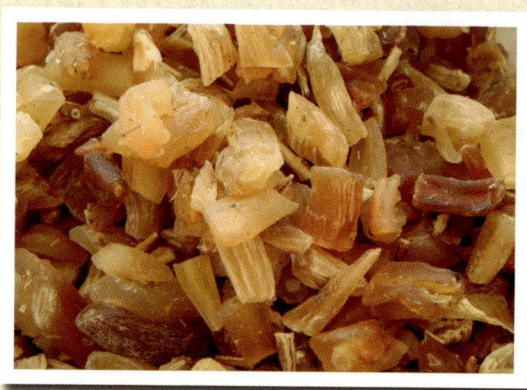

이 명	부지깽나물, 호라지좆, 산감자
한약명	천문동(天門冬), 천동(天冬), 명천동(明天冬)
과 명	백합과(Liliaceae)
식물명 유래	한자 이름 '천문동(天門冬)'에서 유래한 것으로, '문(門)'은 '문(蔘)'의 의미로 이 식물은 풀이 무성하고 효능이 맥문동과 비슷하다는 뜻
식품원료 사용 가능 여부	제한적 사용(덩이뿌리)

생육특성 천문동은 중부 이남의 서해안에 주로 자생하는 덩굴성 여러해살이풀이다. 바닷가 근처 및 산기슭에서 자란다. 매우 튼튼하므로 웬만한 곳에서도 잘 자란다. 덩굴줄기는 길이 1~2m까지 자라며, 녹색으로 가늘고 평활하다. 줄기 밑부분에 달걀 모양의 비늘 조각이 있고 가는 잎처럼 생긴 가시가 1~3개씩 모여나며 활처럼 약간 굽는다. 뿌리줄기는 짧고 많은 방추형의 덩이뿌리가 사방으로 퍼진다. 덩이뿌리는 길이 5~15cm, 지름은 0.5~2cm에 양끝이 뾰족한 원기둥 모양으로 조금 구부러져 있고, 표면은 황백색 또는 옅은 황갈색으로 반투명하며 고르지 않은 가로 주름이 있다. 꽃은 5~6월에 연한 황색으로 피며, 잎겨드랑이에 1~3송이씩 달린다. 좁은 선상 타원형의 꽃잎은 6개이고 옆으로 퍼지며, 수술은 6개에 암술대는 3개로 갈라진다. 열매는 지름

0.6cm 정도의 둥근 장과이고 흰색으로 익으며, 속에 검은색 종자가 1개 들어 있다. 옛날에는 흉년에 구황작물로 사용했고, 유명한 강장제로도 알려져 있어 '호라지(비)좆'이라는 별난 별명도 붙여져 있다.

사용부위 및 채취시기 ▶ 덩이뿌리를 가을과 겨울에 채취하여, 씻어서 줄기와 수염뿌리를 제거하고 끓는 물에 삶거나 쪄서 속까지 익도록 한 다음, 아직 뜨거울 때 겉껍질을 제거하고 씻어서 말린다.

작용부위 ▶ 폐, 신장에 작용한다.

천문동 잎

천문동 꽃

천문동 열매

천문동 덩이뿌리(채취품)

천문동 무리

성질과 맛 ▶ 성질이 차고, 맛은 달고 쓰며, 독성이 없다.

성 분 ▶ 스테로이드 사포닌(steroid saponin)으로 스밀라게닌(smilagenin), 아스파라긴(asparagine), 5-메톡시메틸푸프랄(5-methoxymethylfurfural), 베타-시토스테롤(β-sitosterol), 포도당(glucose), 람노스(rhamnose), 자일로스(xylose), 과당(fructose), 디오스게닌(diosgenin), 점액질, 전분 등이 함유되어 있다.

약리작용 ▶ 항균작용, 진해·거담작용, 살충작용

용 도 ▶ 약용(덩이뿌리는 억균, 진해, 거담작용)

효 능 ▶ 덩이뿌리에 양음윤조(養陰潤燥), 청폐생진(淸肺生津)의 효능이 있다. 폐를 윤활하게 하여 기침을 멎게 하고 음기를 길러 진액(津液)을 보태며, 열화를 내리고 대소

변이 잘 나가게 하며, 몸이 건강하고 혈기가 왕성하게 하는 등의 효능이 있어 해수, 인후종통(咽喉腫痛), 소갈, 토혈, 변비, 각혈, 폐위(肺萎), 폐농양 등을 치료한다.

천문동 덩이뿌리(약재)

약용법 말린 덩이뿌리 4~24g을 사용하는데, 민간요법으로 당뇨병 치료에는 물에 달여서 장기간 복용하면 허로증(虛勞症)을 다스리는 데 좋고, 술에 담가서 공복에 1잔씩 먹으면 좋다고 한다. 또 당침(유리병이나 토기에 약재와 설탕을 1:1로 켜켜이 넣고 밀봉하여 100일 이상 우려내는 것)하여 복용하면 가래를 제거하는 데 도움이 된다. 마른기침을 하거나 적은 양의 가래가 나오고 심하면 피가 섞이는 증상에는 상엽, 사삼, 행인 등과 배합한다.

주의사항 달고 쓰며 찬 성미가 있으므로 몸이 차고 장이 나빠 설사를 하는 경우나 풍사나 한사로 인하여 기침(해수)을 하는 경우에는 사용을 피한다.

천문동의 기능성 및 효능에 관한 특허자료

❖ **천문동 추출물을 유효성분으로 포함하는 발암 예방 및 치료용 항암 조성물**

본 발명은 천문동 추출물을 유효성분으로 포함하는 발암 예방 및 치료용 항암 조성물에 관한 것으로, 구체적으로 물, 알코올 또는 이들의 혼합물로 추출된 천문동 추출물을 추가로 n-헥산, 메틸렌클로라이드, 에틸아세테이트, n-부탄올 및 물의 순으로 계통 분획하여 에틸아세테이트 또는 n-부탄올로 분획되는 에틸아세테이트 또는 n-부탄올 분획물을 유효성분으로 포함하고, 세포 괴사에 의해 암세포에 대해 세포 독성을 나타내는 예방 또는 치료용 약학적 조성물에 관한 것이다.

- 공개번호 : 10-2011-0057972, 출원인 : 한국한의학연구원

청가시덩굴

Smilax sieboldii Miq.

이 명	종가시나무, 청가시나무, 청가시덤불, 청경개까시나무, 청미래, 청밀개덤불, 청열매덤불, 멜쑨, 밀순, 실순
한약명	철사령선(鉄絲靈仙), 철사근(鉄絲根), 철사위령선(鐵絲威靈仙), 점어수(粘魚鬚), 용수채(龍須菜)
과 명	백합과(Liliaceae)
식물명 유래	청색 열매가 달리고 줄기가 초록색이며 가시가 있는 덩굴성 식물이라는 뜻
식품원료 사용 가능 여부	가능(순)

생육특성 청가시덩굴은 전국 각지에 분포하는 낙엽활엽 덩굴성 관목으로, 산이나 들에서 자라며 철조망, 울타리 같은 곳에 심어 생울타리를 만들면 경관이 아름답다. 추위에 강하고 양지와 음지를 다 좋아하며, 맹아력이 좋아 무수한 줄기가 뻗어 올라온다. 덩굴줄기는 길이 5m 내외로 뻗어가며 능선과 곧은 가시가 있고, 가지는 딱딱하며 녹색에 흑색 반점이 있고 털이 없다. 잎은 어긋나고, 길이 5~14cm, 너비 3~9cm에 달걀상 타원형 또는 달걀상 심장 모양으로 끝이 뾰족하며 가장자리가 물결 모양이다. 잎의 표면은 녹색에 털이 없고 뒷면은 연한 녹색에 약간 윤채가 있으며, 밑부분에서 나온 5~7맥이 다시 그물맥으로 된다. 잎자루는 중앙부에 턱잎이 변한 1쌍의 덩굴손이 있다. 꽃은 이가화(암수딴그루)이며 6월에 황록색으로 피고, 잎겨

드랑이의 산형꽃차례에 달린다. 열매는 지름 0.7~0.9cm의 둥근 장과이며 9~10월에 검은색으로 익는다.

사용부위 및 채취시기 ▶ 뿌리와 뿌리줄기를 여름·가을에 채취한다.

작용부위 ▶ 간, 심장에 작용한다.

성질과 맛 ▶ 성질이 평(平)하고, 맛은 달거나 맵고 약간 쓰다.

성 분 ▶ 티고게닌(tigogenin), 네오티고게닌(neotigogenin), 락소게닌(laxogenin), 스밀락신(smilaxin) A·B·C, 시에볼디인(sieboldiin) A·B, 스테로이드 사포닌(steroid saponin), 타닌(tannin), 수지, 대량의 전분 등이 함유되어 있다.

약리작용 ▶ 항고지혈작용

청가시덩굴 잎

청가시덩굴 꽃

청가시덩굴 열매

청가시덩굴 나무모양

청가시덩굴 뿌리(채취품)

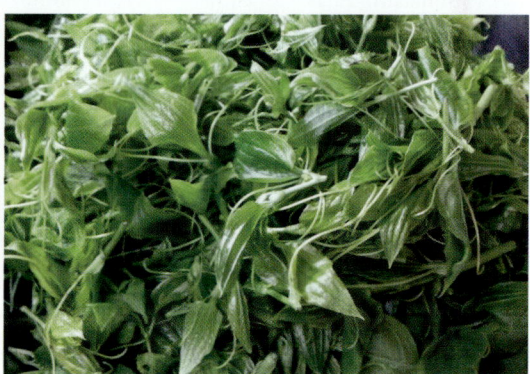
청가시덩굴 잎(채취품)

효능 ▶ 뿌리 및 뿌리줄기에 거풍제습(祛風除濕), 활혈통락(活血通絡), 해독산결(解毒散結)의 효능이 있다. 풍사를 제거하고 혈액순환을 원활하게 하며, 통증을 멎게 하고 종기를 가라앉히는 등의 효능이 있어 신경통, 관절통, 중풍, 아토피, 피부병 치료에 효과가 있다.

약용법 ▶ 말린 뿌리 및 뿌리줄기 6~9g(대량은 15~30g까지)을 물 1L에 넣고 달여서 마신다. 외용할 경우에는 달인 액을 환부에 바른다.

청가시덩굴의 기능성 및 효능에 관한 특허자료

❖ **청가시덩굴 추출물을 이용한 항고지혈증 또는 항비만용 조성물**

본 발명은, 고지혈증, 비만 등에 대한 후보 약물 스크리닝 등에 사용되는 마우스 전구 지방세포인 3T3-L1의 지방세포로의 분화를 농도 의존적으로 억제하는 활성을 가진 청가시덩굴 추출물을 이용한 항고지혈증 또는 항비만용 조성물을 개시한다.

- 공개번호 : 10-2022-0042576, 출원인 : 재단법인 경기도경제과학진흥원

청미래덩굴

Smilax china L.

이 명	망개나무, 명감나무, 명감, 매발톱가시, 종가시나무, 청열매덤불, 팔청미래
한약명	토복령(土茯苓), 산귀래(山歸來), 발계(菝葜), 발계엽(菝葜葉)
과 명	백합과(Liliaceae)
식물명 유래	'청'과 '미래'와 '덩굴'의 합성어로, 덜 익은 청색 열매 또는 푸른색 줄기가 있는 덩굴성 식물이라는 뜻. '미래(멸앳, 며래)'는 열매를 의미
식품원료 사용 가능 여부	가능(순, 잎), 제한적 사용(뿌리)

생육특성 청미래덩굴은 황해도 이남에 분포하는 낙엽활엽 덩굴성 관목으로, 해발 1,600m 이하의 양지바른 산기슭이나 숲 가장자리에서 자생한다. 햇볕이 잘 들거나 반 그늘진 곳, 물이 잘 빠지는 산성토양이 적합하다. 덩굴줄기는 길이가 3m에 이르고 마디에서 굽어 자라며, 갈고리 같은 가시가 있다. 굵고 딱딱한 뿌리줄기는 땅속에서 옆으로 길게 뻗고 불규칙하게 휘어지며, 드문드문 수염뿌리가 난다. 잎은 어긋나고, 길이 3~12cm, 너비 2~10cm에 넓은 타원형으로 두꺼우며 광택이 나고, 끝이 갑자기 뾰족해지며 가장자리가 밋밋하다. 잎자루는 짧고 턱잎은 칼집 모양이며 끝이 덩굴손으로 발달한다. 꽃은 암수딴그루이며, 5월에 잎겨드랑이의 산형꽃차례에 황록색으로 달린다. 열매는 지름 1cm 정도로 둥글고 9~10월에 붉은색으로 익으며 종자는 황갈색

이고 5개 정도이다.

사용부위 및 채취시기 ▶ 뿌리줄기를 늦가을부터 이듬해 봄까지 채취하여, 수염뿌리를 제거하고 씻어서 햇볕에 말리거나 신선할 때 절편하여 말린다. 잎은 봄·여름에 채취한다.

작용부위 ▶ 간, 위, 신장에 작용한다.

성질과 맛 ▶ 뿌리줄기는 성질이 평(平)하고, 맛은 달고 담담하다. 잎은 성질이 평(平)하고, 맛은 달며, 독성이 없다.

성 분 ▶ 뿌리줄기에는 스밀락신(smilaxin), 이소엥게레틴(isoengeletin), 올레아놀산(oleanolic acid), 캠페라이드(kaempferide), 베타-시토스테롤(β-sitosterol), 디오신(dioscin), 디오스게닌(diosgenin), 그라실린(gracillin), 사포닌(saponin), 미량의 정유, 당류, 수지,

청미래덩굴 잎　　　　　　　　　　　청미래덩굴 꽃

청미래덩굴 덜 익은 열매　　　　　　청미래덩굴 익은 열매

청미래덩굴 나무모양

타닌(tannin), 스테롤(sterol), 올레산(oleic acid) 및 리놀레산(linoleic acid) 등을 함유하며, 또한 대량의 전분을 함유한다. 잎에는 루틴(rutin)이 함유되어 있다.

약리작용 ▶ 항균작용, 항염작용, 항종양작용, 고시폴(gossypol) 독성에 길항작용, 수은 중독 해독작용

용 도 ▶ 약용(뿌리는 이뇨, 해독, 종기 등에 효과), 식용(어린잎, 열매), 원예 및 조경용

효 능 ▶ 뿌리줄기에는 해독(解毒), 제습(除濕), 통리관절(通利關節), 잎에는 거풍(祛風), 이습(利濕), 해독(解毒)의 효능이 있다. 뿌리줄기는 한약명이 발계(菝葜) 또는 토복령(土茯苓)이며, 열을 내리고 풍습을 제거하며, 종독(腫毒)을 풀어주고 경락을 소통시키며 소변이 잘 나가게 하는 등의 효능이 있어 관절통, 근육마비, 설사, 이질, 치질, 부종, 수종 등을 치료한다. 특히 수은이나 납 등 중금속의 해독에 효과적이다. 잎은 한약명이 발계엽(菝葜葉)이며, 풍독(風毒), 종독, 화상 등을 치료한다. 청미래덩굴의 추출물은 혈관 질환의 예방 및 치료에 효과적이다.

약용법 ▶ 말린 뿌리줄기 20~75g을 물 1L에 넣고 반으로 줄 때까지 달여서 하루 2~3회로 나누어 마신다. 또는 환이나 가루로 만들어 복용하거나, 술을 담가 마신

청미래덩굴 뿌리(채취품)

청미래덩굴 뿌리줄기(약재)

청미래덩굴 열매(채취품)

청미래덩굴 잎(약재)

다. 말린 잎 15~30g을 물 1L에 넣고 반으로 줄 때까지 달여서 하루 2~3회로 나누어 마신다. 외용할 경우에는 짓찧어서 환부에 붙이거나 가루 내어 뿌린다.

주의사항 ▶ 복약 중에 차를 마시면 탈모를 초래하므로 주의를 요한다. 차와 식초는 피한다.

청미래덩굴의 기능성 및 효능에 관한 특허자료

❖ **청미래덩굴 잎 추출물을 함유하는 당뇨 예방 및 치료용 조성물**
본 발명은 항당뇨 조성물에 관한 것으로, 더욱 상세하게는 인체 독성이 없으며, 체중 증가나 감소와 같은 부작용도 나타내지 않고, 매우 우수한 α-글루코시다제 활성저해 능을 나타내는 청미래덩굴 잎 추출물을 함유하는 항당뇨 조성물에 관한 것이다.
― 공개번호 : 10-2014-0102864, 출원인 : 강원대학교 산학협력단

❖ **청미래덩굴 추출물을 함유하는 혈관질환의 예방 또는 치료용 약학 조성물**
본 발명은 청미래덩굴 잎 추출물을 함유하는 약학조성물에 관한 것이다. 보다 구체적으로 본 발명의 청미래덩굴 잎 추출물은 혈관 이완과 항염증 인자 저해 효능을 가지므로 이를 함유하는 약학 조성물은 혈관질환의 예방 또는 치료를 위한 약학조성물 및 건강기능식품으로 유용하게 이용될 수 있다.
― 공개번호 : 10-2012-0059832, 출원인 : 동국대학교 경주캠퍼스 산학협력단

청미래덩굴주

적용 병증

- **치조농루(齒槽膿漏)** : 염증으로 치아 주위의 조직이 파괴되어 잇몸에서 고름과 피가 나오거나 치아가 흔들리는 병증이다. 소주잔 1잔을 1회분으로 1일 2~3회씩, 5~10일 동안 음용한다.
- **마목(痲木)** : 전신 또는 사지의 근육이 굳어 감각이 없고 몸을 마음대로 움직일 수 없는 병증이다. 소주잔 1잔을 1회분으로 1일 3~4회씩, 4~5일 동안 음용한다.
- **소변불통(小便不通)** : 소변이 나오지 않아 불편을 느끼는 증세로, 주로 노화로 인하여 많이 일어난다. 소주잔 1잔을 1회분으로 1일 2~3회씩, 7일 동안 음용한다.
- **기타 적응증** : 해독, 관절통, 귀밑샘염, 수종, 풍

만드는 방법

- 약효는 뿌리줄기나 열매에 있다. 대개는 뿌리줄기를 쓰며, 구입하여 물로 깨끗이 씻어 말린 다음 사용한다. 뿌리줄기가 없을 경우에는 익은 생열매를 사용한다.
- 말린 뿌리줄기는 200g, 생열매는 230g을 소주 3.6L에 넣고 밀봉한다.
- 뿌리줄기는 1년, 생열매는 5개월 정도 숙성시켜 음용하며, 뿌리줄기는 2년, 열매는 1년 정도 숙성시킨 후에는 찌꺼기를 걸러내고 보관한다.

채취 및 구입 약령시장에서 취급하며, 전국의 산기슭 숲속에서 자생하는 것을 채취할 수 있다.

맛 맛은 달다. 흑설탕 100g을 가미할 수 있다.

주의사항
- 본 약술을 음용하는 중에 가려야 하는 음식은 없다.
- 간이나 신장이 약한 사람과 정력이 부족한 사람은 음용을 금한다.
- 장복해도 해롭지는 않으나 치유되는 대로 음용을 중단한다.

초피나무

Zanthoxylum piperitum (L.) DC.

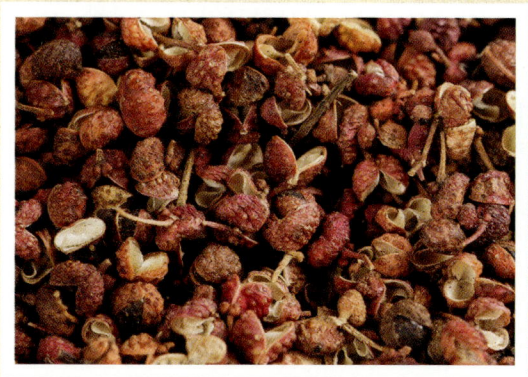

- **이 명** 산초나무, 좀피나무, 제피나무, 제피낭, 조피낭, 제피, 잼피
- **한약명** 산초(山椒), 화초(花椒), 촉초(蜀椒), 천초(川椒), 파초(巴椒)
- **과 명** 운향과(Rutaceae)
- **식물명 유래** 한자 이름 '초피(椒皮)'에서 유래한 것으로, 독특한 초피향이 나는 열매껍질을 약용하는 나무라는 뜻
- **식품원료 사용 가능 여부** 가능(잎, 열매, 씨앗)

생육특성 초피나무는 경기도 이남에 분포하는 낙엽활엽관목으로, 산중턱이나 산골짜기에서 자란다. 따뜻한 지방에 자생하나 온도의 적응력은 넓은 편이다. 높이는 2~3m이고, 일년생가지에 털이 있으나 점차 없어진다. 턱잎이 변한 가시가 잎자루 밑에 1쌍씩 마주나며, 길이 1cm 정도에 밑으로 약간 굽는다. 잎은 어긋나고 9~19개의 작은잎으로 된 홀수 깃꼴겹잎이며, 작은잎은 길이 1~3.5cm에 달걀 모양으로 가장자리에 물결 모양의 톱니와 샘점이 있다. 잎의 중앙부에 연한 황록색 무늬가 있고 잎줄기에는 짧은 가시가 있다. 잎에 방향성 기름샘이 있어 강한 향기가 난다. 꽃은 암수딴그루이며, 5~6월에 연한 황록색 꽃이 잎겨드랑이에 겹총상꽃차례를 이루며 달린다. 열매는 둥근 삭과이며 샘점이 있고, 9~10월에 붉게 익어 검은 종자가 나온다. 생김새

가 닮은 산초나무는 가시가 어긋나며 작은잎에 잔톱니가 있다. 제피나무, 젠피나무라고도 하며 민물고기 요리의 비린내를 없애는 향신료로서 오랜 옛날부터 널리 사용된 야생과수라 할 수 있다. 국내에만 자생하는 특산식물이다.

사용부위 및 채취시기 ▶ 열매껍질은 가을에 채취한다. 잘 익은 열매를 채취하여, 햇볕에 말리고 씨와 이물질을 제거한다.

작용부위 ▶ 비장, 위, 신장에 작용한다.

성질과 맛 ▶ 성질이 따뜻하고, 맛은 매우며, 독성이 약간 있다.

성 분 ▶ 아비세놀(avicennol), 아비세닌(avicennin), 시스-아비세놀(cis-avicennol), 켈레리트린(chelerythrine=toddaline), 미티딘(mitidine) 등, 이 외에 쿠마린(coumarin), 플라보

초피나무 꽃

초피나무 잎

초피나무 열매

초피나무 가시　　　　　　　　　초피나무 나무모양

놀(flavonol), 알카로이드(alkaloid) 등이 함유되어 있다.

약리작용 ▶ 국소마취 및 진통작용, 항염작용, 구충작용, 항균작용, 항산화작용, 항혈전작용

용 도 ▶ 향신료용(종자가루), 약용(열매껍질은 구토, 설사, 살충에 사용, 종자는 이뇨, 천식에 사용)

효 능 ▶ 열매껍질에 온중지통(溫中止痛), 살충지양(殺蟲止癢)의 효능이 있다. 속을 따뜻하게 하여 한사를 흩어지게 하며, 습사를 제거하고 통증을 멎게 하며, 독을 풀어주고 염증을 가라앉히며 소변이 잘 나가게 하는 효능이 있어 소화불량, 식체, 위하수, 구토, 기침, 이질, 설사, 치통 등을 낫게 하고 회충 구제에도 쓴다. 또한 방향성 건위제, 항균제, 향신료, 방향제 등으로도 쓰인다.

약용법 ▶ 말린 열매껍질 3~6g을 물 1L에 넣고 반으로 줄 때까지 달여서 하루 2~3회로 나누어 마신다. 또는 가루 내어 복용한다. 기름을 짜서 식용하거나 술을 담가 마시기도 하는데, 기침에 효과가 있으며 생선 독에 중독되었을 때 해독제로 쓰기도 한다. 신경통과 관절염에는 돼지족발과 초피나무 가지를 1:1 비율로 물에 넣고 달여서 매

초피나무 열매(채취품)

초피나무 열매껍질(상)과 종자(하)

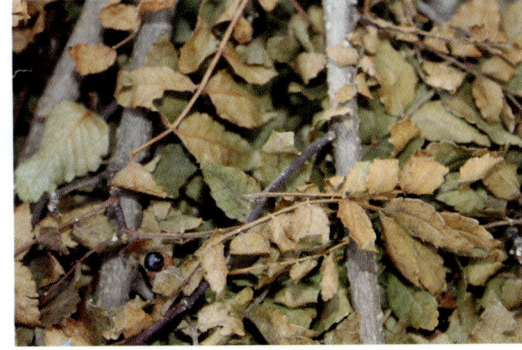
초피나무 잎과 가지(채취품)

식후 150mL씩 마신다. 기침에는 볶은 열매를 가루 내어 1회에 10g을 끓인 물과 함께 하루 2~3회 복용한다.

주의사항 ▶ 임산부는 복용에 주의한다.

초피나무의 기능성 및 효능에 관한 특허자료

❖ **초피나무 추출물을 유효성분으로 함유하는 골 질환 예방 및 치료용 조성물**

본 발명은 초피나무 추출물을 유효성분으로 함유하는 골 질환 예방 및 치료용 조성물에 관한 것이다. 본 발명에 의한 초피나무 추출물은 천연물로서 부작용이 없고, 뼈의 분해 억제가 아닌 형성을 촉진하여 기존의 뼈 분해억제제의 단점을 보완하여 골다공증 및 관련 질병의 치료에 효과적이다.

- 공개번호 : 10-2012-0111385, 출원인 : 연세대학교 산학협력단

❖ **초피 추출물 또는 이로부터 분리한 화합물을 포함하는 심장순환계 질환의 예방 및 치료용 조성물**

본 발명은 초피 추출물 또는 이로부터 분리한 화합물을 포함하는 심장순환계 질환의 예방 및 치료용 조성물에 관한 것으로, 구체적으로 초피나무 지상부 또는 열매껍질에서 추출한 초피 추출물 및 이로부터 분리한 산스울계 화합물을 포함하는 심장질환계 질환의 예방 및 치료용 조성물에 관한 것이다. 본 발명의 초피 추출물 또는 이로부터 분리한 산스울계 화합물은 아실-코에이:콜레스테롤 아실전이효소(acyl-CoA:cholestyerol acyltransferase)의 활성을 효과적으로 억제하므로, 콜레스테릴 에스테르의 합성 및 축적에 의해 유발되는 고지혈증, 동맥경화, 관상동맥 심장병 및 심근경색 등과 같은 심장순환계 질환의 예방에 유용하게 사용될 수 있다.

- 공개번호 : 10-2008-0041441, 출원인 : 한국생명공학연구원

측백나무

Platycladus orientalis (L.) Franco

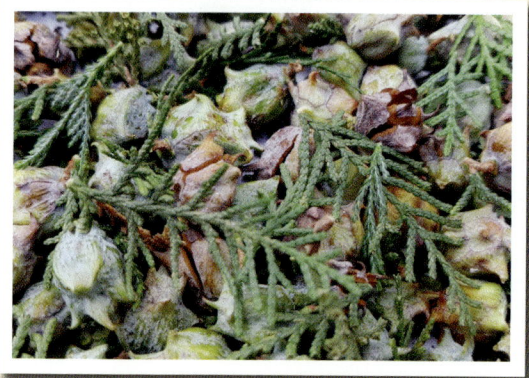

이 명 선측백, 천지백

한약명 측백엽(側柏葉), 백자인(柏子仁), 백근백피(柏根白皮), 백엽(柏葉), 총백엽(叢柏葉)

과 명 측백나무과(Cupressaceae)

식물명 유래 한자 이름 '측백(側柏)'에서 유래한 것으로, 잎이 납작하게 측면(側)으로 자라고 서쪽을 향해 기우는 음지성 식물이라 오행(五行)에서 서쪽을 뜻하는 흰색(白)을 의미하는 나무(柏)라는 뜻

식품원료 사용 가능 여부 제한적 사용(잎)

생육특성 측백나무는 전국 각지에 분포하는 상록침엽교목으로, 산야에 자생하거나 정원 또는 울타리 등에 심어 가꾸기도 한다. 높이는 25m에 달하지만 관목상으로 가지가 많이 갈라지고, 나무껍질은 회갈색이며 비늘 모양으로 벗겨진다. 원뿌리와 곁뿌리가 자란다. 잎은 마주나고, 비늘 모양으로 끝이 뾰족하며 앞면과 뒷면의 구별이 거의 없고 흰색 점이 약간 있다. 꽃은 암수한그루로 4~5월에 피는데, 수꽃은 전년지 끝에 1개씩 달리며 10개의 비늘조각과 2~4개의 꽃밥이 있다. 암꽃은 연한 자갈색이며 위쪽의 작은 가지에서 달리며 꽃자루는 없이 8개의 실편으로 이루어지고 6개의 밑씨가 있다. 열매는 달걀 모양의 구과이며, 다육질이지만 나중에는 목질로 되고 9~10월에 흑갈색으로 익으면 갈라져서 종자가 나온다.

사용부위 및 채취시기 ▶ 어린 가지와 잎은 여름과 가을, 뿌리껍질은 연중 수시, 종인은 가을과 겨울에 채취한다. 잎이 붙은 어린 가지를 베어 엮어서 바람이 잘 통하는 그늘에서 말린다. 잘 익은 씨를 채취하여, 햇볕에 말리고 씨껍질을 제거하여 종인을 모은다.

작용부위 ▶ 잎은 폐, 간, 대장에 작용한다. 종인(씨)은 심장, 신장, 대장에 작용한다.

성질과 맛 ▶ 가지는 성질이 따뜻하고, 맛은 쓰고 맵다. 잎은 성질이 약간 차고, 맛은 쓰고 떫다. 뿌리껍질은 성질이 평(平)하고, 맛은 쓰다. 종인은 성질이 평(平)하고, 맛은 달며, 독성이 없다.

성 분 ▶ 잎에는 정유가 소량 함유되어 있는데 이 속에는 투젠(thujene), 알파-투존(α-thujone), 펜촌(fenchone), 피넨(pinene), 카리오필렌(caryophyllene)이 함유되어 있으며 플라보노이드(flavonoid)류에는 아로마덴드린(aromadendrine), 퀘르세틴(quercetin), 미리세틴(myricetin), 히노키플라본(hinokiflavone), 아멘토플라본(amentoflavone) 등, 이 외에 타닌(tannin), 팔미트산(palmitic acid), 스테아르산(stearic acid), 라우르산(lauric acid), 미리스트산(myristic acid), 올레산(oleic acid), 리놀레산(linoleic acid), 카프르산(capric acid), 수지, 비타민 C 등이 함유되어 있다. 굵은 가지와 나무 및 뿌리껍질에는 정유가 함유

측백나무 잎

측백나무 꽃

측백나무 덜 익은 열매

측백나무 익은 열매

측백나무 나무줄기

측백나무 나무모양

되어 있는데 대부분은 세스키터펜알코올(sesquiterpene alchol)의 세드롤(cedrol), 위드롤(widdrol), 알파-이소쿠파레놀(α-isocuparenol), 알파-베타-비오톨(α-β-biotol), 베타-이소비오톨(β-isobiotol), 쿨쿠민에텔(curcumenether), 세스키터펜(sesquiterpene)의 투조프센(thujopsene), 투조프사디엔(thujopsacliene), 알파,베타-세드렌(α,β-cedrene), 베타-차미그렌(β-chamigrene), 알파,감마-쿠프레넨(α,γ-cuprenene), 알파-쿨쿠멘(α-curcumene), 디하이드로-알파-쿨쿠멘(dihydro-α-curcumene), 쿠파렌(cuparene) 등이며 세스키터펜케톤

측백나무 열매와 종자(채취품)

측백나무 열매와 잎(채취품)   **측백나무** 종인(약재)

(sesquiterpeneketone)의 알파-베타-쿠파레논(α-β-cuparenone), 마이우론(myurone), 위드롤, 알파-에폭시드(α-epoxide), 모노터펜산(monoterpene acid) 등이 함유되어 있다. 열매에는 세스퀴테르페노이드(sesquiterpenoid)류 중 세드롤(cedrol), 시토스테롤(sitosterol), 알파, 베타, 감마-쿠파레놀(α,β,γ-cuparenol), 알파, 베타-비오톨(α,β-biotol), 알파, 베타-쿠파레논(α,β-cuparenone), 디테르페노이드(diterpenoid)류 중에는 피누소라이드(pinusolide) 등 그 외 사포닌, 리그난(lignan), 정유, 지방산 등이 함유되어 있다.

약리작용 ▶ 지혈작용, 진해작용, 거담작용, 평천작용, 항병원미생물작용, 진정작용, 항균작용

용 도 ▶ 원예 및 조경용, 약용(잎은 지혈효과)

효 능 ▶ 어린 가지와 잎에는 양혈지혈(凉血止血), 화담지해(化痰止咳), 생발오발(生髮烏髮), 씨에는 양심안신(養心安神), 윤장통변(潤腸通便), 지한(止汗), 뿌리껍질에는 양혈(凉血), 해독(解毒), 염창(斂瘡), 생발(生髮)의 효능이 있다. 어린 가지와 잎은 한약명이 측백엽(側柏葉)이며, 풍습을 제거하고 혈액의 열을 내리며, 출혈을 멎게 하고 종독을 풀어주는 효능이 있어 비출혈, 혈뇨, 풍습비통, 세균성 이질, 고혈압, 해수, 귀밑샘염, 탕상 등을 치료한다. 또 몸을 가볍게 하고 기를 북돋우며 새살이 돋게 하는 효능이 있다. 뿌리껍질은 한약명이 백근백피(柏根白皮)이며, 짓무른 상처를 치료하고 머리털이 잘 자라게 한다. 종인은 한약명이 백자인(柏子仁)이며, 몸을 튼튼하게 하고 신경을 안정시켜 편안하게 하며, 장을 윤활하게 하며 배변이 잘되게 하는 효능이 있어, 변비, 불면증, 유정, 잘 때 식은땀이 나는 증상 등을 치료한다.

약용법 ▶ 말린 어린가지와 잎 6~12g을 물 1L에 넣고 반으로 줄 때까지 달여서 하루 2~3회로 나누어 마신다. 외용할 경우에는 달인 액을 환부에 바르거나 짓찧어서 도포한다. 가루 내어 사용해도 된다. 뿌리껍질을 외용할 경우에는 생뿌리를 짓찧어 거즈에 싸서 환부에 도포한다. 말린 종인 12~20g을 물 1L에 넣고 반으로 줄 때까지 달여서 하루 2~3회로 나누어 마신다. 외용할 경우에는 기름을 짜서 환부에 바른다.

주의사항 ▶ 오래 복용하거나 과량 복용하면 어지러움, 오심, 위부의 불쾌감, 식욕감퇴 등을 일으킨다.

측백나무의 기능성 및 효능에 관한 특허자료

❖ **측백나무 잎을 포함하는 발모 촉진 또는 탈모 방지용 조성물 및 이의 제조 방법**

본 발명은 측백나무 잎을 비롯하여 부추 뿌리, 뽕나무 잎, 생강 및 검은콩을 유효성분으로 포함하는 발모 촉진 또는 탈모 방지 조성물 및 이의 제조 방법에 관한 것이다. 본 발명의 조성물은 천연 추출물을 주성분으로 포함하고 있어 부작용이 없고 발모 촉진 및 탈모 방지효과가 우수하다.

- 등록번호 : 10-0929880, 출원인 : 심태흥·이선미

층층갈고리둥굴레

Polygonatum sibiricum F.Delaroche ex Redouté

- **이 명** 원황정, 죽대둥굴레
- **한약명** 황정(黃精), 미포(米脯), 녹죽(鹿竹), 야생강(野生薑), 산생강(山生薑), 옥죽황정(玉竹黃精)
- **과 명** 백합과(Liliaceae)
- **식물명 유래** 잎이 줄기에 층층으로 돌려나고 잎 끝이 낚싯바늘처럼 뒤로 말려 갈고리같이 보이는 둥굴레라는 뜻
- **식품원료 사용 가능 여부** 가능(뿌리, 순)

생육특성 층층갈고리둥굴레는 충청북도 이북에 분포하는 여러해살이풀로, 산지나 초원에서 자라며 주로 중부 지방에서 재배된다. 높이는 90~120cm이고, 줄기는 곧게 서며 털이 있다. 굵은 뿌리줄기가 옆으로 뻗으며 많은 수염뿌리를 낸다. 뿌리줄기는 길이 6~20cm, 너비 1~3cm에 구부러진 둥근 기둥 모양 또는 덩어리 모양이며, 표면은 황백색 또는 황갈색으로 반투명하고 가로로 마디가 있다. 잎은 2~7개가 돌려나고, 길이 11~17cm, 너비 1~2cm에 피침 모양 또는 줄 모양으로 끝이 뾰족하고 말렸으며, 밑부분이 점점 좁아져서 잎자루가 없이 원줄기에 직접 달린다. 꽃은 6~7월경에 백색으로 피며, 잎겨드랑이에서 나온 짧은 꽃자루에 2~8개씩 아래를 향해 달린다. 열매는 장과이며 9~10월경에 검게 익는다.

사용부위 및 채취시기 ▶ 봄철과 가을철에 뿌리줄기를 채취하여, 수염뿌리를 제거하고 씻어서 속까지 익도록 끓는 물에 약간 데치거나 쪄서 말린다.

작용부위 ▶ 비장, 폐, 신장에 작용한다.

성질과 맛 ▶ 성질은 평(平)하고 맛은 달다.

성 분 ▶ 시비리코사이드(sibiricoside), 포도당(glucose), 과당(fructose), 만노스(mannose), 갈락투론산(galacturonic acid). 점액질, 전분 등이 함유되어 있다.

약리작용 ▶ 항병원미생물작용, 혈압강하작용, 혈중지질저하작용, 항노화작용, 혈당강하작용, 항진균작용

용 도 ▶ 차용(지하경), 식용(지상부, 지하경), 약용(지하경은 심장병, 고혈압, 당뇨병 치료와 피로회복, 체력증강에 사용)

효 능 ▶ 뿌리줄기에 보기양음(補氣養陰), 건비(健脾), 윤폐(潤肺), 익신(益腎)의 효능이 있다.

약용법 ▶ 뿌리줄기 9~15g을 물 1L에 넣고 끓기 시작하면 물을 약하게 줄여 1/3로 줄 때까지 달여서 하루 2회로 나누어 아침저녁으로 마신다.

주의사항 ▶ 이 약은 약성이 끈끈해 습을 조장하고 소화장애 우려가 있어, 비위가 약하

층층갈고리둥굴레 잎

층층갈고리둥굴레 꽃

층층갈고리둥굴레 무리

층층갈고리둥굴레 뿌리줄기(채취품)

층층갈고리둥굴레 뿌리줄기(약재)

거나 설사하는 사람, 잘 붓거나 습담이 정체된 사람은 주의한다.

> **층층갈고리둥굴레의 기능성 및 효능에 관한 특허자료**
>
> ❖ **층층갈고리둥굴레 추출물을 유효성분으로 포함하는 비만 또는 대사 증후군 예방 및 치료용 조성물**
>
> 본 발명은 대잎둥굴레 또는 층층갈고리둥굴레 추출물을 유효성분으로 함유하는 비만 또는 대사증후군 예방 및 치료용 조성물에 관한 것으로서 더욱 상세하게는 세포 내 SIRT1 단백질을 높은 수준으로 유지시켜 체중, 복부 지방 및 당 내성도를 감소시키는 비만, 비만 합병증 또는 대사증후군 예방 및 치료용 약학적 조성물 및 식품 조성물에 관한 것이다. 본 발명의 조성물은 지방세포 분화를 억제하고 SIRT1을 높은 수준으로 유지하여 체중, 복부지방 및 당내성도를 감소시켜 비만, 비만 합병증 또는 대사증후군 예방 및 치료에 유용하게 사용할 수 있다.
> — 출원번호 : 10-2010-0095987, 출원인 : 일동홀딩스(주)

칡

Pueraria lobata (Willd.) Ohwi

이 명	칙, 칙덤불, 칡덩굴, 칡넝굴, 달근, 침덩굴, 칙줄, 칠기
한약명	갈근(葛根), 갈화(葛花), 건갈(乾葛), 감갈(甘葛), 분갈(粉葛)
과 명	콩과(Leguminosae)
식물명 유래	옛 이름 '즐'이 '츩'을 거쳐 '칡'으로 변한 것으로, 즐은 줄을 의미하며 덩굴성 식물로 덩굴 껍질을 섬유 등으로 사용한다는 뜻 또는 다른 나무를 칭칭 감고 올라간다는 뜻
식품원료 사용 가능 여부	가능(뿌리, 잎), 제한적 사용(꽃봉오리)

생육특성 칡은 전국 각지에 분포하는 낙엽활엽 덩굴성 식물로, 산기슭의 양지에서 자생하며 줄기가 겨울에도 얼어 죽지 않고 살아남아 매년 굵어져서 나무로 분류된다. 덩굴줄기는 길이 10m 내외로 뻗으며 다른 물체를 왼쪽으로 감아 올라가는데, 오래된 것은 지름이 10cm나 되는 것도 있다. 줄기는 흑갈색으로 갈색 또는 흰색의 퍼진 털과 구부러진 털이 있고, 아랫부분은 목질화하여 갈라진다. 뿌리는 2~3m, 지름 20~30cm나 되는 것도 있으며, 땅속에서 옆으로 길게 뻗고 섬유질로서 회백색을 띠며 녹말을 저장한다. 잎은 어긋나고 잎자루가 긴 3출엽이며, 작은잎은 길이와 너비가 각각 10~15cm에 마름모꼴로 털이 많고 가장자리가 밋밋하거나 얕게 3갈래로 갈라진다. 꽃은 8월에 홍자색으로 피는데, 잎겨드랑이에 길이 10~25cm의 총상꽃차례를 이루며

많은 수가 달린다. 열매는 길이 4~9cm에 편평한 줄 모양의 협과이며, 굳은 갈색 털이 나 있고 9~10월에 익는데 종자는 갈색이고 작다. 칡은 척박한 환경에서도 잘 번성하는 1차천이 식생이다.

사용부위 및 채취시기 ▶ 뿌리는 봄·가을, 꽃은 8월에 채취한다. 뿌리는 채취하여, 신선할 때 두터운 절편이나 작은 덩어리로 썰어서 말린다. 꽃은 만개하기 전에 채취하여 그늘에서 말린다.

작용부위 ▶ 뿌리와 꽃은 비장, 위에 작용한다.

성질과 맛 ▶ 뿌리는 성질이 시원하고, 맛은 달고 맵다. 꽃은 성질이 시원하고, 맛은 달다.

성 분 ▶ 뿌리에는 식물성 에스트로겐(estrogen), 이소플라본(isoflavone) 성분의 푸에라린(puerarin), 푸에라린 자일로시드(puerarin xyloside), 푸에롤(puerol), 다이드진(daidzin), 다이드제인(daidzein), 게니스테인(genistein), 포모노네틴(formononetin), 카크코네인(kakkonein) 등, 그 외 베타-시토스테롤(β-sitosterol), 미로스테롤(miroesterol), D-만니톨(D-mannitol), 다우코스테론(daucosteron), 알란토인(allantoin), 아세틸콜린(acetylcholine), 아라키드산(arachidic acid), 숙신산(succinic acid), 아미노산, 전분 등이 함유되어 있다. 잎에는 로비닌(robinin)이 함유되어 있다.

칡 잎

칡 꽃

칡 열매

칡 어린순   칡 어린순(약재)

약리작용 관상동맥순환 개선작용, 혈압강하작용, 혈당강하작용, 혈중지질저하작용, 혈소판응집억제작용, 해열작용, 항종양작용, 항산화작용, 해독작용

용 도 차용(뿌리, 꽃), 식용(어린순), 사료용, 가구용, 약용(뿌리는 감기, 해열, 고혈압, 해독, 축농증, 갈증에 사용, 꽃은 숙취에 사용)

효 능 뿌리에는 해기퇴열(解肌退熱), 생진지갈(生津止渴), 투진(透疹), 승양지사(升陽止瀉), 통경활락(通經活絡), 해주독(解酒毒), 꽃봉오리 또는 꽃에는 해주성비(解酒醒脾), 지혈(止血)의 효능이 있다. 뿌리는 한약명이 갈근(葛根)이며 해열, 발한, 진정, 진

542

칡 뿌리(채취품)　　　　칡 뿌리(약재)

칡 종자(채취품)　　　　칡 꽃(약재)

경, 해독, 지갈, 지사 등의 효능이 있어 두통, 감기, 이질, 고혈압, 협심증, 난청 등을 치료한다. 또한 항암, 항균, 항산화 작용이 있으며, 칼슘 흡수를 촉진하여 여성의 갱년기장애와 골다공증 예방 및 치료에 도움을 주고, 남성의 전립선암과 전립선 비대증의 예방 및 치료에도 효과가 있다. 꽃은 한약명이 갈화(葛花)이며 주독을 풀어주고 속쓰림과 오심, 구토, 식욕부진 등을 치료하며 치질, 장풍하혈, 토혈 등의 치료에도 효과적이다.

약용법 ▶ 말린 뿌리 6~12g을 물 1L에 넣고 반으로 줄 때까지 달여서 하루 2~3회로 나누어 마신다. 짓찧어 즙을 내어 먹어도 된다. 외용할 경우에는 짓찧어 환부에 붙인

칡 *543*

다. 말린 꽃 3~9g을 물 1L에 넣고 반으로 줄 때까지 달여서 하루 2~3회로 나누어 마신다.

> **주의사항** 성질이 시원하므로 위가 차서 구토를 하거나 허약해서 땀을 많이 흘리는 사람은 복용에 주의한다. 위의 기운을 손상시킬 우려가 있어 오래 복용하는 것은 삼간다.

칡 나무모양

칡의 기능성 및 효능에 관한 특허자료

❖ **갈근 추출물을 함유하는 암 치료 및 예방을 위한 약학조성물**

본 발명은 갈근(칡 뿌리) 추출물을 함유하는 암 치료 및 예방을 위한 약학조성물에 관한 것으로, 보다 구체적으로 본 발명의 추출물은 CT-26 세포와 같은 결장암에서 강력한 항암 활성을 나타낼 뿐만 아니라, 암 조직 성장 억제 및 면역 조절물질들의 생성을 증가시킴을 확인하여 암 질환의 예방, 억제 및 치료에 우수한 항암제 또는 항암 보조제 효능을 갖는 의약품 및 건강기능식품으로서 유용하다.
- 공개번호 : 10-2014-0049218, 출원인 : 원광대학교 산학협력단

❖ **골다공증 예방 및 치료에 효과를 갖는 갈근 추출물**

본 발명은 골다공증 예방 및 치료에 효과를 갖는 갈근(칡 뿌리) 추출물에 관한 것으로서, 구체적으로 갈근 추출물에는 다이드제인, 제니스테인, 포르모노네틴 등의 식물 에스트로겐이 다량 포함되어 있으므로 본 발명에 의한 갈근 추출물은 골다공증 치료제 또는 예방제로서 유용하게 사용될 수 있을 뿐만 아니라 건강식품으로도 응용될 수 있다.
- 공개번호 : 10-2002-0002353, 출원인 : 한국한의학연구원

칡주

- **식중독(食中毒)** : 음식물 속의 독소나 유독물질이 체내에 유입되어 일어나는 독성 반응이나 감염 질환으로, 복통, 설사, 구토 등의 증상이 나타나며 피부에 발진이 생기기도 한다. 소주잔 1잔을 1회분으로 1일 2~3회 음용한다.
- **신경쇠약(神經衰弱)** : 신경이 계속 자극을 받아서 피로가 쌓여 여러 가지 증상을 일으키는 병증이다. 두통, 불면증, 어지럼증, 귀울림, 지각과민, 주의 산만, 기억력 감퇴 등의 증상이 나타난다. 소주잔 1잔을 1회분으로 1일 1~2회씩, 10~15일 동안 음용한다.
- **주독(酒毒)** : 술에 중독이 되어 얼굴에 붉은 반점이 나타나는 경우의 처방이다. 위장장애나 빈혈 등의 원인이 된다. 소주잔 1잔을 1회분으로 1일 1~2회씩, 10~20일 동안 음용한다.
- **기타 적응증** : 혈액순환 개선, 두통, 불면증, 감기, 구토, 변비, 설사, 주황변, 암내

- 약효는 꽃, 뿌리 등에 있다. 약간의 방향(芳香)이 있다. 주로 뿌리를 사용하며 생으로 쓰거나 햇볕에 말려두고 사용한다.
- 생뿌리는 300g, 말린 뿌리는 230g을 소주 3.6L에 넣고 밀봉한다.
- 5~6개월 정도 숙성시켜 음용하며, 걸러내지 않고 더 숙성시켜도 무방하다.

채취 및 구입 전국 어디서나 자생하며, 이른 봄 잎이 나기 전에 뿌리를 캐어 씻은 다음 잘게 썰어서 사용한다.

맛 맛은 달고 약간 맵다. 황설탕 150g을 가미할 수 있다.

주의사항
- 본 약술을 음용하는 중에 살구씨의 섭취를 금한다.
- 장복하면 유익하다.

큰조롱

Cynanchum wilfordii (Maxim.) Maxim. ex Hook.f.

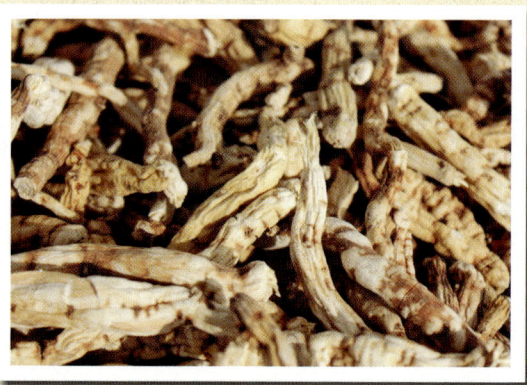

이 명	은조롱, 새박, 새박풀, 하수오, 백하수오
한약명	백수오(白首烏), 백하수오(白何首烏), 하수오(何首烏), 격산소(隔山消)
과 명	박주가리과(Asclepiadaceae)
식물명 유래	'큰'과 '조롱'의 합성어로, 잎과 열매 등이 크고(큰) 열매가 조롱박(조롱)과 닮았다는 뜻
식품원료 사용 가능 여부	제한적 사용 (덩이뿌리)

생육특성 큰조롱은 전국 각지에 분포하는 덩굴성 여러해살이풀로, 산기슭 양지의 풀밭이나 바닷가의 경사지에서 자생하거나 농가에서 재배하기도 한다. 덩굴줄기는 길이 1~3m까지 뻗으며, 원줄기는 원주형으로 가늘고 다른 물체를 왼쪽으로 감아 오른다. 줄기에 상처를 내면 흰색 유액이 나온다. 뿌리는 굵은 육질이며 땅속 깊이 들어가고 표면이 암갈색이다. 잎은 마주나고, 길이 5~10cm, 너비 4~8cm에 달걀상의 심장 모양으로 끝이 뾰족하고 가장자리가 밋밋하며, 잎자루는 위로 올라갈수록 짧아진다. 꽃은 7~8월에 연한 황록색으로 피며, 잎겨드랑이에 산형꽃차례로 달린다. 열매는 길이 약 8cm, 지름 약 1cm에 피침 모양의 골돌과이며 9월에 익는다. 종자는 암갈색이며 길고 흰 털이 뭉쳐난다.

사용부위 및 채취시기 덩이뿌리를 가을에 잎이 마른 다음이나 이른 봄에 싹이 나오기 전에 채취하여 수염뿌리와 겉껍질을 제거하고 햇볕에 말린다.

작용부위 간, 비장, 신장에 작용한다.

성질과 맛 성질이 약간 따뜻하고, 맛은 달고 약간 쓰며, 독성이 없다.

성 분 콘두리톨(conduritol) F, 시나논사이드(cynanoneside) B, 가가미닌(gagaminine), p-하이드록시아세토페논(p-hydroxyacetophenone), 2,5-디하이드록시아세토페논(2,5-dihydroxyacetophenone), 2,4-디하이드록시아세토페논(2,4-dihydroxyacetophenone), 시난콜(cynanchol), 윌포사이드(wilfoside) 등이 함유되어 있다. 백수오의 위품인 이엽우피소는 콘두리톨(conduritol) F를 함유하지 않아 정품과 구분된다.

큰조롱 꽃

큰조롱 잎

큰조롱 줄기에서 나오는 흰색 유액

큰조롱 열매

큰조롱 지상부

약리작용 ▶ 항스트레스작용, 혈중지질저하작용

용 도 ▶ 약용(뿌리는 보혈, 노인성 변비에 사용)

효 능 ▶ 덩이뿌리에 보간신(補肝腎), 강근골(强筋骨), 건비위(健脾胃), 해독(解毒)의 효능이 있다. 간과 신장을 보하고 근육과 뼈를 튼튼하게 하며, 소화기관을 튼튼하게 하고 독을 풀어주는 등의 효능이 있어 빈혈, 어지럼증, 신경쇠약, 불면증, 건망증, 머리가 빨리 희어지는 증상, 유정, 류머티즘, 허리와 무릎이 시리고 아픈 증상, 위가 더부룩하고 헛배 부른 증상, 식욕부진, 설사, 장출혈, 치질, 출산 후 젖이 잘 나오지 않는 증상 등을 치료한다. 또한 자양강장, 보혈약으로 정기를 수렴하고 머리카락을 검게 한다. 신선한 것은 장을 윤활하게 하여 배변이 잘되게 하는 효능이 있어서 노인의 변비에 적합하다.

약용법 ▶ 말린 덩이뿌리 6~16g을 물 1L에 넣고 끓기 시작하면 불을 약하게 줄여 1/3로 줄 때까지 달여서 하루 2회로 나누어 마신다. 가루 또는 환으로 만들어 복용하기도 하고, 술을 담가 마시기도 한다. 술을 담글 때에는 덩이뿌리 100g에 소주 1.8L를

큰조롱 덩이뿌리(채취품)

큰조롱 덩이뿌리(약재)

부어 3개월 이상 두었다가 반주로 1잔씩 마신다.

주의사항 설사하거나 소화불량인 사람은 복용에 주의한다. 한방에서는 큰조롱의 덩이뿌리를 백수오(白首烏)라고 부르며 약용하는데, 일반인들 사이에서 큰조롱을 하수오라는 이명으로 부르며 마디풀과의 약용식물인 하수오(*Reynoutria multiflora*)와 혼동하는 경우를 볼 수 있다. 붉은빛을 띠는 하수오의 덩이뿌리를 적하수오라 하고, 백수오라는 한약명이 있는 큰조롱의 덩이뿌리를 백하수오라고 잘못 부른 데서 비롯된 것으로 보인다. 두 식물 모두 덩이뿌리를 약용하지만 동일한 약재는 아니므로 구분해서 사용해야 한다. 큰조롱은 줄기를 자르면 흰색 유액이 나오지만 하수오는 유액이 나오지 않으므로 구별할 수 있다. 또한 생김새가 비슷하고 독성이 있는 이엽우피소와 혼동하지 않도록 주의해야 한다.

| **큰조롱**의 기능성 및 효능에 관한 특허자료 | ❖ **백수오 추출물을 포함하는 항균 조성물 및 이의 용도**
본 발명은 백수오(큰조롱 뿌리) 추출물을 포함하는 항균 조성물에 관한 것이다. 본 발명에 따른 항균 조성물의 유효성분인 백수오 추출물이 식중독 원인균 중 하나인 바실러스 세레우스(Bacillus cereus)에 대하여 우수한 항균 활성을 가지는 바, 식중독을 개선, 예방 또는 치료하는 약학적 조성물, 기능성 식품 조성물 등으로 유용하게 이용될 수 있을 것으로 기대된다.
- 등록번호 : 10-1467698-0000, 출원인 : 중앙대학교 산학협력단 |

백하수오주

적용 병증

- **풍비(風痺)** : 풍한습(風寒濕)의 사기(邪氣)가 팔다리의 뼈마디와 경락에 침범해서 생기는 병증으로, 뼈마디가 아프고 운동장애가 있으며 마비가 오는데 그 부위가 일정하지 않고 수시로 이동한다. 소주잔 1잔을 1회분으로 1일 2~3회씩, 12~15일 동안 음용한다.
- **요슬산통(腰膝酸痛)** : 허리와 무릎이 쑤시고 저리며 걷거나 앉아 있을 때에도 매우 심한 통증이 일어나는 증세이다. 소주잔 1잔을 1회분으로 1일 2~3회씩, 15~20일 동안 음용한다.
- **강골격(强骨格)** : 평소에 뼈가 튼튼하지 못하여 움직임에 많은 장애가 따르는 경우의 처방이다. 소주잔 1잔을 1회분으로 1일 2~3회씩, 20~30일 동안 음용한다.
- **기타 적응증** : 보신, 보혈, 정력증진, 피로회복, 빈혈, 신경쇠약, 유정

만드는 방법

- 약효는 뿌리에 있다. 뿌리를 구입하거나 채취하여 물로 깨끗이 씻어 말린 다음 적당한 크기로 썰어서 사용한다.
- 뿌리 200g을 소주 3.6L에 넣고 밀봉한다.
- 일반적으로 6개월 이상 숙성시켜 음용하며, 18개월 정도 숙성시킨 후에는 찌꺼기를 걸러내고 보관한다.

채취 및 구입 약령시장에서 구입하거나 현지에서 채취하여 사용한다. 전국에 분포하며 산기슭, 풀밭, 바닷가 경사지에서 자생한다.

맛 맛은 달고 쓰다. 특별히 가미할 필요는 없다.

주의사항
- 본 약술을 음용하는 중에 개고기, 소고기, 마늘, 파, 비늘 없는 물고기의 섭취를 피한다.
- 장복해도 해롭지는 않으나 치유되는 대로 음용을 중단한다.

탱자나무

Poncirus trifoliata (L.) Raf.

- **이 명** 개탕쉬낭, 개탕쥐낭, 등자, 구귤
- **한약명** 지실(枳實), 구귤(枸橘), 구귤핵(枸橘核), 지근피(枳根皮), 구귤엽(枸橘葉)
- **과 명** 운향과(Rutaceae)
- **식물명 유래** 옛 이름 '팅ᄌᆞ'에서 유래한 것으로, 귤 종류 등자(橙子)의 발음이 '탱자'로 변한 것 또는 귤이나 유자에 비해 탱탱한 열매가 달리는 나무라는 뜻
- **식품원료 사용 가능 여부** 가능(열매)

생육특성 탱자나무는 중부와 남부 지방에 분포하는 낙엽활엽관목으로, 마을 근처, 과수원, 울타리 등에서 심어 가꾼다. 높이는 3~4m이고, 가지가 많이 갈라지며 길이 3~5cm의 굳은 가시가 어긋난다. 가지는 약간 납작하고 능각이 지며, 가지와 가시가 녹색이므로 다른 나무와 쉽게 구별된다. 잎은 어긋나고 3출겹잎이며, 작은잎은 가죽질이고 길이 3~6cm에 타원형 또는 거꿀달걀 모양으로 가장자리에 둔한 톱니가 있다. 잎자루는 길이가 약 2.5cm이고 좁은 날개가 있다. 꽃은 5~6월에 잎보다 먼저 흰색으로 피며, 가지 끝 또는 잎겨드랑이 1~2개씩 달린다. 열매는 지름 3cm의 둥근 장과로 9~10월에 노랗게 익는데, 표면에 부드러운 털이 많고 향기가 좋으나 먹을 수 없다.

사용부위 및 채취시기 열매는 5~6월, 뿌리와 뿌리껍질은 연중 수시, 잎은 봄·여름에

채취한다. 열매가 익기 전에 채취하거나 저절로 떨어진 어린 열매를 모아 햇볕에 말린다. 큰 것은 반으로 쪼개서 햇볕에 말리거나 저온건조한다.

작용부위 비장, 위, 대장에 작용한다.

성질과 맛 열매는 성질이 따뜻하고, 맛은 맵고 쓰다. 뿌리껍질과 잎은 성질이 따뜻하고, 맛은 맵다.

성 분 열매에는 정유로는 d-리모넨(d-limonene), 리날룰(linalool) 등, 플라보노이드(flavonoid)로서는 폰시린(poncirin), 헤스페리딘(hesperidin), 로이폴린(rhoifolin), 로니세린(lonicerin), 나린긴(nalingin), 네오헤스피리딘(neohespiridin) 등이 함유되어 있으며

탱자나무 잎

탱자나무 꽃

탱자나무 가시

탱자나무 덜 익은 열매

탱자나무 익은 열매   **탱자나무** 나무줄기

알칼로이드(alkaloid)의 스키미아닌(skimmianine)도 함유되어 있다. 열매껍질에 함유되어 있는 정유의 성분은 알파-피넨(α-pinene), 베타-피넨(β-pinene), 미르센(myrcene), 리모넨(limonene), 캄펜(kaempfen), 감마-터피넨(γ-terpinene), p-시멘(p-cymen), 카리오필렌(caryophyllene) 등이 함유되어 있다. 뿌리 및 뿌리껍질에는 리모닌(limonin), 말메신(marmesin), 세세린(seselin), 베타-시토스테롤(β-sitosterol), 폰시트린(poncitrin)이 함유되어 있다. 잎에는 폰시린, 네오폰시린(neoponcirin), 나린진, 적은 양의 로이포린(rhoifolin)이 함유되어 있고, 꽃에는 폰시트린(poncitrin)이 함유되어 있다.

약리작용 ▶ 항바이러스작용, 항염작용, 항산화작용, 항균작용

탱자나무 덜 익은 열매(채취품)

탱자나무 덜 익은 열매(단면)

탱자나무 나무모양

용 도 ▶ 약용(열매는 강심작용과 혈압상승작용)

효 능 ▶ 익지 않은 열매에는 소간화위(疏肝和胃), 이기지통(理氣止痛), 소적화체(消積化滯), 뿌리껍질에는 염혈(斂血), 지통(止痛), 잎에는 이기지구(理氣止嘔), 소종산결(消腫散結)의 효능이 있다. 덜 익은 열매는 한약명이 지실(枳實) 또는 구귤(枸橘)이며 건위, 거담, 진통, 이뇨 작용이 있어 소화불량, 식욕부진, 식체, 변비, 위통, 위하수, 자궁하수, 치질, 타박상, 주독 등을 치료한다. 뿌리와 뿌리껍질은 한약명이 지근피(枳根皮)이며 치통과 혈변, 치질을 치료한다. 잎은 한약명이 구귤엽(枸橘葉)이며 거풍, 해독, 산결(散結) 등의 효능이 있다. 탱자나무의 추출물은 항염, 항알레르기, 살충 작용이 있고 B형과 C형 간염에 치료 효과가 있다.

약용법 ▶ 말린 덜 익은 열매 9~15g을 물 1L에 넣고 반으로 줄 때까지 달여서 하루 2~3회로 나누어 마신다. 외용할 경우에는 달인 액으로 환부를 씻거나 달인 농축액을 환부에 바른다. 말린 뿌리와 뿌리껍질 4.5~9g을 물 1L에 넣고 반으로 줄 때까지 달여서 하루 2~3회 매 식후에 마신다. 외용할 경우에는 달인 액을 입에 머금고, 치질에는 달인 액으로 환부를 자주 씻어준다. 말린 잎 6~15g(생것은 30g)을 물 1L에 넣고 반으로 줄 때까지 달여서 하루 2~3회로 나누어 마신다.

주의사항 ▶ 정기를 소모하므로 비위가 허약한 사람이나 임산부는 복용에 주의한다.

탱자나무 덜 익은 열매(약재)

탱자나무의 기능성 및 효능에 관한 특허자료

❖ **탱자나무 추출물을 함유하는 B형 간염 치료제**

본 발명은 간염 바이러스의 증식을 특이적으로 저해하며 간세포에 대한 독성이 적은 탱자나무의 추출물을 함유하는 B형 간염 치료제에 관한 것이다. 본 발명의 탱자나무 추출물을 유효성분으로 함유하는 B형 간염 치료제는 HBV-P에 대한 선택적이고 강한 저해작용이 있으며 HBV의 증식을 억제할 뿐만 아니라 인체에는 독성이 매우 적기 때문에 간염 치료제로서 매우 유용하다.

― 공개번호 : 특2002-0033942, 특허권자 : (주)내비켐

❖ **탱자나무 추출물을 함유하는 C형 간염 치료제**

본 발명은 간염 바이러스의 증식을 특이적으로 저해하며 간세포에 대한 독성이 적은 탱자나무의 추출물을 함유하는 C형 간염 치료제에 관한 것이다. 본 발명의 탱자나무 추출물을 유효성분으로 함유하는 C형 간염 치료제는 HCV-P에 대한 선택적이며 강한 저해작용이 있으며 HCV의 증식을 억제할 뿐만 아니라 인체에는 독성이 매우 적기 때문에 간염 치료제로서 매우 유용하다.

― 공개번호 : 2002-0084312, 출원인 : (주)내비켐

❖ **탱자나무 추출물 또는 이로부터 분리된 화합물을 유효성분으로 함유하는 항염증 및 항알레르기용 조성물**

본 발명은 탱자나무 추출물 또는 이로부터 분리된 화합물을 유효성분으로 함유하는 염증 질환 및 알레르기 질환의 예방 및 치료용 조성물에 관한 것으로, 상세하게는 본 발명의 탱자나무 추출물 또는 이로부터 분리된 21α-메틸멜리아노디올(21α-methylmelianodiol) 또는 21β-메틸멜리아노디올(21β-methylmelianodiol)은 인터루킨-5 의존적 Y16 세포의 증식 억제, 세포 주기 변화 및 세포 사멸효과를 나타내므로 염증 질환 및 알레르기 질환의 예방 치료용 약학조성물 및 건강기능식품에 유용하게 사용될 수 있다.

― 공개번호 : 10-2009-0051874, 출원인 : 영남대학교 산학협력단

피나무

Tilia amurensis Rupr.

- **이 명** 꽃피나무, 달피, 달피나무, 왕피나무, 참피나무, 큰피나무, 털피나무
- **한약명** 자단(紫椴), 자단(籽椴)
- **과 명** 피나무과(Tiliaceae)
- **식물명 유래** 이 나무의 껍질을 밧줄이나 노끈 등을 만드는 데 사용하여 껍질(皮)을 쓰는 나무라는 뜻
- **식품원료 사용 가능 여부** 가능(꽃, 잎)

생육특성 피나무는 경기도와 경상북도 이북에 분포하는 낙엽활엽교목으로, 숲속 골짜기에서 자란다. 계곡 및 산복 이하의 토심 깊은 비옥한 곳을 좋아하고 참나무류, 다릅나무, 박달나무류와 혼생한다. 높이는 20m에 달하고 줄기가 곧게 서며, 나무껍질은 회갈색이고 일년생가지에 짧은 털이 있거나 없다. 잎은 어긋나고, 길이 3~9cm, 너비 3~7cm에 넓은 달걀 모양으로 잎끝이 뾰족하고 가장자리에 예리한 톱니가 있다. 잎의 앞면에는 털이 없고, 뒷면의 맥겨드랑이에 갈색 털이 있다. 꽃은 6~7월에 담황색으로 피는데, 3~20개가 취산꽃차례를 이루며 달리고 향기가 진하다. 꽃대 중앙에 피침 모양 또는 거꿀피침 모양의 포가 있는데, 포는 끝이 둔하고 길이가 5cm 내외이다. 열매는 둥근 견과로 능선이 없고 흰색 또는 갈색 털이 빽빽하게 있으며, 열매 대궁에는 프

피나무 잎 피나무 꽃
피나무 나무줄기 피나무 나무모양

로펠라 모양의 포가 달려 있고 9~10월에 익는다. 맹아력은 왕성하나 생장은 빠른 편이 못 된다.

사용부위 및 채취시기 ▶ 꽃이 피는 6~7월에 채취한다.

작용부위 ▶ 폐, 신장에 작용한다.

성질과 맛 ▶ 성질이 시원하고, 맛은 매우며, 독성이 없다.

성 분 ▶ 정유, 쿠마린(coumarin), 플라보노이드(flavonoid), 리그닌(lignin), 트리테르펜(triterpene), 에피카테킨(epicatechin), 누디포사이드(nudiposide), 리오니시드(lyoniside)와 스코폴레틴(scopoletin) 등이 함유되어 있다.

피나무 꽃과 잎(채취품)

피나무 열매(채취품)

약리작용 ▶ 항암작용, 항종양작용, 항염작용, 신경보호작용

용 도 ▶ 밀원용(꿀), 원예 및 조경용, 섬유용, 가구용, 식용(꽃)

효 능 ▶ 꽃에 해표(解表), 청열(淸熱)의 효능이 있다. 발한, 해열 작용이 있어 감기에 효과가 있고 병에 대한 저항성을 높여주며, 폐결핵, 신경쇠약, 불면증, 구강염, 신우신염에도 쓴다. 또한 정유와 점액이 있어서 진해거담제, 완화제로 쓰며, 민간에서는 진경·진통제로 류머티즘성 관절염, 위암, 고창, 위장병에 사용한다. 유럽에서는 열매를 지혈약으로 쓰고, 잎은 궤양과 종기의 치료약으로 쓴다.

약용법 ▶ 말린 꽃 3~10g을 물 1L에 넣고 반으로 줄 때까지 달여서 하루 2~3회로 나누어 마신다.

피나무의 기능성 및 효능에 관한 특허자료

❖ **피나무 꿀 향취를 재현한 향료 조성물**

본 발명은 피나무 꿀을 재현할 수 있는 향료 조성물에 관한 것이다. 본 발명에 따른 향료 조성물은 천연 피나무 꿀의 주요 향기 성분에 암브레톨리드(Ambrettolide), 에틸렌 브라실레이트(Ethylene brassylate) 및 샌달우드 오일(Sandalwood oil)로 이루어진 그룹으로부터 선택된 하나 이상의 성분을 추가함으로써, 피나무 꿀의 향취를 매우 유사하게 재현할 수 있으며 우수한 향취 선호도를 나타낼 수 있다.
- 출원번호 : 10-2018-0001657, 출원인 : (주)엘지생활건강

❖ **피나무 결정꿀을 이용한 매실청 제조 방법**

본 발명은 피나무 결정꿀을 이용한 매실청의 제조방법 및 이를 이용하여 제조된 매실청에 관한 것이다. 본 발명의 피나무 결정꿀을 이용하여 제조된 매실청은 설탕 또는 다른 꿀을 이용한 매실청 제조 방법보다 제조공정이 용이할 뿐 아니라, 단맛이 증대되고 꿀과 매실의 풍미가 조화롭게 어우러져 관능성이 개선되었으므로, 몸에 좋은 매실을 보다 원활하게 섭취할 수 있도록 다양한 식품 분야에서 활용될 수 있다.
- 출원번호 : 10-2019-0165788, 출원인 : 대한민국(농촌진흥청장)

피나물

Hylomecon vernalis Maxim.

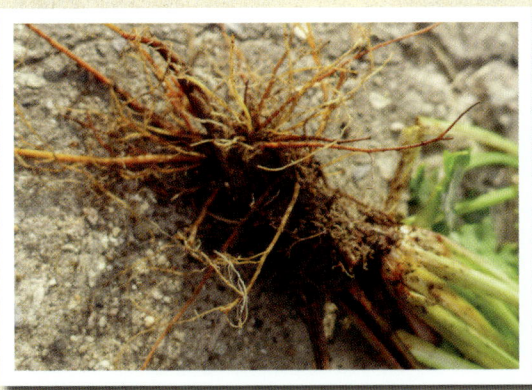

이 명	노랑매미꽃, 매미꽃, 봄매미꽃, 선매미꽃, 미색노랑매미꽃, 새발노랑매미꽃
한약명	괴조칠(拐枣七), 하청화근(荷靑花根), 도두삼칠(刀豆三七)
과 명	양귀비과(Papaveraceae)
식물명 유래	줄기를 자르면 붉은 피 같은 유액이 나오고 나물로 사용한다는 뜻
식품원료 사용 가능 여부	식품원료 목록에 없음

생육특성 피나물은 중부 이북에 분포하는 여러해살이풀로, 깊은 산속의 반그늘이 지며 습기가 많은 곳에서 자란다. 숲속에서 자라며, 부식질이 많은 점질양토에서 잘 자란다. 높이는 30cm 정도이며, 줄기를 자르면 황적색의 유액이 나오고 다세포로 된 곱슬털이 있다. 뿌리줄기는 짧고 굵으며 옆으로 뻗고 많은 뿌리가 있다. 근생엽은 잎자루가 길며 5~7개의 작은잎으로 된 깃꼴겹잎이고, 작은잎은 넓은 달걀 모양으로 가장자리에 불규칙한 결각상의 톱니가 있다. 줄기잎은 어긋나고 5개의 작은잎으로 되어 있다. 꽃은 4~5월에 선명한 노란색으로 피며, 원줄기 끝의 잎겨드랑이에서 나온 1~3개의 긴 꽃줄기 끝에 1송이씩 달린다. 열매는 길이 3~5cm, 지름 0.3cm 정도의 좁은 원기둥 모양 삭과로 7월에 익는데, 속에는 많은 종자가 들어 있

피나물 잎

피나물 꽃

피나물 종자 결실

피나물 줄기에서 나오는 붉은 유액

다. 줄기를 자르면 붉은 유액이 나오기 때문에 '피나물'이라는 이름이 붙여졌으며, 흔히 '노랑매미꽃'으로도 불린다.

사용부위 및 채취시기 ▶ 뿌리 및 뿌리줄기를 가을에 채취한다.

작용부위 ▶ 간, 심장에 작용한다.

성질과 맛 ▶ 성질이 평(平)하고, 맛은 쓰다.

성 분 ▶ 알칼로이드(alkaloid) 성분으로 크립토핀(cryptopine), 프로토핀(protopine), 켈리도닌(chelidonine), 알로크립토핀(allocryptopine), 콥티신(coptisine), 베르베린(berberine), 상귀나린(sanguinarine), 켈러리스린(chelerythrine), 켈리루빈(chelirubine), 켈리루틴(chelilutine), 스틸로파인(stylopine), 테트라하이드로베르베린(tetrahydroberberine) 등이 함유되어 있다.

약리작용 ▶ 항암작용

용 도 ▶ 원예 및 조경용, 식용, 약용(전초는 관절염, 타박상 등에 사용)

피나물 지상부

피나물 뿌리(채취품)

효능 ▶ 뿌리 및 뿌리줄기에 거풍통락(祛風通絡), 산어소종(散瘀消腫)의 효능이 있다. 풍습을 제거하고 혈액순환을 원활하게 하며, 통증과 출혈을 멎게 하고 종기를 삭이는 등의 효능이 있어 풍습성 관절염, 신경통, 염좌, 타박상, 종기, 부스럼, 습진 등을 치료한다.

약용법 ▶ 말린 뿌리 3~10g을 물 1L에 넣고 1/3로 줄 때까지 달여서 하루 2~3회로 나누어 마신다. 또는 환이나 가루로 만들어 복용하기도 한다. 외용할 경우에는 짓찧어 환부에 붙인다.

피나물의 기능성 및 효능에 관한 특허자료

❖ **비만 및 당뇨병 예방 및 치료 효과를 보이는 피나물 등의 자생식물 추출물**

본 발명은 한국에서 자라는 자생식물로부터 비만/당뇨 모델 마우스인 Leprdb/Leprdb 마우스에서 체중 감소 및 당뇨의 원인인 고혈당을 억제하는 추출물과 그 추출물을 유효성분으로 함유하는 비만과 당뇨의 예방 및 치료 생약제에 관한 것이다. 피나물, 낙지다리, 채진목으로 구성된 그룹에서 선택된 하나 이상의 추출물을 주성분으로 하여 치료 또는 예방적 유효량으로 함유하는 비만 예방 및 치료용 조성물이다.

- 공개번호 : 10-2004-0016579, 출원인 : (주)머젠스

하늘타리

Trichosanthes kirilowii Maxim.

이 명	자주꽃하늘수박, 쥐참외, 하늘타리, 하늘수박, 하늘수박, 하늘에기, 하늘왜기
한약명	괄루근(栝蔞根), 괄루인(栝蔞仁), 천화분(天花粉), 과루근(瓜蔞根), 과루(瓜蔞), 괄루(栝樓), 과루자(瓜蔞子), 괄루실(栝樓實)
과 명	박과(Cucurbitaceae)
식물명 유래	옛 이름 '하놇 두래'에서 유래한 것으로, 줄기가 하늘로 뻗어 올라가고 열매가 다래처럼 둥글게 생겼다는 뜻, 꽃이 하늘을 향해 타래처럼 실이 엉켜있다는 뜻 또는 노랗게 익은 열매가 하늘의 달과 비슷하다는 뜻
식품원료 사용 가능 여부	식품원료 목록에 없음

생육특성 하늘타리는 중부 이남의 분포하는 덩굴성 여러해살이풀로, 산기슭 아래의 물빠짐이 좋고 기름진 곳에서 자란다. 햇빛이 잘 드는 곳에서 재배하는 것이 좋으며 토양은 물빠짐이 좋고 기름진 곳이 이상적이다. 잎과 마주나는 덩굴손으로 다른 물체를 감아 올라가며 덩굴줄기가 뻗어가고, 고구마처럼 굵고 큰 덩이뿌리는 표면이 황백색 또는 연한 황갈색이다. 잎은 어긋나고 단풍잎처럼 5~7갈래 갈라지며, 갈래조각은 표면에 짧은 털이 있고 가장자리에 톱니가 있다. 꽃은 암수딴그루이며 7~8월에 흰색으로 피는데, 수꽃은 이삭꽃차례로 달리고 암꽃은 1개씩 달린다. 열매는 지름 7cm 정도의 둥근 장과이며 9~10월에 오렌지색으로 익고, 속에는 연한 다갈색 종자가 많이 들어 있다. 중부지방에서 인위적으로 재배하는 경우 결실이 잘 안되는 특성이 있다.

사용부위 및 채취시기 ▶ 뿌리는 가을부터 이른 봄 사이, 열매와 종자는 가을과 겨울에 채취한다. 뿌리를 채취하여, 씻어서 겉껍질을 제거하고 길게 자르거나 세로로 쪼개어 말린다. 잘 익은 열매를 쪼개어 종자를 꺼내고 씻어서 햇볕에 말린다.

작용부위 ▶ 뿌리는 폐, 위에 작용한다. 종자는 폐, 위, 대장에 작용한다.

성질과 맛 ▶ 뿌리는 성질이 약간 차고, 맛은 달며 약간 쓰다. 종자는 성질이 차고, 맛은 달다.

성 분 ▶ 뿌리에는 다량의 전분, 사포닌(saponin), 단백질, 다당류 등을 함유한다. 단백질로는 트리코사틴(trichosanthin), 카라두린(karadurin) 등이 있고, 그 외 알파-모모르카린(α-momorcharin), 베타-모모르카린(β-momorcharin), 알파-트리코산틴(α-trichosanthin), 트리코산틴-ZG(trichosanthin-ZG) 등과 아미노산으로서 시트룰린(citrulline), 알라닌(alanine), 발린(valine), 아르기닌(arginine), 글루탐산(glutamic acid), 아스파르트산(aspartic acid), 글리신(glycine), 트레오닌(threonine), 오르니틴(ornithine), 감마-스피나스테롤(γ-spinasterol), 스티그마스테롤(stigmasterol), 팔미트산(palmitic acid), 브리오놀산(bryonolic acid) 등이 함유되어 있다. 씨에는 주로 지방유, 스테롤(sterol), 트리테르페노이드(triterpenoid) 및 그 글리코시드(glycoside)를 함유한다. 지방유는 불포화지방산과 포화지방산이며, 트리콘산산(trichosanic acid)이 주이다. 스테롤(sterol)로서 캄페

하늘타리 잎

하늘타리 꽃

하늘타리 열매

하늘타리 열매(채취품)

하늘타리 열매(약재)

스테롤(campesterol), 스티그마스테롤(stigmasterol), 시토스테롤(sitosterol), 7-캄페스테롤(7-campeterol), 7-스티그마스테롤(7-campesterol) 등과 이 외 사포닌(saponin), 당, 유기산, 검(gum)질, 수지, 색소 등이 함유되어 있다.

약리작용 ▶ 뿌리는 유산초래작용 및 임신방지작용, 항암작용, 면역증강작용, 항균작용, 항바이러스작용, 항HIV작용, 씨는 사하작용, 혈소판응집억제작용, 항암작용

하늘타리 뿌리(채취품)

하늘타리 뿌리(약재)

용 도 ▶ 약용(뿌리는 갈증, 배농에 사용, 열매는 해수, 소갈, 황달, 변비, 소염에 사용, 종자는 해수, 변비, 종기에 사용, 열매껍질은 해수, 소갈, 지혈, 변비에 사용)

효 능 ▶ 뿌리에는 청열사화(淸熱瀉火), 생진지갈(生津止渴), 소종배농(消腫排膿), 씨에는 윤폐화담(潤肺化痰), 활장통변(滑腸通便)의 효능이 있다. 뿌리는 한약명이 괄루근이며, 열을 내리고 진액을 생성하여 갈증을 멎게 하며, 종기를 가라앉히고 농을 배출하는 등의 효능이 있어 열병으로 입이 마르는

하늘타리 종자(약재)

증상, 소갈, 황달, 폐조해혈(肺燥咳血), 옹종치루 등을 치료한다. 종자는 한약명이 괄루인(栝樓仁)이며, 폐의 열을 내리고 열로 인한 가래를 제거하며, 맺힌 것을 풀어 가슴을 편안하게 하며, 장을 윤활하게 하고 염증을 가라앉히는 등의 효능이 있다. 또한 대변을 순조롭게 하고 항균, 항암 작용이 있다.

약용법 ▶ 말린 뿌리 12~16g을 물 1L에 넣고 1/3로 줄 때까지 달여서 하루 2~3회로 나누어 마신다. 또는 환이나 가루로 만들어 복용한다. 심한 기침에는 열매를 반으로 쪼갠 다음 그 속에 하늘타리 종자 몇 개와 같은 수의 살구씨를 넣고 다시 덮어서 젖은

종이로 싸고 이것을 다시 진흙으로 싸서 잿불에 타지 않을 정도로 굽는다. 이것을 가루 내어 같은 양의 패모 가루를 섞고 하룻밤 냉수에 담근 다음 같은 양의 꿀을 섞어서 한 번에 두 숟가락씩 하루 3회 식후 20~30분 후에 먹는데, 꾸준히 복용하면 오래된 심한 기침도 잘 낫는다. 민간에서는 신경통 치료에 열매살 부분을 술에 담가 하루 2~3회 복용하기도 한다.

주의사항 성미가 쓰고 차기 때문에 비위가 허하고 찬 경우나 대변이 진흙처럼 설사하는 경우에는 신중하게 사용해야 한다. 임산부는 복용에 주의한다. 오두(烏頭)와는 배합금기이다.

하늘타리 지상부

하늘타리의 기능성 및 효능에 관한 특허자료

❖ 괄루인 추출물을 포함하는 궤양성 대장염 또는 크론병 치료용 약학 조성물

본 발명은 괄루인(하늘타리 씨) 추출물을 유효성분으로 포함하는 궤양성 대상염(ulcerative colitis) 또는 크론병(Crohn's disease) 치료용 약학 조성물을 제공한다. 상기 괄루인 추출물은 트리니트로벤젠 술폰산(trinitrobenzene sulfonic acid, TNBS)으로 유도된 염증성 장질환을 효과적으로 억제하고, 또한 MPO(Myeloperoxidase) 활성을 낮춤으로써, 염증성 장질환으로 통칭되는 궤양성 대장염 또는 크론병에 대한 치료활성을 갖는다. 따라서 상기 괄루인 추출물은 궤양성 대장염 또는 크론병 치료용 약학조성물에 유용하게 사용될 수 있다.

- 공개번호 : 10-2010-0096473, 출원인 : 삼일제약(주)

하늘타리주

적용 병증
- **늑막염(肋膜炎)** : 늑막에 염증이 생겨 액이 고인 상태이다. 두통, 재채기, 헛기침, 딸꾹질, 식욕부진 등의 증상과 늑골 부위에 통증이 있다. 소주잔 1잔을 1회분으로 1일 1~2회씩, 7~15일 동안 음용한다.
- **유즙결핍(乳汁缺乏)** : 산모에게서 젖이 잘 나오지 않는 경우의 처방이다. 소주잔 1잔을 1회분으로 1일 1~2회씩, 10~15일 동안 음용한다.
- **혈담(血痰)** : 가래에 피가 섞여 나오는 증세이다. 심하면 가슴이 아프고 답답하며, 가슴 속에 뭉친 것이 이리저리 돌아다니는 것처럼 느껴진다. 소주잔 1잔을 1회분으로 1일 1~2회씩 7~10일, 심하면 20일 동안 음용한다.
- **기타 적응증** : 각혈, 해수, 변비, 복통, 당뇨병, 유선염, 중풍

만드는 방법
- 약효는 열매나 뿌리에 있다. 10~11월에 열매를 채취하여 종자를 빼낸 후 열매살을 햇볕에 말린다. 뿌리는 연중 수시로 채취할 수 있다.
- 말린 열매살 200g, 생뿌리 180g, 말린 뿌리 150g을 각각 소주 3.6L에 넣고 밀봉한다.
- 5~6개월간 숙성시켜 음용하며, 18개월 정도 숙성시킨 후에는 찌꺼기를 걸러내고 보관한다.

채취 및 구입 약재상에서 구입할 수 있다. 가을에 산과 들에서 자생하는 것을 채취한다.

맛 맛은 달고 쓰고 시다. 백설탕 100g을 가미하여 사용할 수 있다.

주의사항
- 본 약술을 음용하는 중에 모란, 생강, 쇠무릎, 패모의 섭취를 피하며, 위한증이 있거나 설사가 있는 경우에는 음용을 금한다.
- 장복해도 해롭지는 않으나 치유되는 대로 음용을 중단한다.

하수오

Reynoutria multiflora (Thunb.) Moldenke

이 명	적하수오, 붉은조롱, 새박조가리, 새박덩쿨
한약명	하수오(何首烏), 수오등(首烏藤), 제수오(製首烏), 지정(地精), 수오(首烏), 적하수오(赤何首烏)
과 명	마디풀과(Polygonaceae)
식물명 유래	한자 이름 '하수오(何首烏)'에서 유래한 것으로, 어찌(何) 머리가(首) 검은가(烏)라는 뜻 또는 옛날 중국에 하씨 성을 가진 사람이 이 식물의 뿌리를 복용 후 자식을 연이어 낳고 오래 살며 머리털도 오히려 검어졌다는 데서 붙여진 이름
식품원료 사용 가능 여부	가능(덩이뿌리)

생육특성 하수오는 중국 원산의 덩굴성 여러해살이풀로, 전국 각지에서 자생하여 중남부 지방에서 재배하고 있다. 우리나라 각지의 산야에 야생하므로 전국 어디서나 재배할 수 있다. 덩굴줄기는 길이 2~3m로 자라며, 가늘고 가지가 갈라지면서 길게 뻗어가고 털이 없다. 줄기 밑동은 목질화하고, 뿌리는 땅속으로 뻗으면서 가늘고 길며 군데군데 비대한 덩이뿌리가 달린다. 덩이뿌리는 겉껍질이 적갈색이고 질은 견실하며 단단하다. 잎은 어긋나고 길이 3~6cm, 너비 2.5~4.5cm에 달걀상 심장 모양으로 끝이 뾰족하고 가장자리가 밋밋하다. 턱잎은 원통형으로 짧고 잎자루 밑부분에 짧은 잎집이 있다. 꽃은 8~9월에 흰색으로 피며, 가지 끝에 원추꽃차례로 작은 꽃이 많이 달린다. 열매는 세모진 달걀 모양의 수과이며, 꽃받침으로 싸

여 있고 3개의 날개가 있다.

사용부위 및 채취시기 ▶ 덩이뿌리를 가을과 겨울에 잎이 시들었을 때 채취하여, 양 끝을 제거하고 씻어서 큼직하게 덩어리로 썰어 말린다.

작용부위 ▶ 심장, 간, 신장에 작용한다.

성질과 맛 ▶ 성질이 약간 따뜻하고, 맛은 쓰고 달며 떫고, 독성이 없다.

성 분 ▶ 덩이뿌리에는 주로 안트라퀴논(anthraquinone) 유도체를 함유하고 그 주성분은 크리소파놀(chrysophanol), 에모딘(emodin), 레인(rhein), 피스치온(physcione), 크리소판산(chrysophanic acid), 안트론(anthrone), 베타-시토스테롤(β-sitosterol), 스틸벤(stilbene) 배당체(polygoacetophenoside)의 2,3,5,4-테트라하이드록시스틸벤-2-O-베타-D-글루코시드(2,3,5,4-tetrahydroxystilbene-2-O-β-D-glucoside), 퀘르세틴-3-O-갈락토시드(quercetin-3-O-galactoside), 퀘르세틴-3-아라비노시드(quercetin-3-arabinoside) 등과 그외 레시틴(lecithine), 지방, 전분 및 부신피질호르몬 유사 물질 등이 함유되어 있으며, 줄기에도 유사한 성분들이 함유되어 있다.

약리작용 ▶ 혈중지질저하작용, 동맥죽상경화방지작용, 면역증강작용, 항노화작용, 간보호작용, 항균작용

하수오 잎　　　　　　　　　　　하수오 꽃

하수오 무리

하수오 열매

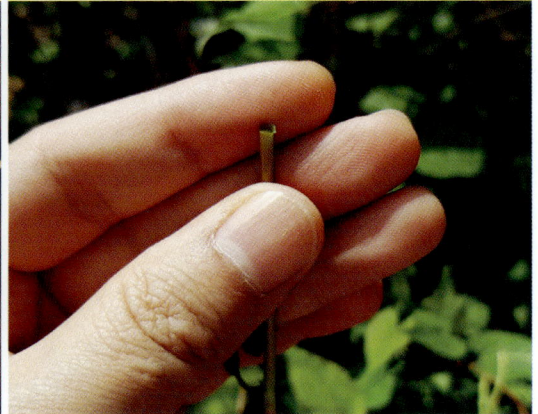
하수오 줄기에서 유액이 나오지 않는 점이 큰조롱과 다르다.

용 도 ▶ 용도(덩이뿌리는 해독, 통변 작용, 종기, 유정, 학질에 사용, 줄기는 불면증 치료, 거풍 작용)

효 능 ▶ 덩이뿌리에는 해독(解毒), 소옹(消癰), 절학(截瘧), 윤장통변(潤腸通便), 덩굴줄기에는 양혈안신(養血安神), 거풍통락(祛風通絡)의 효능이 있다. 몸을 튼튼하게 하고 간과 신의 기운을 더하며, 혈액을 자양하고 풍사를 제거하는 등의 효능이 있어, 간과 신의 음기가 훼손된 것을 낫게 하며, 머리가 일찍 희어지는 증상, 어지럼증, 허리와 무

하수오 열매(채취품)

하수오 덩이뿌리(약재)

릎이 허약하며 근골이 시리고 아픈 증상, 유정, 붕루대하, 오래된 설사 등을 치료한다. 그 밖에도 만성간염, 옹종, 결핵 목 림프샘염, 치질 등의 치료에 사용한다. 민간요법으로 간과 신 기능의 허약, 해독, 변비, 불면증, 피부 가려움증, 백일해 등에 쓴다.

약용법 ▶ 말린 덩이뿌리 6~12g을 물 1L에 넣고 끓기 시작하면 불을 약하게 줄여 1/3로 줄 때까지 달여서 하루에 2~3회로 나누어 마신다. 가루 또는 환으로 만들어 복용하기도 하고, 술을 담가 마시기도 한다.

주의사항 ▶ 윤장통변(潤腸通便) 및 수렴 작용이 있으므로 대변당설(大便溏泄) 또는 습담(濕痰: 수습이 한곳에 오래 몰려 있어 생기는 담증)의 경우에는 부적당하고, 철그릇이나 무씨(내복자)와 함께 사용하지 않는다.

하수오의 기능성 및 효능에 관한 특허자료

❖ **하수오 추출물의 제조방법과 그 추출물을 함유한 당뇨병 관련 질환 치료용 의약 조성물**

본 발명은 하수오 추출물의 제조방법과 그 추출물을 함유한 당뇨병 관련 질환 치료용 의약 조성물에 관한 것으로, 하수오를 물, 극성 유기용매 또는 이들의 혼합용매로 추출하는 단계, 상기 추출액으로부터 고형분을 제거하는 단계 및 상기 추출액으로부터 추출용매를 제거하여 하수오 추출물을 얻는 단계를 통해 혈당강하 효과가 있는 하수오 추출물을 얻고, 이를 함유시켜 당뇨병 관련 치료용 조성물을 제조함으로써, 우수한 혈당강하 효과를 갖는 하수오 추출물과 그 추출물을 함유한 당뇨병 관련 질환 치료용 의약 조성물에 관한 것이다.

- 공개번호 : 10-2004-0063291, 출원인 : 에스케이케미칼(주)

하수오주

적용 병증

- **척추질환(脊椎疾患)** : 척추 이상(異常)으로 생기는 질환으로, 디스크, 척추협착증, 척추측만증, 척추후만증 등이 있다. 소주잔 1잔을 1회분으로 1일 2~3회씩, 15~20일 동안 음용한다.
- **근골위약(筋骨痿弱)** : 근육이 약해지고 뼈가 말라서 힘을 잘 쓰지 못하는 증세이다. 소주잔 1잔을 1회분으로 1일 3~4회씩, 7~10일 동안 음용한다.
- **신기허약(腎氣虛弱)** : 신체의 원기가 부족하여 몸의 모든 기력이 약해지고 늘 피로를 느끼는 경우의 처방이다. 소주잔 1잔을 1회분으로 1일 2~3회씩, 15~20일 동안 음용한다.
- **기타 적응증** : 간장병, 간의 기혈(氣血)이 부족하여 생긴 병, 갱년기장애, 건망증, 심계항진, 요슬산통, 귀밑샘염

만드는 방법

- 약효는 덩이뿌리에 있다. 덩이뿌리를 구입하여 물로 깨끗이 씻고 물기를 없앤 다음 사용한다.
- 말린 덩이뿌리 180g을 소주 3.6L에 넣고 밀봉한다.
- 10개월 이상 숙성시켜 음용하며, 2년 정도 숙성시킨 후에는 찌꺼기를 걸러 내고 보관한다.

채취 및 구입 약령시장에서 많이 취급하는 약재이다. 말린 덩이뿌리를 취급하므로 그것을 구입한다.

맛 맛은 쓰고 달다. 황설탕 100g을 가미하여 사용할 수 있다.

주의사항
- 본 약술을 음용하는 중에 개고기, 비늘 없는 물고기, 겨우살이, 파, 마늘의 섭취를 금한다.
- 최근 하수오로 인한 간독성 사례가 보고되고 있어 하수오 담금주는 치유되는 대로 음용을 중단한다.

해당화

Rosa rugosa Thunb.

이 명 개해당화, 만첩해당화, 민해당화, 열구, 매괴, 매괴화, 배회화, 생열귀

한약명 매괴화(玫瑰花), 홍매괴(紅玫瑰), 배회화(徘徊花), 자매화(刺玫花)

과 명 장미과(Rosaceae)

식물명 유래 한자 이름 '해당화(海棠花)'에서 유래한 것으로, 바닷가(海)에서 자라는 아가위나무 또는 산사나무(棠)의 꽃(花)이라는 뜻

식품원료 사용 가능 여부 가능(열매, 잎, 꽃잎, 꽃봉오리)

생육특성 해당화는 전국 각지에 분포하는 낙엽활엽관목으로, 바닷가 모래밭이나 산기슭에서 흔히 자란다. 바닷가 모래사장에서 순비기나무와 혼생하여 잘 자라나 내륙 깊숙한 곳에서도 추위와 공해에 잘 견디며 내건성도 강하다. 높이는 1.5m 내외이며, 굵고 튼튼한 줄기는 가지를 치고 가시가 있으며, 가시에 작고 가는 털이 나 있다. 잎은 어긋나고 5~9개의 작은잎으로 된 홀수깃꼴겹잎이며, 작은잎은 길이 2~5cm에 타원형 또는 달걀상 타원형으로 두껍고 가장자리에 잔톱니가 있다. 잎의 표면에 주름이 많고 뒷면에는 털이 빽빽이 나 있으며 샘점이 있다. 턱잎은 잎갈이 크다. 꽃은 5~7월에 진한 홍색 또는 분홍색으로 피며, 새로운 가지 끝에서 원추꽃차례를 이룬다. 꽃은 지름이 6~10cm이고 꽃잎은 5개로 넓은 거꿀심장 모양이며

향기가 강하다. 열매는 지름 2~3cm의 편평한 공 모양 수과이며 7~9월에 붉은색으로 익고, 열매의 끝에 꽃받침이 붙어 있다. 뿌리에서 많은 줄기를 내어 대군집을 형성하여 자라며 생장이 빠르다.

사용부위 및 채취시기 ▶ 늦봄부터 초여름까지 꽃이 피려고 할 때 채취하여, 즉시 저온건조한다.

작용부위 ▶ 간, 비장에 작용한다.

성질과 맛 ▶ 성질이 따뜻하고, 맛은 달고 약간 쓰며, 독성이 없다.

성 분 ▶ 신선한 꽃에는 정유가 함유되어 있고 그 주요 성분은 시트로넬롤

해당화 잎   해당화 줄기와 가시

해당화 꽃봉오리   해당화 꽃

해당화 덜 익은 열매

해당화 익은 열매

해당화 나무모양

(citronellol), 게라니올(geraniol), 네롤(nerol), 유게놀(eugenol), 페닐에틸알코올(phenylethyl alcohol) 등이며 그 외 쿼르세틴(quercetin), 타닌(tannin), 시아닌(cyanin) 고미질, 황색소, 유기산(organic acid), 지방유, 베타-카로틴(β-carotene), 납질, 적색소, 황색소 등이 함유되어 있다.

약리작용 ▶ 항바이러스작용, 혈당강하작용, 항산화작용, 혈중지질저하작용

해당화 꽃(채취품)

해당화 꽃(약재)

해당화 열매(채취품)

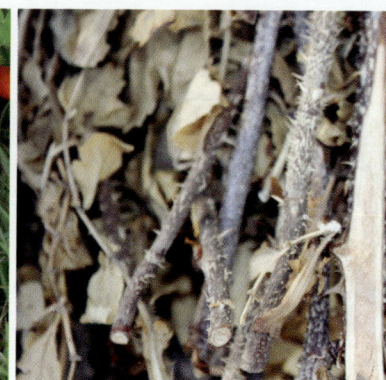
해당화 잎과 가지(채취품)

용도 ▶ 식용(어린순), 원예 및 조경용, 약용(뿌리는 당뇨병 치료제로 사용)

효능 ▶ 꽃에는 행기해울(行氣解鬱), 화혈(和血), 지통(止痛)의 효능이 있다. 꽃은 한약명이 매괴화(玫瑰花)이며, 기를 다스려 정신을 맑게 해주고 통증을 멎게 하며, 어혈을 풀어주고 혈액순환을 원활하게 하는 효능이 있어, 치통, 관절염, 토혈, 객혈, 월경불순, 적백대하, 이질, 급성유선염, 종독 등을 치료한다. 잎차는 당뇨의 예방과 치료 및 항산화 효과가 있고, 줄기 추출물은 항암 효과가 뛰어나다는 연구결과가 있다.

약용법 ▶ 말린 꽃 4~12g을 물 1L에 넣고 반으로 줄 때까지 달여서 하루 2~3회로 나누어 마신다. 또는 술에 담그거나 졸여서 고제로 만들어 복용한다.

해당화의 기능성 및 효능에 관한 특허자료

❖ **해당화 줄기 추출물을 포함하는 암 예방 또는 치료용 조성물**

본 발명에 따른 해당화 줄기 추출물은 히스톤 아세틸 전이효소의 활성을 억제하는 효과가 우수하여 암, 특히 호르몬 수용체 매개 암, 예를 들어 전립선암의 예방, 개선 또는 치료에 뛰어난 효과가 있다.

- 등록번호 : 10-0927431, 출원인 : 연세대학교 산학협력단

향유

Elsholtzia ciliata (Thunb.) Hyl.

- **이 명** 봄꽃향유, 봄향유, 흰향유, 고요화, 노리자리, 향유초, 노야기
- **한약명** 향유(香薷), 향여(香茹), 진향유(陳香薷), 향유(香菜), 향채(香菜), 향용(香茸)
- **과 명** 꿀풀과(Labiatae)
- **식물명 유래** 한자 이름 '향유(香薷)'에서 유래한 것으로, 향기(香)가 강하고 잎이 여리고 부드럽다(薷, 菜)는 뜻
- **식품원료 사용 가능 여부** 가능(순, 잎)

생육특성 향유는 중부 이남에서 자생하는 한해살이풀로, 양지나 반그늘의 습기가 많은 풀숲에서 자란다. 높이는 30~60cm 정도이고, 원줄기는 네모지며 가지를 많이 치고 잎자루와 더불어 털이 나 있다. 잎은 마주나고, 길이 3~10cm, 너비 1~6cm에 달걀 모양으로 끝이 뾰족하며 가장자리에 둔한 톱니가 있다. 잎의 양면에 털이 드문드문 있고 뒷면에 샘점이 있어 강한 향기를 낸다. 꽃은 8~9월에 붉은빛이 띤 자주색 또는 보라색으로 피는데, 많은 꽃이 줄기 한쪽으로 치우쳐 이삭꽃차례를 이루며 달린다. 열매는 좁은 거꿀달걀 모양의 분과로 물에 젖으면 점성이 있으며, 11월에 꽃이 진 자리에 많이 달린다.

사용부위 및 채취시기 여름부터 가을에 걸쳐 줄기와 잎이 무성하고 꽃이 만개했을 때

맑은 날을 골라 전초를 채취하여, 이물질을 제거하고 그늘에서 말린다.

작용부위 ▶ 폐, 위에 작용한다.

성질과 맛 ▶ 성질이 약간 따뜻하고, 맛은 맵다.

성 분 ▶ 꽃의 정유 중에 주성분은 엘숄치디올(elsholtzidiol)이고, 그 밖에 스테롤(sterol), 페놀(phenol)성 물질과 플라보노이드(flavonoid) 배당체 등을 함유한다. 전초에 함유된 정유 중 주성분은 엘숄치아케톤(elsholtziaketone)으로 그 외에 나지나타케톤(naginataketone), 알파-피넨(α-pinene), 시네올(cineole), p-시멘(p-cymene), 이소발러릭산(isovaleric acid), 이소부틸-이소발러레이트(isobutyl-isovalerate), 초산(acetic acid), 알파-베타-나지나틴(α-β-naginatene), 옥타놀-3(octanol-3), 캄퍼(camphor), 게라니올(geraniol),

향유 잎

향유 꽃

향유 지상부

n-카프로산(n-caproic acid), 이소카프로산(isocaproic acid) 등이 함유되어 있다.

약리작용 발한작용, 해열작용, 항진균작용, 이뇨작용

용도 약용(지상부는 해열, 발한, 이뇨, 거담, 억균작용)

효능 전초에 발한해표(發汗解表), 화습화중(化濕和中)의 효능이 있다. 땀을 내고 열을 내리며, 위를 편안하게 하고 풍을 치료하는 등의 효능이 있다. 또한 감기, 오한발열, 두통, 복통, 구토, 설사, 전신부종, 각기, 종기 등을 치료하는 데 쓴다.

향유 전초(약재)

약용법 말린 전초 9~15g을 물 1L에 넣고 1/3로 줄 때까지 달여서 하루 2~3회로 나누어 마시거나 가루 내어 복용한다. 외용할 경우에는 짓찧어 환부에 붙이거나, 달인 액으로 환부를 닦아낸다. 여름에 뜨거운 차로 마시면 열병을 낫게 하고 비위(脾胃)를 조절하며 위를 따뜻하게 한다. 또한 즙을 내어 양치질을 하면 입냄새가 없어진다.

주의사항 체표가 허(虛)하여 땀을 많이 흘리는 사람은 복용에 주의한다.

향유의 기능성 및 효능에 관한 특허자료

❖ **유효성분으로 향유 추출물을 함유하는 알러지 질환의 예방 또는 치료용 조성물**

본 발명은 향유 추출물을 유효성분으로 함유하는 알러지 질환의 예방 또는 치료용 피부 약제학적 조성물을 제공하는 데 있다. 본 발명은 향유 추출물을 유효성분으로 함유하는 알러지 질환의 예방 또는 치료용 피부 외용제를 제공한다. 본 발명은 향유 추출물을 유효성분으로 함유하는 알러지 질환의 예방, 개선 또는 치료용 화장료 조성물을 제공한다. 본 발명은 향유 추출물을 유효성분으로 함유하는 알러지 질환의 예방 또는 개선용 식품 조성물을 제공한다. 본 발명의 향유(Elsholtzia ciliata) 추출물은 compound 48/80에 의해 비만세포(mast cell)로부터 분비가 증가된 히스타민(histamine) 분비량을 낮추고, PMA와 A23187로 증가된 알러지 유발 사이토카인(TNF-α, IL-4 및 IL-8)의 생성량을 감소시킨다. 본 발명의 향유(Elsholtzia ciliata) 추출물은 아토피 피부염 질환마우스 모델의 부종, 피부염 및 혈 중 IgE 농도를 감소시킨다. 본 발명의 향유 추출물은 부종 또는 과민증, 알러지성 피부염, 접촉성 피부염, 아토피성 피부염, 피부 알러지, 천식 또는 두드러기 같은 다양한 알러지 질환의 예방 또는 치료용 약제학적 조성물, 피부 외용제, 화장료 조성물 또는 식품 조성물로 유용하게 사용될 수 있다.

- 공개번호 : 10-2012-0032405, 출원인 : 한국 한의학 연구원

헛개나무

Hovenia dulcis Thunb.

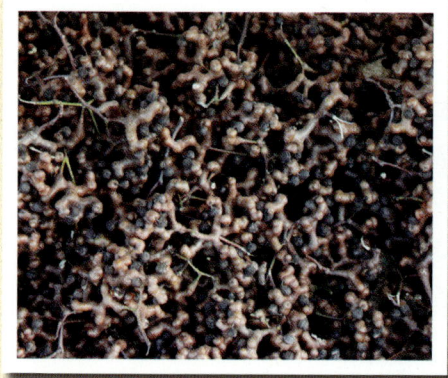

이 명	홋개나무, 호리깨나무, 볼게나무, 고려호리깨나무, 민헛개나무, 호깨나무
한약명	지구자(枳椇子), 지구엽(枳椇葉), 지구근(枳椇根), 지구목피(枳椇木皮), 지구목즙(枳椇木汁), 목밀(木密)
과 명	갈매나무과(Rhamnaceae)
식물명 유래	옛 이름 '회갓'에서 유래한 것으로, 부풀어 오른 열매자루에 달리는 열매의 모습이 회갓(소의 간, 처녑, 콩팥 등의 육회)과 비슷한 나무라는 뜻, 벼훑이 기구인 '호리깨나무', '호로깨나무' 발음이 '헛개나무'로 변한 것 또는 술이 헛것이 되는 나무라는 속설
식품원료 사용 가능 여부	가능 (줄기, 잎, 열매)

생육특성 헛개나무는 전국 각지에 분포하는 낙엽활엽교목으로, 산중턱 아래의 숲속에서 자란다. 높이는 10~15m이며, 나무껍질은 흑갈색이고 작은가지는 갈자색으로 껍질눈이 있다. 겨울눈은 2개의 눈비늘로 싸여 있으며 털이 있다. 잎은 어긋나며, 길이 8~15cm, 너비 6~12cm에 넓은 달걀 모양 또는 타원형으로 3개의 굵은 잎맥이 발달하고 가장자리에는 둔한 톱니가 있다. 꽃은 6~7월에 녹색이 도는 흰색으로 피며, 잎겨드랑이 또는 가지 끝부분에 취산꽃차례로 달린다. 꽃잎과 꽃받침조각은 각각 5개이고 암술대는 3개로 갈라진다. 열매는 지름 0.8cm로 둥글고 9~10월에 홍갈색으로 익는다. 열매의 3실에 각각 1개의 종자가 들어 있는데, 종자는 편평하고 다갈색으로 윤기가 있다. 열매가 익을 무렵 열매자루가 굵어져서 울퉁불퉁하게 된다. 생장이 빠르

고 맹아력이 강하다.

사용부위 및 채취시기 ▶ 열매는 10월, 뿌리는 9~10월, 나무껍질과 수액(樹液)은 연중 수시로 채취한다.

작용부위 ▶ 위에 작용한다.

성질과 맛 ▶ 열매는 성질이 평(平)하고, 맛은 달며, 독성이 없다. 뿌리는 성질이 따뜻하고, 맛은 달고 떫다. 나무껍질은 성질이 따뜻하고, 맛은 달며, 독성이 없다. 수액(樹液)은 성질이 평(平)하고, 맛은 달며, 독성이 없다.

성 분 ▶ 열매에는 퍼롤리린(perlolyrine), 베타-카볼린(β-carboline), 호베노시드(hovenoside), 주주보게닌(jujubogenin), 다량의 포도당, 사과산, 칼슘이 함유되어 있다.

헛개나무 잎

헛개나무 꽃

헛개나무 나무줄기

헛개나무 나무모양

헛개나무 열매

헛개나무 열매(채취품)

뿌리 및 나무껍질에는 펩타이드알칼로이드(peptidealkaloid)인, 프랑굴라닌(frangulanine), 호베닌(hovenine), 호베노시드(hovenoside)가 함유되어 있다. 수액(樹液)에는 트리테르페노이드(triterpenoid)의 호벤산(hovenic acid)이 함유되어 있다.

헛개나무 줄기(채취품)   헛개나무 줄기(약재)

헛개나무 열매(약재)

헛개나무 종자(채취품)

약리작용 중추억제작용, 혈압강하작용, 항지질과산화작용

용 도 약용(종자는 알코올 중독과 간질환 치료제로 사용), 원예 및 조경용

효 능 성숙한 종자 또는 열매에는 해주독(解酒毒), 지갈제번(止渴除煩), 지구(止嘔), 이대소변(利大小便), 잎에는 청열해독(淸熱解毒), 제번지갈(除煩止渴), 나무껍질에는 활혈(活血), 서근(舒筋), 소식(消食), 요치(療痔), 수액(樹液)에는 벽예제취(辟穢除臭), 뿌리에는 거풍활락(祛風活絡), 지혈(止血), 해주(解酒)의 효능이 있다. 열매는 한약명이 지구자(枳椇子)이며, 주독을 풀어주고 대소변을 원활하게 하며 번열, 구갈, 구토, 류머티즘, 사지마비 등을 치료한다. 헛개나무의 열매 추출물은 항염, 간기능 개선의 효능이

있고 헛개나무의 추출물은 비만의 예방 및 치료에 효과가 있다. 뿌리는 한약명이 지구근(枳椇根)이며, 토혈, 관절통, 류머티즘에 의한 근골통, 타박상을 치료한다. 나무껍질은 한약명이 지구목피(枳椇木皮)이며, 혈액순환을 원활하게 하고 근육을 이완시키는 효능이 있어 오치(五痔)를 낫게 하고 오장을 조화시킨다. 수액(樹液)은 한약명이 지구목즙(枳椇木汁)이며, 액취증을 낫게 한다.

약용법 ▶ 말린 열매 40~60g을 물 1L에 넣고 반으로 줄 때까지 달여서 하루 2~3회로 나누어 마신다. 말린 뿌리 150~200g을 물 1L에 넣고 반으로 줄 때까지 달여서 하루 2~3회로 나누어 마신다. 외용할 경우에는 짓찧어 환부에 도포한다. 말린 나무껍질 40~60g을 물 1L에 넣고 반으로 줄 때까지 달여서 하루 2~3회로 나누어 마신다. 외용할 경우에는 달인 액으로 환부를 씻어준다. 헛개나무에 구멍을 뚫고 흘러나오는 수액(樹液)을 받아 환부에 그대로 바르거나 끓여서 뜨거울 때 바르기도 한다.

주의사항 ▶ 비위가 허약하고 찬 사람은 복용에 주의한다.

헛개나무의 기능성 및 효능에 관한 특허자료

❖ **헛개나무 열매 추출물을 함유하는 간 기능 개선용 조성물의 제조 방법**
본 발명은 헛개나무 열매에서 씨를 제거하여 얻은 과육을 세절하여 과육의 중량 대비 1~10배의 물을 사입하여 1~2기압, 80~120℃로 1~12시간 동안 열수 추출하고, 상기 열수 추출액을 여과하여 얻은 추출물을 65~75Brix(브릭스)로 농축하고, 상기 농축물을 건조하고 분말화한 고체 분산체를 유효성분으로 함유하는 간 기능 개선용 조성물을 포함한다.
- 공개번호 : 10-2004-0052123, 출원인 : (주)광개토바이오텍

❖ **헛개나무 열매 추출물을 함유하는 항염증제 및 이의 용도**
본 발명은 헛개나무 열매 추출물을 유효성분으로 함유하는 항염증제 및 이의 용도에 관한 것이다. 특히 본 발명은 알레르기를 유발하지 않고 세포 독성이 없어 피부에 안전하며, 프로스타글란딘의 생성을 억제하는 우수한 항염증효과를 갖는 헛개나무 열매 추출물을 제공한다.
- 공개번호 : 10-2006-0099225, 출원인 : (주)엘지생활건강

❖ **헛개나무 추출물을 포함하는 비만 예방 및 치료를 위한 조성물**
본 발명은 헛개나무 추출물을 유효성분으로 포함하는 비만 예방 및 치료용 조성물에 관한 것이다. 헛개나무 줄기 추출물은 체내의 전체적인 에너지 대사 효율에 영향을 미침으로써 동일한 양을 섭취하더라도 체내에 흡수되는 에너지의 양을 효과적으로 낮추어 주어 비만의 예방 및 치료용 조성물로 이용될 수 있다.
- 공개번호 : 10-2005-0079913, 출원인 : (주)엠디케스팅

호두나무

Juglans regia L.

이 명	호도나무, 호두, 호도, 호도낭, 호두낭, 추자
한약명	호도(胡桃), 호도육(胡桃肉), 핵도(核桃), 호도인(胡桃仁), 핵도인(核桃仁), 호도근(胡桃根), 호도수피(胡桃樹皮), 호도엽(胡桃葉)
과 명	가래나무과(Juglandaceae)
식물명 유래	한자 이름 '호도(胡桃)'에서 유래한 것으로, 외국 오랑캐 지역(胡)에서 건너온 복숭아나무(桃)라는 뜻으로 '호도' 발음이 '호두'로 변한 것
식품원료 사용 가능 여부	가능(견과)

생육특성 호두나무는 중국 원산의 낙엽활엽교목으로, 전국의 산기슭 및 마을 근처에서 자라거나 중부 이남에서 재배한다. 높이는 20m에 달하고 굵은 가지가 사방으로 퍼지며, 나무껍질은 회백색이고 세로로 깊게 갈라진다. 일년생가지는 녹갈색으로 털이 없고 껍질눈이 흩어져 있으며, 겨울눈은 검은색으로 윤채가 있고 잔털이 나 있다. 잎은 어긋나고 1회 홀수깃꼴겹잎이며, 작은잎은 길이 7~20cm, 너비 5~20cm에 타원상 달걀 모양으로, 위로 올라갈수록 커지고 가장자리는 밋밋하거나 뚜렷하지 않은 톱니가 있다. 꽃은 암수한그루이며 4~5월에 피는데, 수꽃은 미상꽃차례로 달리고 6~30개의 수술이 있으며 암꽃은 1~3개가 이삭꽃차례로 달린다. 열매는 둥근 핵과로 털이 없으며 10월에 익는다. 핵은 거꿀달걀 모양으로 연한 갈색

이고 봉선(縫線)을 따라 주름살과 팬 골이 있다. 호두나무는 아시아, 유럽, 아메리카 등 난대 중부에서 온대 중부에 걸쳐 약 15종이 분포하고 있으며 우리나라에서는 중국으로부터 들어온 호두나무가 중부이남의 따뜻한 곳에 많이 심어지고 있다. 호두는 견과류 중 영양가가 매우 높고 맛이 뛰어나 고급식품으로 쓰이고 있다.

사용부위 및 채취시기 ▶ 종인은 10월, 뿌리와 뿌리껍질은 연중 수시, 나무껍질은 봄, 잎은 봄·여름에 채취한다. 잘 익은 열매를 채취하여, 육질의 열매껍질을 제거하고 햇볕에 말려 다시 핵껍질과 목질의 격막을 제거하여 종인을 채취한다.

작용부위 ▶ 간, 폐, 신장, 대장에 작용한다.

성질과 맛 ▶ 종인은 성질이 따뜻하고, 맛은 달다. 잎은 성질이 평(平)하고, 맛은 쓰고 떫다. 나무껍질은 성질이 시원하고, 맛은 쓰고 떫다. 뿌리와 뿌리껍질은 성질이 평(平)하고, 맛은 쓰고 떫다.

성 분 ▶ 종인에는 지방유가 함유되어 있으며 주성분은 리놀렌산(linoleic acid), 글리세라이드(glyceride)가 혼합되어 있다. 그 외 글루탐산(glutamic acid), 아르기닌(arginine), 아스파르트산(aspartic acid), 올레산(oleic acid), 베타-시토스테롤(β-sitosterol), 캄페스테롤(campesterol), 스티그마스테롤(stigmasterol) 등을 함유한다. 또 단백질, 탄수화물, 칼

호두나무 잎

호두나무 꽃

호두나무 열매　　　　　　　　　　호두나무　나무모양

슘, 인, 철, 카로틴(carotene), 비타민 B_2가 함유되어 있고, 완전히 익은 과일 속에는 셀룰로스(cellulose)와 펜토산(pentosan), 덜 익은 열매 속에는 시트룰린(citrulline), 주글론(juglone), 비타민 C 등이 함유되어 있다. 덜 익은 열매의 열매껍질에는 알파-디하이드로주그론(α-dihydrojugron), 베타-디하이드로주그론(β-dihydrojugron)이 함유되어 있다. 나무껍질에는 베타-시토스테롤(β-sitosterol), 베툴린(betulin), 피로갈롤(pyrogallol), 타닌(tannin)과 소량의 배당체, 무기염, 칼슘, 마그네슘, 칼륨, 나트륨, 철, 인 등이 함유되어 있다. 잎에는 몰식자산(galic acid), 축합몰식자산, 엘라이딕산(elaidic acid), 알파-피넨(α-pinene), 베타-피넨(β-pinene), 리모넨(limonene), 주글론, 베타-카로틴(β-carotene), 주글라닌(juglanin), 하이페린(hyperin), 폴리페놀(polyphenol) 복합물과 세로토닌(serotonin)이 함유되어 있다. 뿌리와 뿌리껍질에는 시토스테롤(sitosterol), 바닐린(vanillin), 4,8-디하이드록시테트라논(4,8-dihydroxytetralone)을 분리 확인했다.

호두나무 열매(채취품)

호두나무 종자(채취품)

약리작용 ▶ 항암작용, 항산화작용, 항균작용

용 도 ▶ 식용(종자), 약용(종자는 요통과 변비치료에 사용), 가구재(목재)

효 능 ▶ 종인에는 보신익정(補腎益精), 온폐정천(溫肺定喘), 윤장통변(潤腸通便), 뿌리와 뿌리껍질에는 지사(止瀉), 지통(止痛), 오수발(烏鬚髮), 나무껍질에는 삽장지사(澁腸止瀉), 해독(解毒), 지양(止痒), 잎에는 수렴지대(收斂止帶), 살충(殺蟲), 소종(消腫)의 효능이 있다. 종인은 한약명이 호도(胡桃) 또는 호도인(胡桃仁)이며 자양강장, 진해, 거담, 온폐(溫肺), 윤장(潤腸), 보신고정(補身固精) 등의 효능이 있고 천식, 요통, 유정, 빈뇨, 변비 등을 치료한다. 뿌리와 뿌리껍질은 한약명이 호도근(胡桃根)이며 살충,

호두나무 종인(약재)

보기(補氣)의 효능이 있고 치통, 변비 등을 치료한다. 나무껍질은 한약명이 호도수피(胡桃樹皮)이며, 살충제로 쓰이고 수양성 하리(水樣性 下痢), 피부염, 가려움증 등을 치료한다. 잎은 한약명이 호도엽(胡桃葉)이며, 살충, 해독의 효능이 있고 대하, 옴, 가려움증 등을 치료한다. 물에 추출한 엑기스가 탄저균, 디프테리아균에 대하여 강력한 살균 작용이 있고 콜레라균, 고초균, 폐렴구균, 연쇄구균, 황색포도구균, 대장균, 장티푸스균, 적리균에 대해서는 약한 살균력을 가지고 있다.

약용법 ▶ 말린 종인 8~12g(대량은 40g)을 물 1L에 넣고 반으로 줄 때까지 달여서 하루 2~3회로 나누어 마신다. 외용할 경우에는 짓찧어 환부에 도포한다. 말린 뿌리와 뿌리껍질 9~15g을 물 1L에 넣고 반으로 줄 때까지 달여서 하루 2~3회로 나누어 마신다. 말린 나무껍질 3~9g을 물 1L에 넣고 반으로 줄 때까지 달여서 하루 2~3회로 나누어 마신다. 말린 잎 15~30g을 물 1L에 넣고 반으로 줄 때까지 달여서 하루 2~3회로 나누어 마신다. 외용할 경우에는 달인 액으로 환부를 씻는다.

주의사항 ▶ 음허(陰虛)로 화(火)가 왕성하거나 담열(痰熱)로 인한 해수(기침) 및 대변이 묽게 나오는 증상은 복용에 주의한다.

호두나무의 기능성 및 효능에 관한 특허자료

❖ **호두 열매 추출물과 은행 열매 추출물을 이용한 천식 치료제**
본 발명은 은행 열매의 추출물과 호두 열매의 추출물을 이용한 천식 치료제 개발에 관한 것이며 각각의 추출물이 동물 실험과 천식 환자에 대한 유효성 검사에서의 효능에 관한 것이다.
― 공개번호 : 10-2003-0010176, 출원인 : 이병두

화살나무

Euonymus alatus (Thunb.) Siebold

| 이 명 | 삼방화살나무, 삼방회잎나무, 삼방훗잎나무, 훗잎나무, 참빗나무, 참빗살나무, 챔빗나무, 훈립나무, 홀잎나무, 살낭, 족쮜남, 햇님나무, 참빗나무 |

한약명 귀전우(鬼箭羽), 위모(衛矛), 귀전(鬼箭), 사면봉(四面鋒), 사능수(四綾樹)

과 명 노박덩굴과(Celastraceae)

식물명 유래 줄기와 가지에 발달한 코르크질의 날개가 화살 깃과 비슷한 나무라는 뜻

식품원료 사용 가능 여부 가능(잎)

생육특성 화살나무는 전국 각지에 분포하는 낙엽활엽관목으로, 산과 들에서 흔히 자란다. 토심이 깊고 보수력이 있는 비옥한 땅이 좋다. 높이는 3m 내외이고 가지가 많이 갈라지며, 굵은 가지는 납작하고 작은 가지는 보통 네모지며 녹색을 띠고 많은 뿌리가 있다. 줄기와 가지에는 2~4개의 뚜렷한 코르크질 날개가 붙어 있는데, 너비가 대개 1cm 정도이며 다갈색이다. 잎은 마주나고 잎자루가 짧으며, 길이 3~5cm에 타원형 또는 거꿀달걀 모양으로 양끝이 뾰족하고 가장자리에 예리한 잔톱니가 있다. 꽃은 5월에 옅은 황록색으로 피며, 보통 3개씩 잎겨드랑이에 취산꽃차례로 달린다. 꽃잎과 꽃받침조각은 각각 4개이고 씨방은 1~2실이다. 열매는 타원형의 삭과로, 10월에 붉은색으로 익으며 담갈색 열매껍질이 벌어져 속에서 흰색 종자가 나오며, 12월까

지 달려 있다. 줄기에 코르크질의 날개가 있어서 화살나무라는 이름이 붙여졌다.

사용부위 및 채취시기 ▶ 가지에 달린 날개 모양의 코르크만을 연중 아무 때나 채취하여 햇볕에 말린다.

작용부위 ▶ 간, 비장에 작용한다.

성질과 맛 ▶ 성질이 차고, 맛은 쓰고 맵다.

성 분 ▶ 스티그마스트-4-엔-3-원(Stigmast-4-en-3-one), 베타-시토스테롤(β-sitosterol), 디하이드로디카테킨(dehydrodicatechin), 아로마덴드린(aromadendrin), d-카테킨(d-catechin), 베타-시토스테론(β-sitosterone), 알라타민(alatamine), 윌포딘(wilfordine),

화살나무 잎

화살나무 꽃

화살나무 나무줄기

화살나무 덜 익은 열매

화살나무 익은 열매

화살나무 잎과 줄기

에보닌(evonine), 네오에보닌(neoevonin), 유니민(euonymine), 소듐옥살로아세테이트(sodium oxaloacetate) 등이 함유되어 있다.

약리작용 혈중지질조절작용, 혈당강하작용, 항산화작용, 항염작용

용 도 원예 및 관상용, 약용(줄기의 날개는 진정과 혈압강하 효과, 민간에서 항암치료제로 이용)

효 능 가지에 달린 날개 모양의 코르크질에 파혈통경(破血通經), 해독소종(解毒消腫), 살충(殺蟲)의 효능이 있다. 가지에 달린 날개 모양의 코르크질은 한약명이 귀전우(鬼箭羽)이며, 어혈을 깨뜨리고 경락을 통하게 하며 벌레를 죽이는 등의 효능이 있어, 자궁출혈, 산후어혈, 충적복통(蟲積腹痛), 피부병, 대하, 심통, 당뇨병 등을 치료한다.

화살나무 나무모양

화살나무의 추출물은 항암 효과가 있어 항암 보조제로 쓴다.

약용법 말린 가지의 날개 4~9g을 물 1L에 넣고 반으로 줄 때까지 달여서 하루 2~3회로 나누어 마신다. 외용할 경우에는 짓찧어 참기름과 혼합하여 환부에 도포한다.

주의사항 임산부나 기허(氣虛)로 인해 붕루(자궁출혈)가 있는 사람은 복용에 주의한다.

화살나무 가지의 날개(약재)

화살나무의 기능성 및 효능에 관한 특허자료

❖ 항암 활성 및 항암제의 보조제 역할을 하는 화살나무 수용성 추출물

본 발명은 화살나무 수용성 추출물 및 이의 용도에 관한 것으로서 더욱 상세하게는 화살나무를 유기용매로 처리하여 유기용매 용해성 분획을 제거한 후 남은 잔사를 물로 추출하여 기존의 화살나무 물추출물과는 다른 새로운 수용성 추출물을 얻고, 이 수용성 추출물이 항암 활성을 가지고, 또한 항암제의 보조제 역할로 항암제의 독성 완화 및 활성을 증강시키는 등의 효능이 강하고 독특한 생리활성을 밝힘으로써 이를 이용한 항암 및 항암제 보조용의 기능성 건강식품의 제조에 관한 것이다.

- 공개번호 : 10-2004-0097446, 출원인 : 동성제약(주)·이정호

황기

Astragalus penduliflorus Lam. var *dahuricus* (DC.) X.Y.Zhu

이 명	단너삼, 노랑황기, 도미황기, 흰황기, 산황기
한약명	황기(黃芪/黃耆), 면황기(綿黃芪), 촉지(蜀脂), 백본(百本)
과 명	콩과(Leguminosae)
식물명 유래	한자 이름 '황기(黃芪)' 또는 '황기(黃耆)'에서 유래한 것으로, 약재로 사용하는 뿌리가 노랗고 길다는 뜻 또는 황기의 색은 노랗고 오래 복용하면 장수할 수 있다는 뜻
식품원료 사용 가능 여부	가능(뿌리, 잎, 싹)

생육특성 황기는 함경도와 경상북도, 강원도의 산지에서 자생하는 여러해살이풀로, 현재는 전국 각지에서 재배하는데 강원도 정선과 충청북도 제천 등이 주산지이다. 높이는 1m 이상이고 줄기가 모여나서 곧게 자라며, 전체에 흰색의 부드러운 잔털이 나 있다. 약재로 쓰이는 뿌리는 길이 30~90cm, 지름 1~3.5cm에 둥근 기둥 모양으로 드문드문 잔뿌리가 붙어 있으며, 머리 부분에는 줄기의 잔기가 남아 있다. 잎은 어긋나고 잎자루가 짧으며, 6~11쌍의 작은잎으로 된 홀수깃꼴겹잎이다. 작은잎은 길이 1~2cm에 달걀상 타원형으로 끝이 둥글고 가장자리는 밋밋하다. 턱잎은 피침 모양으로 끝이 길게 뾰족해진다. 꽃은 7~8월에 옅은 황색 또는 담자색으로 피며, 줄기 끝이나 잎겨드랑이에 5~10개의 꽃이 총상꽃차례로 달린다. 열매는 길이 2~3cm의 긴 타

원형 협과로 양끝이 뾰족하고 5~7개의 종자가 들어 있으며, 10월에 익는다.

사용부위 및 채취시기 ▶ 뿌리를 9~10월 또는 이른 봄에 채취하여, 수염뿌리와 뿌리꼭지를 제거하고 햇볕에 말린다.

작용부위 ▶ 폐, 비장에 작용한다.

성질과 맛 ▶ 성질이 따뜻하고, 맛은 달며, 독성이 없다.

성 분 ▶ 뿌리에는 알카로이드(alkaloid)로서 소야사포게노시드(soyasapogenoside), 아스트라갈로시드(astragaloside) Ⅰ·Ⅱ·Ⅲ, 다우코스테롤(daucosterol) 등과 다당류로서 아스트라갈라닌(astraglanin) Ⅰ·Ⅱ·Ⅲ 등, 당으로서 D-글루코스(D-glucose), D-프룩토스(D-fructose), 수크로스(sucrose) 등, 플라보노이드(flavonoide)로서 포르모노네틴(formononetin), 7,3'-디하이드록시-4'-메톡시이소플라본(7,3'-dihydroxy-4'-methoxyisoflavone) 등, 아미노산으로서 카나바닌(canavanine), 프롤린(prolin), 아미노부티르산(aminobutyric acid) 등을 함유하고 그 외 자당(蔗糖), 점액질, 포도당, 베타-시토스테롤(β-sitosterol), 리놀레산(linoleic acid), 베타인(betaine), 콜린(choline), 펩신(pepsin) 등이 함유되어 있다.

약리작용 ▶ 면역증강작용, 항노화작용, 항산화작용, 유기체대사촉진작용, 항바이러스작용, 항암작용, 이뇨작용, 혈압강하작용, 간보호작용

황기 잎

황기 꽃

황기 지상부

황기 열매

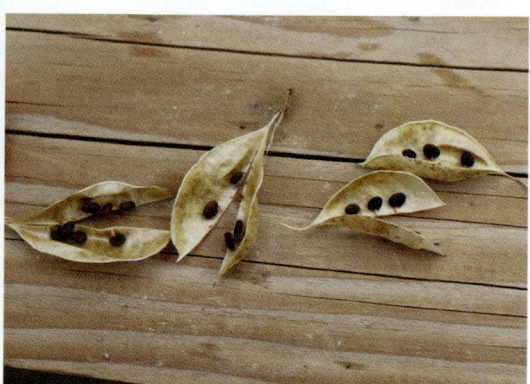

황기 종자(채취품)

용도 약용(뿌리와 종자는 감기, 해수, 천식에 사용)

효능 뿌리에 보기승양(補氣升陽), 고표지한(固表止汗), 이수소종(利水消腫), 생진양혈(生津養血), 행체통비(行滯通痹), 탁독배농(托毒排膿), 염창생기(斂瘡生肌)의 효능이 있다. 몸을 튼튼하게 하고 기를 더하며, 땀을 멎게 하고 소변이 잘 나가게 하며, 새살을 돋게 하고 종기를 가라앉히며, 몸 안의 독소를 밖으로 내보내는 등의 효능이 있어 신체허약, 피로, 권태, 기혈허탈(氣血虛脫), 식은땀, 부종, 옹종, 탈항(脫肛), 자궁하수, 말초신경 장애 등에 처방한다.

약용법 말린 뿌리 4~16g을 사용하는데, 대제(大劑)에는 40~80g까지 사용할 수 있

황기 뿌리(채취품)

황기 뿌리(약재)

다. 위의 기운을 북돋우는 데는 생용하고, 기를 보하고 양기를 끌어올리는 데는 밀자(蜜炙: 약재에 꿀물을 흡수시킨 다음 약한 불에서 천천히 볶아내는 것)하여 사용한다. 민간에서는 산후증이나 식은땀, 어지럼증에 황기를 애용해왔다. 산후증에는 말린 황기 20~30g을 물 1L에 넣고 끓기 시작하면 불을 약하게 줄여 1/3로 줄 때까지 달여서 하루 2~3회로 나누어 마신다. 식은땀에는 말린 황기 10g을 물 1L에 넣고 끓기 시작하면 불을 약하게 줄여 1/3로 줄 때까지 달여서 하루 2~3회로 나누어 마신다. 빈혈이나 심한 어지럼증에는 닭 한 마리를 잡아 내장을 꺼내고 속에 말린 황기 30~50g을 넣은 다음 중탕으로 푹 고아서 닭고기와 물을 하루 2~3회로 나누어 먹는다.

주의사항 ▶ 성질이 따뜻하고 화기(火氣)를 올리거나 도와주어 정기를 증진시키는 약재이므로 모든 실증(實症), 양증(陽症) 또는 음허양항(陰虛陽亢: 진액이 부족한 상태에서 양기가 심하게 항진됨)의 경우에는 사용하면 안 된다.

황기의 기능성 및 효능에 관한 특허자료

❖ **황기 추출물을 유효 성분으로 하는 골다공증 치료제**

황기를 저급 알코올로 추출하여 물을 가한 다음 다시 헥산으로 부분 정제한적 사용 황기 추출물은 골다공증 치료제에 관한 것으로, 이는 노화 또는 폐경 등의 다양한 원인에 의하여 유발되는 골다공증을 부작용이 없이 예방 및 치료하는 데 효과적으로 사용될 수 있다.

− 등록번호 : 10-0284657, 출원인 : 한국한의학연구원

| 서 적 |

- 대한민국약전 제12개정, 식품의약품안전처, 2019, 의약품품질연구재단
- 본초감별도감, 한국한의학연구원, 2014, 한국한의학연구원
- 본초실습서, 본초학 교재 편찬위원회, 2020, 의방출판사
- 본초학 한약기초와 임상응용, 권동렬·부영민·서부일·오명숙·최호영, 2020, 영림사
- 원색 대한식물도감 상·하, 이창복, 2003, 향문사
- 중화본초 1-10, 국가중의약관리국, 2005, 상해과학기술출판사
- 중화인민공화국약전, 국가약전위원회, 2020, 중국의약과기출판사
- 한국 식물 이름의 유래, 조민제·최동기·최성호·심미영·지용주·이웅, 2021, 심플라이프
- 한약명의 유래, 서부일·최호영, 2003, 벤엘기획

참고문헌

| 사이트 |

- 국립수목원 국가표준식물목록, http://www.nature.go.kr/kpni/SubIndex.do
- 한국한의학연구원 한약기원사전, https://oasis.kiom.re.kr/herblib/hminfo/hbmcod/hbmcodList.do
- 식품의약품안전처 한약(생약)DB, https://www.nifds.go.kr/herb/m_442/list.do
- 식품의약품안전처 식품원료목록, http://www.foodsafetykorea.go.kr/portal/safefoodlife/foodMeterial/foodMeterialDB.do?menu_no=2968&menu_grp=MENU_NEW04
- 한국과학기술정보연구원 민속식물DB, http://minsok.ndsl.kr/
- 한국과학기술정보연구원 scienceon, https://scienceon.kisti.re.kr/main/mainForm.do
- Pubmed, https://pubmed.ncbi.nlm.nih.gov/